Klinische Psychoonkologie

Michael Kusch
Hildegard Labouvie
Birgitt Hein-Nau

Klinische Psychoonkologie

Mit 5 Abbildungen und 7 Tabellen

Springer

PD Dr. phil. Dipl.-Psych. Michael Kusch
Universitätsklinikum Köln

Dipl.-Psych. Hildegard Labouvie
Universitätsklinikum Köln

Dipl.-Psych. Birgitt Hein-Nau
Universitätsklinikum Köln

ISBN-13 978-3-642-31747-7 ISBN 978-3-642-31748-4 (eBook)
DOI 10.1007/978-3-642-31748-4

Die Deutsche Nationalbibliothek verzeichnet diese Publikation in der Deutschen Nationalbibliografie; detaillierte bibliografische Daten sind im Internet über http://dnb.d-nb.de abrufbar.

Springer Medizin

Planung: Monika Radecki, Heidelberg
Projektmanagement: Sigrid Janke, Heidelberg
Lektorat: Kirsten Pfeiffer, Delft, Niederlande
Projektkoordination: Cécile Schütze-Gaukel, Heidelberg
Umschlaggestaltung: deblik Berlin
Fotonachweis Umschlag: © Olga Lyubkin / fotolia.com
Satz: TypoStudio Tobias Schaedla, Heidelberg

Gedruckt auf säurefreiem und chlorfrei gebleichtem Papier

Springer Medizin ist Teil der Fachverlagsgruppe Springer Science+Business Media
www.springer.com

Vorwort

Psychoonkologie ist eine Subdisziplin der Onkologie und mittlerweile ihr fester Bestandteil. Sie befasst sich seit mehr als 30 Jahren mit den emotionalen Reaktionen der Patienten und ihrer Familien auf Krebs sowie den psychologischen, verhaltensbezogenen und sozialen Faktoren im Zusammenhang mit einer Krebserkrankung und Krebstherapie. Bereits seit ihren Anfängen ist die Psychoonkologie eine Disziplin, in der Forschung, Fortbildung und Praxis eng miteinander verbunden sind und in der Forscher und Praktiker aus unterschiedlichen Fachgebieten eng kooperieren (Holland et al. 2010).

Die Fülle der Publikationen zu wissenschaftlichen, klinischen und theoretischen Fragen hat seit Gründung der Psychoonkologie erheblich zugenommen und zu einer substantiellen Evidenzbasis psychoonkologischer Untersuchungs- und Behandlungsmethoden geführt (Holland et al. 2010). In vielen Ländern ist diese Evidenz bereits in Empfehlungen und Leitlinien eingegangen, die einen neuen internationalen Standard in der Krebstherapie begründen, der die psychoonkologische in die onkologische Routineversorgung integriert (Holland et al. 2011, Institute of Medicine 2008).

Mit der bio-psycho-sozialen Perspektive in der Onkologie sind neue Herausforderungen verbunden. Die zentralen Fragestellungen lauten etwa:

1. Welche Beziehung zwischen einem Krebspatienten und seiner professionellen Bezugsperson erfordert eine Medizin, die sowohl bio-medizinisch als auch psychosozial ausgerichtet ist?
2. Welcher Krebspatient soll von welchem Mitarbeiter eines interdisziplinären Behandlungsteams in welcher Phase seiner Erkrankung und Behandlung welche Form der psychoonkologischen Versorgung erhalten?
3. Wie sind die Strukturen und Prozesse onkologischer Einrichtungen und Netzwerke zu organisieren, damit der richtige Patient zum richtigen Zeitpunkt die richtige psychoonkologische Versorgung erhält?

Die *Klinische Psychoonkologie* befasst sich mit Fragen der integrierten psychoonkologischen Versorgungspraxis. Sie ist bestrebt, wissenschaftlich fundierte Antworten zu geben, um eine rationale Entscheidung für die Entwicklung strukturierter psychoonkologischer Versorgungsprogramme bereitzustellen.

Das zugrundeliegende Versorgungsmodell ist denkbar einfach: Es besteht aus der kontinuierlichen Patient-Arzt-Partnerschaft, der strukturierten Erfassung der emotionalen und psychosozialen Probleme und Belastungen des Krebspatienten und der Zuweisung zu speziellen Fachkräften auf Basis des ermittelten psychosozialen Versorgungsbedarfs (Holland et al. 2011, Institute of Medicine 2008).

Die emotionalen Belastungen von Krebspatienten sind ein vitales Lebenszeichen und als solches mit der Atmung, dem Blutdruck oder dem Schmerzempfinden gleichgestellt (Bultz u. Carlson 2005). Mit der emotionalen Belastung einhergehende körperliche und psychosoziale Probleme stellen das Spektrum des psychoonkologischen Versorgungsbedarfs eines Krebspatienten dar, dem das gesamte Behandlungsteam, je nach Profession und Zuständigkeit, begegnet. Welcher Kollege des Behandlungsteams für welche dieser körperlichen und psychosozialen Probleme zuständig ist, welche Form der psychoonkologischen Versorgung er erbringt und welche Ziele dabei anzustreben sind, legt ein onkologisches Zentrum mit seinen Partnereinrichtungen auf Grundlage evidenzbasierter Leitlinien gemeinsam fest.

Die psychoonkologische Patientenversorgung erfolgt auf der Basis gestufter Versorgungsmodelle (Fann et al. 2012). Alle Krebspatienten werden durch ihr onkologisches Behandlungsteam kontinuierlich begleitet. Emotional belastete Patienten mit besonderem Versorgungsbedarf erhalten psychosoziale Versorgungsangebote, für Krebspatienten mit komplexem Versorgungsbedarf werden zusätzliche psychoonkologisch-psychotherapeutische Interventionen vorgehalten. Die Ermittlung des individuellen Versorgungsbedarfs sowie die Koordination der psychoonkologischen Versorgungsangebote übernehmen speziell geschulte Fachkräfte.

Die *Klinische Psychoonkologie* legt den Schwerpunkt ihrer Betrachtung auf die psychoonkologische Versorgung von Krebspatienten mit komplexem Versorgungsbedarf. Das sind diejenigen Patienten, die intensives Leid empfinden und zudem in ihrer psychosozialen Anpassung an die Krebserkrankung und Krebstherapie beeinträchtigt sind. Viele dieser Patienten leiden unter intensiven Ängsten, Depressionen oder traumatischen Belastungen und haben erhebliche Probleme, zu einem »normalen Leben« zurückzufinden oder sich den Anforderungen zu stellen, die mit ihrer Krebserkrankung und Krebstherapie einhergehen. Bei manchen dieser Patienten kann dies sogar den Erfolg ihrer Krebstherapie gefährden.

Onkologische Kompetenzzentren, als Vorreiter einer Krebstherapie, die den *ganzen Patienten* (Institute of Medicine 2008) berücksichtigt, erweitern zunehmend ihre bereits exzellente Qualität in Forschung, Lehre und klinischer Praxis um eine exzellente Organisation und Koordination der bio-medizinischen und psycho-sozialen Patientenversorgung (Fann et al. 2012). Immer mehr Zentren engagieren sich aktiv an der Implementierung des neuen, psychoonkologischen Versorgungsstandards und weisen ihre diesbezüglichen Fortschritte aus (Jacobsen u. Wagner 2012).

Die *Klinische Psychoonkologie* unterstützt den Prozess der Dissemination und Implementierung psychoonkologischer Erkenntnisse. Sie befasst sich mit dem systematischen Gebrauch dieser Erkenntnisse in der klinischen Versorgungspraxis lokaler Einrichtungen sowie der Evaluation des Nutzens psychoonkologischer Interventionen unter den Bedingungen der onkologischen Routineversorgung (Kusch et al. 2003). Sie ist ein Teilgebiet der Psychoonkologie und Ausdruck der notwendigen Differenzierung dieser rapide wachsenden Disziplin.

Wie jedes Vorhaben, so ist auch die Entwicklung der *Klinischen Psychoonkologie* nicht denkbar ohne die Unterstützung und Initiativen anderer Personen und Institutionen. So hat die Carina Stiftung, Herford, bereits 2001 begonnen, die Entwicklung der *Klinischen Psychoonkologie* aktiv voranzutreiben. Sie hat ihre praktische Erprobung im Rahmen des Projektes »Case Management Psychoonkologie« (CMP 2007) begleitet und finanziell gefördert. Die Psychotherapeutenkammer NRW und die Krebsgesellschaft NRW haben das Konzept einer gestuften psychoonkologischen Versorgung im Rahmen der »Konzertierten Aktion gegen Brustkrebs des Landes NRW« (UAG 2006, Schrader 2006) vertreten und damit zur nachhaltig wirkenden Differenzierung einer psychosozial und einer psychotherapeutisch ausgerichteten Psychoonkologie beigetragen. Die HWK-Studiengruppe (Klinikum Herford, Herford; LebensWert e.V., Köln; Dr. Horst Schmidt Kliniken GmbH, Wiesbaden) befasst sich seit 2008 mit dem Qualitätsmanagement der psychoonkologisch-psychotherapeutischen Versorgungspraxis und der Weiterentwicklung entsprechender Behandlungspfade, Dokumentations- und Qualitätssicherungssysteme.

Als Vertreter der Onkologie engagiert sich Herr Prof. Dr. Michael Hallek (Direktor der Klinik I für Innere Medizin an der Universität zu Köln und des Centrums für Integrierte Onkologie, CIO Köln-Bonn) für die praktische Umsetzung einer integrierten bio-medizinischen und psycho-sozialen Patientenversorgung in Comprehensive Cancer Centern. Gemeinsam mit LebensWert e.V. (Verein für angewandte Psychoonkologie, Geschäftsführer Uwe Schwarzkamp) unterstützt er seit 2005 die Planung und Entwicklung sowie die Implementierung eines »Kompetenzzentrum Psychoonkologie am CIO Köln« (Verein LebensWert 2010, 2012), in dem neben der Praxis und Organisation der integrierten psychoonkologischen Versorgung zukünftig auch die Forschung und Lehre zur *Klinischen Psychoonkologie* vertreten sein werden.

Im vorliegenden Buch wurde – ausschließlich aus Gründen der Lesbarkeit – entweder eine geschlechtsneutrale oder die konventionelle männliche Sprachform gewählt.

Danksagung

Wir möchten allen an der Entwicklung der *Klinischen Psychoonkologie* beteiligten Kollegen und Institutionen sehr herzlich danken. Sie haben die Voraussetzungen dafür geschaffen, dass die vorliegende Arbeit möglich wurde. Unser Dank gilt insbesondere Herrn Dr. Rolf Stecker für seine kritischen und konstruktiven Anmerkungen zur klinisch-psychoonkologischen Versorgungspraxis, Herrn Uwe Schwarzkamp für den kollegialen Austausch zur Organisation und Koordination der psychoonkologischen Versorgung. Frau Dr. med. Teresa Halbsguth (Klinik I für Innere Medizin an der Universität zu Köln) danken wir für die Prüfung und Überarbeitung des Kapitels zu den Grundlagen der Krebsentstehung und -behandlung und Frau Claudia Wagner für die organisatorischen Koordinationstätigkeiten sowie die Korrekturarbeit in der Erstellung der Manuskriptfassung dieser Arbeit.

Köln, im Juni 2012
PD Dr. Michael Kusch, Hildegard Labouvie, Birgitt Hein-Nau

Die Autoren

- **PD Dr. phil. Dipl.-Psych. Michael Kusch**

Psychologischer Psychotherapeut, Studium der Psychologie, Promotion, Habilitation. Lehrbefugnis für Klinische Psychologie und Gesundheitspsychologie, Fakultät für Psychologie der Ruhr-Universität Bochum. Leiter des Psychosozialen Dienstes, Zentrum für Kinderheilkunde der Medizinischen Einrichtungen der Universität Bonn, Abteilung für Hämatologie/Onkologie. Vertretungsprofessur, Fachbereich Psychologie, Katholische Fachhochschule Köln. Leiter der Abteilung für Psychoonkologie, Klinikum Herford. Geschäftsführer, Institut für Gesundheitsförderung und Versorgungsforschung gGmbH, Institut an der Ruhr Universität Bochum. Seit 2012 Leiter des Schwerpunktes »Psychoonkologische Versorgungsforschung« am Kompetenzzentrum für Psychoonkologie am Centrum für Integrierte Onkologie Köln Bonn im Standort Köln.
michael.kusch@uk-koeln.de

- **Dipl.-Psych. Hildegard Labouvie**

Studium der Psychologie an der Heinrich-Heine-Universität Düsseldorf. Wissenschaftliche Mitarbeiterin (Stationspsychologin), später Leiterin des Psychosozialen Dienstes, Zentrum für Kinderheilkunde der Medizinischen Einrichtungen der Universität Bonn, Abteilung für Hämatologie/Onkologie. Freie Mitarbeiterin, Beta-Institut für sozialmedizinische Forschung Augsburg. Seit 2012 wissenschaftliche Mitarbeiterin am Schwerpunkt »Psychoonkologische Versorgungsforschung« am Kompetenzzentrum für Psychoonkologie am Centrum für Integrierte Onkologie Köln Bonn im Standort Köln.
hildegard.labouvie@uk-koeln.de

- **Dipl.-Psych. Birgitt Hein-Nau**

Psychologische Psychotherapeutin, Studium der Psychologie an der Universität Köln. Wissenschaftliche Mitarbeiterin an der Klinik und Poliklinik für Psychosomatische Medizin und Psychotherapie der Universitätsklinik Köln, später mit Oberarztfunktion. Psychoanalytikerin in freier Praxis. Seit 2003 leitende Psychologin im Verein LebensWert, Klinik I für Innere Medizin der Universitätsklinik Köln. Seit 2012 Leitung der psychoonkologischen Versorgung des Vereins LebensWert am Kompetenzzentrum für Psychoonkologie am Centrum für Integrierte Onkologie Köln Bonn im Standort Köln.
birgitt.hein-nau@uk-koeln.de

- **Anschrift für alle drei Autoren:**

Centrum für Integrierte Onkologie
Uniklinik Köln
Kerpener Str. 62
50937 Köln

Inhaltsverzeichnis

Allgemeine Grundlagen zum Krankheitsbild

1.1 Krebsentstehung – Allgemeine Grundlagen

Der Begriff *Krebs* ist die allgemein verwendete Bezeichnung für bösartige Tumoren, die durch das unkontrollierte Wachstum entarteter Zellen entstehen. Der aus dem Lateinischen stammende Begriff *Tumor* steht für Schwellung oder Geschwulst und beinhaltet im weiteren Sinne eine umschriebene Raumforderung eines Gewebes jedweder Ursache, das heißt auch bei Entzündungen oder Zysten. Im engeren Sinne wird mit einem Tumor die Neoplasie (Neubildung von Körpergewebe) als Folge fehlregulierten Zellwachstums bezeichnet. Unterschieden werden Tumoren nach ihrer Dignität (Eigenschaft) (Vgl. Glossar des Krebsinformationsdienstes des Deutschen Krebsforschungszentrums, 2011):

Benigne (gutartige) Tumoren sind zumeist langsam wachsend, örtlich beschränkt, verdrängen das umliegende Gewebe, ohne es jedoch zu durchwachsen, und bilden keine Absiedlungen (Metastasen). Das Tumorgewebe ähnelt dem Ursprungsgewebe meist stark (hohe Differenzierung). Gutartige Tumoren selbst beeinträchtigen den Körper meist nicht, jedoch kann ihr Wachstum und der damit verbundene Platzbedarf das umliegende Gewebe in seiner Funktion behindern oder schädigen, was zu schwerwiegenden Problemen führen kann. Ferner können sich einige benigne Tumoren zu bösartigen Tumoren weiterentwickeln (entarten).

Maligne (bösartige) Tumoren grenzen oder kapseln sich nicht ab. Sie zeichnen sich durch ihr schnelles und zerstörerisches Wachstum aus. Dabei überschreiten sie die Grenzen ihres Entstehungsortes und wachsen in das benachbarte Gewebe ein. Außerdem besitzen sie die Fähigkeit, sich über das Blut, durch die Lymphe oder Abtropfung im Körper auszubreiten und Absiedlungen zu bilden (Metastasierung). Zumeist weist das bösartige Gewebe kaum noch Ähnlichkeiten mit seinem Ursprungsgewebe auf (niedrige Differenzierung). Karzinome (bösartige Tumoren, die von Epithelzellen ausgehen) machen etwa 80 % aller malignen Tumoren aus. Unbehandelt führen bösartige Tumoren je nach Lokalisation zu Fehlfunktionen der betroffenen Organe oder Gewebe bis hin zum Tode.

Semi-maligne (halb-bösartige) Tumoren wachsen ebenfalls, indem sie das sie umgebende Gewebe durchdringen und zerstören, metastasieren jedoch im Normalfall nicht.

Warum sich Tumorzellen entwickeln, wird nach heutigem Erkenntnisstand auf genetische Veränderungen bzw. Schädigungen innerhalb einer Körperzelle zurückgeführt. Damit eine Krebszelle entstehen kann, müssen mehrere genetische Veränderungen auftreten, die zum Teil vererbt oder durch andere Einwirkungen der Umwelt (z. B. physikalische oder chemische Noxen, Viren) ausgelöst werden.

Derartige genetische Veränderungen in der Zelle können dazu führen, dass die für den funktionsfähigen Organismus notwendigen Prozesse der Zellerneuerung und des Zellsterbens nicht mehr exakt verlaufen. Mehrere tausend Gene eines Menschen sind bei der Zellerneuerung dafür verantwortlich, dass der genetische Code erhalten und sicher von einer zur anderen Zellgeneration übertragen wird. Diese Regulationsgene, die sogenannten Protoonkogene und Tumorsuppressorgene, kontrollieren und regulieren die korrekte Abfolge der Basenpaare in der DNA nach jeder Zellteilung, reparieren diese oder veranlassen eine Apoptose (programmierter Zelltod). Defekte dieser Regulationsgene, meist durch einen Kopierfehler, seltener durch eine angeborene Mutation bedingt, können zu unkontrolliertem Zellwachstum und zum Ausfall wichtiger Kontrollfunktionen führen.

Die gängige Theorie der Karzinogenese (Krebsentstehung) sieht das primäre, die Krankheit auslösende Ereignis in einer Veränderung dieser Gene, die auch als Wächtergene bezeichnet werden. Diese führen zu Wachstumsvorteilen, die aber zeitgleich die Wahrscheinlichkeit für weitere Mutationen erhöhen. Ist ein zweites Wächtergen betroffen, so potenziert sich der Effekt, und immer mehr Zellen entarten. Sekundäre Effekte führen zur Ausbildung zusätzlicher Eigenschaften der malignen Zellen, wie etwa der Fähigkeit, unter Sauerstoffmangel zu überleben, eine eigene Blutversorgung zu bilden oder aus dem Verband auszuwandern und sich an anderer Stelle im Körper anzusiedeln (Metastasierung). Auch wenn das eigene Immunsystem das unkontrollierte Zellwachstum zu bekämpfen versucht, so kann es den Tumor und die Metastasierung kaum kontrollieren, da Tumorzellen in vielerlei Hinsicht den normalen Körperzellen gleichen und vergleichsweise schwache Abwehrreaktionen auslösen. Ferner sind die normalen Abläufe der Zellwachstumsregulierung und der Apoptose gestört.

1.2 Epidemiologie

Im Jahr 2004 sind in Deutschland insgesamt 436.500 Menschen neu an Krebs erkrankt, wobei 230.500 Männer und 206.000 Frauen betroffen waren (RKI 2008). Im selben Jahr verstarben 208.824 Patienten an ihrem Krebsleiden, 110.745 Männer und 98.079 Frauen. Zu den häufigsten Krebserkrankungen der Frauen zählt Brustkrebs mit 28 %; bei Männern ist dies Prostatakrebs mit 25 %. Das mittlere Erkrankungsalter ist für Frauen und Männer mit etwa 69 Jahren gleich. Das mittlere Sterbealter bei Krebs liegt für Frauen bei 75 Jahren, für Männer bei 71 Jahren. Die relative Überlebensaussicht fünf Jahre nach Diagnosestellung liegt für Frauen bei 60 %, für Männer bei 53 %.

1.3 Risikofaktoren für die Entwicklung von Krebserkrankungen

Heutzutage geht man davon aus, dass die Mehrheit der Krebserkrankungen sporadisch entsteht und eine klar erkennbare Ursache nicht vorliegt. Manche Krebserkrankungen, wie etwa Dickdarm-, Brust- oder Eierstockkrebs können vererbt sein. Es sind jedoch lediglich etwa 5–10 % aller Krebserkrankungen, die auf angeborenen Defekten beruhen und für die Betroffenen mit einem erhöhten Krebsrisiko einhergehen. Das heißt, auch wenn eine Veranlagung für gewisse Krebserkrankungen von einer auf die andere Generation übertragen werden kann, bedeutet dies nicht, dass alle Kinder eines solchen Menschen tatsächlich an Krebs erkranken. Hinweise auf familiäre Risikofaktoren für die Krebsentstehung sind gegeben, wenn etwa ein oder mehrere Verwandte bereits an Krebs erkrankt sind, wenn eine Krebserkrankung in einem ungewöhnlich frühen Alter auftritt oder wenn eine Krebserkrankung an mehreren Körperstellen auftritt, etwa an der Brust und den Eierstöcken.

Der größte Teil der Krebserkrankungen ist jedoch durch exogene Faktoren begünstigt wie etwa das höhere Alter, eine sehr fett- und cholesterinhaltige Ernährung (etwa bei Darmkrebs), Zigarettenkonsum (bei Lungen, Mund-, Zungen-, Rachen- oder Kehlkopfkrebs), physikalische Faktoren (radioaktive, Röntgen- oder UV-Strahlen), chemische Reize, Industrieprodukte, wie etwa Asbest oder bestimmte Virusinfektionen (z. B. mit Hepatitis B und C, humane Papillomviren oder dem Epstein-Barr-Virus). Eine allgemeine Schwächung des Immunsystems bzw. der Immunreaktion erklärt u. a., warum an HIV-erkrankte Patienten ein erhöhtes Risiko für die Entwicklung von bestimmten Lymphomen und Hauttumoren haben (Spano et al. 2008). Ein Großteil der Krebserkrankungen könnte durch eine Reduktion dieser schädigenden Umwelteinflüsse verhindert werden (Fontham et al. 2009).

1.4 Klassifikation, Tumorstadium und Einflussfaktoren

Die Prognose darüber, ob eine Krebserkrankung wirksam zu behandeln und längerfristig heilbar ist, hängt zum einen von der Art des Tumors, zum anderem vom Krankheitsstadium zum Diagnosezeitpunkt ab.

Tumorart und Histologie. Hierbei wird unterschieden, von welchem Ursprungsgewebe und von welchem Organ oder Organsystem die bösartige Erkrankung abstammt. Zudem wird bestimmt, ob der Tumor Hormonrezeptoren trägt, welche in der weiteren Therapie als Ansatzpunkt genutzt werden können.

Tumorstadium. Neben der Histologie eines Tumors spielen auch seine Größe und Ausdehnung im Körper eine entscheidende Rolle. Diese Faktoren bestimmen das sogenannte Tumorstadium, wobei je nach Organ bzw. Organsystem unterschiedliche Kriterien für die Zuordnung zu einem bestimmten Tumorstadium festgelegt werden. Bei soliden Tumoren (Tumoren mit festem Gewebeverband) verwendet man zur Tumorklassifikation meist das sog. TNM-System der UICC (Union for International Cancer Control, http://www.uicc.org/ Stand 10.07.2012). Das TNM-System ist ein Codesystem bestehend aus Buchstaben und Zahlen, welches Merkmale wie die Größe des Primärtumors (T), das Fehlen oder Vorhandensein von Lymphknotenmetastasen (N), von Fernmetastasen (M) oder des Einwachsens in Gefäße (V) beschreiben. Ferner wird angegeben, ob die Befunde entweder durch die pathologisch-histologische Untersuchungen gewonnen wurden (p) oder durch die klinische Untersuchung (körperliche Untersuchung, Bildgebung, Laborparameter etc.). Die TNM-Klassifikation ist üblicherweise auf ärztlichen Befunden angegeben. Sie trägt dazu bei, dass Ärzte, Patienten und andere Beteiligte die gleichen Informationen über die Ausbreitung der Erkrankung erhalten.

Am Beispiel des Brustkrebses wird im nachfolgenden die TNM-Einteilung exemplarisch dargestellt.

- Tumorgröße
  - T0 = kein Anhalt für einen Primärtumor
  - T1 = der Primärtumor ist kleiner als 2 cm
  - T2 = der Primärtumor ist 2–5 cm groß
  - T3 = der Primärtumor ist größer als 5 cm
  - T4 = Tumor jeder Größe mit direkter Ausdehnung in Brustwand oder Haut
- Lymphknotenbefall
  - NX = Lymphknoten lassen sich auf Krebsbefall nicht beurteilen
  - N0 = kein Befall der regionären Lymphknoten
  - N1 = Metastasen in Lymphknoten der Achselhöhle nachweisbar
  - N2 = Metastasen untereinander oder in Nachbarschaft fixiert
  - N3 = Metastasen in Lymphknoten entlang der Arteria mammaria interna (= innere Brustwandarterie)
- Metastasierung
  - MX = kein klinischer Nachweis von Fernmetastasen
  - M0 = keine Fernmetastasen
  - M1 = Fernmetastasen nachweisbar

In einem weiteren Schritt werden mehrere TNM-Stadien zu größeren und für die Prognose entscheidenden UICC-Stadien von 0–IV zusammengefasst. Die Internationale Vereinigung gegen Krebs (UICC) hat für jedes Organ bzw. Organsystem festgelegt, welche TNM-Stadien zu welchem UICC-Stadium zusammengefasst werden. So sind die Tumoren je nach TNM-Klassifizierung und je nach Krebsart unterschiedlichen Stadien von 0–IV zugeordnet. Die Carcinoma in situ, d. h. aufgrund ihrer Zellmerkmale bösartige, jedoch örtlich begrenzte Tumoren, gelten als Früh- oder Vorform einer Krebserkrankung und werden als Stadium 0 klassifiziert. Bei Fernmetastasierung liegt immer ein Stadium IV vor, auch wenn der Primärtumor möglicherweise noch klein ist und laut TNM-System nur als T1 eingestuft wird.

Beim sog. Grading wird der Differenzierungsgrad des Tumorgewebes im Rahmen der feingeweblichen Untersuchung bestimmt. Dabei wird beurteilt, wie stark sich die Tumorzelle in bestimmten Eigenschaften von ihrer Ursprungszelle unterscheidet. So gibt das Grading Auskunft über die Biologie des Tumors und lässt z. B. Rückschlüsse auf seine Aggressivität und Wachstumsgeschwindigkeit oder seine Tendenz zur Metastasierung zu. Es werden 4 Grade unterschieden:

- G1 = Tumor ist seinem Ursprungsgewebe sehr ähnlich, noch gut differenziert, wächst langsam und ist wenig aggressiv
- G2 = Tumor ist mäßig differenziert
- G3 = Tumor ist gering differenziert
- G4 = Tumor ist undifferenziert oder anaplastisch und somit kaum noch als Ursprungszelle zu erkennen

Weitere Faktoren, die insbesondere Einfluss nehmen auf die Behandelbarkeit von Tumorerkrankungen, sind das Alter und der Allgemeinzustand des Patienten zum Zeitpunkt der Behandlung. So ist bei älteren Patienten oder Patienten in schlechter körperlicher Verfassung häufig eine aggressive Tumortherapie schwierig durchzuführen. Bei Tumorerkrankungen, z. B. der weiblichen Brust, spielt auch der Menopausenstatus, also ob eine Patientin bereits in die Wechseljahre eingetreten ist oder diese noch vor sich hat, eine wichtige Rolle. Ferner können genetische Mutationen eines Tumors wichtige Auswirkungen haben und zum Teil therapeutisch genutzt werden. Weitere Faktoren wie zum Beispiel fortwährender Nikotin- oder Alkoholabusus, schlechte Ernährungsgewohnheiten oder Infektionskrankheiten können sich negativ auf die Prognose einer Tumorerkrankung auswirken.

1.5 Symptome und Prävention

Symptome. Die Symptome, also die Beschwerden, die durch eine bösartige Tumorerkrankung verursacht werden können, sind sehr unterschiedlich und hängen vom betroffenen Organ oder Gewebe sowie der Lage und der Ausbreitung des Tumors im Körper ab. So können manche bösartigen Erkrankungen erst Beschwerden machen, wenn sie metastasiert sind. Ein Beispiel hierfür ist das Karzinom der Bauchspeicheldrüse. Als sogenannte B-Symptome werden Fieber über 38°C ohne erkennbare Ursache, ein Gewichtsverlust von 10 % oder mehr des Körpergewichts innerhalb von 6 Monaten oder Nachtschweiß, der einen Wechsel der Nachtwäsche erforderlich macht, bezeichnet. Diese Allgemeinsymptome können erste Hinweise auf das Vorliegen einer bösartigen Erkrankung sein. Bei bestimmten Erkrankungen des lymphatischen Systems wie dem Hodgkin Lymphom spielt ihr Vorhandensein auch eine wichtige Rolle bei der Stadieneinteilung.

Prävention. Unter Prävention wird im Allgemeinen die Vorbeugung von Krankheiten verstanden. Es wird gegenwärtig zwischen primärer, sekundärer und tertiärer Prävention unterschieden. Dabei verfolgt die *primäre Prävention* das Ziel, das Auftreten einer Krebserkrankung zu vermeiden. Hierzu gehört zum Beispiel der Verzicht auf Nikotin, der Schutz vor UV-Strahlung, die Reduktion von Übergewicht und die Impfung gegen die Infektion mit humanen Papillomviren. Die *sekundäre Prävention* dient dazu, Tumorerkrankungen, die sich nicht verhindern lassen, möglichst frühzeitig zu erkennen, noch bevor sie in das angrenzende Gewebe eindringen oder metastasieren, d. h. streuen. Dadurch soll eine rechtzeitige Behandlung ermöglicht werden. Früherkennungs- oder Screeninguntersuchungen können je nach Organsystem sehr unterschiedlich aussehen und setzen zu unterschiedlichen Zeitpunkten des Lebens ein. Ferner werden auch Risikofaktoren wie zum Beispiel eine familiäre Belastung bei der Entscheidung zum Eintritt in Früherkennungsprogramme mit berücksichtigt. Die gesetzlichen Früherkennungsprogramme können beim Hausarzt und bei den Krankenkassen erfragt werden. Die *tertiäre Prävention* oder auch Nachsorge soll einen

Rückfall der Tumorerkrankung oder durch die Therapie ausgelöste Zweittumore erkennen und eine rechtzeitige Behandlung ermöglichen.

1.6 Onkologische Untersuchungs- und Behandlungsmaßnahmen

1.6.1 Diagnostik

Zu Beginn der Diagnostik steht die Anamnese. Hierbei werden in einem ausführlichen Gespräch die aktuellen Beschwerden und Symptome ebenso wie die bisherige Krankengeschichte, eine mögliche familiäre Vorbelastung sowie Risikofaktoren einer Krebserkrankung erfragt. Anschließend wird eine körperliche Untersuchung durchgeführt, um weitere Hinweise auf das Vorliegen einer bösartigen Erkrankung zu gewinnen. Neben diesen grundlegenden Maßnahmen sind Testuntersuchungen erforderlich. Hierzu gehören je nach Tumorart:

- *Labor*: Hierbei wird zum Beispiel Blut, aber auch andere Körperflüssigkeit auf das Vorliegen von Veränderungen hin untersucht.
- *Bildgebung*: Zu den bildgebenden Verfahren zählen das Röntgen, die Ultraschalluntersuchung (Sonografie bzw. Endosonografie), die Computertomografie (CT), die Magnetresonanztomografie (MRT oder Kernspintomografie) und die Skelettszintigrafie. Mit Hilfe der Bildgebung können Veränderungen von Organen und Geweben erkannt und lokalisiert werden, und durch sie kann ebenfalls die Größe eines Tumors und seine Ausbreitung im Körper bzw. seine Metastasierung festgestellt werden. In den letzten Jahren hat auch die Positronen-Emissions-Tomografie (PET) zunehmend an Bedeutung gewonnen. Hierbei wird meist ein Zucker verwendet, der mit geringen Mengen radioaktiver Strahlung markiert wurde und nach Einspritzen in den Körper durch spezielle Kameras sichtbar gemacht werden kann. Dabei nutzt das Verfahren den erhöhten Energiebedarf von bösartigen Tumorzellen, die aufgrund der enorm gesteigerten Zellteilung viel Energie z. B. Zucker benötigen. Dieses Verfahren ist jedoch noch nicht für alle Tumorarten zugelassen und erprobt. In jedem Fall muss es mit einem weiteren Verfahren wie z. B. der CT kombiniert werden, um wirklich aussagekräftig zu sein.
- *Magen- oder Darmspiegelung*: Bei diesen Verfahren wird eine schlauchartige Kamera entweder über den Mund oder über den After eingeführt. Hierdurch können Speiseröhre, Magen und bestimmte Abschnitte von Dünn- und Dickdarm auf das Vorliegen von sichtbaren Veränderungen untersucht und Proben aus auffälligen Abschnitten entnommen werden.
- *Zytologie*: Bei bestimmten Erkrankungen können durch die Analyse von Abstrichen z. B. des Gebärmutterhalses oder durch Feinnadelbiopsie z. B. einer Brustraumforderung die so gewonnenen Zellen auf das Vorliegen von bösartigen Veränderungen untersucht werden.
- *Biopsie und Histologie*: Bei der Biopsie handelt es sich um die Entnahme von Gewebeproben aus einem Organ oder Gewebe, das krebsverdächtig erscheint. Unter bestimmten Umständen können auch ganze Lymphknoten oder Organe zur weiteren Diagnostik entnommen werden. In jedem Fall werden die entnommenen Proben in einem weiteren Schritt zunächst makroskopisch und anschließend mikroskopisch bzw. feingeweblich untersucht. Die feingewebliche oder histologische Untersuchung ist entscheidend, um die Art und den Ursprung des Tumors feststellen zu können.
- *Knochenmarkspunktion*: Bei bösartigen Erkrankungen des Blutes oder Lymphsystems müssen ebenfalls Proben des Knochenmarks gewonnen werden. Dabei wird mit

einer, in das Knochenmark eingestochenen Hohlnadel, sowohl flüssiges Material als auch ein kleiner Knochenzylinder zur weiteren mikroskopischen bzw. histologischen Untersuchung gewonnen.
- *Lumbalpunktion*: Hierbei wird mit einer, zwischen den Dornfortsätzen des zweiten bis fünften Lendenwirbels eingeführten, feinen Punktionsnadel Nervenwasser entnommen, welches das Rückenmark umspült. Das Nervenwasser, welches auch das Hirn umspült, kann dann auf das Vorhandensein von bösartigen Zellen untersucht werden.
- *Aszitespunktion*: Durch diese Untersuchung wird Bauchwasser durch Punktion des Bauchraums mittels einer ausreichend starken Kanüle gewonnen, um es auf bösartige Zellen zu untersuchen.
- *Tumormarker*: Hierbei handelt es sich um körpereigene Stoffwechselprodukte im Blut, die in erster Linie von Tumorzellen, aber auch von gutartigen Zellen herrühren. Tumormarker sind daher keinesfalls ein Beweis für das Vorhandensein eines bösartigen Tumors.

1.6.2 Krebstherapie

Die verschiedenen Therapieformen der Onkologie zielen entweder auf die Entfernung oder Zerstörung des gesamten Tumorgewebes (kurative Therapie) oder, sofern dies nicht möglich ist, auf die Verkleinerung des Tumorgewebes bzw. die Verminderung und Linderung der Erkrankungsfolgen ab (palliative Therapie). Dies soll zu einer Heilung der Erkrankung, einer Verlängerung des Lebens oder einer Linderung der tumorbedingten Beschwerden führen.

Die Säulen der schul- oder bio-medizinischen Krebstherapie sind:
- Die Operation oder chirurgische Tumorentfernung, wobei der Tumor und angrenzendes Gewebe operativ entfernt werden.
- Die Strahlentherapie, wobei der Tumor durch die Verwendung von ionisierenden Strahlen behandelt wird.
- Die Chemotherapie, bei der sowohl natürliche als auch synthetische Substanzen eingesetzt werden, die in den Mechanismus der Zellteilung eingreifen und als sogenannte Zytostatika bezeichnet werden.

Ferner hat sich in den letzten Jahren die Anwendung von sogenannten Antikörpern und anderen Substanzen, die sich gegen spezifische Zielstrukturen an und in der Tumorzelle richten, etabliert. Neben den schulmedizinischen Ansätzen werden auch andere, komplementär medizinische oder Alternativtherapien durchgeführt.

Für die unterschiedlichen Tumoren haben sich spezielle Therapieschemata etabliert, die in großen internationalen Untersuchungen fortlaufend optimiert werden (sog. Therapieoptimierungsstudien).

Operative Tumortherapie

Eine Operation wird zumeist nur dann durchgeführt, wenn:
- die Krebsart grundsätzlich für einen operativen Eingriff »geeignet« ist, was zumeist bei soliden Tumoren gegeben ist,
- keine Metastasen vorhanden oder beobachtbar sind,
- der zu entfernende Tumor so gut lokalisiert und abgegrenzt ist, dass ein operativer Eingriff möglich ist und
- die Chance besteht, durch die Operation den Tumor vollständig und ohne Reste zu entfernen.

Bei der operativen Therapie werden der Tumor und Bereiche des ihn umgebenden gesunden Gewebes entfernt, um möglichst sicher zu gehen, dass keine Tumorreste im Operationsgebiet verbleiben und erneut wachsen oder metastasieren.

Konnte ein solider Tumor vollständig und mit ausreichendem Sicherheitsabstand entfernt werden, sind die Chancen für eine vollkommene Heilung der Erkrankung oftmals sehr gut. Nach dem operativen Eingriff erfolgt in vielen Fällen eine weitere Behandlung in Form einer Strahlen- oder Chemotherapie, um einen Rückfall durch nicht sichtbare Tumorreste oder -zellen zu verhindern.

Die operative Therapie kann aber auch eingesetzt werden, wenn dadurch eine Verbesserung der Lebensqualität im Rahmen der Palliation erreicht werden kann, zum Beispiel wenn so Schmerzen gelindert werden können.

Strahlentherapie

Die Strahlentherapie ist eine Behandlung mit ionisierenden Strahlen, wie hochenergetische Röntgen-, Gamma- und radioaktive Strahlen. Die Wirkung der Strahlentherapie beruht auf einer Hemmung bzw. Schädigung der Zellteilung.

Eine Strahlentherapie kann nur durchgeführt werden, da jedes Gewebe ein »Reparatursystem« besitzt, mit dem es auch Strahlenschäden entgegenzuwirken vermag. Da das Reparatursystem der Krebszellen meist wesentlich schlechter als das der gesunden Zellen funktioniert, erholt sich das gesunde Gewebe schneller wieder von der Bestrahlung als der Tumor oder vereinzelte Tumorzellen. Diese werden durch die wiederholte Bestrahlung soweit geschädigt bzw. zerstört, dass sich dadurch ein Tumorwachstum und damit oft auch die Streuung von Tumorzellen in andere Organe verhindern lassen. Zu beachten bleibt, dass nicht jeder Tumor zur Durchführung einer Bestrahlung geeignet ist. Auch hier hat sich gezeigt, dass eine hohe Zellteilungsrate mit stärkerer Strahlenempfindlichkeit verbunden ist

Anwendung. Im Gegensatz zur Chemotherapie handelt es sich bei der Strahlentherapie um eine lokale Behandlung, die grob in 2 Behandlungsmethoden unterschieden wird:

- *Teletherapie* (Bestrahlung von außen), bei der mittels unterschiedlicher Bestrahlungsgeräte eine zuvor festgelegte Strahlendosis von außen in den Tumor eingestrahlt wird. Die Wahl der Strahlenarten und die Anordnung der Strahlenfelder werden individuell so angelegt, dass die Strahlenwirkung vordringlich in das Krebsgewebe dringt und die Belastung für das umliegende (gesunde) Gewebe möglichst gering gehalten wird.
- *Brachytherapie* (Bestrahlung von innen), die vorwiegend bei befallenen Organen durchgeführt wird, die innerhalb des Körpers liegen (z. B. Prostata, Gebärmutter, Scheide, Speise-/Luftröhre). Die radioaktiven Strahlen werden mit Hilfe eines Applikators (spezielle Hülsen, Schläuche oder Nadeln) in die Körperhöhle oder direkt in das Tumorgewebe eingebracht.

Damit sich das gesunde Gewebe nach einer Bestrahlung regenerieren kann, wird die gesamte Strahlendosis in zahlreiche Einzelsitzungen (Fraktionen von einigen Sekunden bis Minuten Dauer) aufgeteilt. Die Bestrahlung an sich ist schmerzlos, führt jedoch zu Nebenwirkungen und Folgeerscheinungen. Je nach Art der Erkrankung werden unterschiedliche *Bestrahlungspläne* erstellt, z. B. 5-mal pro Woche mit einer Gesamtdauer von einigen Wochen.

Arten der Strahlentherapie. Allein durchgeführt, in Verbindung mit einer Operation und/oder Chemotherapie verfolgt die Strahlentherapie unterschiedliche Ziele:

- Die *kurative Strahlentherapie* hat Heilung zum Ziel.
- Die *palliative Strahlentherapie* verfolgt aufgrund des fortgeschrittenen Stadiums einer Erkrankung nicht das Ziel einer vollständigen Heilung. Sie kann jedoch zu einer Lebensverlängerung bzw. einer Linderung der tumorbedingten Symptome, wie etwa Schmerzen, beitragen.

Eine alleinige Strahlentherapie wird heute nur noch zur Behandlung einiger weniger Erkrankungen eingesetzt. Häufiger ist die Kombination mit einer Operation oder Chemotherapie.
Bei soliden Tumoren wird häufig eine sogenannte neo-adjuvante Strahlentherapie von einer adjuvanten Bestrahlung unterschieden.

- Die *neoadjuvante Strahlentherapie* wird eingesetzt, bevor eine Operation durchgeführt wird. Sie dient dazu, einen Tumor soweit zu verkleinern, dass er durch eine Operation entfernt werden kann oder das Risiko der Operation gemindert wird.
- Die *adjuvante Strahlentherapie* soll nach einer Operation mögliche, vereinzelt zurückgebliebene Krebszellen vernichten. Hierzu kann sie auch in Verbindung mit Chemotherapie eingesetzt werden.

Nebenwirkungen. Da die Strahlentherapie nur lokal zur Anwendung kommt, ist ihre Wirkung und Nebenwirkung zumeist auf die bestrahlte Körperregion begrenzt. Art und Ausmaß der Nebenwirkungen betreffen daher insbesondere das Gewebe, das im Strahlenfeld mit bestrahlt wird. Unterschieden werden:

- *Akute Nebenwirkungen*: Sie treten zumeist bereits während der Bestrahlung auf. Hierzu gehören Hautrötungen, Durchfälle, Harnwegsinfektionen oder Schleimhautentzündungen, etwa bei Bestrahlung im Mund- und Speiseröhrenbereich. Diese Nebenwirkungen bilden sich in der Regel nach Beendigung der Strahlentherapie wieder vollständig zurück.
- *Spätfolgen:* Sie treten oft erst Jahre nach der Therapie auf und sind meist irreversibel. Hierzu gehören Verhärtungen der Haut, Mundtrockenheit, Funktionsstörungen des Darmes, Schilddrüsenunterfunktion, Beeinträchtigung der Lungenfunktion, Schädigungen des Herzens bzw. der Herzkranzgefäße und chronische Müdigkeit. Ferner kann auch die Fortpflanzungsfähigkeit beeinträchtigt werden, sofern Hoden oder Eierstöcke mit bestrahlt wurden. Jedoch wird bei heutigen Bestrahlungen großer Wert auf einen Schutz der Fortpflanzungsorgane gelegt. Durch die Bestrahlung kann es auch zur Auslösung von Zweittumoren in den bestrahlten Feldern kommen.

Chemotherapie

Mit dem Begriff Chemotherapie wird die Behandlung von Krebserkrankungen mit Arzneimitteln verstanden, deren Substanzen die Tumorzellen bekämpfen, indem sie

- das Wachstum der Krebszellen hemmen oder
- Krebszellen direkt schädigen.

Die Chemotherapie setzt bei der Mitose (Zellteilung) an (◘ Abb. 1.1). Die Zellen befinden sich üblicherweise in 2 Phasen: der Ruhephase oder der Teilung. Krebszellen weisen eine Reifungshemmung auf und versterben nicht (fehlende oder fehlgesteuerte Apoptose), sondern vermehren sich unkontrolliert. Sie teilen sich deutlich häufiger als nicht entartete, gesunde Körperzellen.

Auf diesem unterschiedlichen Zellwachstum beruht die Wirksamkeit der Chemotherapie. Sie greift jene Zellen an, die sich gerade in Teilung befinden, und schädigt sie an bestimmten molekularen Strukturen (vorwiegend im Zellkern). Vor allem schnell wachsende Tumoren lassen sich durch Chemotherapie gut behandeln.

Da sich jedoch auch die gesunden Körperzellen wie Blutstammzellen, Schleimhäute oder Haare schnell teilen, werden auch diese angegriffen. Aus den blutbildenden Zellen des Knochenmarks gehen alle Blutzellen des Körpers hervor, so dass das blutbildende System durch eine Chemotherapie ebenfalls in Mitleidenschaft gezogen wird. Auch Haare und Schleimhäute weisen eine schnelle Zellteilung auf und werden daher ebenfalls häufig in Mitleidenschaft gezogen.

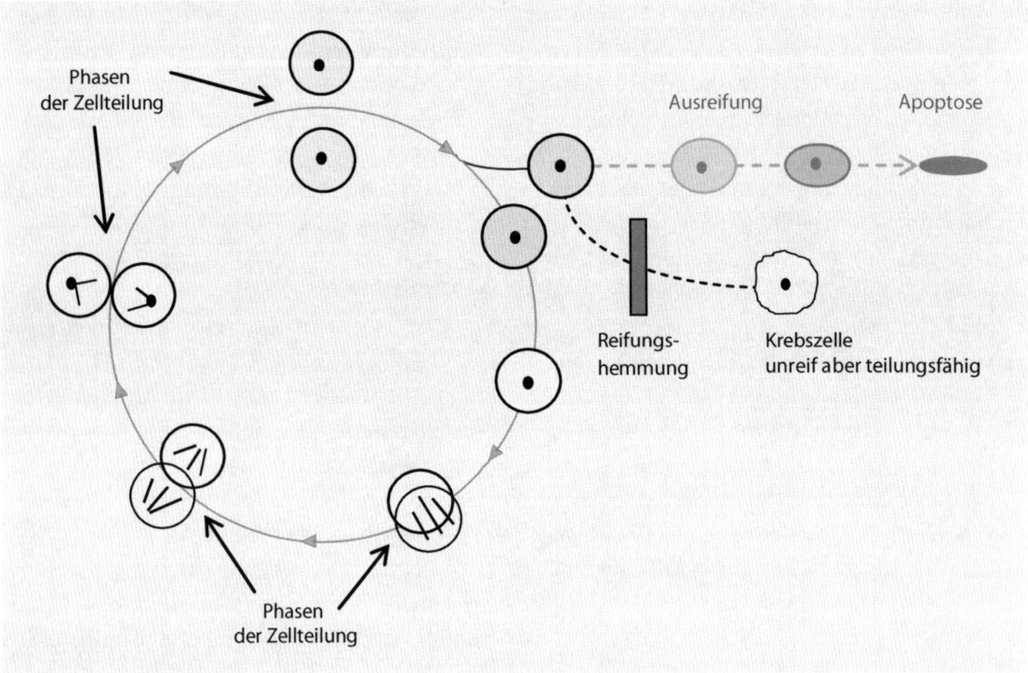

Abb. 1.1 Vereinfachte schematische Darstellung des Zellzyklus mit Mitose und Apoptose, sowie Ansatzpunkt der Chemotherapie (als Pfeil dargestellt).

Anwendung. Ziel der Chemotherapie ist es, sie so zu verabreichen, dass die gesunden Zellen sich gerade noch rückbilden können und die sich schneller teilenden Krebszellen während der Zellteilung vollständig zerstört werden. Die Chemotherapie kann in verschiedenen Formen verabreicht werden:

- *Intravenös*, in Form von Injektionen (rasches Einspritzen in die Venen) oder Infusionen (tropfenweises Einbringen in die Venen).
- *Subkutan*, etwa als Spritze ins Unterhautfettgewebe.
- *Oral*, in Form von Tabletten oder Kapseln und Aufnahme über den Verdauungstrakt.

Der Behandlungsplan einer Chemotherapie verläuft in der Regel in Zyklen von etwa 3–4 Wochen, während derer in bestimmten zeitlichen Abständen aufeinander die Medikamente verabreicht werden. Sie kann täglich, wöchentlich oder monatlich, jeweils ein bis mehrere Tage hindurch stationär, teilstationär oder ambulant verabreicht werden.

Formen der Chemotherapie. Die Art der Chemotherapie richtet sich nach dem entsprechenden Krankheitsbild und wird mit verschiedenen Zielsetzungen verabreicht:

- *Kurativ*: Das Ziel liegt in der Heilung der bösartigen Erkrankung.
- *Palliativ*: Das Ziel liegt nicht in der Heilung, jedoch wird die Chemotherapie zur Lebensverlängerung und/oder zur Verbesserung der Lebensqualität eingesetzt.

Dabei kann die Chemotherapie allein oder in Kombination mit einer Operation und/oder Bestrahlung eingesetzt werden. Insbesondere bei Erkrankungen des Blut- und Lymphsystems besteht die Behandlung häufig in der alleinigen Gabe einer Chemotherapie. Bei soliden Tumoren dagegen wird sie häufig in Kombination mit einer Operation und/oder Bestrahlung durchgeführt. Hierbei werden zumeist zwei Arten unterschieden:

- *Neo-adjuvant*, unterstützend vor einer Operation (manchmal dann auch in Kombination mit einer Bestrahlung), um einen Tumor zu verkleinern und damit einen operativen Eingriff zu erleichtern bzw. zu ermöglichen.
- *Adjuvant*, unterstützend als Nachbehandlung, um noch verbliebene Krebszellen zu vernichten und die Ausbreitung von kleinsten, noch nicht sichtbaren Absiedelungen zu verhindern.

Nebenwirkungen. Jede Chemotherapie zerstört beim Angriff auf die Krebszellen auch gesunde Zellen und schädigt damit den gesamten Organismus. Die gesunden Zellen können die Schäden zumeist wieder reparieren, jedoch kommt es zu unerwünschten und teilweise sehr belastenden Begleiterscheinungen. Die häufigsten akuten Nebenwirkungen sind Blutbildveränderungen, Haarausfall, Übelkeit und Erbrechen, Schleimhautentzündungen und Erschöpfungszustände. Ferner kann es zu späten, chronischen Nebenwirkungen kommen, die sich als Schädigung des Herzens, der Lunge, der Schilddrüse, der Leber oder Nieren, des Nervensystems, der Haut oder auch als chronische Erschöpfungszustände äußern können. Bei manchen Therapien kann es auch zur Beeinträchtigung der Fruchtbarkeit kommen. Dabei spielen die Art der verwendeten Zytostatika und deren Dosierung sowie die Dauer der Anwendung eine wesentliche Rolle. Ferner kann es nach Verwendung von bestimmten Chemotherapeutika auch zur Auslösung von weiteren Tumorerkrankungen wie zum Beispiel Leukämien kommen, wobei dies sehr selten zu beobachten ist.

Antineoplastische Hormontherapie

Hormone sind Botenstoffe, die innerhalb des Körpers Informationen von einem Organ zum anderen oder von einem Gewebe zum anderen transportieren. Im Gegensatz zur hohen Geschwindigkeit bei der nervalen Informationsübertragung können von der Hormonausschüttung bis zu ihrer Wirkung wenige Sekunden (z. B. Adrenalin) bis Stunden vergehen. Hormone werden durch den Blutkreislauf zu ihren Zielorganen transportiert. Eine Ausnahme bilden Gewebshormone, die im selben Organ gebildet werden und wirken.

Hormone steuern nicht nur viele Prozesse im Körper und haben Einfluss auf das Wachstum normaler Zellen, sondern auch das mancher Krebszellen. Diese können durch die Hormonwirkung in ihrem Wachstum gefördert oder gehemmt werden, sofern sie entsprechende Rezeptoren aufweisen. Die Wirkung der Hormontherapie basiert vorwiegend auf einer Blockade der Hormonrezeptoren bzw. auf einer Hemmung der Hormonausschüttung, wodurch das Wachstum der von Hormonen abhängigen Tumorzellen verhindert oder zumindest reduziert werden kann (Anti-Hormontherapie).

Nebenwirkungen. Die Nebenwirkungen der Hormontherapie gelten in den meisten Fällen als nur gering. Bei Frauen gleichen sie häufig den typischen Beschwerden der Wechseljahre wie Schlafstörungen, Schweißausbrüchen und Kopfschmerzen. Auch Veränderungen der Libido sowie zeitweilige depressive Symptome, Gedächtnis- und Konzentrationsstörungen während der Gewöhnungsphase sind möglich. Außerdem können Thrombosen (Verschlüsse von Venen durch Blutgerinnsel) begünstigt und vaginale Blutungen ausgelöst werden. Auch eine Linsentrübung kann von bestimmten Präparaten wie zum Beispiel Tamoxifen ausgelöst werden. Bei Männern können Hormonpräparate zu ähnlichen Nebenwirkungen wie bei Frauen und in manchen Fällen zur Verweiblichung der

Brust führen. Bei beiden Geschlechtern können Muskel- und Gelenkbeschwerden auftreten, der Fettstoffwechsel beeinträchtigt werden und es zum Abbau von Knochensubstanz (Osteoporose) kommen. Eine Hormontherapie kann auch das Krebsrisiko erhöhen, etwa bei zu langer Behandlung.

Antikörper- und zielgerichtete Therapien (targeted therapies)

In den letzten Jahren haben sich neben der klassischen Chemotherapie neue Substanzen entwickelt, die einem zielgerichteten Ansatz folgen. Dabei werden Zielstrukturen auf der Oberfläche oder im Inneren der Tumorzelle angesprochen, die durch unterschiedliche Mechanismen zum Untergang der Zelle führen. Hierzu zählen:

- Die Blockade von Rezeptoren, wodurch z. B. die Wirkung von Wachstumsfaktoren gehemmt wird.
- Die Aktivierung von Rezeptoren, wodurch z. B. die Apoptose eingeleitet wird.
- Die Aktivierung körpereigener Abwehrmechanismen und das Kennzeichnen der Tumorzelle, damit diese als fremd und als zu zerstören erkannt wird.
- Die Veränderung der Signalweitergabe im Inneren der Zelle, die sich negativ zum Beispiel auf die Möglichkeit, Blutgefäße auszubilden, oder auf die weitere Teilung auswirkt.

Durch dieses selektive Vorgehen sollen diese Substanzen weniger Nebenwirkungen mit sich bringen und gut verträglich sein.

Antikörper können dabei sowohl menschlichen als auch tierischen Ursprungs sein. Im Falle eines tierischen Ursprungs wird dieser zumeist mit menschlichen Anteilen kombiniert, wobei man anhand der Menge des tierischen Anteils zwischen chimären Antikörpern und humanisierten Antikörpern unterscheidet. Da es sich hierbei um Eiweiße handelt, sind vor allem allergische Reaktionen wichtige Nebenwirkungen. Weitere Nebenwirkungen richten sich nach der Zielstruktur und können dementsprechend variieren.

Komplementär- und Alternativmedizin

Die Komplementär- und Alternativmedizin wird zumeist der sogenannten Schulmedizin gegenüber gestellt. Es gibt viele verschiedene Behandlungsmethoden, die als *Alternativmedizin* bezeichnet werden. Unter die geläufigsten und anerkanntesten Methoden bei Krebserkrankungen fallen die Mistelpräparate und andere Phytotherapeutika (Pflanzeninhaltsstoffe), Enzyme, Vitamine und andere Antioxidantien, Spurenelemente und Methoden der Traditionellen Chinesischen Medizin (TCM).

Den Anspruch, die Krebserkrankung zu heilen, können Alternativtherapien nicht haben. In bestimmten Fällen können sie aber in Ergänzung zur Standardtherapie positiv eingesetzt werden. Besteht der Wunsch nach einer Behandlung mittels Komplementär- und Alternativmedizin, sollten in einem Gespräch zwischen Arzt und Patient die jeweiligen Möglichkeiten erörtert werden. Zu beachten bleibt, dass eine unkontrollierte Einnahme insbesondere von Phytotherapeutika in Kombination mit Chemotherapie zu ungewollten Nebenwirkungen führen kann.

Supportivmaßnahmen

Unter Supportivtherapie versteht man unterstützende Maßnahmen, die die Sicherheit und Verträglichkeit der Krebsbehandlung optimieren. Supportive Maßnahmen sind Bestandteil jedes onkologischen Behandlungskonzeptes. Dazu gehören zum Beispiel eine effektive Antiemese (Behandlung und Schutz vor Übelkeit und Erbrechen), die Schmerztherapie, die Gabe von Blutprodukten, die Anwendung von Wachstumsfaktoren und die antibiotische Therapie. Ein wesentliches Ziel der Supportivtherapie ist es, die Lebensqualität der Patienten zu erhalten oder zu verbessern.

1.7 Begleiterscheinungen der Krebserkrankung und Krebstherapie

1.7.1 Körperliche Symptome

An Krebs erkrankte Patienten erleiden im gesamten Verlauf ihrer Erkrankung, ihrer Behandlung und der Zeit nach Ende der Therapie eine Reihe körperlicher Symptome wie Infektionen, Anämien, Übelkeit und Erbrechen, Schmerzen, chronische Müdigkeit, Schlafstörungen, Verdauungsprobleme, Mundtrockenheit, Husten, Atemprobleme, Appetitmangel, Konzentrations- und Aufmerksamkeitsstörungen, Störungen der Sexualität sowie Probleme mit ihrem körperlichen Erscheinungsbild (NBCC/NCCI 2003).

Die Symptome können unterschwellig wirken oder vorherrschend sein und die Gesundheit, Funktionsfähigkeit und Lebensqualität des Krebspatienten massiv beeinträchtigen oder zu neuen Erkrankungen und zur Pflegebedürftigkeit führen. In jedem Fall wirken sie sich auf das Leidempfinden, die psychosoziale Anpassung und die Krankheitsbewältigung der Patienten aus (Carroll-Johnson et al. 2006).

Es sind nicht so sehr die Einzelsymptome, die mit besonders hohen emotionalen Belastungen und ungünstigen Konsequenzen für die Funktionalität und psychosoziale Anpassung einhergehen, sondern gewisse Symptomkonstellationen (sog. *symptom-cluster*) bestehend aus mindestens drei Symptomen (Fan et al. 2007, Fiorentino et al. 2011). Schmerzen, Müdigkeit und Depressionen stellen dabei die am häufigsten vorgefundene Symptomkonstellation dar (Laird et al. 2011). Als ein zugrundeliegender Mechanismus dieses Symptomclusters werden neuroendokrine und immunologische Prozesse diskutiert (Thornton et al. 2010), die sich mit Hilfe psychologischer Interventionen positiv beeinflussen lassen (Thornton et al. 2009). Bei knapp der Hälfte aller Krebspatienten kann es zu einer Kombination von bis zu 13 gemeinsam auftretenden, körperlichen und psychischen Symptomen kommen, die aus Schmerzzuständen, Symptomen der chronischen Müdigkeit, Schwächegefühlen, Appetitlosigkeit, Kraftverlust, Mundtrockenheit, Verstopfung, Sattheitsgefühle, Atemnot, Schlafstörungen und Depressionen bestehen können (Cleeland et al. 2000). In der psychoonkologischen Behandlung der Symptombelastungen und damit einhergehender Bewältigungsbemühungen haben sich psychosoziale, behaviorale und kognitiv-behaviorale Interventionen bewährt (Devine u. Westlake 1995, Jacobsen u. Jim 2008, Luebbert et al. 2001).

1.7.2 Fatigue

Müdigkeit und Erschöpfung (franz: *fatigue*) stellen eine Befindlichkeitsstörung dar, die mit Gefühlen der Schwäche und Abgeschlagenheit trotz ausreichender Schlafphasen, dem Erleben von Überforderung selbst bei geringen Belastungen und einer deutlichen Aktivitätsabnahme im privaten und beruflichen Leben verbunden ist. Fatigue ist definiert als »*a distressing persistent, subjective sense of physical, emotional and/or cognitive tiredness or exhaustion related to cancer or cancer treatment that is not proportional to recent activity and interferes with usual functioning.*« (NCCN 2011b, FT-1). Zum Diagnosezeitpunkt liegt die Prävalenz bei 50 %, und im Verlaufe der Krebstherapie und Krebsnachsorge leiden zwischen 60 % und 96 % an einer Fatigue, die in etwa einem Drittel der Fälle das tägliche Leben der Patienten beeinträchtigt (Breitbart u. Alici 2010a, NCCN 2011b). Die Symptomatik kann sich bereits 3–10 Tage nach der Chemotherapie zeigen. Treten die körperlichen und kognitiv-emotionalen Symptome gemeinsam auf und halten sie über Tage und Wochen an, so spricht man von einem *Chronischen Fatigue-Syndrom*, das in bis zu 53 % der Fälle bis zu 5 Jahre nach Ende der Therapie bestehen bleiben kann (Breitbart u. Alici 2010a).

Die Weltgesundheitsorganisation hat das *Chronische Fatigue-Syndrom* als eigenständiges Erkrankungsbild anerkannt (Cella et al. 2001). Zum Fatigue-Syndrom zählen neben den Symptomen der Müdigkeit und Erschöpfung

- ein ausgeprägter Energiemangel und/oder ein unverhältnismäßig hohes Ruhebedürfnis,
- ein Gefühl der allgemeinen Schwäche und/oder Schwere in den Gliedern,
- Unwohlsein nach körperlicher Aktivität oder Anstrengung,
- Schlaflosigkeit bei gleichzeitigem hohen Schlafbedürfnis und reduzierter Erholung nach Ruhe und Schlaf,
- Störungen des Kurzzeitgedächtnisses,
- eine den Alltag einschränkende Motivation und Konzentration,
- das Gefühl, sich zu jeder Aktivität bewusst zwingen zu müssen sowie
- Reaktionen der Niedergeschlagenheit, Frustration, Reizbarkeit infolge der Erschöpfung.

Viele Krebspatienten weisen neben der chronischen Müdigkeit zugleich weitere Symptome wie Depressionen und Schmerzen auf (Laird et al. 2011), wobei sie durch ihre Müdigkeit stärkere Einschränkungen in ihrem Leben und der Alltagsbewältigung erleben können als durch ihre Schmerzzustände.

Als eine der wichtigsten Ursachen des chronischen Fatigue-Syndroms gilt die Anämie (Blutarmut), die eine Folge der Chemotherapie oder Bestrahlung ist (NCCI 2011c). Bei 80–96 % aller mit Zytostatika behandelten Patienten kommt es infolge der Anämie zu einem chronischen Fatigue-Syndrom, wobei schwere Formen der Anämie bei bis zu 20 % der Patienten auftreten können. Nach einer Strahlentherapie können Müdigkeit und Erschöpfung bei bis zu 80 % der Patienten akut auftreten und bei bis zu 30 % dieser Patienten chronisch anhalten (Cella et al. 2001, NCCI 2011c). Die Symptome der chronischen Müdigkeit können mit Hilfe medikamentöser, nicht pharmakologischer und psychologischer Interventionen wirksam behandelt werden (NCCI 2011c). Insbesondere mit verhaltenstherapeutischen Maßnahmen und Hypnose kann der Entwicklung einer Fatigue-Symptomatik entgegengewirkt oder diese kontrolliert werden (Montgomery et al. 2009).

1.7.3 Übelkeit und Erbrechen

Übelkeit und Erbrechen sind häufige Nebenwirkungen einer Chemotherapie und Radiotherapie (Ramchandran u. Von Roenn 2010). Die Übelkeit ist in ihrer leichten Form durch ein »flaues Gefühl« in der Magengegend und in schwerer Ausprägung durch Brechreiz gekennzeichnet. Übelkeit geht dem Erbrechen oftmals voraus und wird durch das Erbrechen gelindert. Erbrechen ist häufig mit einem brennenden Gefühl in der Speiseröhre verbunden, dem durch den säurehaltigen Magensaft bedingten Sodbrennen.

Unter der Chemotherapie wird Übelkeit und Erbrechen durch spezifische Zytostatika und ihre Dosis hervorgerufen. Die Übelkeit und Erbrechen auslösende Potenz chemotherapeutischer Substanzen wird in Stufen eingeteilt. Vincristin (Level 1) verursacht beispielsweise bei nur 10 % der Patienten, hochdosiertes Cysplatin (Level 4) verursacht bei über 90 % der Patienten Übelkeit und Erbrechen (Ramchandran u. Von Roenn 2010).

Übelkeit und Erbrechen werden in Abhängigkeit ihres Auftretens als akut, verzögert, antizipatorisch, durchbrechend oder refraktär klassifiziert.

- *Akut auftretende(s) Übelkeit/Erbrechen*: Auftreten innerhalb von Minuten bis Stunden nach Medikation mit einem Anstieg der Symptomatik nach 5–6 Stunden und einer Normalisierung nach 24 Stunden. Das Auftreten ist insbesondere durch die Art und Dosis der Zytostatika bedingt.

- *Verzögert auftretende(s) Übelkeit/Erbrechen*: In Abhängigkeit des Zytostatiums treten Erstsymptome innerhalb von 24 Stunden nach Medikamentengabe auf. Ein Symptomgipfel kann nach 48–72 Stunden auftreten. Nach 6–7 Tagen kommt es zu einer Normalisierung.
- *Antizipatorische(s) Übelkeit/Erbrechen*: Auftreten der Erstsymptome 24 Stunden bis unmittelbar vor Medikation, z. B. am Abend vor dem Krankenhausbesuch, beim Betreten des Krankenhauses oder dem Erblicken des Chemotherapeutikums. Antizipatorische(s) Übelkeit/Erbrechen resultiert aus den Lernerfahrungen (klassische Konditionierung) während der Chemotherapie oder im Behandlungsverlauf. Mit antizipatorischem Erbrechen ist bei 18–57 % aller Krebspatienten zu rechnen. Patienten mit zurückliegenden negativen Erfahrungen mit Übelkeit und Erbrechen, jüngere Patienten, stark ängstliche und Patienten mit Symptomen einer Depression neigen häufiger zu antizipatorischem Erbrechen.
- *Durchbrechende(s) Übelkeit/Erbrechen*: Singuläres oder sporadisches Auftreten von Übelkeit und Erbrechen trotz antiemetischer Therapie (medikamentöse Behandlung gegen den Brechreiz).
- *Refraktäre(s) Übelkeit/Erbrechen*: Wiederholtes Auftreten von Übelkeit und Erbrechen trotz antiemetischer Therapie. Der Patient spricht wiederholt nicht auf die antiemetische Therapie an.

90 % aller Krebspatienten erleben Übelkeitsempfindungen unter Chemotherapie und bei bis zu 30 % kommt es trotz antiemetischer Behandlung zu therapiebedingtem Erbrechen. Nicht alle Patienten reagieren auf die Chemotherapie oder Radiotherapie in gleicher Weise. Patientenbezogene Risikofaktoren, die die Inzidenz und die Ausprägung von Übelkeit/Erbrechen beeinflussen, sind junges Alter (<50 Jahre), ausgeprägte Ängste während durchgeführter Chemotherapie, erhöhte Erwartungshaltung hinsichtlich des Auftretens von Übelkeit/Erbrechen, Lernerfahrungen mit zurückliegender chemotherapeutisch bedingter Übelkeit/Erbrechen (Konditionierung), Angststörungen und Depressionen oder deutlicher Alkoholkonsum (Ramchandran u. Von Roenn 2010).

Unter den psychologischen Interventionen, die in der Prävention antizipatorischen Erbrechens die besten Erfolge erzielen, haben sich die Progressive Muskelrelaxation und desensibilisierende Interventionen als besonders wirksam erwiesen (Figueroa-Moseley et al. 2007). Bei Vorliegen von Übelkeit und Erbrechen gelten die Hypnose und kognitiv-behaviorale Verfahren als Mittel der Wahl (Richardson et al. 2007a).

1.7.4 Schmerzzustände

Schmerz gilt als ein unangenehmes sensorisches oder emotionales Erlebnis, das mit tatsächlicher oder potentieller Gewebsschädigung verknüpft ist oder mit einer solchen Schädigung begrifflich in Verbindung gebracht wird. Es kann intensives Schmerzempfinden geben, ohne dass eine aktuelle Gewebsschädigung vorliegt oder Schmerzrezeptoren gereizt sind. Ebenso kann trotz bestehender Gewebsschädigung durch einen Tumor Schmerzfreiheit vorliegen oder eine bewusste Schmerzwahrnehmung ausbleiben. Tumorschmerzen sind unter den Symptomen einer Krebserkrankung und den Nebenwirkungen der Krebstherapie, das von den meisten Patienten und das am stärksten gefürchtete Symptom (Breitbart et al. 2010).

Schmerzsymptome treten bei etwa einem Viertel aller ersterkrankten Krebspatienten, bei einem Drittel aller Krebspatienten in akuter Krebstherapie und bei drei Viertel aller Patienten in fortgeschrittenen Erkrankungsstadien auf (NCCN 2011d). Bei 69 % aller Patienten mit Schmerzzuständen liegen ebenfalls Anpassungsprobleme mit Angst und Depression vor (Breitbart et al. 2010). Für Krebspatienten stellt nicht nur der Schmerz an sich ein Problem dar, sondern auch die Angst vor einer Abhängigkeit infolge einer medikamentösen Schmerztherapie, die bei gut kontrollierter medikamentöser Therapie jedoch unbegründet ist (NCCN 2011d).

Krebspatienten können sowohl an akuten wie auch chronischen Schmerzen leiden. Der akute Schmerz wird durch ein eng umschriebenes, definiertes Ereignis ausgelöst und ist vorübergehender Natur. Er bereitet meistens keine therapeutischen Probleme. Der Tumorschmerz bei einer fortschreitenden oder metastasierten Erkrankung hat dagegen meist chronischen Charakter. Chronische Schmerzzustände gehen häufig mit depressiven Stimmungszuständen einher. Sie scheinen sowohl aufgrund eines gemeinsamen zugrundeliegenden biologischen Mechanismus als auch kognitiv-emotionaler Aspekte wechselseitig miteinander verbunden zu sein und ein Symptom-Cluster zu bilden (Laird et al. 2011, Thornton et al. 2010). Können die Schmerzzustände nicht auf eine dauerhaft wirkende Schmerzursache wie etwa die Tumorprogression zurückgeführt werden, haben sie ihre Warn- und Schutzfunktion verloren und können unbehandelt zu einer Veränderung des psychosozialen Verhaltens und auch der Persönlichkeit des Patienten führen. Nicht hinreichend kontrollierte Schmerzzustände, Depressionen und Hoffnungslosigkeit sind in der terminalen Phase mit massiven psychischen Problemen und dem Wunsch, das Leben zu beenden, verbunden (Breitbart et al. 2010).

Eine wirksame Therapie des tumorbedingten und behandlungsbedingten Schmerzes stellt in der Onkologie unter fachlichen Gesichtspunkten kein großes Problem dar (NCCN 2011d). Kommt es bei chronischen tumorbedingten und behandlungsbedingten Schmerzen dennoch zu Durchbruchschmerz, so ist eine Optimierung der medikamentösen Schmerztherapie angezeigt.

Durchbruchschmerzen sind eine vorübergehende, episodische, d. h. wiederholt auftretende und kurz andauernde Verschlimmerung eines chronischen Schmerzzustandes während einer durchgeführten Schmerztherapie. Sie stellen in der Onkologie ein gravierendes Problem dar, da sie bei 50–89 % aller Krebspatienten mit chronischen Schmerzzuständen und trotz guter Dauertherapie mit Opioiden auftreten. Die mittlere Dauer der Schmerzepisoden beträgt 10–30 Minuten, die durchschnittliche Frequenz 4–7 Episoden pro Tag, die Intensität ist schwer bis unerträglich (Hwang et al. 2003). Zu unterscheiden sind drei Arten des Durchbruchschmerzes (Svendsen et al. 2005), der

- *»end-of-dose« Schmerz*: Er tritt in 30 % der Fälle am Ende der Wirkungsdauer eines Medikamentes auf und kann durch Anpassung der Medikation leicht behoben werden.
- *spontane oder idiopathische Schmerz*: Er tritt in 20–60 % der Fälle durch einen unwillkürlichen Reiz auf, etwa durch die Dehnung von Blase oder Darm, und ruft so einen Schmerzanfall hervor.
- *»incidental« Schmerz*: Er tritt in 50–60 % der Fälle auf und wird als »Zwischenfall« betrachtet, da er nach einer willkürlichen Bewegung, beim Husten, Aufstehen oder Positionsveränderungen im Bett oder sonstigen Aktivitäten plötzlich und unvorhersehbar auftritt.

Aus Sicht der Patienten ist der *incidental pain* das größte psychische Problem, da er starke antizipatorische Ängste hervorruft und aufgrund seiner Verstärkerwirkung den Patienten bis zur Bewegungs- und Handlungsunfähigkeit treiben kann.

Eine angemessene Behandlung von Krebspatienten mit akuter oder chronischer Schmerzsymptomatik ist ohne eine begleitende psychologische Mitversorgung nicht leitliniengerecht (NCCN 2011d). Neben einer gezielten psychologischen Untersuchung und Diagnostik kommen hier sämtliche edukative, übende, supportive, psychologische und psychotherapeutische Maßnahmen zum Einsatz, die sich in der Schmerztherapie als wirksam erwiesen haben (Raphael et al. 2010).

1.7.5 Sexualität, Infertilität, Menopause

Für viele Krebspatienten stellen neben den körperlichen Symptomen die Störungen der Sexualität, Fertilität und Menopause das zentrale Problem nach Krebs dar.

Zu den Faktoren, die mit Beeinträchtigungen der Sexualität einhergehen können, zählen das Alter, vorbestehende Probleme der Sexualität und Partnerschaft, eine bereits vor der Therapie bestehende Menopause, behandlungsbedingte Veränderungen des Hormonstatus, die adjuvante Chemotherapie, Veränderungen im Körperbild aufgrund von Haarverlust, Gewichtsabnahme oder -zunahme, Entstellungen infolge operativer Eingriffe oder eine Bestrahlung des unteren Bauchbereiches, der Beckenorgane oder Bereiche der Prostata. Dabei geht jede Tumorerkrankung und jede Behandlungsform sowohl mit allgemeinen als auch sehr spezifischen Beeinträchtigungen der Sexualität einher (Roth et al. 2010).

Im Allgemeinen zeigt sich ein Verlust an Libido, eine veränderte sexuelle Aktivität und reduzierte sexuelle Befriedigung bei Gesichtstumoren in 40 % bis zu 74 %, bei Kehlkopfkrebs in 60 %, bei Brustkrebs- und Prostataerkrankungen in 10 % bis zu 50 % und bei Lungentumoren in knapp 50 %. Sexuelle Funktionsstörungen mit vaginaler Trockenheit und Blutungen, Scheidenentzündungen und Schmerzen beim Sexualverkehr treten bei gynäkologischen Tumoren in 66 % und bei kolorektalen Tumoren in 20 % auf. Erektile Funktionsstörungen und Dysfunktionen der Ejakulation treten beim Prostatakarzinom zwischen 40 % und 90 % auf, bei Hodentumoren in 25–70 % und bei kolorektalen Tumoren in 60–90 % (NBCC/NCCI 2003).

Nach Operation und Chemotherapie bei Patienten mit Blasentumoren kommt es in 20 % der Fälle zur Infertilität, die bei Krebspatienten auch nach einer Bestrahlung der Beckenorgane, Hochdosistherapie oder Transplantation gehäuft auftreten kann (NBCC/NCCI 2003). Unabhängig vom Geschlecht spielen Fragen der Fertilität eine wichtige Rolle für Krebspatienten und wirken sich auf ihre Selbstidentität, ihr Wohlbefinden und ihre Zukunftsplanung aus. Fragen der Zeugungsfähigkeit nach Krebs sind insbesondere für diejenigen 10 % aller Krebspatienten relevant, die unter 45 Jahre alt sind. Eine entsprechende Aufklärung oder Überweisung zu Spezialisten (Endokrinologe, Reproduktionsmediziner) erfolgt bei diesen Patienten in weniger als der Hälfte der Fälle (Gardino et al. 2011).

Die Chemotherapie oder Hormontherapie kann bei krebskranken Frauen eine vorzeitige Menopause auslösen, wenn durch die Behandlung eine dauerhafte Blockade der Östrogenproduktion hervorgerufen wird. Manche Frauen können vorzeitig in die Wechseljahre kommen, andere haben direkt nach der Chemotherapie einsetzende Klimakteriumsbeschwerden, nach längerem Zeitabstand aber wieder einen regelmäßigen Zyklus, der wiederum von vorzeitig einsetzenden Wechseljahren gefolgt sein kann. Vor allem jüngere Frauen haben nach einer chemotherapeutisch induzierten Menopause ein erhöhtes Risiko für Veränderungen im sexuellen Erleben und Funktionieren (NBCC/NCCI 2003).

Die Information, Aufklärung und Beratung sowie die konkrete Unterstützung in Fragen der Sexualität, Infertilität und menopausalen Beschwerden zählen zu den zentralen Aufgaben des ärztlichen und pflegerischen Behandlungsteams (Gardino et al. 2011). Psychologische Interventionen kommen dann zum Einsatz, wenn mit den Problemen einhergehende psychische Belastungen und Störungen auf Seiten des Patienten bzw. in der Partnerschaft vorliegen (Scott u. Kayser 2009).

1.7.6 Kognitive Beeinträchtigungen

Patienten nach Chemotherapie oder Bestrahlung beschreiben ihre kognitiven Beeinträchtigungen als Folge eines *chemo brain* oder *Strahlenkaters*. Die Beeinträchtigungen können Bereiche der Informationsverarbeitung, der psychomotorischen Fertigkeiten, der Aufmerksamkeit, des verbalen und Kurzzeitgedächtnisses sowie exekutiver Funktionen betreffen.

Die Effekte der Strahlentherapie sind bei erwachsenen Krebspatienten abhängig von dem Bestrahlungsort und der Strahlenintensität. Bei Bestrahlung des Kopfbereiches treten subtile Beeinträchtigungen der Aufmerksamkeit und des Gedächtnisses auf, die sich ohne Tumorprogression nach der Bestrahlungstherapie verbessern, bei Tumorprogression verschlechtern. Bei sehr langer Bestrahlungstherapie nehmen die Defizite zu und sind deutlicher ausgeprägt als bei gesunden Personen (Ahles u. Correa 2010).

Zu den Auswirkungen der Chemotherapie auf die kognitive Leistungsfähigkeit sind bislang mehrere Metaanalysen vorgelegt worden, die auf Studien mit neuropsychologischen Testuntersuchungen basieren (u. a. Stewart et al. 2006). Im Vergleich zu Normwerten, einer gesunden Vergleichsgruppe oder nicht mit Chemotherapie behandelten Patienten lassen sich bei Patienten nach Chemotherapie zumeist signifikante Leistungsdefizite finden, die jedoch nur auf kleine bis mittelgradige und diffus verteilte neuropsychologische Einbußen hinweisen. Prä-post- und Längsschnittuntersuchungen, d. h. Vergleiche der neuropsychologischen Testergebnisse zum Zeitpunkt vor, und zu einem oder mehreren Zeitpunkten nach Chemotherapie, zeigen dagegen zumeist keine signifikante Verschlechterung der Leistungsfähigkeit. Durch Chemotherapie bedingte kognitive Defizite lassen sich demnach nicht immer und nicht nachhaltig belegen. Bei einem Teil der Patienten sind sie bereits vor der Chemotherapie vorhanden (Zachariae u. Mehlsen 2011).

Liegen kognitive Defizite vor, dann zeigen sie sich als diffuse, nicht spezifische Störungen, die bereits während der Chemotherapie auftreten, anhaltend und signifikant stärker ausgeprägt sind als in der gesunden Bevölkerung. Dies ist umso deutlicher der Fall, je mehr Chemotherapie-Zyklen durchlaufen werden und je länger und intensiver die Therapie ist. Innerhalb weniger Jahre kommt es zu einem völligen Rückgang der Beeinträchtigungen, jedoch können kognitive Defizite noch nach Monaten bis Jahren beobachtet werden (Ahles u. Correa 2010).

Bei vielen Patienten können sowohl therapiebedingte neuropsychologische Defizite als auch kognitive Beeinträchtigungen vorliegen, die mit chronischer Müdigkeit oder psychischen Belastungen und Störungen verbunden sind. Treten neuropsychologische Defizite aufgrund der Krebstherapie, kognitiv-emotionale Beeinträchtigungen aufgrund von Ängsten und Depressionen sowie Funktionseinschränkungen aufgrund von Schmerzzuständen oder Fatigue gemeinsam auf, können sich die Probleme eines Patienten potenzieren (Biegler et al. 2009). Obwohl psychologische und neuropsychologische Faktoren unabhängig voneinander zu den empfundenen kognitiven Beeinträchtigungen von Krebspatienten beitragen, können mit Hilfe psychologischer Interventionen wie etwa Meditation und kognitiv-behavioralen Verfahren sowohl die psychologischen als auch die neuropsychologischen Ursachen der empfundenen Defizite von Krebspatienten während und nach der Chemotherapie erfolgversprechend behandelt werden (Biegler et al. 2009, Ferguson et al. 2010).

1.7.7 Verwirrtheitszustände (Delir)

Bei Krebspatienten in fortgeschrittenem Krankheitsstadium stellen Verwirrtheitszustände bei stationärer Aufnahme mit 42 % und in den Tagen bzw. Stunden vor dem Tod mit bis zu 88 % eine besondere Problematik dar (Breitbart u. Alici 2010b). Bei fortgeschrittenen Erkrankungen führen Medikamente, Infektionen, ein Ungleichgewicht im Wasserhaushalt und Elektrolytstörungen zu delirhaften Zuständen. Die Auswirkungen von Verwirrtheitszuständen sind nicht allein für den betroffenen Patienten gravierend, sondern stellen auch für seine Behandlung eine Herausforderung dar (Carroll-Johnson et al. 2006). So sind Verwirrtheitszustände einer der größten Hinderungsgründe, ältere Krebspatienten nach einer Krankenhausbehandlung zu entlassen (IOM 2008).

Bei Krebspatienten können Verwirrtheitszustände als »Delir, nicht durch Alkohol oder andere psychotrope Substanzen bedingt« (ICD-10: F05.-) oder »Delir ohne Demenz« (ICD-10: F05.0), klassifiziert werden (DIMDI 2012). Verwirrtheitszustände haben einen akuten Beginn und gehen gewöhnlich nach 24 Stunden, bei Krebspatienten erst nach 2–4 Tagen zurück. Sie können in Form eines reduzierten (hypoalert-hypoaktiv), gesteigerten (hyperalert-hyperaktiv) oder gemischten Störungsbildes auftreten. Die klinische Symptomatik weist stets gemeinsame Merkmale auf (Breitbart u. Alici 2010b), wie etwa:

- Störungen der Wahrnehmung mit Sinnestäuschungen und Halluzinationen, Bewusstseinsstörungen (Somnolenz) und verminderte Fähigkeit, die Konzentration und Aufmerksamkeit zu erhalten,
- neuro-kognitive Beeinträchtigung der Merkfähigkeit und der zeitlichen, örtlichen und situativen Orientierung,
- Störungen der gesprochenen Sprache,
- affektive Symptome der Angst, Irritation und Verzweiflung oder der Aggressivität, die im Zusammenhang mit kognitiven Beeinträchtigungen stehen,
- Tag-Nacht Umkehr oder
- sozialer Rückzug, Motivationsmangel bis zum Motivationsverlust.

Von einem Verwirrtheitszustand ist am ehesten bei einem bislang unauffälligen Patienten auszugehen, bei dem die Symptomatik abrupt, d. h. innerhalb von Stunden, auftritt und bei dem anfänglich die kognitive Symptomatik (Störung der Orientierung, des Gedächtnisses sowie der Aufmerksamkeit und Konzentration) vorherrschend ist. Dabei kann die Verwirrtheit anfänglich kaum feststellbar sein und von dem Patienten bagatellisiert und als nicht weiter erwähnenswert abgetan werden. Im weiteren Verlauf ist die Symptomatik stärker fluktuierend und mit zunehmender affektiver Symptomatik sowie Problemen der Motivation und sozialen Beziehungen einhergehend.

In fortgeschrittenen Stadien einer Krebserkrankung und bei Patienten mit Hirnmetastasen treten Verwirrtheitszustände gehäuft auf. In der Terminalphase liegen bei einer Mehrheit der Patienten kognitive Beeinträchtigungen vor, die eine leichte Form eines Verwirrtheitszustandes darstellen (Moyer 2011). Zu den Ursachen von Verwirrtheitszuständen zählen u. a. (Carroll-Johnson et al. 2006):

- Infektionen (Fieber, Pneumonie oder Sepsis),
- metabolische Störungen (u. a. Hypoxie, Hypo- oder Hyperglykämie, Störungen des Elektrolythaushaltes),
- Wirkung von Medikamenten (Opioide, Benzodiazepine, Psychopharmaka, Kortikosterioide),
- Entzug (Entzugserscheinungen nach Alkohol- oder Substanzmissbrauch oder Absetzen von Benzodiazepin),
- Krebstherapie (Chemotherapie mit Ifosfamid oder Methotrexat), Therapie mit Interleukin-2 oder Interferon-alpha, ZNS-Bestrahlung, Supportivtherapie mit Opioiden oder Benzodiazepinen),
- Krebserkrankung (Auswirkungen von Hirntumoren, Schmerzzustände, Hirnmetastasen, paraneoplastisches Syndrom, terminale Phase der Erkrankung).

Die vorherrschende Symptomatik eines Verwirrtheitszustandes sind kognitive Beeinträchtigungen, die bei bis zu 83 % der betroffenen

Personen vorliegen können. Einzelne Symptome des Verwirrtheitszustandes können reversibel sein, sofern die aufrecht erhaltenden Bedingungen (z. B. Fieberzustände, Chemo- oder Strahlentherapie, Schmerzzustände usw.) nicht mehr vorliegen. Im Allgemeinen sind die Verwirrtheitszustände bei 30–50 % und die kognitiven Beeinträchtigungen bei 30 % aller Patienten nur vorübergehend (Lawlor et al. 2000) und innerhalb von 48–96 Stunden völlig reversibel (Bruera et al. 2009).

Bei Krebspatienten stehen Verwirrtheitszustände am häufigsten im Zusammenhang mit Opioiden (58 %), Kortikosterioiden (28 %), Infektionen (39 %), Hypoxie (26 %), Tumoren im ZNS (12 %), Dehydration (12 %). Die Ausprägung ist bei 12 % gering, bei 69 % moderat und bei 19 % schwer. 54 % der betroffenen Patienten weisen einen Zustand mit Hypoaktivität und 46 % mit vorherrschender Hyperaktivität auf. Nach einem Verwirrtheitszustand können sich bis zu 74 % der Krebspatienten an ihre Erfahrung erinnern und beschreiben zu 81 % ihren Verwirrtheitszustand rückblickend als moderat bis sehr belastend (Bruera et al. 2009).

In der psychoonkologischen Versorgung wird die Prävention von Verwirrtheitszuständen angestrebt, obwohl dieses Vorhaben bei Patienten in der terminalen Phase schwer zu realisieren ist. Aufgrund der zunehmenden Erkenntnis, dass Verwirrtheitszustände zwar reversibel sind, für die Betroffenen und ihre Angehörigen jedoch mit erheblicher psychischer Belastung verbunden sind, steigt die Bedeutung psychologischer Interventionen zur Verarbeitung der belastenden Erfahrung (Bruera et al. 2009).

1.7.8 Suizidalität

Die Zusammenhänge zwischen einer Krebserkrankung und Suizidalität werden oftmals in dem Sinne als ursächlich missverstanden, dass eine Krebserkrankung eine erhöhte Suizidalität bedingen soll. Es zeigt sich jedoch, dass Suizide weniger eine Reaktion auf eine Krebserkrankung darstellen als eine Folge einer bio-psychologischen Vulnerabilität mancher Patienten gegenüber hohen und lang anhaltenden Belastungen (Spoletini et al. 2011). Auch wenn die absoluten Raten der Selbsttötung bei Krebspatienten mit 0,04 % bei Frauen und 0,19 % bei Männern als gering anzusehen sind, haben Patienten mit Krebserkrankungen dennoch ein erhöhtes Risiko für eine Selbsttötung gegenüber der Allgemeinbevölkerung (Kendal 2007). Im Vergleich zu Frauen haben an Krebs erkrankte Männer ein 6,2-mal höheres Risiko für eine Selbsttötung. Als Risikofaktoren gelten ein höheres Alter, psychische oder psychiatrische Störungen, Gefühle der Hilf- und Hoffnungslosigkeit, ausgeprägte Schmerzen und überdauernde Nebenwirkungen der Behandlung, soziale Isolation oder fehlende soziale Unterstützung sowie spirituelle und existentielle Krisen (Pessin et al. 2010).

Die Wahrscheinlichkeit, dass ein an Krebs erkrankter Patient an eine Selbsttötung denkt oder sich selbst tötet, steigt oder ist erhöht bei zunehmender Schwere der Krebserkrankung, bei geringer Überlebenswahrscheinlichkeit, bei vorhandenen Fernmetastasen, bei Patienten mit Lungentumoren oder Prostatakrebs oder im ersten Monat nach Diagnosestellung. Nach Holland (2002) stehen folgende Aspekte des Suizides im Zusammenhang mit einzelnen Behandlungsphasen:

Patienten in allen Stadien der Krebserkrankung haben häufig Suizidgedanken, die als Mittel zur Aufrechterhaltung eines Gefühls der Kontrolle über die Krankheit dienen, jedoch als potentielle Möglichkeit in »die Zukunft, für den Fall, dass ich es tun muss« projiziert werden. Manche Patienten sammeln Drogen, die sie im Fall der Fälle, etwa bei unerträglichem Schmerz einzunehmen planen. Patienten in Remission oder mit einer guten Prognose, haben vor allem dann ernste Selbsttötungsgedanken, wenn sie unter einer Depression oder Alkohol- oder Substanzmissbrauch leiden.

Patienten mit schlechter Prognose und schlecht kontrollierten Symptomen können Selbsttötungsgedanken als eine »rationale« Alternative ansehen und benötigen in solchen Fällen unmittelbare psychoonkologische Hilfe, die zumindest so lange anhält, bis es zur Symptomkontrolle kommt. Stellt sich eine verbesserte Lebensqualität ein, dann treten die Selbsttötungsgedanken zurück oder verschwinden gänzlich.

Patienten im Endstadium sprechen zuweilen ausdrücklich und offen über ihre Selbsttötungsgedanken oder -versuche und wünschen vereinzelt ausdrücklich die Unterstützung dabei. Hier verbirgt sich fast in jedem Fall eine geringe Kontrolle der Krankheitssymptome und Therapienebenwirkungen als Ursache der Gedanken. Gelingt die Symptomkontrolle und stellt sich eine angemessene Lebensqualität ein, so verschwinden die Gedanken meist, sich selbst töten zu wollen.

Im Vergleich zur Allgemeinbevölkerung ist bei Krebspatienten die Selbsttötungsrate um das Zweifache erhöht (Anguiano et al. 2012). Neben einer Depression sind auch Gefühle der Hoffnungslosigkeit, Funktionsstörungen und mangelnde soziale Unterstützung mit einem erhöhten Risiko verbunden, das über sämtliche Phasen der Krebserkrankung und Krebstherapie hinweg besteht. Präventive Maßnahmen zielen daher nicht allein auf die Behandlung psychiatrischer Störungen ab, sondern konzentrieren sich zunehmend auf das sogenannte *lethal means counseling* (Johnson et al. 2011) sowie auf Risikopatienten mit Gefühlen von Hilf- und Hoffnungslosigkeit (Brothers u. Andersen 2009).

1.7.9 Seelisches Leid

Eine Krebserkrankung und Krebstherapie ist mit vielfältigen körperlichen und psychischen Begleiterscheinungen verbunden, mit Schmerzen, Sorge und Niedergeschlagenheit oder gar mit aufkommenden Gedanken, sich selbst etwas antun zu wollen. Treten solche Begleiterscheinungen der Krebserkrankung auf, nehmen sie oftmals die gesamte Aufmerksamkeit des Patienten in Anspruch und lenken sie auf seinen Körper, die auftretende Symptome oder die Endlichkeit des eigenen Lebens. Mit diesen Begleiterscheinungen und der Aufmerksamkeit ihnen gegenüber ist ein unmittelbarer Ansturm körperlicher, emotionaler und sozialer Belastungen verbunden, der eine Interpretation der Ereignisse erfordert und bestimmt, ob eine Person sich lediglich als belastet empfindet oder intensiv leidet (Cassell 1999). Das seelische Leidempfinden des Krebspatienten ist dabei nicht allein eine besonders intensive Form der Belastung, sondern besitzt eine eigene Qualität, die aus Furcht, persönlicher Symptombewertung und Sorge über die eigene Zukunft besteht (Rehnsfeldt u. Eriksson 2004). Leid ist »*a specific state of distress that occurs when the intactness or integrity of the person is threatened or disrupted*« (Cassell 1999, S. 531). In der Psychoonkologie ist Leid »*generally considered a unique, comprehensive, and holistic experience, which includes physical, psychological, social, and spiritual phenomena*« (Krikorian et al. 2011, S. 1).

Seelisches Leid ist von körperlichem Stress wie etwa Schmerz und emotionalem Distress wie Angst und Depression zu unterscheiden (Hogue u. Sugiyama 2011).

Der Begriff *Stress* steht für Belastungsreaktionen des Körpers, die durch sogenannte *Stressoren* wie Schmerz oder krisenhafte Lebensereignisse ausgelöst werden. Der Körper reagiert mit dem sogenannten *Allgemeinen Adaptations-Syndrom* auf den Stressor, insbesondere mit einer Aktivierung der Hypothalamus-Hypophysen-Nebennierenrinden-Achse. Stress ist die stereotype unspezifische Reaktion des Organismus auf jede Form der Belastung und Anforderung. Die Anpassungsleistung kann dabei in einer Annäherung oder Vermeidung des Stressors bestehen und findet unter Beteiligung des sympathischen, autonomen Nervensystem (SNS) bzw. des sympathoadrenalen medullären (SAM) sowie des katecholaminergen Systems statt (vgl. Thornton u. Andersen 2006).

Distress gilt neben der Körpertemperatur, der Atmung, dem Blutdruck, dem Puls und dem Schmerz als das sechste vitale Lebenszeichen (Bultz u. Carlson 2005). Distress ist ein psychologisches Konstrukt, das mit dem der Angst und der Depression zusammenhängt, insofern »*emotional distress referes to problems such as anxiety, depression, and fears around the cancer experience*« (Carlson u. Bultz 2004, S. 838). Emotionaler Distress bezeichnet dabei »*a unique discomforting emotional response experienced by an individual in response to a specific stressor or demand and is psychological, social, or spiritual in nature*« (Krikorian et al. 2011, S.1). Emotionaler Distress entsteht, wenn ein durch die Krebserkrankung und Krebstherapie bedingter akuter oder chronischer Stressor von einem Patienten zwar wahrgenommen, jedoch nicht bewältigt wird (Andersen 2002). Emotionaler Distress ist eng verbunden mit der Wahrnehmung, kognitiven Bewertung und emotionalen Reaktion auf akuten Stress und chronisch anhaltende Belastungen (Thornton et al. 2007).

Der Begriff des Leidens stellt eine Besonderheit dar, da Krebspatienten nicht nur emotionalen Distress erleben, sondern auch unter ihrem *Distress* leiden (suffer), wenn Carlson und Bultz (2004) feststellen, dass »*a significant proportion of cancer patients at all stages of the disease trajectory will suffer social, emotional and psychological distress as a result of cancer diagnosis and treatment*« (S. 1). Auch wenn das empfundene Leid eines Patienten vielfach mit dem Zustand (emotionaler Distress, Angst, Depression), an dem ein Patient leidet, gleichgesetzt wird, bezieht sich Leiden speziell auf »*a perceived threat to the integrity of the self, helplessness in the face of that threat, and exhaustion of psychosocial and personal resources for coping*« (Chapman u. Gavrin 1993, S. 5). Leiden beschreibt kein Symptom und keine Störung, die ein Krebspatient hat, und die es zu bewältigen gilt. Leiden ist ein seelischer Vorgang, der im Verlauf der Krebserkrankung und Krebstherapie das Symptomgeschehen und das Geschehen im Umfeld des Patienten begleitet. Seelisches Leid ist von entscheidender Relevanz für das Leben insgesamt und kann das Verständnis des eigenen Lebens grundlegend verändern (Rehnsfeldt u. Eriksson 2004). Im Zustand des Leidens ist der Krebspatient mit der Bedeutung seines Lebens befasst, mit seinen Wünschen sowie seinen Hoffnungen und Erwartungen an sein zukünftiges Leben. Kommt es zu Leiderfahrungen, etwa zum Zeitpunkt der Diagnosemitteilung, so kann es zu einem dauerhaften Leidenszustand mit unterdrücktem Leidempfinden kommen (*enduring*) oder aber das Leidempfinden wird zugelassen und bestimmt das emotionale Befinden des Patienten (*emotional suffering*; Morse 2001). Im Verlauf ihrer Krebserkrankung und Krebstherapie wechseln die Patienten zwischen beiden Zuständen, unterdrücken ihr Leidempfinden, um angemessen funktionieren zu können, lassen dieses zu, um ihrer Belastung Ausdruck zu verleihen und sich mit ihren grundlegenden Lebensfragen zu befassen.

Patienten in fortgeschrittenen Erkrankungsstadien geben auf die Frage »Leiden Sie?« (»*Are you suffering?*«) in gut 49 % der Fälle an, nicht zu leiden, etwa 26 % berichten davon, minimal oder nur etwas zu leiden, knapp 13 % berichten davon, moderat, und 13 %, sehr bis extrem zu leiden (Wilson et al. 2007). Mehrere Jahre nach ihrer Krebserkrankung empfinden sich 9 % der Patienten als intensiv leidend und sehen ihre Erkrankung als im Mittelpunkt ihres Lebens stehend (Lehmann et al. 2011). Das Leidempfinden von Krebspatienten ist dabei eng mit ihren Erfahrungen akuter bzw. zurückliegender körperlicher Belastungen und Krankheitszustände verbunden (Lehmann et al. 2011, Wilson et al. 2007).

Erlebt sich ein Patient als intensiv leidend, gilt seine psychologische Begleitung als notwendig, weil es ohne diese nicht zu einer Veränderung des Leidempfindens von unerträglichem hin zu ertragbarem Leid kommen kann (Rehnsfeldt u. Eriksson 2004). Psychologische Interventionen, die in diesem Zusammenhang eine neue Relevanz erfahren, sind sinn- oder bedeutungsstiftende Interventionen, die den Krebspatienten in seinem Bemühen begleiten, eine Antwort auf seine Fragen nach dem Sinn seines Lebens zu finden (Clarke 2011, Lee 2008)

1.8 Stellenwert psychologischer Faktoren bei Krebserkrankungen

Seit ihren Anfängen untersucht die psychoonkologische Forschung, wie das Erleben und Verhalten von Krebspatienten mit den Ursachen, dem Verlauf und dem Ergebnis einer Krebserkrankung und Krebstherapie zusammenhängt. Dabei wird gefragt, welcher Stellenwert psychologischen Faktoren in der Entwicklung und im Verlauf einer Krebserkrankung zukommt und ob psychologische Interventionen bei Krebserkrankungen angezeigt sind (Holland et al. 2010 a).

1.8.1 Stellenwert psychologischer Faktoren bei der Krebsentstehung

Dem Verhalten kommt ein besonderer Stellenwert in der Entstehung von Krebserkrankungen zu. Ein ungesunder Lebensstil bzw. Faktoren des Gesundheitsverhaltens wie Rauchen, Alkoholkonsum, Bewegungsmangel oder Übergewicht gelten als Risikofaktoren für eine Krebserkrankung (Gritz u. Demark-Wahnefried 2009). So werden etwa 40 % aller krebsbedingten Todesfälle bei Männern und 26 % bei Frauen mit dem Zigarettenkonsum in Verbindung gebracht. Das individuelle Todesrisiko liegt dabei für einen Raucher bei 50 % und reduziert sich, je früher er seinen Zigarettenkonsum beendet (Bradon u. Unrod 2010).

Etwa 30 % aller Krebstodesfälle stehen mit ernährungsbedingten Faktoren in Zusammenhang (Fitzgibbon u. Stolley 2010). Hierzu gehören neben dem Alkoholkonsum, der bei vielen Krebsarten eine Rolle spielt, auch spezielle Nahrungsmittel oder Nahrungsstoffe wie etwa eine salzreiche Ernährung als Risikofaktor für Magenkrebs oder ein ungesunder Fleischkonsum, dem bei kolorektalen Tumoren oder dem Pankreaskarzinom ein Einfluss zugemessen wird.

Der Bewegungsmangel gilt als ein inverser Risikofaktor für die Entstehung von Krebs. So kann z. B. in Abhängigkeit vom Ausmaß der wöchentlichen oder täglichen körperlichen Aktivität das Risiko, an Brustkrebs zu erkranken, um bis zu 20 %, und das Risiko, an einem Kolonkarzinom zu erkranken, um 30 % oder mehr Prozent reduziert werden (Pinto u. Hartman 2010).

Neben dem Gesundheitsverhalten wird auch dem sozioökonomischen Status eine Rolle an der Krebsentstehung und Krebsinzidenz zugeschrieben. Faktoren wie Bildung, Zugang zu Gesundheitsdiensten (z. B. zum Krebsscreening), der soziale Status sowie das Sozialprestige einer Person oder der Wohlstand einer Gesellschaft werden hierbei diskutiert (Fernandes-Taylor u. Bloom 2010).

Auch die Bedeutung psychologischer Faktoren wie bestimmte Persönlichkeitsmerkmale, die Unterdrückung von Gefühlen, eine Depression oder kritische Lebensereignisse wurde im Hinblick auf ein erhöhtes Risiko, an Krebs zu erkranken, in zahlreichen Studien untersucht, ohne dass sich die Bedeutung psychologischer Risikofaktoren für die Krebsentstehung bislang bestätigen lässt (Johansen 2010). Auch wenn kein direkter Zusammenhang zwischen einer vorliegenden Depression und dem Risiko, an Krebs zu erkranken, vorliegt, ist nicht auszuschließen, dass eine Depression indirekt über ein verändertes Gesundheitsverhalten an der

Entstehung von Krebs beteiligt ist. Entsprechende Zusammenhänge zwischen einer Depression und vermehrtem Rauchen, Alkoholkonsum und dem Ernährungsverhalten werden diskutiert (Schwarz et al. 2007).

Neben psychologischen Faktoren ist auch der Einfluss psychosozialer Faktoren wie der Ehestatus oder belastender Lebensereignisse wie Trennung oder der Tod eines nahen Angehörigen bislang nicht hinreichend belegt (Helgeson u. McUmber 2010, Johansen 2010).

Der Einfluss sozioökonomischer, psychologischer und psychosozialer Faktoren auf die Entwicklung einer Krebserkrankung ist, wenn überhaupt, nur als gering zu beurteilen. Zudem ist nicht von einer direkten Verbindung, sondern einem indirekten Zusammenhang zwischen diesen Faktoren und dem Krebsrisiko auszugehen. Insbesondere der Lebensstil und das Gesundheitsverhalten scheinen das Verhältnis von Krebs und Psyche zu beeinflussen (DiMatteo u. Haskard-Zolnierek 2011, Fernandes-Taylor u. Bloom 2010, Helgeson u. McUmber 2010, Johansen 2010). Ob psychologische Faktoren, insbesondere Faktoren der psychischen Stressverarbeitung, an der Entwicklung einzelner Krebserkrankungen beteiligt sind, wird ebenso erforscht (Antoni et al. 2006, Conti et al. 2011).

Aus den Ergebnissen der bisherigen Studien zur Beteiligung psychologischer Faktoren an der Krebsentstehung lassen sich keine konkreten Empfehlungen für die psychologische Versorgungspraxis ableiten. Nach heutigem Erkenntnisstand ist die Frage, ob psychische Faktoren einen Effekt auf die Entstehung einer Krebserkrankung haben, praktisch mit »nein« zu beantworten. Es ist zu bedenken, dass Krebspatienten einem Psychoonkologen erst dann vorstellig werden, wenn ihre Erkrankung bereits ausgebrochen ist und Fragen einer möglichen Verhinderung oder Verursachung einer Krebserkrankung in der täglichen Versorgungspraxis somit nur retrospektiv zu beantworten sind. Diese Fragen dienen nicht der etwaigen Möglichkeit einer Krebsprävention, sondern eher der Klärung eines vermeintlichen »Selbstverschuldens«. Krebspatienten vermuten häufig, dass familiäre Vorbelastung, also genetische Faktoren, Rauchen, Umwelteinflüsse aber auch psychosoziale Faktoren, insbesondere psychischer Stress, an der Entstehung ihrer eigenen Krebserkrankung beteiligt waren (Wold et al. 2005), überschätzen dabei jedoch den Anteil der psychosozialen Stressfaktoren (Willcox et al. 2011).

1.8.2 Stellenwert psychologischer Faktoren im Krankheitsverlauf

Während psychologischen Faktoren bei der Entstehung von Krebserkrankungen keine relevante Rolle zukommt, ist ihre Bedeutung für die Lebensqualität und die persönliche Bewältigung einer Krebserkrankung unbestritten (Holland et al. 2010a, IOM 2008). Die psychoonkologische Forschung zeigt, dass sich kognitive, emotionale oder verhaltensbezogene Faktoren nicht allein auf die Lebensqualität, sondern auch auf den Verlauf und das Ergebnis einer Krebserkrankung und Krebstherapie auswirken können (Chida et al. 2008, DiMatteo u. Haskard-Zolnierek 2011, Gidron u. Ronson 2008, Hulbert-Williams et al. 2011, Kissane 2009, Satin 2010, Weihs et al. 2008, Wu u. Andersen 2010).

Andersen und Mitarbeiter (Andersen 2002, Andersen et al. 1994, Brothers et al. 2010, Thornton u. Andersen 2006) haben ein verhaltensbiologisches Modell des durch eine Krebserkrankung ausgelösten psychischen Stresses und des Erkrankungsverlaufs vorgelegt. Nach diesem Modell führen die Krebsdiagnose sowie Ereignisse im Verlauf der Krebserkrankung und -therapie zu schweren Stressreaktionen, die durch veränderte psychische, verhaltensbezogene und physiologische Verarbeitungsprozesse gekennzeichnet sind. Die Prozesse gehen mit einer reduzierten Lebensqualität, emotionalem Distress wie Ängsten und Depressionen, Fragen nach dem Sinn des Lebens, mit Störungen des Gesundheitsverhaltens und des Engagements des Patienten an seiner Krebstherapie einher. Auf physiologischer Ebene kommt es zu einer Schwächung des allgemeinen Gesundheitszustandes, des Immunsystems und zu einer beeinträchtigten Immunreaktion des Patienten. Die Beeinträchtigungen können bei bestimmten Patienten so ausgeprägt sein, dass sie die optimale Durchführung der Krebstherapie gefährden.

Dem subjektiv empfundenen Stress kommt in der Bewältigung einer Krebserkrankung besondere Bedeutung zu (Groarke et al. 2011, Holland u. Weis 2010a, Wu u. Andersen 2010). Psychologische Theorien der Stressverarbeitung (► Kap. 2) gehen davon aus, dass der Stressreaktion die kognitive Bewertung eines Ereignisses vorausgeht. Erst als potenziell gefährlich (stressend) bewertete Situationen führen zu Stressreaktionen, die sich auf kognitiver Ebene in der Einschätzung des Stressors als Bedrohung, Herausforderung oder Verletzung zeigen und mit Bewältigungsreaktionen einhergehen, die sich auf emotionaler Ebene in Reaktionen von Ärger, Schuld, Trauer, Scham oder Ekel sowie einem Bemühen um die Regulation dieser emotionalen Befindenszustände äußern. Sind die eigenen Bewältigungsbemühungen nicht geeignet, die Ursachen des Stresses zu beseitigen, oder gelingt es nicht, die eigenen emotionalen Reaktionen zu regulieren, so bleibt der Stress bestehen und eine Neubewertung der Situation und der eigenen Einstellung zur Situation wird erforderlich. Es kommt zu einem Versuch, der Situation einen neuen Sinn zu geben oder eine neue, situationsspezifische Bedeutung in der eigenen Lebenssituation zu finden (Jim et al. 2006, Lee 2008). Nicht allein die Krebserkrankung und Ereignisse der Krebstherapie beeinflussen die Stressverarbeitung, sondern auch Persönlichkeitseigenschaften wie Optimismus, Extraversion oder die negative Affektivität, zurückliegende Erfahrungen in der Bewältigung von Belastungen, die wahrgenommene Selbstwirksamkeit oder Kompetenzen der Selbstregulation (► Kap. 3.4–3.5).

Psychoneuroimmunologische Theorien der Stressverarbeitung (Thornton u. Andersen 2006) gehen davon aus, dass psychischer Stress psychophysiologische und immunologische Veränderungen nach sich zieht. Psychischer Stress wird begleitet von physiologischen Stressreaktionen, die sich auf neuronaler Ebene in der Erregung der sympatho-adreno-medullären Achse (SAM-Achse) und auf neuroendokriner Ebene in der Aktivierung der Hypothalamus-Hypophysen-Nebennierenrinden-Achse (HHN-Achse) äußern. Die Aktivierung der SAM-Achse entspricht einer ersten, schnellen Stressreaktion, bei der stressbehaftete Ereignisse auf Hirnstammebene den Locus coeruleus aktivieren, der über Neurotransmitter (Noradrenalin) die Hypophyse und bestimmte Rezeptoren des Sympathikus stimuliert. Das sympathische Nervensystem regt wiederum das Nebennierenmark zur Ausschüttung der Hormone Adrenalin und Noradrenalin in den Blutkreislauf an. Diese schnelle physiologische Stressreaktion zeigt sich auf Verhaltensebene in der klassischen *fight or flight*-Reaktion, in welcher der Organismus in erhöhte körperliche (z. B. Anstieg von Herzfrequenz und Blutdruck, Blässe, Schwitzen, schnelle Atmung) und psychische (z. B. Aufmerksamkeitsfokussierung, Angst, Aggression) Handlungsbereitschaft versetzt wird. Auf immunologischer Ebene kommt es zugleich auch zu einer Suppression des Immunsystems und immunologischer Reaktionen.

Die Aktivierung der HHN-Achse entspricht einer verlangsamten Stressreaktion. Dabei wird über den Hypothalamus u. a. das Corticotropin releasing Hormon (CRH oder CRF *corticotropin-releasing factor*) freigesetzt. Dies bewirkt in der Hypophyse die Ausschüttung des adrenocorticotropen Hormons (ACTH), welches wiederum in der Nebennierenrinde zur Ausschüttung von Glucocorticoiden, insbesondere von Cortisol führt. Glucocorticoide haben vielfältige Wirkungen auf das Nervensystem, das

Herz-Kreislauf-System, den Stoffwechsel und vor allem auch auf das Immunsystem. Ist der Belastungszustand überdauernd, kann es zu Bluthochdruck, Magengeschwüren, Erkrankungen der Herzkranzgefäße, Depressionen und zur Suppression der Immunreaktion kommen.

Kommt es zu chronisch anhaltendem psychischen Stressempfinden, so können die physiologischen Veränderungen im Organismus den Immunstatus und die Immunreaktionen des Krebspatienten beeinträchtigen und darüber den Verlauf und das Ergebnis einer Krebserkrankung beeinflussen (Thornton u. Andersen 2006).

Das verhaltensbiologische Modell nach Andersen und Mitarbeiter (1994) geht davon aus, dass einem stressbehafteten Ereignis unmittelbare psychologische und physiologische Verarbeitungsprozesse folgen, mit Stress aber auch Verhaltensänderungen einhergehen. Dabei kann es sich um problembehaftetes Gesundheits- oder Konsumverhalten wie etwa Bewegungsmangel oder Alkohol- und Tabakgenuss handeln oder um Störungen des Appetits, der körperlichen Aktivität oder des Gewichtsverlustes, die deutlich über dem Ausmaß liegen, welches als zu erwartende Begleiterscheinung der Krebstherapie gilt. Manche Patienten verändern ihre Gewohnheiten wie häufigen Kaffee-, Alkohol- oder Zigarettenkonsum trotz der Hinweise auf deren negative Wirkung nicht, sondern intensivieren diese. Liegt ein besonders ungünstiges Gesundheitsverhalten vor, so kann dies wiederum den Immunstatus des Krebspatienten zusätzlich zu den autonomen und neuroendokrinen Prozessen beeinträchtigen (Thornton u. Andersen 2006). Auf der Verhaltensebene kommt es nicht allein zu verändertem Gesundheitsverhalten, sondern ebenso zu einer beeinträchtigten Patientenadhärenz, die sich in einer problematischen Mitarbeit des Patienten an seiner Krebstherapie äußert (*treatment adherence*). Eine problembehaftete Patientenadhärenz wird von Andersen (2002) sowohl im Zusammenhang mit dem Auftreten von Lokalrezidiven als auch der Metastasierung diskutiert. Ein Zusammenhang, der insbesondere dann vorliegen kann, wenn sich durch mangelnde Patientenbeteiligung therapeutische Regime nicht in dem Umfang realisieren lassen wie erforderlich (DiMatteo u. Haskard-Zolnierek 2011).

Zu den wichtigsten Einflussaktoren, die mit vermehrtem psychischen Stress, emotionalen Belastungen sowie einer problematischen psychosozialen Anpassung an die Krebstherapie und an die veränderte Lebenssituation onkologisch erkrankter Patienten verbunden sein können, zählen krankheits- und behandlungsbedingte, personale und sozial-ökologische Faktoren (▶ Kasten I, DH 2008, Hewitt et al. 2004, NBCC/NCCI 2003, NCCN 2011a, IOM 2008).

Kasten I: Einflussfaktoren auf die Krankheitsverarbeitung und Krankheitsbewältigung von Krebspatienten

Krankheits- und behandlungsbedingte Faktoren:

- Ausmaß der Krankheit (Tumorstadium, Lymphknotenbefall, Fernmetastasen)
- Art und Intensität der Behandlung (Operation mit Amputation, Hormontherapie, intensive Strahlen- und Chemotherapie, Langzeitmedikation)
- Rezidiv und fortschreitende Erkrankung (Tumorprogression)
- Weitere Erkrankungen, körperliche Beschwerden oder Behinderungen
- Nebenwirkungen und Begleiterscheinungen der Krebserkrankung und Krebstherapie insbesondere Symptom-Cluster (u. a. Schmerz, Fatigue, Depression, Leid, Übelkeit, Erbrechen)

Personbezogene Faktoren:

- Jüngeres Alter bei Erstdiagnose
- Gravierende psychische Belastungen und Störungen in der Anamnese

▼

- Persönlichkeitsmerkmale wie hohe dispositionelle Angst oder negative Affektivität
- Wahrnehmung fehlender Unterstützung
- Kognitive Beeinträchtigungen
- Vermeidung, über emotionale Belastungen zu sprechen
- Probleme der Kommunikation und der Gesprächsführung
- Sozialer Rückzug, Partnerkonflikte, Probleme der Sexualität

Sozial-ökologische Faktoren:
- Belastende Lebensereignisse in der Anamnese
- Fehlende oder mangelnde soziale Unterstützung wie fehlende Fürsorge, emotionale oder körperliche Ablehnung durch den Partner, Eheprobleme, psychische Störung des Partners
- Lebensverhältnisse wie allein oder getrennt lebend, geschieden oder verwitwet sein
- Berufstätigkeit
- Kinder unter 21 Jahren
- Sozio-ökonomischer Status und Bildung, wirtschaftliche Notlage

Jeder einzelne dieser krankheits- und behandlungsbedingten, personalen und sozial-ökologischen Einflussfaktoren kann sich auf die Bewältigung einer Krebserkrankung und Krebstherapie sowie die psychosoziale Anpassungsfähigkeit eines Krebspatienten ungünstig auswirken. Das Vorliegen eines dieser Einflussfaktoren führt dabei nicht automatisch zu einem Problem oder einer Belastung, sondern erhöht das Risiko eines Krebspatienten für Probleme und Belastungen infolge der Krebserkrankung, bzw. erhöht seine Vulnerabilität gegenüber Gefühlen des Distress (*increased risk of vulnerability to distress*; NCCN 2011a, DIS-5, Holland et al. 2006).

Neben den Einflussfaktoren gehen auch besondere, im Verlauf einer Krebserkrankung und Krebstherapie auftretende Perioden oder Behandlungsphasen mit Belastungen einher und führen zu gesteigerten Gefühlen der Verletzlichkeit (*periods of increased feelings of vulnerability*; NCCN 2011a, DIS-B). Zu diesen Perioden zählen etwa die Phase der Krebsfrüherkennung und diagnostische Voruntersuchung, der Diagnosefindung und Diagnosemitteilung, die Phase der Akutbehandlung, die Nachsorgephase, eine Rezidivtherapie oder die palliative und terminale Therapiephase. Insbesondere die Übergänge zwischen den einzelnen Behandlungsphasen sind mit einem erhöhten emotionalen Distress verbunden (► Kap. 3.2, *transition points*; NCCN 2011a, Hewitt et al. 2004, IOM 2008). Neben den Phasen lassen sich auch Situationen benennen, während derer Krebspatienten besonderen Belastungen ausgesetzt sind, wie etwa das Warten auf einen Befund, das Aufwachen nach einer Operation, Veränderungen im Behandlungsregime, auftretendes Therapieversagen, die Durchführung von Pflege-, Untersuchungs- und Behandlungsmaßnahmen oder der beginnende Haarausfall.

Sowohl die Einflussfaktoren als auch die Übergänge zwischen den Phasen und bestimmte Situationen im Verlauf einer Krebserkrankung und Krebstherapie gehen mit erhöhtem Distresserleben von Krebspatienten einher. Distress umschreibt die häufig auftretenden normalen Gefühle der Verletzlichkeit, Trauer und Furcht von Krebspatienten (*common normal feelings of vulnerability, sadness, and fears*; NCCN 2011a, DIS-2), aber auch Probleme, die behindernd werden können (*problems that can become disabling*; NCCN 2011a, DIS-2), wie Ängste, Depressionen, soziale Isolation oder spirituelle Krisen (Bultz u. Holland 2006).

Das normale *Gefühl der Verletzlichkeit* eines Patienten entsteht aufgrund der wiederholt erlebten *Bedrohung durch die Krebserkrankung* und versetzt den Patienten unmittelbar ab dem

Zeitpunkt in einen erhöhten Belastungszustand, an dem er vermutet, an Krebs erkrankt zu sein, spätestens aber ab dem Zeitpunkt, an dem die Krebserkrankung ärztlicherseits bestätigt wird. Das Erleben der krebsbezogenen Bedrohung und Verletzlichkeit führt zudem zu einer erhöhten Sensibilität gegenüber allen weiteren Situationen und Ereignissen, die mit der Krebserkrankung im Zusammenhang stehen. Somit ist es nicht allein die empfundene Bedrohung aufgrund einer Krebserkrankung, die Belastungen hervorruft, auch andere Ereignisse, die im Erkrankungs- und Behandlungsverlauf auftreten, und Ereignisse im persönlichen Lebensumfeld des Patienten, die gewöhnlich als wenig belastend beurteilt werden, können psychischen Stress hervorrufen (Golden-Kreutz et al. 2005, Shelby et al. 2008, Yang et al. 2008).

Zu klinisch relevanten Ausprägungen der emotionalen Belastung von Krebspatienten, die problematisch werden (NCCN 2011a), kommt es, wenn auf Seiten des Krebspatienten besondere Risiko- oder Vulnerabilitätsfaktoren vorliegen (Hou et al. 2010, Kenne Sarenmalm et al. 2008, O'Connor et al. 2011, Thornton et al. 2007, Wu u. Andersen 2010, Van't Spijker et al. 1997). Zu diesen Faktoren zählen vor allem intensive oder dauerhafte körperliche Symptome oder Therapienebenwirkungen, insbesondere Schmerz und Fatigue, oder als Trauma erlebte Ereignisse (Andrykowski u. Kangas 2010, Breitbart u. Alici 2010a, Breitbart et al. 2010, Kenne Sarenmalm et al. 2008). Vor Beginn der Krebsdiagnose vorliegende psychische Störungen zählen dazu, kognitive Beeinträchtigungen, Missbrauchserfahrungen sowie komorbide körperliche Krankheiten (NCCN 2011a, DIS-B), aber auch Persönlichkeitseigenschaften wie Neurotizismus, Pessimismus und situationsunabhängige Ängste oder die negative Affektivität (Aarstadt et al. 2011, Bardwell et al. 2006, Chochinov et al. 2006, Hou et al. 2010, Kenne Sarenmalm et al. 2008, Lai et al. 2010, Shimizu et al. 2012).

Einen Effekt auf klinisch relevante emotionale Belastungen scheinen dabei weniger die objektiven erkrankungs- und behandlungsbedingten Faktoren wie Krankheitsstadium, Zeitdauer seit Diagnosestellung, Behandlungsregime oder Art der Krebstherapie oder die Risikofaktoren auf Seiten des Patienten wie Alter, Ehestatus oder Bildungsniveau zu haben als psychologische Faktoren wie kritische Lebensereignisse, geringer Optimismus, Unterdrückung negativer Gefühle oder geringes soziales Funktionsniveau (Bardwell et al. 2006) oder die Einflussfaktoren auf Seiten des Patienten, die ihn besonders vulnerabel machen, wie die ungünstigen Persönlichkeitseigenschaften und die negative Affektivität (s. oben, ► Kap. 3.4).

Psychoonkologische Untersuchungen zeigen, dass Krebspatienten mit vergleichbaren Formen und Schweregraden einer Krebserkrankung und vergleichbaren Formen der Krebstherapie nicht die gleiche Überlebensrate und rezidivfreien Zeitintervalle aufweisen und dass dabei psychologische und psychosoziale Faktoren eine Rolle spielen (Cousson-Ge'Lie et al. 2007, Falagas et al. 2007, Hulbert-Williams et al. 2011, Lehto et al. 2006, Petticrew et al. 2002, Satin 2010, Weihs, et al. 2008). So gelten etwa die konkrete soziale Unterstützung, eine positive Partnerschaft und Ehe, persönliche Beziehungen mit emotionaler Verbundenheit und Vertrauen, die Akzeptanz von Gefühlen trotz emotionaler Belastungserlebnisse, die Minimierung der Bedrohung durch Krebs sowie das Vermeidungsverhalten (zumindest als kurzfristiger Bewältigungsstil) als prognostisch günstig. Negative Bewertungsprozesse, eine Depression und negative Stimmung, Ärger und Feindseligkeit sind dagegen prognostisch eher ungünstige Faktoren. Keine klaren Effekte zeigen sich in Bezug auf die Form der Krankheitsbewältigung etwa den »*fighting spirit*«.

In prospektiven Langzeituntersuchungen zu den psychologischen und psychosozialen Einflüssen auf den Erkrankungsverlauf (Cousson-Ge'Lie et al. 2007, Helgeson u. McUmber 2010,

Lehto et al. 2006, Phillips et al. 2008, Satin 2010, Watson et al. 2005) zeigten sich hinsichtlich des rezidivfreien oder des Langzeitüberlebens nach einer Krebserkrankung

- *negative Effekte* bei vorliegenden situationsunabhängigen Ängsten, einer Depression, Hilflosigkeit und Hoffnungslosigkeit oder der Unterdrückung negativer Gefühle
- *positive Effekte* bei situationsabhängiger Angst, Zufriedenheit mit dem eigenen Körper, einer leicht ausgeprägten Verleugnung der Bedrohung durch Krebs oder bei Patienten, die verheiratetet bzw. sozial gut integriert sind und
- *keine Effekte* bei subjektiv erlebter hoher Belastung, dem Kontrollerleben, verschiedenen Bewältigungsstrategien oder bei berichteter Zufriedenheit mit der sozialen Unterstützung.

Die Ergebnisse der prospektiven Langzeituntersuchungen lassen bislang kein abschließendes Urteil über die Art des Einflusses psychologischer und psychosozialer Faktoren auf das Langzeitüberleben von Krebspatienten zu (Stephen et al. 2007). Als mögliche Mechanismen, die zwischen den psychologischen und psychosozialen Faktoren einerseits und der Mortalität nach Krebs andererseits vermitteln, wird die Rolle endokriner und immunologischer Prozesse diskutiert (Chida et al. 2008, Costanzo et al. 2011). Ebenso wird diskutiert, ob nicht der Effekt psychologischer und psychosozialer Faktoren auch durch das Gesundheitsverhalten und die Therapietreue von Krebspatienten vermittelt werden kann (Brothers et al. 2010, Kissane 2010a). So zeigen Krebspatienten, bei denen günstige psychologische Faktoren, wie z. B. das Fehlen von Depression, Hilf- und Hoffnungslosigkeit, oder günstige psychosoziale Faktoren, wie z. B. Ehestatus, gute soziale Integration oder sozio-ökologische Besserstellung vorliegen, ebenso wie Patienten nach erfolgreicher psychologischer Intervention auch in ihrem Gesundheitsverhalten und ihrer Adhärenz positive Effekte, die eine angemessene Durchführung der Krebstherapie und eine bessere Prognose der Patienten begründen können (Brothers et al. 2010, Ell et al. 2009, Kissane 2009, Lutgendorf et al. 2010, Pinquart u. Duberstein 2010ab).

Neben den psychologischen und psychosozialen Faktoren werden daher zunehmend auch Faktoren des Lebensstils bzw. des Gesundheitsverhaltens (Brandon u. Unrod 2010, Demark-Wahnefried 2010, Fitzgobbon u. Stolley 2010, Pinto u. Hartman 2010) sowie die Compliance bzw. Adhärenz an Krebs erkrankter Patienten untersucht (DiMatteo u. Haskard-Zolnierek 2011, Ell et al. 2009). So kommt dem Zigaretten- und Alkoholkonsum, dem Bewegungsmangel, einer unausgewogenen Ernährung und der Abneigung, unter Chemotherapie zu essen, ein ungünstiger Einfluss auf den Verlauf und Erfolg einer Krebstherapie zu (Gritz u. Demark-Wahnefried 2009, Thivat et al. 2010). Die Reduktion des Alkohol- und Zigarettenkonsums, die Förderung einer ausgewogenen Ernährung und körperlichen Aktivität wirken dagegen positiv auf den Verlauf einer Krebserkrankung und werden daher spätestens nach erfolgreicher Krebstherapie dringend empfohlen (Pekmezi u. Demark-Wahnefried 2011). Auch die Therapietreue als eine behandlungsbezogene Form des Gesundheitsverhaltens hat einen deutlichen Einfluss auf den Verlauf und das Ergebnis einer Krebserkrankung (Andersen et al. 2008, IOM 2008, Kissane 2010a, Lin et al. 2011). So wird z. B. eine ungünstige Prognose von Krebspatienten zwar im Zusammenhang mit psychosozialen Faktoren wie etwa sozialer Benachteiligung (Fernades-Taylor u. Bloom 2010) oder einer Depression bzw. der Hilf- und Hoffnungslosigkeit gebracht (Falagas et al. 2007, Hjerl et al. 2003, Watson et al. 2005), der Zusammenhang scheint jedoch über eine unzureichende Adhärenz i. S. einer eingeschränkten aktiven Mitarbeit dieser Patienten an ihrer Krebstherapie vermittelt zu werden (DiMatteo u. Haskard-Zolnierek 2011, Kissane 2010a).

1.8.3 Stellenwert psychologischer Faktoren in der Patientenversorgung

Die ◘ Abb. 1.2 stellt ein Arbeitsmodell zum Stellenwert psychologischer Faktoren in der psychoonkologischen Versorgung von Krebspatienten dar.

Das Arbeitsmodell geht davon aus, dass das Erleben und Verhalten von Krebspatienten bereits durch den bloßen Verdacht und besonders durch eine Bestätigung der Krebsdiagnose unmittelbar verändert wird. Die Mitteilung einer Krebsdiagnose führt zu einem dramatisch ansteigenden psychischen Stresserleben, etwa zu erhöhter innerer Anspannung und gesteigerter Aufmerksamkeit gegenüber den Ereignissen während der Diagnosemitteilung, zu intensiven emotionalen Belastungsreaktionen mit Angst nd Depression, einem Gefühl der existentiellen lrohung des Lebens sowie der persönlichen rität und Unversehrtheit. Krebspatienten 'en sich nicht nur zum Diagnosezeitpunkt ... besonderen, vulnerablen Lage, auch im Verlauf ihrer Krebserkrankung und Krebstherapie treten Situationen und Ereignisse auf, die bei besonders verletzlichen Patienten zu wiederholten intensiven psychischen Stressreaktionen, zu massiven emotionalen Belastungen und intensivem seelischen Leidempfinden führen können. Während die mit einer Krebserkrankung einhergehende Bedrohung des eigenen Lebens eine Tatsache darstellt, die den Patienten permanent in eine vulnerable Lage versetzt, sind mit den vielen Situationen und Ereignissen im Verlauf einer Krebserkrankung und Krebstherapie nicht immer und nicht automatisch eine Bedrohung oder eine Schädigung verbunden.

Die Auswirkungen der potentiell bedrohlichen oder schädigenden Ereignisse während einer Krebserkrankung und Krebstherapie werden durch krankheits-/behandlungsbedingte, personbezogene bzw. sozio-ökologische Faktoren moderiert. So sind z. B. Patienten mit einem Symptomcluster aus Fatigue, Depression und Schmerz (Thornton et al. 2010), Patienten mit einer schweren Depression (Pinquart u. Duberstein 1010a) oder sozial benachteiligte Patienten (Ell et al. 2009) besonders gefährdet.

Psychischer Stress, emotionale Belastungen und seelisches Leid sind voneinander zu unterscheiden (► Abschn. 1.7.9; Andersen 2002, Krikorian et al. 2011). Auch wenn es Überschneidungen zwischen diesen Befindenszuständen gibt (Bultz u. Holland 2006, Wilson et al. 2007), sind die theoretischen Modelle und Annahmen, die hinter den drei Konzepten stehen, sehr unterschiedlich. Dem psychoonkologischen Stresskonzept liegt etwa das bio-behaviorale Modell nach Andersen zugrunde (Andersen et al. 1994), dem Distresskonzept der lebensvitale aber auch ein psychopathologischer Ansatz (Bultz u. Carlson 2005, Bultz u. Holland 2006) und der Leidenskonzeption ein ontologischer oder existentialistischer Ansatz (Rehnsfeldt u. Eriksson 2004).

Unabhängig von der jeweiligen theoretischen Konzeption reagiert der Krebspatient auf seine Lebensumstände immer als *ganzer Mensch* (IOM 2008). Dies bedeutet, dass an einer Stress-, Distress- oder Leidreaktion immer psychologische, biologische und behaviorale Verarbeitungsprozesse beteiligt sind. Eine Beschreibung dieser Prozesse haben Andersen und Mitarbeiter in ihrem verhaltensbiologischen Modell des krebsbedingten Stresses und des Erkrankungsverlaufs vorgelegt (s. oben, Andersen et al. 1994).

Die Auswirkungen einer Beeinträchtigung dieser Verarbeitungsprozesse zeigen sich in einer reduzierten Lebensqualität (Yang et al. 2008), Beeinträchtigungen des Krankheitsverständnisses (Peters et al. 2008, Stephenson 2006), der Krankheitsbewältigung (Hulbert-Williams et al. 2011, Waldrop et al. 2011) und des Gesundheitszustandes des Patienten (McGrego u. Antoni 2009). Schließlich kann sich die psychische, emotionale und seelische Belastung des Patienten auch auf den Verlauf und das Ergebnis der

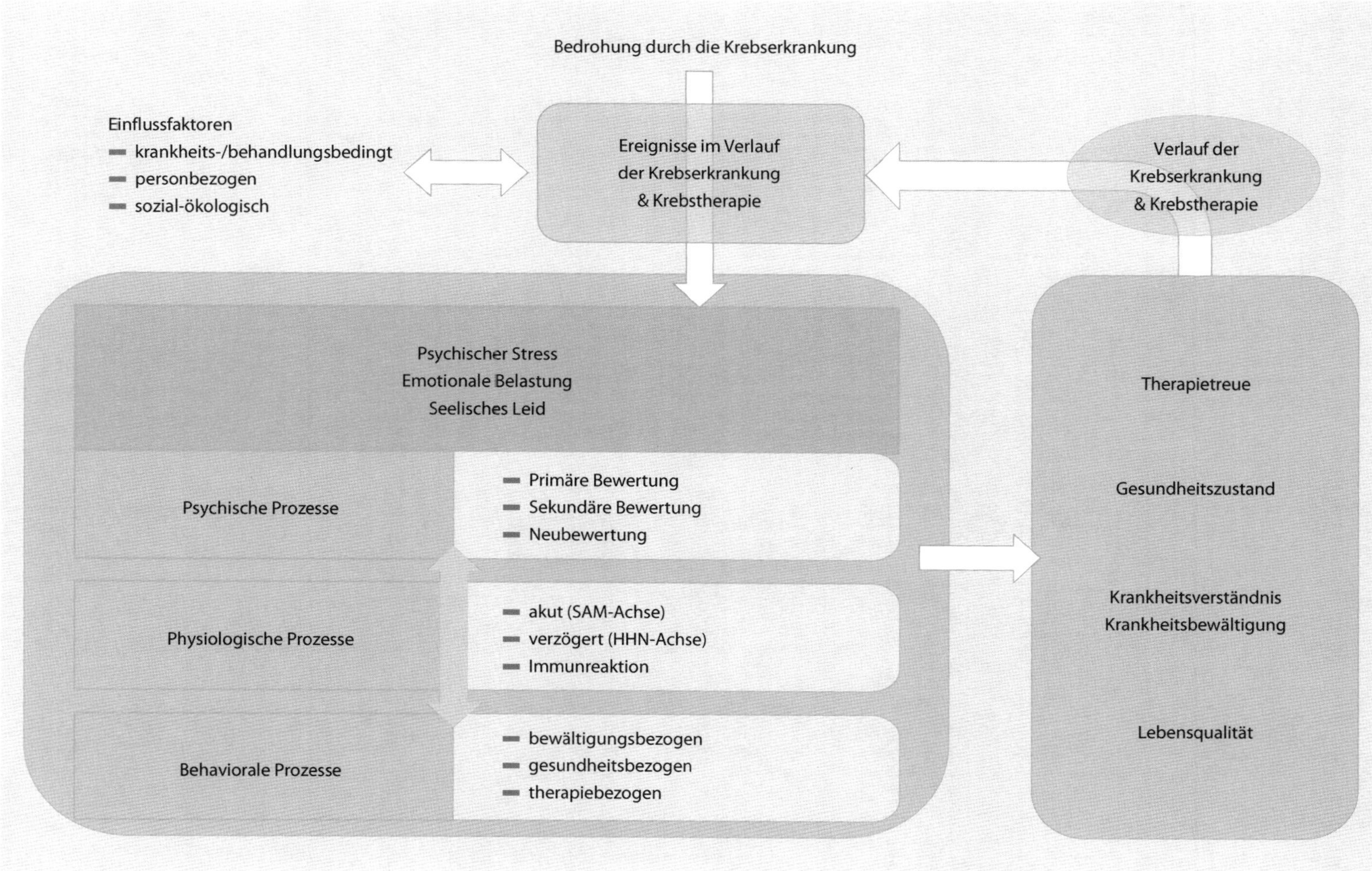

Abb. 1.2 Stellenwert psychologischer Faktoren in der psychoonkologischen Versorgung von Krebspatienten SAM. Legende: SAM, Sympatho-Adreno-Medulläre-Achse; HHN, Hypothalamus-Hypophysen-Nebennierenrinden-Achse.

Krebserkrankung und Krebstherapie auswirken (Andersen et al. 2008 2010, Giese-Davis et al. 2011).

In der psychoonkologischen Versorgung richten sich psychosoziale Interventionen an Krebspatienten mit leichteren Formen emotionaler Belastungen oder konkreten psychosozialen Problem- und Bedürfnislagen und psychoonkologisch-psychotherapeutischen Interventionen gezielt an Patienten mit massiven klinisch relevanten Belastungen und psychischen Störungen (► Kap. 4, ► Kap. 5). Für die Gruppe der klinisch relevant belasteten und psychisch gestörten Krebspatienten hat die psychoonkologische Therapieforschung bislang jedoch nur wenige Interventionsformen entwickelt und evaluiert (Andersen 2002, Moyer et al. 2009), obwohl bei diesen Patienten die größten Effekte psychoonkologisch-psychotherapeutischer Interventionen zu erwarten sind (Brothers et al. 2010, Naaman et al. 2009).

Andersen und Mitarbeiter (Andersen 2002, Andersen et al. 2009, Brothers u. Andersen 2009, Brothers et al. 2011, Thornton et al. 2010) haben im Rahmen ihres verhaltensbiologischen Modells des krebsbedingten Stresses und des Erkrankungsverlaufs psychologische Interventionsformen speziell für klinisch relevant belastete Krebspatienten entwickelt und evaluiert. Diese multimodalen Interventionsformen berücksichtigen das Zusammenwirken der psychologischen Stressverarbeitung, des Gesundheitsverhaltens sowie der Patientenadhärenz (Andersen et al. 2009). Die Arbeitsgruppe um Andersen konnte die bestehenden Ergebnisse der psychoonkologischen Interventionsforschung bestätigen, wonach psychologische Interventionen zu einer Linderung der emotionalen Belastung sowie zu einer besseren Krankheitsbewältigung und Lebensqualität von Krebspatienten beitragen (Andersen 2002). Darüber hinaus konnten Andersen und Mitarbeiter aber auch zeigen, dass psychologische Interventionen das Gesundheitsverhalten und den Gesundheitszustand der Patienten verbessern, zu erhöhter Therapietreue beitragen und damit eine angemessene Therapiedurchführung ermöglichen (Andersen 2002, Andersen et al. 2009, Brothers et al. 2010).

Andersen und Mitarbeiter (2008, 2010) berichten auch, dass ihre multimodale verhaltensbiologische Intervention einen positiven Effekt auf das Überleben von Krebspatienten hat. Für die psychoonkologische Versorgungspraxis ist diese Aussage der psychoonkologischen Grundlagenforschung allerdings nicht als hinreichend evidenzbasiert zu bewerten (Coyne et al. 2007, Stefanek et al. 2009).

Theoriebezug der psychologischen Versorgung von Krebspatienten

2.1 Theoriebezogenheit und Patientenzentrierung

In der Psychotherapie und Gesundheitsförderung bei Patienten mit chronischen Erkrankungen stellen psychologische Theorien eine essentielle Komponente der Erforschung und praktischen Anwendung wirksamer Interventionsformen dar (Bartholomew u. Mullen 2011, Leventhal et al. 2008, Newman et al. 2009, Petrie u. Revenson 2005). Theoriebasierte Interventionen setzen ein Verständnis der psychologischen Theorie und ihrer Operationalisierung in der praktischen Umsetzung voraus. Sie erlauben es darüber, jedem Patienten eine auf ihn angepasste und dennoch wissenschaftlich fundierte Intervention anzubieten. Auch in der Psychoonkologie ist ein theoretischer Bezug erforderlich, möchte man verstehen, für welche Krebspatienten unter welchen Bedingungen welche Interventionsform und warum durchgeführt werden soll (Graves 2003, Harper et al. 2007, Manning u. Bettencourt 2011, Stanton 2006).

Der theoretische Bezug der Patientenversorgung steht im engen Zusammenhang zur Patientenzentrierung in der Gesundheitsversorgung (Whitlok et al. 2002) und Krebstherapie (Davies u. Batehup 2010, Epstein u. Street 2007, IOM 2008). Das Institute of Medicine hat die patientenzentrierte Versorgung als »*care that is respectful of and responsive to individual patient preferences, needs, and values*« (IOM 2001, S. 40) definiert, wobei »*patient-centered care, in its essence, is about partnerships*« (Bodenheimer u. Grumbach 2007, S. 50). Die patientenzentrierte Versorgung äußert sich in

- einer gesundheitsfördernden Beziehung zum Krebspatienten,
- dem kontinuierlichen Austausch von gesundheitsrelevanten Informationen aller Beteiligten,
- dem Beachten der Gefühle von Krebspatienten und dem sensiblen Umgang mit ihrer Verunsicherung,
- der gemeinsamen Entscheidungsfindung von Behandlungsteam und Krebspatienten und
- ihrer kontinuierlichen Unterstützung im Selbst-Management.

Diese Forderungen sind für die ganzheitliche Versorgung von Krebspatienten handlungsanleitend (IOM 2008), auch wenn ihre Umsetzung in der Versorgungswirklichkeit durchaus schwer zu realisieren ist (Holland et al. 2010b).

Die theoretischen Konzepte und Modelle, die der psychoonkologischen Versorgung zugrunde liegen, betrachten den Krebspatienten als zentralen Faktor einer wirksamen und wirtschaftlichen Intervention und seine Probleme, Bedürfnisse, Einstellungen und Wertvorstellungen als Ausgangspunkt jeder Intervention. Psychoonkologische Interventionen kommen in diesem patientenzentrierten Ansatz – wie jedes andere professionelle Versorgungsangebot auch – stets dann zum Einsatz, wenn sie sich aus dem jeweils ermittelten Versorgungsbedarf ergeben und von dem Krebspatienten gewünscht werden. Wie die Patienteninformation und -aufklärung in der Medizin und Pflege ist auch die psychoonkologische Versorgung von Krebspatienten primär darauf ausgerichtet, das Vertrauen in die eigenen Entscheidungs- und Handlungskompetenzen sowie die Wirksamkeit eigenen Handelns zu fördern (Epstein u. Street 2007, IOM 2008, McCorkle et al. 2011).

Der psychoonkologischen Versorgung von Krebspatienten liegen folgende Theorien und Konzepte zugrunde:

- Theorie der Selbst-Determination nach Deci und Ryan (▶ Abschn. 2.2)
- Theorie der Selbst-Regulation nach Scheier und Carver (▶ Abschn. 2.3)
- Kognitiv-Emotionale Regulation nach Cameron und Jago (▶ Abschn. 2.4)
- Theorie des geplanten Verhaltens nach Ajzen (▶ Abschn. 2.5)
- Transaktionales Stressbewältigungsmodell nach Lazarus (▶ Abschn. 2.6)

- Selbstwirksamkeitstheorie nach Bandura (▶ Abschn. 2.7)
- Transtheoretisches Modell der Veränderung nach Prochaska und DiClemente (▶ Abschn. 2.8)

Die Kernannahmen der Theorien werden in den folgenden Kapiteln dargestellt.

2.2 Theorie der Selbst-Determination

Die Selbst-Determinationstheorie (Deci u. Ryan 2002) ist eine Theorie der zielgerichteten (intentionalen) Handlungsregulation insbesondere unter restriktiven inneren und/oder äußeren Bedingungen. Intentionale Handlungen werden entweder aus freien Stücken oder aufgrund von inneren oder äußeren Zwängen durchgeführt. Je nachdem, ob der *Ort der Handlungsursache* (*perceived locus of causality*) innerhalb oder außerhalb eines handelnden Krebspatienten liegt, wird die auszuführende Handlung entweder als selbst- oder fremdreguliert empfunden.

Die Selbst-Determinationstheorie geht von drei psychologischen Grundbedürfnissen aus, die für selbstbestimmtes Verhalten eine wichtige Rolle spielen:

- *Das Bedürfnis nach Autonomie* als die Neigung, das eigene Leben selbstorganisiert und selbstgesteuert zu gestalten.
- *Das Bedürfnis nach Kompetenz* als die Suche nach optimalen Herausforderungen und dem Erleben von individueller Wirksamkeit und persönlichem Wachstum.
- *Das Bedürfnis nach menschlicher Nähe* als die emotionale Präferenz von sozialer Nähe und sozialer Eingebundenheit.

Die Suche nach intrinsischen Zielen erfolgt unter Berücksichtigung der Bedürfnisse einer Person. Intrinsisch motiviertes Verhalten ist stets selbstkongruent, d. h. übereinstimmend mit den eigenen Bedürfnissen. Extrinsische Ziele stimmen nicht immer mit diesen grundlegenden inneren Bedürfnissen und eigenen Zielen überein, und tragen nur zu deren Befriedigung bei, wenn es gelingt, eine Übereinstimmung herzustellen. Sind äußere Einflüsse (z. B. die Notwendigkeit einer Brustamputation) oder der innere Druck (z. B. das Wissen, über diese Behandlungsoption entscheiden zu müssen) zu groß, so wird das eigene Handeln schnell extrinsisch motiviert, und es entsteht ein Erleben von Fremdbestimmtheit. Das Grundbedürfnis des eigenmotivierten und selbstbestimmten Handelns wird untergraben. Häufige Erfahrungen eingeschränkter Handlungskompetenz und emotionaler Abhängigkeit von Personen oder äußeren Umständen können Ursache zunehmender Hilf- und Hoffnungslosigkeit sein. Intrinsische Motive und Zielsetzungen dienen dagegen der Selbstverwirklichung. Sie fördern die weitere Motivation, Leistungsfähigkeit und Handlungskompetenz des Krebspatienten, sein subjektives Wohlbefinden sowie seine effektive Bewältigung zukünftig eintretender Herausforderungen und auch von Misserfolgs-Erlebnissen.

Während bei der Selbst-Determinationstheorie die Handlungsregulation im Mittelpunkt steht, geht das *Selbst-Konkordanz-Modell* (Sheldon u. Elliot 1999) einen Schritt weiter. Das Modell beschreibt Zusammenhänge zwischen der Auswahl, dem Verfolgen und dem Erreichen von Zielen. Selbst-Konkordanz wird definiert als das Ausmaß, in dem Ziele den authentischen Interessen und Wertvorstellungen einer Person entsprechen. Je mehr ein Ziel die persönlichen Interessen, Wünsche und Bedürfnisse widerspiegelt, desto selbstkonkordanter ist dieses Ziel und desto intensiver wird es verfolgt. So wird sich ein Krebspatient, der seine Behandlung verstehen möchte (Bedürfnis nach Selbst-Kompetenz), auch intensiver mit ihr auseinander setzen als ein Patient, dessen Ziel es ist, Konfrontation zu vermeiden und sich nicht gegen den ärztlichen Rat zu stellen (Bedürfnis nach menschlicher Nähe).

Der Einfluss der empfundenen Selbst- oder Fremdregulation wirkt bereits auf der Ebene der Zielauswahl, ohne dass eine entsprechende (Ziel-)Handlung initiiert oder durchgeführt sein muss. Dies bedeutet, dass allein die Ankündigung eines Ereignisses (z. B. ein Diagnose- oder Befundgespräch) oder ein Gedanke (z. B. an das Risiko einer Rezidiverkrankung) die Zielintentionen und die Handlungsmotivation beeinflussen, wenn sie mit der Vorstellung von massiven Einschränkungen des selbstbestimmten Handelns verbunden sind. Allein die Ankündigung eines Befundgespräches kann so zu Vermeidungsverhalten führen, und bereits die Fahrt in ein Krankenhaus kann mit Gefühlen der Inkompetenz und Verletzlichkeit einhergehen.

Die Zielintentionen eines Krebspatienten können sich in relativ allgemein gehaltenen Absichtsbekundungen ausdrücken wie z. B.: »Wenn es mir dann wieder besser geht, kann ich das alles ertragen!« oder »Ich bin dann für immer entstellt, das halt ich nicht durch!«. Ebenso kann sich eine Ambivalenz zwischen gleichzeitig existierenden und gegenläufigen Wünschen und Bedürfnissen zeigen wie z. B. in dem Wunsch, die Krebserkrankung zu überstehen bei gleichzeitig vorliegender Befürchtung, die Folgen einer Mastektomie erleben zu müssen.

Als bedeutsam im Hinblick auf den Umgang mit der Erkrankung erweist sich der Aspekt der Selbst-Konkordanz auch durch die Beobachtung, dass Krebspatienten nicht selten Ziele wählen und verfolgen (müssen), die nicht unbedingt den eigenen Vorstellungen und Interessen entsprechen (z. B. »Ich lass die Ärzte ihre Chemotherapie mit mir machen, so lange, wie ich halt kann«). Dabei können übergeordnete, in der Zukunft liegende selbstkongruente Ziele (z. B. »Ich werde das schaffen und alles wird wieder gut!«) dazu beitragen, fremdbestimmte Zwischenziele (z. B. »Die Chirurgen werden sich erst während der Operation entscheiden, was das Beste ist!«) auszuhalten und die damit verbundenen Einschränkungen des psychischen Wohlbefindens zu bewältigen. Andererseits können bei nicht mehr zu erreichenden langfristigen Zielen (z. B. in der palliativen Phase der Erkrankung) die Zwischenziele bzw. kurzfristig erreichbaren Ziele (z. B. »nur noch tun, was mir gut tut« oder »den Moment genießen«) in den Vordergrund treten und somit die erlebte Selbstkonkordanz und das Wohlbefinden fördern.

In der Selbst-Determinationstheorie und der Selbst-Konkordanztheorie kommt der Motivationslage eines Krebspatienten die entscheidende Rolle für die Entstehung von Gefühlen der Selbstkonkordanz und für selbstbestimmtes Handeln zu. Unterschieden werden die

- *Intrinsische Motivation*: Sie liegt vor, wenn ein Patient ein Ziel um seiner selbst willen auswählt und verfolgt (»Ich bin überzeugt davon, dass ich das schaffen werde und hier wieder gesund rauskomme!«).
- *Identifizierte Motivation*: Sie liegt vor, wenn ein Patient ein Ziel aufgrund der Überzeugung verfolgt, dass es mit eigenen übergeordneten Wertevorstellungen übereinstimmt (»Ich möchte wieder gesund werden und mache alles mit, was dafür notwendig ist!«).
- *Introjizierte Motivation*: Sie liegt vor, wenn die Zielauswahl und Zielverfolgung auf Wertvorstellungen basiert, die zwar als sinnvoll akzeptiert werden, die aber nicht den eigenen Werten entsprechen (»Ich muss es doch allein schon deshalb machen, weil ich meine Kinder/meinen Mann nicht allein lassen darf!«; »Wenn Sie sagen, dass es so sein muss, dann will ich das eben auch!«). Werden ärztliche Wertvorstellungen übernommen, so führt dies z. B. dazu, dass sich der Patient dem Arzt gegenüber zur Zielverfolgung verpflichtet fühlt. Wird das introjizierte Ziel nicht erreicht, können Angst und Schuldgefühle, versagt zu haben, entstehen, aber die hintergründige Dissonanz mit den eigenen Wertvorstellungen auch zu Misstrauen oder sublimen Anklagen führen und die Arzt-Patient-Beziehung belasten.

- *Extrinsische Motivation*: Sie liegt vor, wenn ein Ziel lediglich aufgrund äußerer Anreize oder Zwänge angestrebt wird (»Wenn Sie sagen, dass es sein muss, dann muss ich mich halt fügen!«; »Ich mach' das alles nur mit, weil ich meinem Mann versprochen habe, dass ...!«). Bei externer Motivation kann es zur Konsum- oder Anspruchshaltung und zur externen Verantwortungszuschreibung kommen (»Ich bin nur bereit ..., wenn Sie mir garantieren, dass ...!«). Die Anstrengungs- und Lernbereitschaft ist gering, und es liegt eine hohe Erwartungshaltung vor.

Für die psychoonkologischen Interventionen sind die Entwicklungsphasen erlebter Selbst-Konkordanz und selbstbestimmten Handelns bedeutsam:

- *Erster Entwicklungsprozess (the inception-to-attainment-process)*: Er beschreibt sowohl die Entwicklung von (internen) Zielvorstellungen, die mit den Bedürfnissen des Krebspatienten in Einklang stehen, oder solchen (externen) Zielvorstellungen, die einem übergeordneten oder äußeren Ziel dienen, als auch den Einfluss der in dieser Phase entstehenden Selbstkonkordanz auf Motivation und Anstrengungsbereitschaft, das Ziel zu erreichen. Ziele mit hoher interner Selbstkonkordanz (primäre Selbstkonkordanz) gehen mit einer nachhaltigeren Anstrengungsbereitschaft bei der Zielverfolgung einher als Ziele mit geringer interner Selbstkonkordanz. Hohe Anstrengungsbereitschaft kann auch erreicht werden, wenn bei extern vorgegebenen Zielen (z. B. die medizinische Notwendigkeit einer Mastektomie oder einer sehr intensiven adjuvanten Chemotherapie) eine »Einsicht in die Notwendigkeit« erzielt wird (sekundäre Selbstkonkordanz). In beiden Fällen erhöht die erlebte Selbstkonkordanz die Wahrscheinlichkeit, dass der Krebspatient engagiert das Ziel verfolgt und damit Selbstwirksamkeit erlebt. Im Falle der sekundären Selbstkonkordanz ist die Wirkung nur gegeben, wenn das übergeordnete Ziel (z. B. eine hohe Überlebenswahrscheinlichkeit durch die Chemotherapie) auch tatsächlich besteht und wenn nachhaltig an dieser Überzeugung festgehalten wird.
- *Zweiter Entwicklungsprozess (the attainment-to-well-being process)*: Er beschreibt die Verbindung zwischen dem Erreichen des Ziels und dem Wohlbefinden. Erst wenn ein konkordantes Ziel tatsächlich erreicht wird, entsteht über die positiven Erfahrungsschritte subjektives Wohlbefinden und eine erhöhte Wahrscheinlichkeit für zukünftiges Bemühen, ein Ziel zu erreichen. Dies gilt für die primäre als auch in stärkerem Maße für die sekundäre Selbstkonkordanz.

2.3 Theorie der Selbst-Regulation

Hoffnungen, Ziele und positive Zukunftserwartungen, Glaube und Optimismus sind für von Krebs betroffene Menschen wichtige Vorstellungen und Überzeugungen, die ihnen helfen, ihrem Leben trotz der Erkrankung einen Sinn zu geben. In der Theorie der Selbst-Regulation von Scheier und Carver (2001) kommt dem Optimismus, der Hoffnung, den positiven Erwartungen und deren Bedeutung daher eine Schlüsselposition bei der Anpassung an eine Krebserkrankung zu. Entsprechend der Theorie sind Optimisten »Menschen, die dazu neigen, positive Erwartungen an die Zukunft zu haben«, aber auch »Menschen, die gute Erfahrungen in der Zukunft erwarten«. Was diese *generalisierte positive Zukunftserwartung* bedeutet, verdeutlicht das allgemeine Modell der Selbstregulation.

Das Modell betrachtet zielgerichtetes Verhalten als Ergebnis eines hierarchisch organisierten, sich selbst regulierenden Systems. Das

Regulationssystem steuert das Verhalten nicht nur, um Ziele direkt zu erreichen, sondern auch, um über Rückmeldefunktionen das Verhalten dem Grad des erreichten Ziels anzupassen. Höher geordnete Ziele (etwa die Hoffnung auf Genesung) üben ihren Einfluss aus, indem sie untergeordnetes Verhalten (z. B. eine Selbstuntersuchung der Brust, das Wahrnehmen der Kontrolltermine) und damit die Subziele (Früherkennung einer Krebserkrankung oder Bestätigung der eigenen Gesundheit) kontrollieren und an dem übergeordneten Ziel ausrichten.

Emotionen haben im Selbst-Regulationsmodell die Funktion, die Qualität und Intensität zu überwachen, mit der die Prozesse der Verhaltensregulation zum angestrebten Ziel führen sollen. Laufen die Verhaltensprozesse gemäß den übergeordneten Zielen ab, so resultieren daraus positive Gefühle, und Anpassungsleistungen sind nicht erforderlich. Aus kritischen Abweichungen von den übergeordneten Zielen resultieren negative Gefühle, die eine Adaptation des Verhaltens erfordern. Während positive Gefühle die aktuellen Verhaltensprozesse verstärken und verfestigen (Rückkoppelungsschleife 1), bedingen negative Gefühle Verhaltensmodifikationen (Rückkoppelungsschleife 2) oder eine Veränderung der Zielvorstellungen (alternative Ziele). Je bedrohlicher eine Situation empfunden wird, desto ausgeprägter sind die negativen Gefühle. Bei bestehender Hoffnung bleibt die Motivation erhalten, und die Ziele werden weiter verfolgt. Wird die Hoffnung dagegen wiederholt enttäuscht, werden alternative Ziele gesucht. Sind auch diese nicht zu finden oder stellen sie sich immer wieder als nicht zielführend dar, so entsteht Hilflosigkeit und schließlich Hoffnungslosigkeit. Die Gefühle des Krebspatienten sind dabei nicht einfach nur Begleiterscheinungen des Verhaltens, sondern sie organisieren es und werden wiederum durch den Erfolg der Verhaltensorganisation verändert. Damit die Wechselwirkungen zwischen Denken, Fühlen und Handeln nicht orientierungs- und ziellos ablaufen, muss dieser Prozess der Selbstregulation auf ein oder mehrere zukünftige Ziele, Erwartungen oder eine Hoffnung ausgerichtet sein, die dem Verhalten Struktur, Sinn und Bedeutung verleiht.

Innerhalb dieser von Gefühlen der Hoffnung und Zuversicht gesteuerten und sich fortlaufend modifizierenden Selbstregulation wirken sich auch vergangene Erfahrungen regulierend aus. Zurückliegende Erfolge und Misserfolge üben eine Kontrollfunktion auf die Emotionsregulation aus, indem sie Anlass geben zu prüfen, ob die bestehenden Gefühle der Hoffnung und Zuversicht berechtigt sind und bestehen bleiben können oder sich als unberechtigt erweisen und verändert werden müssen.

Der dispositionelle Optimismus im Sinne einer positiven und hoffnungsvollen Grundhaltung eines Menschen entsteht aus der in der Vergangenheit gesammelten und verallgemeinerten Erfahrung, dass bisherige Versuche, ein Ziel zu erreichen, erfolgreich waren. Hier gilt: Je mehr zurückliegende Erfolge vorhanden sind, desto optimistischer ist die Erwartung für die Zukunft und umgekehrt.

Die *Funktion* einer optimistischen und von Hoffnung geprägten Einstellung zum Leben ist in diesem Selbstregulationsmodell der Ausgangspunkt und auch der Kontrollwert für das Verhalten und die Verhaltensregulation während der Krebsbehandlung und Krebsnachsorge. Ein bestimmtes Verhalten wird umso wahrscheinlicher und überdauernder durchgeführt, je optimistischer die mit ihm verbundenen Zukunftserwartungen sind. So kann beispielsweise die in Gesprächen mit dem Arzt gewonnene Überzeugung, dass eine bestimmte Behandlung sinnvoll und notwendig ist, eine dauerhafte Quelle der Hoffnung darstellen und dazu beitragen, dass selbst eine langwierige, schwere und belastende Krebstherapie in psychischer Hinsicht positiv überstanden wird.

Innerhalb dieses Regulationssystems ist das gleichzeitige Vorliegen übergeordneter positiver wie negativer Zukunftserwartungen unmöglich. Das bedeutet, dass sich ein optimistischer Krebspatient ein Ziel setzt, das so weit in der Zukunft liegt, dass es eindeutig positiv sein kann und sich für ihn negative Ereignisse, aus der Perspektive der Zukunft betrachtet, nur als Übergänge denken lassen. Eine grundlegend optimistische und hoffnungsvolle Person kann zwar davon überzeugt sein, dass eine Behandlungsoption geeigneter ist als eine andere, jedoch nicht davon, dass es fraglich ist, ob sie überlebt oder nicht. Sie wird auch nicht denken, dass die Krebsbehandlung keinen Sinn macht oder das eigene Verhalten als Krebspatient bedeutungslos ist und nichts zum Behandlungserfolg beiträgt. Nach der Theorie von Scheier und Carver (2001) ist Hoffnung das Letzte, was einem Krebspatienten genommen werden kann. Kommt es zur Hoffnungslosigkeit, so hat dies im Modell der Selbstregulation die dramatischsten Konsequenzen und zeigt sich etwa in der Demoralisierung des Patienten (Clarke 2011).

2.4 Theorie der kognitiv-emotionalen Regulation

Im Modell von Scheier und Carver (2001) kommt den Gefühlen der Hoffnung und des Optimismus ein besonderer Stellenwert zu. Sie geben jedoch keine direkten Hinweise darauf, wie die Emotionen selbst reguliert werden, wie diese das beobachtbare Verhalten kontrollieren und sich im Verlaufe einer Krebserkrankung und -therapie modifizieren.

Die Selbst-Regulations-Theorie von Cameron und Jago (2008) berücksichtigt sowohl die Ergebnisse von Lazarus (2001) zur Stressbewältigung (► Abschn. 2.6) als auch psychophysiologische Erklärungsansätze, wodurch die Theorie ein Verständnis der kognitiven und emotionalen Regulationsprozesse von Krebspatienten ermöglicht (Cameron et al. 2007). Das Modell beschreibt, wie wahrgenommene Ereignisse (Hinweisreize) in der Lebenssituation des Krebspatienten während der Phasen seiner Krebserkrankung und Krebstherapie kognitiv repräsentiert und bewertet werden und wie die Prozesse der kognitiven Informationsverarbeitung zu geeigneten Bewältigungsstrategien und schließlich zum Bewältigungsverhalten führen. Das Modell bringt zudem das kognitive mit dem emotionalen System in Verbindung, welches aber auch unabhängig vom kognitiven System aktiviert werden kann.

Zu einer emotionalen Repräsentation kommt es, wenn das sog. *Behaviour Inhibition System (BIS)* oder das *Behaviour Activation System (BAS*, Gray 1990) aufgrund häufiger und wiederkehrender positiver bzw. negativer Ereignisse (Hinweisreize) im Krankheits- und Behandlungsverlauf aktiviert werden:

- *Das Verhaltensaktivierungssystem (BAS)* organisiert dabei die Reaktion auf Reize, die mit Belohnung oder mit Nicht-Bestrafung einhergehen und führt zu Annäherungsverhalten: »Wenn ich weiß, dass Schwester Jutta Dienst hat, dann fühle ich mich direkt so wohl, … dann geh ich auch gern zu meiner Chemo. Die Jutta tut mir immer etwas Gutes … macht einen leckeren Tee oder nette Musik«.
- *Das Verhaltenshemmungssystem (BIS)* organisiert die Reaktion auf Reize, die neu sind oder eine Bedrohung bzw. Bestrafung signalisieren. Dies führt neben einer Verhaltenshemmung zu einer erhöhten psychophysiologischen Erregung und Einschränkungen der Aufmerksamkeit. Dabei konzentriert sich die Aufmerksamkeit zunehmend auf die negativen Hinweisreize, es kommt zu Vermeidungstendenzen sowie Empfindungen von Angst, Furcht und Zweifel (»Jedes Mal, wenn ich zu der Chemo muss, spüre ich förmlich, dass mir wieder übel wird und ich wieder daniederliegen werde«. »Mich überkommt dann eine solche innere Abneigung, das Giftzeug

zu schlucken, und ich muss jedes Mal wieder dagegen ankämpfen«).

Die emotionale Repräsentation der positiven oder negativen Gefühle steht in Wechselwirkung mit den kognitiven Repräsentationen und beeinflusst so die rationale kognitive Bewertung der Ereignisse in der aktuellen Lebenssituation.

Liegen Gefühle der Angst, Furcht und des Zweifels vor, so werden die damit verbundenen Handlungstendenzen wie Passivität, Vermeidung, reaktives Verhalten aktiviert. Dominieren diese emotionalen Repräsentationen die kognitive Bewertung, so werden z. B. in einem Gespräch wichtige Fragen erst gar nicht gestellt oder Informationen nicht erfragt oder gesucht. Bei erheblicher Vermeidungstendenz wird einem Informationsgespräch nur flüchtig gefolgt, einer Klärung von Fragen ausgewichen oder der Gesprächstermin erst gar nicht wahrgenommen. Während des Gespräches fokussiert sich die Aufmerksamkeit auf die als aversiv erlebten Informationen (Hinweisreize) sowie darauf, angesprochene Behandlungsoptionen bereits als aversiv zu erleben, bevor sie verstanden sind. Über diese Mechanismen kann es dazu kommen, dass ein Krebspatient eine vom Arzt beschriebene Untersuchungs- oder Behandlungsmaßnahme nicht versteht, nicht erinnert oder als nicht berichtet darstellt.

Eine optimistische und hoffnungsvolle Grundorientierung oder die therapeutische Arbeit an Aspekten der Hoffnung und Zuversicht trotz Krebs können dagegen helfen, die negativen Auswirkungen der vielen aversiven Ereignisse im Krankenhaus zu modulieren und die emotionalen Repräsentationen von allgemeiner Angst, Furcht und Zweifeln der kognitiven Bewertung der zugrundeliegenden Ereignisse zugänglich zu machen. So kann sich ein Krebspatient trotz negativer Empfindungen und Gefühle auf die relevanten erkrankungs- und behandlungsbezogenen Informationen konzentrieren, diese speichern und im weiteren Verlauf der Behandlung präsent haben. Zudem führen modulierte negative emotionale Repräsentationen zu *vorsichtigem* problemlöseorientierten Verhalten und motivieren zu gegebenenfalls erforderlichen Veränderungen im Gesundheitsverhalten. Damit dienen die durch kognitive Verarbeitungsprozesse modulierten Emotionen und insbesondere die so wieder situationsgebundene Angst des Krebspatienten dazu, ein zunehmend kompetentes und angemessenes krankheits- und behandlungsbezogenes Gesundheitsverhalten zu erwerben.

Das krankheits- und behandlungsbezogene Gesundheitsverhalten ist als ein auf die tatsächlich vorliegende Krankheits- und Behandlungssituation abgestimmtes Verhalten zu bezeichnen, das sich sowohl in der aktiven Mitarbeit an den Untersuchungs- und Behandlungsmaßnahmen als auch in einer angemessenen körperlichen Aktivität, Ernährung und sonstigem Konsumverhalten zeigt.

Fehlt der modulierende Einfluss von Gefühlen der Sorge und des anfänglichen Zweifelns, der Furcht oder auch der situationsgebundenen Angst, so kann der Krebspatient die subjektiv relevanten Informationen zur Krankheit und Behandlung nicht erkennen und bewerten und somit die für ihn wichtigen nicht von unwichtigen Informationen unterscheiden. Wird der Krebspatient jedoch von seinen Gefühlen phasenweise und wiederholt überwältigt, so kann er seine emotionalen nicht mit seinen kognitiven Repräsentationen in Verbindung bringen und gelangt nur schwer zu einer realistischen und persönlich bedeutsamen Bewertung seiner Erkrankung, Behandlung und allgemeinen Lebenssituation.

2.5 Theorie des geplanten Verhaltens

Die Theorie des geplanten Verhaltens von Ajzen (2002) befasst sich mit der Vorhersage von

Handlungen zu dem Zeitpunkt, an dem ein Krebspatient darüber nachdenkt, eine Handlung auszuführen oder zu unterlassen. Entsprechend der Theorie ist die Intention, d. h. die Absicht, ein Verhalten auszuführen bzw. nicht auszuführen, zunächst die einzige Determinante des Verhaltens. Die Verhaltensvorhersage beruht neben der initialen Absicht auf weiteren Prädiktoren für eine bestehende Verhaltensabsicht. Zu diesen zählen:

- *Einstellungen* als Summe aus Erwartungen, Erfahrungen, und Bewertungen gegenüber einem Verhalten. Einstellungen entwickeln sich auf der Grundlage zurückliegender Bewertungen und Erfahrungen (»Ich habe eine gute Freundin, die hat das alles hinter sich, daher weiß ich, dass eine Chemotherapie Schmerzen und Leiden bedeutet!«) bzw. aus neuen Erfahrungen, die auf affektivem, kognitivem und/oder behavioralem Wege gewonnen wurden (»Anfangs wusste ich nicht, was alles auf mich zukommen würde, … vielleicht war das auch besser so!«). Einstellungen können sich als
  - affektive Gefühle wie Wut, Freude etc. gegenüber einem Einstellungsobjekt wie etwa der eigenen Gesundheit oder der Entscheidung für oder gegen eine bestimmte Behandlungsform,
  - kognitive Überzeugungen, Meinungen, Vorstellungen bezüglich des Einstellungsobjekts, etwa im Hinblick auf den Nutzen oder Schaden einer Therapiemaßnahme und
  - verhaltensbezogene Reaktionen wie Annäherung oder Vermeidung zeigen.
- Die *erwartete Selbstwirksamkeit* und die wahrgenommenen externen hinderlichen oder förderlichen Faktoren. Selbstwirksamkeit bezeichnet die Erwartung und/oder Fähigkeit, die Anstrengung oder die Mühelosigkeit bei der tatsächlichen Ausführung des beabsichtigten Verhaltens (»Jetzt Krankheit, Haushalt und Beruf unter einen Hut zu bekommen, wird anstrengend!«; »Ich hab da schon Erfahrungen, wie ich meine innere Unruhe in den Griff bekomme, das klappt meistens ganz gut!«).
- *Soziale Normen*, die subjektiv als bedeutsam bewertet werden und deren Ursachen in den Haltungen liegen, die nahestehende Menschen zur Aus- bzw. Nichtausführung eines bestimmten Verhaltens haben (»In unserer Familie sind die Frauen die Stärkeren!«; »In unserer Kultur spricht man nicht darüber!«; »Ich habe das von meinem Vater halt so übernommen!«). Soziale Normen entstehen aus dem Zugehörigkeitsgefühl zu einer Gruppe und aus sozialen Vergleichsprozessen. Wenn ein Krebspatient über keine nahe Bezugsperson verfügt, wird er seine Entscheidung verstärkt an seinen eigenen Einstellungen ausrichten. Wenn er sehr emotional in eine Beziehung oder in eine soziale Gruppe, eine kulturelle oder religiöse Gemeinschaft eingebunden ist, wird er sein Verhalten weniger an seinen eigenen Einstellungen als an den gegebenen sozialen Normen ausrichten.

Die eigenen Einstellungen, die Wirksamkeitserwartungen und die subjektiv bedeutsamen sozialen Normen beeinflussen die Intention bzw. die Absicht, ein bestimmtes Verhalten zu zeigen oder nicht zu zeigen. Ein Krebspatient wird entsprechend der Theorie des geplanten Verhaltens ein bestimmtes Gesundheitsverhalten dann umso wahrscheinlicher ausführen, wenn er das Verhalten

- positiv bewertet,
- davon ausgeht, dass er das Verhalten erfolgreich wird ausführen (können), und wenn er
- glaubt, dass eine für ihn bedeutsame Person die Ausführung dieses Verhaltens ebenfalls positiv bewerten würde.

2.6 Das transaktionale Stressbewältigungsmodell

Das Transaktionale Stressbewältigungsmodell von Lazarus (1991) betrachtet Stress und Belastungen als Ergebnis der Lebenssituation des krebskranken Menschen, insbesondere seiner psychischen und verhaltensbezogenen Auseinandersetzung mit den Anforderungen seiner Krebserkrankung und Krebstherapie. Dabei ist nach Lazarus weniger die objektive Lebenssituation des Patienten Ursache seiner Stress- oder Belastungsreaktion als vielmehr seine kognitive und emotionale Verarbeitung eines aktuellen, vorausgegangenen und antizipierten Ereignisses. Der körperliche Stress und das Stresserleben entstehen weniger durch die Ereignisse selbst als vielmehr dadurch, wie ein Krebspatient sie bewertet. Dieser Umstand verdeutlicht, dass ein und derselbe Stressor höchst unterschiedlich empfunden, bewertet und beantwortet werden kann. Situationen, die für einen Krebspatienten in hohem Maße belastend sind, können von einem anderen als kaum belastend erlebt oder nicht einmal als Stress wahrgenommen werden.

Das Modell von Lazarus wird als transaktional bezeichnet, da zwischen den Stressor und die Stressreaktion ein Bewertungsprozess geschaltet ist. Lazarus unterscheidet drei Phasen der Bewertung, die mit unterschiedlichen Empfindungen von Bedrohung und Belastungsreaktionen einhergehen:

- *Primäre Bewertung (primary-appraisal)*: Situationen und Ereignisse können als positiv, irrelevant oder potenziell gefährlich (stressend) bewertet werden. So kann die Diagnose einer Krebserkrankung als positiv bewertet werden, wenn ihr eine sehr lange Phase der diagnostischen Unsicherheit oder des nicht erfolgreichen Suchens nach dem Primärtumor voraus ging. Die erste Reaktion ist dann die der Erleichterung. Die Belastungen der Chemotherapie wie Übelkeit oder Müdigkeit können als irrelevant oder als »notwendiges Übel« bewertet werden, wenn der Krebspatient diese als Zeichen der Wirksamkeit der Behandlung einschätzt. Die erste Reaktion kann dann ein »Darüber-hinweg-gehen« sein.
- Wenn eine Situation als Stress erlebt wird, kommt es zu drei weiteren Bewertungsprozessen:
  - *Herausforderung (challenge)*: Hierbei wird die Situation z. B. als eine solche eingeschätzt, die durch eigene Anstrengung oder fremde Hilfe bewältigt werden kann.
  - *Bedrohung (threat):* Hierbei wird die Situation z. B. als eine solche eingeschätzt, die für das eigene Wohlergehen oder Leben bedrohlich ist.
  - *Schädigung/Verlust (harm/loss):* Hierbei wird die Situation z. B. als eine solche eingeschätzt, die die körperliche oder psychische Unversehrtheit schädigt oder den Verlust von Selbständigkeit, Eigenverantwortung und selbstbestimmten Verhalten bedeutet.

Dem primären Prozess folgt der sekundäre Verarbeitungs- und Bewertungsprozess:

- *Sekundäre Bewertung (secondary-appraisal):* Hierbei wird überprüft, ob die Situation mit den verfügbaren eigenen oder mit Hilfe fremder Ressourcen bewältigt werden kann. Erfolgt eine Bewertung in diesem Sinne, wird eine Stressreaktion nicht ausgelöst. Es wird eine Strategie der Krankheitsbewältigung entworfen, die abhängig von situativen Einflüssen, Persönlichkeitsaspekten und den kognitiven Kompetenzen des Patienten ist. Der Begriff *Coping* oder Krankheitsbewältigung bezieht sich auf das gezeigte Verhalten, das diesen Schritten der Krankheitsverarbeitung folgt. Mögliche Verhaltensweisen sind Annäherung an oder Flucht aus der Situation, Suche nach Verhaltensalternativen in Gesprächen, Änderung der situativen Bedingungen, Vermeidung oder Verleugnung der Situation oder der Bedrohung.

In Abhängigkeit davon, ob das Bewältigungsverhalten erfolgreich ist oder misslingt, werden situationsspezifische Bewältigungsstrategien entwickelt:

- *Neubewertung (re-appraisal)*: Der konkret gezeigten Krankheitsbewältigung folgt eine Neubewertung der Situation, da das gezeigte Verhalten die äußeren/situativen Bedingungen und den inneren/kognitiv-emotionalen Zustand des Krebspatienten verändert hat. Es kommt zu einem *Rückblick* und *Vergleich* der – nach dem Bewältigungsversuch – neu gegebenen mit der ursprünglichen Situation. Können das persönliche Befinden und die äußeren Umstände, die vor der erlebten Herausforderung/Bedrohung/Schädigung herrschten, nicht wieder erreicht werden, so erfolgt ein neuer Krankheitsverarbeitungs- und -bewältigungsprozess oder es kommt zu einer Veränderung des inneren Befindens (Werte, Ziele, Motive, Gefühle usw.).

Lazarus unterscheidet folgende Arten des *Coping* (Stress-, Krankheitsbewältigung):

- *Problemorientiertes Coping:* Darunter versteht man alle Bemühungen eines Krebspatienten, die Problemsituationen durch Informationssuche, direkte Handlungen oder auch ihr Unterlassen zu überwinden oder sich ihnen anzupassen. Das problemorientierte Coping ist ein nach außen gerichtetes, aktives Verhalten, das sich auf das Ereignis, die Situation oder einzelne situative Reize bezieht.
- *Emotionsorientiertes oder intrapsychisches Coping:* Darunter versteht man in erster Linie den Versuch, die durch die Situation entstandenen emotionalen Befindens- und Erregungszustände zu lindern oder abzubauen, ohne sich dabei mit deren äußerer Ursache auseinander zu setzen.
- *Bewertungsorientiertes Coping:* Darunter versteht man einen kognitiven Verarbeitungsprozess, mit dem die äußere Situation und die eigenen Gefühle nicht unmittelbar bewältigt werden, sondern die eigene Einstellung zu der Situation verändert wird.

Das Modell von Lazarus ist in der Psychoonkologie intensiv erforscht worden und hat eine weite Verbreitung gefunden (Holland u. Weiss 2010a).

2.7 Selbstwirksamkeitstheorie

Die Selbstwirksamkeitstheorie von Bandura sieht die wahrgenommene Selbstwirksamkeit als »*beliefs in one's capabilities to organize and execute the courses of action required to manage prospective situations*« (Bandura 1997, S. 2). Selbstwirksamkeitserwartungen gehören zu den wichtigsten personalen Ressourcen eines Menschen. Sie beziehen sich auf die selbstreferentiellen Erwartungen an die eigene Handlungskompetenz. Diese ist nicht gleichzusetzen mit den Fähigkeiten, die ein Mensch tatsächlich hat, sondern bezieht sich auf die Einschätzung, etwas tun zu können, egal welche Fähigkeiten man besitzt.

Selbstwirksamkeitserwartungen werden hinsichtlich ihrer Komplexität (*level, magnitude*), Generalität (*generality*) und ihrer Stärke (*strength*) unterschieden:

- *Komplexität* bezieht sich auf die persönliche Einschätzung, nur einfache oder auch schwierige Anforderungen (Situationen, Aufgaben, Herausforderungen, Bedrohungen oder Verlusterfahrungen) bewältigen zu können.
- *Generalität* bezieht sich auf die persönliche Einschätzung, alle, spezifische oder gar keine Anforderungen bewältigen zu können, wobei es sich hierbei um einen dimensionalen Ansatz handelt.

- *Stärke* bezieht sich auf die persönliche Einschätzung, trotz Misserfolgs-Erlebnissen selbstwirksam zu sein oder zu bleiben. Hierbei handelt es sich um die Stabilität der Selbstwirksamkeitserwartungen.

Selbstwirksamkeitserwartungen haben verschiedene Ursachen. Sie resultieren aus

- *direkten Erfahrungen* des eigenen Handelns, wenn belastende Ereignisse bereits erfolgreich bewältigt wurden (z. B. »Die ersten drei Therapiezyklen habe ich gut überstanden, also wird es mit den anderen auch klappen!«),
- *indirekten oder stellvertretenden Erfahrungen*, die aus der Beobachtung von Modellpersonen resultieren (z. B. »Wenn die anderen Krebspatienten ihre Krankheit erfolgreich überstanden haben, dann schaffe ich das auch!«),
- *symbolischen Erfahrungen*, die aus Informationsmaterialen und Broschüren, aus verbalen Mitteilungen anderer Krebspatienten, von Ärzten oder Pflegekräften oder aus der Selbstinstruktion herrühren (z. B. »Ich habe Berichte darüber gelesen, wie andere Männer das geschafft haben, und ich mach das auch so!«; »Meine Nachbarin hat mir erzählt, ihre beste Freundin hat auch Krebs gehabt, die hat einfach alles über sich ergehen lassen und ist nun seit fünf Jahren gesund. Ich bin auch so ein Typ, bei mir wird das auch so funktionieren!«),
- *der wahrgenommenen körperlichen Erregung* im Zusammenhang mit bedrohlichen Situationen (»Wenn ich schon das Kribbeln in meinen Beinen spüre, dann weiß ich, dass ich unruhig werde, und dann setze ich mich zuerst einmal hin und warte, bis es vorbeigeht!«).

Persönliche Erfahrungen mit erfolgreicher Bewältigung sind sehr zeitstabil und resistent gegen Erfahrungen des Misserfolgs. Stellvertretende Erfahrungen sind weniger stabil, sie erreichen ihre Stärke erst dann, wenn ihnen Erfolgserlebnisse folgen. Erwartungen, die allein aufgrund extern vermittelter Überzeugungen bestehen, sind besonders labil, da sie nicht auf eigenen Beobachtungen sondern stellvertretenden Erfahrungen beruhen und damit der Wahrheitsgehalt immer strittig bleibt.

Die Selbstwirksamkeitserwartung ist ein zentraler Motivationsfaktor für die kontinuierliche Auseinandersetzung mit der Krebserkrankung und ihren vielfältigen Anforderungen. Sie geht in die primäre Bewertung einer Situation ein, beeinflusst das Annäherungs- oder Vermeidungsverhalten in bedrohlichen Situationen, die Anstrengungsbereitschaft und die Ausdauer, mit der sich ein Krebspatient in der Belastungsbewältigung engagiert. Krebspatienten mit hoher Selbstwirksamkeit

- scheuen weniger schwierige Situationen – z. B. die Selbstpflege nach operativen Eingriffen oder unter Chemotherapie,
- neigen dazu, auch schwierige Aufgaben selbst zu bewältigen – sie möchten sich z. B. aktiv an der Behandlungsplanung und -durchführung beteiligen,
- sind ausdauernder in der Bewältigung von schwierigen Problemen – sie bemühen sich z. B. eher, neben ihrer Behandlung auch ihre familiären oder beruflichen Aufgaben nicht zu vernachlässigen,
- überwinden Misserfolge und Rückschläge – sie finden z. B. auch nach wiederkehrender Krankheit schneller wieder zu einer optimistischen problemorientierten Haltung zurück und
- suchen nach neuen Erfahrungen und stimulierenden Situationen – sie gehen z. B. eher auf andere Krebspatienten zu und tauschen sich mit ihnen aus.

Verschiedene Studien konnten positive Effekte von Selbstwirksamkeitserwartungen auf das emotionale Befinden und die allgemeine Funktionsfähigkeit, die Anpassung an die Erkrankung und die aktive Mitarbeit an der Behandlung sowie die Lebensqualität von Krebspatienten finden (u. a. Davies u. Batehup 2010, Manne et al. 2006).

2.8 Transtheoretisches Modell der Veränderung

Das Transtheoretische Modell nach Prochaska und DiClemente (1984) ist ein Ansatz zur Beschreibung, Erklärung, Vorhersage und Beeinflussung von intentionalen, d. h. beabsichtigten Verhaltensänderungen. Das Modell liegt vielen Ansätzen der psychoonkologischen Krebsprävention (WHO 2003) und der Selbst-Management-Intervention (Pearson et al. 2007) zugrunde. Im Kern geht das Modell von sechs Stadien der Verhaltensänderung (*stages of change*) aus, dem:

- *Stadium der Absichtslosigkeit (precontemplation),* in dem ein Krebspatient weder die Absicht hat, sein Verhalten zu ändern, noch ihm die Notwendigkeit einer Verhaltensänderung bewusst ist (wenn er z. B. die unter der Chemotherapie empfundene Müdigkeit nicht als veränderbar erlebt und daher eine entsprechende Hilfe und Unterstützung nicht erfragt).
- *Stadium der Absichtsbildung (contemplation),* in dem ein Krebspatient erstmals die Absicht äußert, sein Verhalten irgendwann zu verändern, oder er erkennt, dass eine Verhaltensänderung erforderlich ist (wenn er z. B. in einem Nebensatz fragt, ob er etwas zu seiner Behandlung beitragen kann).
- *Stadium der Vorbereitung (preparation),* in dem ein Krebspatient konkret plant, sein Verhalten in nächster Zeit zu ändern, und erste Schritte in diese Richtung unternimmt (wenn er sich z. B. bereits über Angebote von Selbsthilfegruppen informiert oder sich die Telefonnummer eines Sachbearbeiters seiner Krankenkasse aufgeschrieben hat, um sich über Unterstützungsangebote zu informieren).
- *Stadium der Handlung (action),* in dem ein Krebspatient sein Verhalten konkret verändert (wenn er z. B. berichtet, dass er selbst nun vieles und auch anders tut als vor seiner Erkrankung).
- *Stadium der Aufrechterhaltung (maintenance),* in dem ein Krebspatient seit einem längeren Zeitraum sein früheres Verhalten aufgegeben und/oder ein neues Verhalten aufgenommen hat (wenn er z. B. angibt, seit seiner Erkrankung sein Leben verändert zu haben und dieses neue Verhalten wie etwa veränderte Essgewohnheiten, neue Freizeitaktivitäten oder sportliche Betätigung auch weiter fortführen möchte).
- *Stadium der Stabilisierung des neuen Verhaltens (termination),* in dem das neu erworbene Verhalten zum stabilen Verhaltensrepertoire eines Krebspatienten geworden ist und sich fortan selbst verstärkt (wenn er z. B. davon spricht, durch seine Krebserkrankung ein »anderer Mensch« geworden zu sein).

Durchläuft ein Krebspatient die einzelnen Stadien des Veränderungsprozesses (*processes of change*), so zeigt sich dies in kognitiv-emotionalen und verhaltensbezogenen Reaktionen an den Übergängen zwischen den einzelnen Stadien. Zu den fünf kognitiv-affektiven Reaktionen zählen:

- Steigern des Problembewusstseins (*consciousness raising*) bei zunehmendem Wissen über die Erkrankung, ihre Behandlung, die Konsequenzen für die eigene Gesundheit usw.,
- Erleben einer dramatischen Erleichterung/Befreiung (*dramatic relief*) bei ersten Erfolgen einer gelungenen Verhaltensänderung,
- Neubewertung der persönlichen Umwelt (*environmental reevaluation*) und

- Selbst-Neubewertung (*self-reevaluation*) als Reaktion auf die Änderungen,
- Wahrnehmen förderlicher Umweltbedingungen (*social liberation*) u. a. als Ergebnis einer veränderten Einstellung zur eigenen Erkrankung, Funktionsfähigkeit und Lebenssituation.

Zu den fünf verhaltensorientierten Reaktionen zählen:

- Gegenkonditionierung (*counter conditioning*) als aktive Abschwächung des als ungünstig bewerteten Gesundheitsverhaltens,
- Kontrolle der Umwelt (*stimulus control*) als Beeinflussung der äußeren Lebensumstände,
- Nutzen hilfreicher Beziehungen (*helping relationships*) als aktive Nutzung der vorhandenen Ressourcen von Personen, Institutionen usw.,
- (Selbst-)Verstärkung (*reinforcement management*) als Selbstbestätigung für den Erfolg der persönlichen Veränderung oder die Wirksamkeit neu erworbener Kompetenzen und die
- Selbstverpflichtung (*self-liberation*) als Ausdruck einer Neuausrichtung des eigenen Lebens.

Die Stadien und Prozesse der Verhaltensänderung werden von Entscheidungen (*decisional balance*) und Wirksamkeitserwartungen (*self-efficacy*) begleitet, indem permanent zwischen dem Nutzen und den Kosten, ein bestehendes Gesundheitsverhalten aufrecht zu erhalten oder zu verändern, abgewogen wird. Daraus resultiert die Zuversicht (*confidence*), neues Verhalten in schwierigen sozialen Situationen erfolgreich ausführen zu können, oder aber die Neigung (*temptation*), in schwierigen sozialen Situationen zum unerwünschten Verhalten zurück zu kehren.

Die sozialen Situationen, in denen ein Krebspatient das erwünschte, neu erworbene Verhalten oder das altbewährte, aber nicht länger erwünschte Verhalten zeigt, sind affektbesetzt, d. h. mit Gemütsbewegungen verbunden, die eine körperliche und eine motivationale Dimension haben. Sind soziale Situationen mit einem neutralen oder positiven Affekt verbunden, so steigt die Wahrscheinlichkeit, das neue und erwünschte Gesundheitsverhalten zu zeigen, sind sie mit negativen Affekten und Stress verbunden, wird eher das altbewährte Verhalten wirksam.

Aktuell findet das Transtheoretische Modell Eingang in die psychoonkologische Forschung und die Entwicklung von Selbst-Management-Programmen (Davis u. Batehup 2010, Park u. Gaffey 2007).

2.9 Praxisbezug der Theorien

Die Theorien zur psychoonkologischen Versorgung von Krebspatienten haben einen konkreten Praxisbezug. Darauf basierende psychoonkologische Interventionen beziehen sich nicht allein auf den aktuellen Leidenszustand eines Krebspatienten, den es zu lindern gilt, sondern sie implizieren auch, dass sich bei dem Patienten auch in naher oder ferner Zukunft Leidensempfinden aus den auftretenden Belastungen der Krebserkrankung und ihrer Behandlung entwickeln kann. Hierbei ist der mögliche Tod eines Krebspatienten nur eines, wenn auch das gravierendste aller möglichen Ereignisse in der Zukunft. Die psychoonkologischen Interventionen zielen darauf ab, einen Krebspatienten zu befähigen, mit seinen aktuellen als auch zukünftigen Problemen und Belastungen selbständig und kompetent umgehen zu können.

Die notwendigen zugrundeliegenden Aussagen darüber, wie Krebspatienten kompetentes Gesundheitsverhalten erwerben und dieses längerfristig und auch bei kommenden Belastungsereignissen einsetzen können, lassen sich nur theoriebasiert treffen.

Selbstbestimmtes Entscheiden und Handeln erfährt eine besondere Bedeutung, da ein Krebspatient sein eigenes Verhalten vor dem Hintergrund der Folgen seiner Krebserkrankung und Krebstherapie betrachten und bewerten muss. Intrinsisch motivierte Entscheidungen und Handlungen und eine fundierte Einsicht in die Notwendigkeit von Behandlungsmaßnahmen, die nicht immer im Einklang mit den eigenen Wünschen und Wertvorstellungen stehen, sondern sich auch aus übergeordneten Zielvorstellungen ergeben (letztlich aus dem Wunsch zu überleben), sind somit notwendiger Ausgangspunkt aller an den Patienten herangetragenen Interventionsangebote.

Folgt man der Theorie der Selbst-Determination (Deci u. Ryan 2002, ► Abschn. 2.2), werden psychoonkologische Interventionsangebote von Krebspatienten dann angenommen, wenn sie ihre Autonomie nicht beschädigen, ihre Kompetenzen fördern und wenn bei ihnen ein Bedürfnis nach menschlicher Nähe vorliegt, das sich auch an die Person des Therapeuten zu binden vermag. Schließlich müssen psychoonkologische Interventionsangebote auf die internen oder externen Zielvorstellungen der Patienten abgestimmt sein und einen Weg weisen, mit dem diese ihre eigenen Ziele verfolgen und erreichen können. In der Praxis der psychoonkologischen Versorgung ist weiterhin zu berücksichtigen, dass mit erfolglosen Krebsbehandlungen und fortschreitender Erkrankung häufig auch eine Veränderung der Zielvorstellungen der Krebspatienten einhergeht bzw. einhergehen muss.

Die Theorie der Selbst-Regulation nach Scheier und Carver (2001, ► Abschn. 2.3) geht auf diesen besonderen Stellenwert der Zielvorstellungen krebskranker Patienten ein. Die Grundorientierung vieler Menschen, »positive Erwartungen an die Zukunft zu haben« und »gute Erfahrungen in der Zukunft zu erwarten«, hilft nicht allein, gegenwärtige Belastungen und gegenwärtiges Leid zu ertragen, sondern dient auch dazu, das eigene Verhalten im Hinblick auf das Erreichen des Ziels zu steuern. Steht die gewählte Krebstherapie im Einklang mit den Zielen des Krebspatienten, befindet sich die Behandlung auf gutem Wege und wird der Therapieverlauf als günstig empfunden, so wird Heilung erwartet und damit behandlungsbedingtes Leiden ertragen. Tritt eine subjektiv empfundene oder durch den Behandlungsverlauf begründete Bedrohung der Hoffnung auf, dass eine Heilung zu erreichen ist, entstehen negative Emotionen wie Angst, Trauer oder Verzweiflung. Diese Gefühle sind aber auch die innere Quelle, die bei Krebspatienten den Wunsch nach einer Veränderung bedingen oder psychosoziale Anpassungsleistungen motivieren.

Eine Krebstherapie, gleichgültig wie explizit begründet oder prognostisch gesichert sie ist, muss für einen Patienten mit Hoffnung auf Heilung verbunden sein oder, wenn Heilung nicht länger möglich ist, einen Sinn machen, indem sie etwa Leiden lindern hilft und ein dennoch weitgehend selbstbestimmtes Leben oder die Nähe zu geliebten Menschen ermöglicht.

Begründete Hoffnung und persönlicher Sinn stellen in der psychoonkologischen Versorgung die zwei zentralen Orientierungspunkte dar. Der Verlust dieser Zielvorstellungen ist es, der akute negative Emotionen, überdauernde emotionale Belastungen oder eine Hoffnungs- und Hilflosigkeit hervorruft, die einen Patienten in tiefe Depression fallen lassen kann.

Im Selbst-Regulationsmodell erfordert beispielsweise die Diagnose Brustkrebs von der betroffenen Frau nicht nur die Zustimmung zu einer Krebstherapie, sondern auch ihr Bemühen, die Ziele und Hoffnungen in ihrem Leben zu erhalten, neue Ziele und Hoffnungen zu suchen und schließlich auch, neue Hoffnung zu finden. So mögen akute Schmerzen oder eine Chemotherapie zwar von ihr als hohe Belastung erlebt werden, müssen jedoch ihr selbstbestimmtes Leben und ihre Hoffnung und Zuversicht nicht grundlegend in Frage stellen. Anders verhält es sich mit chronischen Schmerzen (etwa bei Tumorprogression), operativen Eingriffen mit Dauerfolgen (etwa bei einer Amputation der Brust), langwierigen medikamentösen Therapien (etwa bei der Hormontherapie), körperlichen Spätfolgen (etwa der vorzeitig eingetretenen Menopause) oder mit dauerhafter körperlicher Funktionseinschränkung, Entstellung oder Behinderung. Hier können die Ziel- und Zukunftsvorstellungen sowie die Hoffnung und Zuversicht der Patientin massiv in Frage gestellt werden und starke emotionale Belastungen und negative Gefühle auftreten. Sie muss abwägen, inwiefern sie ihre Wünsche, Vorstellungen und Ziele aufrecht erhalten, ihre äußere Situation beeinflussen oder verändern kann oder ob sie nach alternativen Zielen in ihrem Leben suchen muss.

Das kognitiv-emotionale Selbst-Regulationsmodell nach Cameron und Jago (2008, ▶ Abschn. 2.4) befasst sich mit den zugrundeliegenden kognitiv-emotionalen Prozessen, die nach einem Ereignis, z. B. nach der Mitteilung der Diagnose Krebs, auftreten, und der Entscheidungsfindung sowie dem Gesundheitsverhalten, etwa der Zustimmung des Krebspatienten zur Durchführung einer Krebstherapie. Dabei findet nicht allein ein rein rationaler Informationsverarbeitungs- und Entscheidungsfindungsprozess statt, es werden auch emotionale Prozesse aktiviert, die mit Flucht- bzw. Vermeidungs- oder Angriffs- bzw. Annäherungstendenzen und mit entsprechenden Gefühlen der Furcht und situationsgebundenen Angst oder der Wut und Aggression einhergehen. Der kognitiv-emotionale Auseinandersetzungsprozess des Krebspatienten mündet in beobachtbarem Bewältigungsverhalten. Die eher rationalen Anteile der Auseinandersetzung zeigen sich z. B. in der Suche nach weiteren Informationen zur Erkrankung und Behandlung oder der schrittweisen Anpassung des Gesundheitsverhaltens an die Anforderungen und Belastungen der Krebstherapie. Die eher emotionalen Anteile zeigen sich im beobachtbaren Verhalten sowohl in Gefühlsäußerungen als auch in einer vermeidenden oder fokussierten Aufmerksamkeit oder dem Bemühen um Selbstkontrolle.

Das Modell der kognitiv-emotionalen Regulation ist in der Psychoonkologie von besonderer Relevanz. Es betont die Zusammenhänge zwischen den Ereignissen im Leben eines Krebspatienten, und hierbei insbesondere den oftmals als bedrohlich erlebten Ereignissen im Verlauf der Krebserkrankung und Krebstherapie, und den kognitiv-emotionalen Repräsentationen und Verarbeitungsprozessen, die einer Entscheidung oder der Ausführung eines bestimmten Verhaltens vorausgehen und dieses Verhalten begleiten. Der Patient ist bestrebt, seine Gedanken und Gefühle zu regulieren und trotz erlebter Bedrohung innerlich so stabil zu bleiben, dass er aufkommende negative Gefühle kontrollieren und sich mit dem Ereignis geistig auseinandersetzen kann. Gelingt ihm diese Selbstkontrolle nicht und kommt es zu einer emotionalen Dysregulation, so zeigt sich dies in einer

- erhöhten psycho-physiologischen Erregung wie etwa Zittern, Schwitzen oder motorische Unruhe,
- eingeschränkten Aufmerksamkeit, mit besonderer Konzentration auf die negativen Aspekte einer Situation oder die problematischen Inhalte und Konsequenzen der Entscheidung,
- Neigung zu Vermeidungsverhalten wie etwa dem Ausweichen bei Fragen, dem Nicht-Einhalten von Terminen oder Behandlungsregimen und in
- Empfindungen von Angst, Furcht und Zweifel.

Die geistige Repräsentation dieser negativen Befindenszustände erschwert es dem Krebspatienten im Sinne einer innerpsychischen Rückkoppelungsschleife, offen gegenüber anderen, eher rationalen Aspekten seiner aktuellen Behandlungs- und Lebenssituation oder einer notwendigen Entscheidungsfindung zu sein. Insbesondere die überdauernden Befürchtungen, Zweifel und Ängste bewirken eine Tendenz hin zu einem zunehmend komplexer werdenden Vermeidungsverhalten, das stärker an der Regulation der eigenen negativen Emotionen ausgerichtet ist als an der Bewertung und Bewältigung der konkreten Anforderungen und Belastungen, die mit der Erkrankung, Behandlung und deren Folgen einhergehen.

Das Selbst-Regulationsmodell verweist in besonderer Weise darauf, dass die psychoonkologische Versorgung die kognitiven und die emotionalen Anteile an der Auseinandersetzung mit den Ereignissen einer Krebserkrankung und Krebstherapie gleichwertig berücksichtigen sollte. Psychoonkologische Interventionsansätze sind daher sowohl problemfokussiert als auch auf die Regulation der emotionalen Zustände des Patienten ausgerichtet und berücksichtigen edukative und beratende Maßnahmen ebenso wie Entspannungstechniken oder Ansätze des Stressmanagements.

Die Theorie des geplanten Verhaltens von Ajzen (2002, ► Abschn. 2.5) befasst sich mit den Aspekten, die auf den Entscheidungsprozess eines Patienten einwirken und diesen lenken. Kann der Krebspatient die mit seiner Entscheidungsfindung einhergehenden Gefühle, Vorstellungen, Überzeugungen, Gedanken und die eigenen Handlungstendenzen reflektieren, so kann er diese mit seinen Erfahrungen und ebenso mit möglichen Handlungsalternativen vergleichen. In diesem rationalen Denkprozess können die eigenen Absichten mit den als bedeutsam bewerteten sozialen Normen wichtiger Bezugspersonen oder Gruppen verglichen werden, können die mit einer Entscheidung möglicherweise verbundenen Einschränkungen der Autonomie und Selbstbestimmung antizipiert und kann das Ausmaß der bestehenden und zukünftig vorhandenen Verhaltenskontrolle und Selbstwirksamkeit überdacht werden. Sind die Gefühle, Vorstellungen, Überzeugungen und Gedanken der bewussten Reflexion nicht oder nur teilweise zugänglich, so ist eine rationale Abwägung erschwert.

Rationale Abwägungsprozesse und Entscheidungen sind für Patienten in der akuten Krebsbehandlung wie auch in der Krebsnachsorge häufig nur schwer auszuführen und zu treffen. Sie werden durch mehrere Faktoren beeinflusst, etwa

- die Notwendigkeit, sich in Situationen der Unsicherheit entscheiden zu müssen mit häufig begrenzten Entscheidungszeiträumen,
- die Lebensbedrohlichkeit der Erkrankung und mancher durchzuführenden Behandlungsmaßnahmen (z. B. Operationen, Zytostatikatherapie),
- die in der Regel begrenzte Entscheidungskompetenz der Krebspatienten in Bezug auf ihr medizinisches Wissen und ihre klinische Erfahrung sowie durch
- das Ausmaß der mit vielen Entscheidungssituationen einhergehenden emotionalen Belastung.

Für Krebspatienten ist eine rationale Entscheidungsfindung aufgrund der vorhandenen und oftmals sehr intensiv erlebten Lebensbedrohung kaum möglich. Die psychoonkologische Versorgung konzentriert sich daher vorrangig auf die mit einem Ereignis einhergehenden emotionalen Aspekte und sucht nach den vielfältigen Ursachen von Angst, Trauer und Hoffnungslosigkeit. Sie bereitet damit zugleich aber auch den Boden, auf dem eine rationale Krankheitsverarbeitung und eine problemorientierte Krankheitsbewältigung möglich werden können.

Das transaktionale Stressbewältigungsmodell von Lazarus (2001, ► Abschn. 2.6) verweist auf die unterschiedlichen Formen der Bewältigung verschiedener Ereignisse und Anforderungen im Krankheits- und Behandlungsverlauf. Dabei ist bei Krebspatienten, die sich als massiv besorgt oder ängstlich zeigen, bereits die primäre kognitive Auseinandersetzung mit einem Ereignis besonders geprägt. Sie bewerten auftretende Ereignisse von vorneherein als Bedrohung oder als gefährlich und reagieren entsprechend mit emotionalen Belastungen und Stress. Die folgenden Bewertungsprozesse sind somit gewissermaßen vorprogrammiert und erlauben es diesen Patienten nicht, den herausfordernden Charakter einer Situation zu betrachten, sondern sie heben die möglicherweise vorliegenden bedrohlichen und schädigenden Aspekte der Situation hervor.

In der Onkologie weisen sehr viele Ereignisse und Situationen negative oder bedrohliche Aspekte auf oder sind mit einer Schädigung verbunden. Diese Situationen und Ereignisse sind daher besonders leicht als gefährlich einzuschätzen und begünstigen damit ein subjektives Stresserleben. Die Tatsache, dass ein Krebspatient zudem kaum etwas an seiner Situation ändern kann (etwa an der Notwendigkeit von Operation, Chemotherapie, Bestrahlung oder an tumorbedingtem Schmerz, Übelkeit und Erbrechen), erschwert es ihm zusätzlich, die gefährliche Situation als Herausforderung zu erleben und sich der Veränderung seiner Lage aktiv, d. h. problembezogen zu widmen. Aufgrund der erlebten Intensität der Schädigung bzw. Bedrohung kann die Situation mit Begriffen wie »sehr bedrohlich«, »unerträglich« oder gar als »reiner Horror« beschrieben werden, was auf die unterschiedlichen psychophysiologischen Erregungsprozesse des Krebspatienten hinweist. Alle in der Folge auftretenden Gedanken, Gefühle und Bewertungsprozesse sind von dieser ersten, zumeist spontanen und der bewussten Steuerung nicht ohne Weiteres zugänglichen, kognitiven Bewertung beeinflusst. Oftmals resultieren dadurch länger bestehende Stress- und Belastungsphasen und Bewertungsprozesse, die alle neu auftretende Ereignisse und Situationen tendenziell als schädigend oder bedrohlich beurteilen und so den negativen Befindenszustand des Krebspatienten aufrecht erhalten oder gar verstärken.

Um akut auftretenden Stressreaktionen und dauerhaften Belastungszuständen entgegen wirken zu können, werden in der psychoonkologischen Versorgung Maßnahmen eingesetzt, die auf ein Ereignis vorbereiten (z. B. Operation, schmerzhafte Prozeduren, Ereignisse in der Phase der Krebsnachsorge) oder begleitend zu einem Ereignis stattfinden (z. B. bei planbaren Diagnose- oder Befundgesprächen). Diese supportiven Maßnahmen sollten Bestandteil strukturierter psychoonkologischer Versorgungsprogramme und der medizinische und pflegerische Behandlungsplanung sein. Derart integrierte Interventionen sind erforderlich, weil nur mit Hilfe strukturierter Ansätze diejenigen Ereignisse und Situationen identifizierbar sind, in denen ein Krebspatient hohen Belastungen ausgesetzt sein wird und in deren primärer Bewertung er somit bereits Unterstützung und Anleitung erhalten bzw. auf die hin er geschult und vorbereitet werden kann. Interventionsansätze, die auf die Regulation der mit einer Belastung einhergehenden Emotionen (emotions-fokussierte Bewältigung) bzw. auf die Linderung oder Lösung der Folgen eines belastenden Ereignisses ausgerichtet sind, haben in der Psychoonkologie weite Verbreitung gefunden.

Die Selbstwirksamkeitstheorie von Bandura (2001, ▶ Abschn. 2.7) setzt an dem Punkt der Bewertung vergangener und zukünftiger Ereignisse an und gibt Hinweise auf eine zentrale Ausrichtung der Krankheitsverarbeitung. Diese ist auf Vertrauen in die eigenen Fähigkeiten und Möglichkeiten ausgerichtet, diejenigen Handlungen zu planen und ausführen zu können, mit denen bevorstehende Ereignisse und Situationen gehandhabt werden können. Das Vertrauen in die eigene Handlungskompetenz und -wirksamkeit ist damit der motivierende Faktor einer kontinuierlichen Auseinandersetzung mit der Krebserkrankung, den Anforderungen ihrer Behandlung und der Nachsorge. Der zweite motivierende Faktor ist die bereits angesprochene Hoffnung und Zuversicht darin, dass das eigene

Verhalten auch dazu beiträgt, die längerfristigen Zielvorstellungen tatsächlich zu erreichen.

Beide Aspekte der Motivation sind in der psychoonkologischen Versorgung nicht einfach gegebene Faktoren, auf die der Therapeut in seiner Arbeit zurückgreifen kann, häufig sind Selbstvertrauen oder Vertrauen und Hoffnung in die Zukunft nicht gegeben und müssen sich erst entwickeln. Viele Krebspatienten wissen oder glauben zu Beginn ihrer Behandlung nicht, dass sie ihre Situation als *Krebskranker* gestalten oder an ihrer Krebsbehandlung mitwirken können. Manche verlieren mit der Diagnosestellung ihren Glauben in ihre eigenen Kompetenzen und daran, an ihrer grundsätzlichen Lebenssituation etwas ändern zu können. Sie befassen sich oft erst im Verlaufe ihrer Krebstherapie mit Fragen des Lebenssinns oder lernen ihre persönlichen Hoffnungen und Wünsche im Dialog mit anderen Patienten oder ihrem Behandlungsteam erstmals bewusst kennen bzw. diese auszusprechen. Selbstwirksamkeitserwartungen werden in der psychoonkologischen Versorgung aufgebaut, indem gemeinsam mit dem Patienten

- seine bisherigen eigenen Erfahrungen der positiven Problembewältigung beleuchtet werden, um damit sein Vertrauen zu fördern, auch in zukünftigen Situationen selbstwirksam sein zu können,
- seine körperlichen Empfindungen und sein subjektives Erleben in Situationen gelungener und misslungener Bewältigung bewusst gemacht werden, um darüber Vertrauen in seine Fähigkeit zur Selbstregulation in Belastungssituationen aufzubauen,
- seine Beobachtungen selbst-kompetenten Verhaltens anderer Krebspatienten genutzt werden, um bei ihm vergleichbare Kompetenzen zu identifizieren oder zu entwickeln, und gemeinsam
- nach Möglichkeiten gesucht wird, sich mit Gleichbetroffenen zu positiven Formen der Bewältigung auszutauschen.

Maßnahmen zur Identifikation, Entwicklung und Förderung von Selbstwirksamkeitserwartungen haben in psychosozialen und psychoonkologisch-psychotherapeutischen Interventionen sowie in Selbst-Management Programmen einen hohen Stellenwert.

Das Transtheoretische Modell nach Prochaska und DiClemente (1984, ► Abschn. 2.8) ermöglicht ein Verständnis der Stadien der Veränderung, in denen sich ein Krebspatient befindet bzw. die er erst durchlaufen muss, um eine Absicht herauszubilden und eine beabsichtigte Verhaltensänderung zu erreichen.

Viele psychoonkologische Interventionen erreichen ihre Wirksamkeit aus dem Grunde nicht, weil sie die individuelle Veränderungsbereitschaft des Krebspatienten nicht berücksichtigen. Supportive psychoonkologische Interventionen mit non-direktivem und motivierendem Charakter begleiten die Patienten von dem Stadium der Absichtslosigkeit über das Stadium der Absichtsbildung hin zur Vorbereitung und konkreten Planung einer Verhaltensänderung. Auch wenn dies in den Interventionsansätzen nicht explizit vorgesehen ist, so erreichen sie über ihre starke Ausrichtung am individuellen Prozess der Veränderungsbereitschaft des Patienten dennoch ihr Ziel einer vom Patienten selbst generierten, initiierten und realisierten psychologischen Veränderung, Adaptation oder Neuausrichtung. Die starke Patientenorientierung des Transtheoretischen Modelles erlaubt es, einem Patienten zu folgen und ihn gezielt durch die Phasen der Veränderung zu begleiten. So mag eine ältere Krebspatientin anfänglich von ihren Nachkriegserfahrungen berichten und davon, dass sie immer für ihren verwundeten Mann *da sein* musste. Sie entdeckt vielleicht daraufhin einen Zusammenhang zwischen ihrer Abhängigkeit von der Pflege ihres Mannes und ihrer eigenen Abhängigkeit von ihrer Erkrankung und Behandlung und erkennt vor diesem Hintergrund schließlich, dass sie sich stärker *um sich selber kümmern* müsse. Schließlich mag sie den Entschluss fassen, trotz der Einschränkungen, die sie im Rahmen ihrer Krankheitssituation erlebt, »endlich mit meinem eigenen Leben« zu beginnen.

Ein adipöser Mann sieht vielleicht anfänglich keine Notwendigkeit darin, während seiner Krebsnachsorge auch an eine Gewichtsreduktion zu denken. Unter Umständen kann er jedoch zur Einsicht gelangen, dass eine sinnvolle sportliche Betätigung und eine Veränderung seiner Ernährungsgewohnheiten nicht nur einem nachhaltigen Erfolg seiner Krebsbehandlung, sondern gleichzeitig auch einer Gewichtsreduktion dienen könnten. In der Diskussion darüber, wie er dies erreichen könnte, kann er schließlich die konkrete Vorstellung entwickeln, »drei Fliegen mit einer Klappe zu schlagen: bewusster essen, sich mehr bewegen und abnehmen«.

Psychoonkologische Interventionen schaffen häufig erst die Einsichten in die Notwendigkeit einer Verhaltensänderung. Sie müssen die häufig external motivierte Notwendigkeit einer Handlung oder Verhaltensänderung des Patienten, z. B. sich nach einer akuten Krebstherapie auch noch einer medikamentösen Langzeitbehandlung zu unterziehen, mit seinen intrinsischen Motiven, Absichten und Zielen in Verbindung bringen, z. B. »nach dem Behandlungsstress im Krankenhaus wieder ein normales Leben zu führen«. Vor dem Hintergrund des Transtheoretischen Modells der Veränderungen können psychoonkologische Interventionen dazu beitragen, dass sich eine neue Absicht oder Handlungsbereitschaft im Patienten entwickeln kann. Erst wenn der Patient von sich aus bereit zur Verhaltensänderung ist (*readiness to change*), kann davon ausgegangen werden, dass er seine innere Zustimmung zur Langzeit-Behandlung gibt, sich aktiv an dieser beteiligt, die Strapazen einer Langzeitmedikation zu bewältigen lernt, und die Handhabung der Therapie zu einem neuen, grundlegenden Verhaltensrepertoire macht. Eine medikamentöse Langzeit-Krebstherapie erfordert nicht nur eine Zustimmung zur Einleitung einer Behandlung, sondern auch die längerfristige Therapietreue des Patienten, etwa die tägliche Einnahme von Medikamenten. Nach einer gemeinsam mit dem behandelnden Arzt getroffenen Entscheidung muss ein Patient die tägliche Medikation einhalten und die notwendigen ärztlichen Untersuchungstermine in seiner Lebensgestaltung berücksichtigen. Er muss auch die Nebenwirkungen der Medikation kennen, handhaben und ertragen lernen und wiederholt im Krankenhaus vorstellig werden. Ein Patient, der nach seiner Akutbehandlung eigentlich ein normales Leben führen wollte und nicht überzeugt davon ist, dass eine Dauertherapie erforderlich ist, wird es schwer haben, die Therapie in sein tägliches Leben zu integrieren, seine Therapietreue bei aufkommenden Nebenwirkungen zu erhalten oder wird unter Umständen seine Behandlung abbrechen und damit den Therapieerfolg gefährden.

Verständnis der Lebenssituation von Krebspatienten

3.1 Einleitung

An Krebs zu erkranken heißt, von einer Krankheit ein Leben lang begleitet zu werden, die im ersten Jahr nach Ausbruch mit massiven, therapiebedingten Eingriffen in den Körper und in das persönliche Erleben einhergeht, die in den folgenden fünf Jahren wegen des Rezidivrisikos wie ein »Damokles Schwert« über den betroffenen Menschen, aber auch ihren Angehörigen schwebt und die auch danach nie aus dem Denken und Handeln völlig verschwindet. In den ersten Jahren nach Ausbruch einer Krebserkrankung sind die Betroffenen mit vielen belastenden Anforderungen konfrontiert, die ihre ganze Aufmerksamkeit und Kraft beanspruchen. Viele dieser erkrankungs- und behandlungsbedingten Belastungen müssen ertragen, für andere müssen Bewältigungsmöglichkeiten gefunden werden, mit manchen müssen die Betroffenen ein Leben lang umgehen. Aus dem Wunsch bzw. der Notwendigkeit, trotzdem viel an normalem Alltagsleben aufrechtzuerhalten, entstehen zusätzliche Anforderungen und Belastungen.

Beide Aspekte, die Zeitdimension und die Anforderungen, stellen Krebspatienten und oftmals auch deren An- und Zugehörige mit Beginn ihrer Erkrankung in eine besonders belastende Lebenssituation:

Ihr gesamtes Leben ist schlagartig verändert und wird sich auch im weiteren Verlauf der Erkrankung und Behandlung an vielen Stellen (sog. *transition points* bzw. *Behandlungsphasen und -situationen*) immer wieder verändern (▶ Abschn. 3.2).

Sie werden immer wieder vor Aufgaben und Herausforderungen gestellt, auf die sie nicht oder kaum vorbereitet sind. Die Aufgaben und Herausforderungen unterscheiden sich je nach Behandlungsphase oder -situation mitunter deutlich (*krankheits- und behandlungsbedingte Anforderungen und Belastungen*; ▶ Abschn. 3.3).

Sie werden körperliche Empfindungen, Affekte und Emotionen erleben, die sie in dieser Form bislang nicht empfunden haben, die sie unter Umständen sogar als nicht zu sich gehörig erleben und die sie zu kontrollieren und zu regulieren versuchen (*emotionaler Distress und emotionales Befinden*; ▶ Abschn. 3.4).

Sie werden sich intensiv mit ihrer Erkrankung und Behandlung auseinandersetzen und versuchen, sich an ihre neue Lebenssituation anzupassen, belastende Erfahrungen zu bewältigen und aufkommenden Ängsten und Depressionen entgegen zu wirken (*kognitive emotionale Auseinandersetzungsprozesse*; ▶ Abschn. 3.5).

Ein von Krebs betroffener Mensch hat die Mehrfachbelastungen von krankheitsunabhängigen und krankheitsabhängigen Anforderungen zu tragen. Und nicht immer wird es ihm gelingen, Ehe, Familie, Erziehung, Freundschaften, Beruf, Anforderungen im Haushalt, Hobbys oder gesellschaftliches Engagement mit den Anforderungen ambulanter oder stationärer Chemotherapie, stationärer Aufenthalte bei Operationen und supportiver Maßnahmen bei behandlungsbedingten Nebenwirkungen und Spätfolgen in Einklang zu bringen. Verlusterlebnisse, Frustration, Gefühle des Versagens, Einschränkung und Verzicht sind oftmals die Folge.

Die medizinische Versorgung von Krebspatienten wird in unterschiedliche Abschnitte eingeteilt (▶ Abschn. 3.2, IOM 2008). Diese beziehen sich auf den gesamten Verlauf (Behandlungsphasen, *episodes of care*) und auf einzelne, spezifische Abschnitte (Behandlungssituationen, *points of care*) der Krebstherapie.

Im Verlaufe oder innerhalb der einzelnen Abschnitte der Krebstherapie wird ein ersterkrankter Patient mit Ereignissen konfrontiert, die in dieser Behandlungssituation oder -phase typischerweise auftreten:

- Zu Beginn der Behandlung sind es die diagnostischen Voruntersuchungen, das Diagnosegespräch oder die Behandlungsplanung.
- Im Verlauf der Behandlung sind es die Durchführung eines operativen Eingriffes und/oder einer Chemo- oder Strahlen-

therapie, die erste Konfrontation mit behandlungsbedingten Nebenwirkungen, die ungewohnten Aufenthalte im Krankenhaus oder in der ärztlichen Praxis oder die ersten Gespräche mit Ärzten, Pflegekräften oder Gleichbetroffenen, An- oder Zugehörigen.
- Am Ende der Behandlung sind es das ärztliche Abschlussgespräch und die Organisation der Nachsorge.

Alle diese für den Krebspatienten »neuen« Behandlungsphasen und -situationen stellen spezifische Anforderungen und beanspruchen ihn in körperlicher und psychischer Hinsicht. So erfordert die Phase der Diagnosefindung Geduld und das Ertragen der diagnostischen Unsicherheit bei gleichzeitigen Gefühlsschwankungen zwischen »Bangen und Hoffen«. Ein Diagnosegespräch erfordert erhöhte Konzentration und Aufmerksamkeit trotz auftretender Sorgen und Ängste oder einer »Schockreaktion«. Die Phase der Chemotherapie erfordert Durchhaltevermögen und körperliche wie psychische Kraft, wobei Körper und Seele häufig im Übermaß beansprucht werden. Und auch die ärztlichen Untersuchungen in der Zeit der Krebsnachsorge stellen besondere Anforderungen an die psychische Widerstandskraft, weil jeder Termin, jede Untersuchung und jedes Arztgespräch wiederum mit Befürchtungen und Ängsten einhergeht. Auch das Ende einer ersten Krebstherapie bringt oft nicht die erhoffte Erlösung von dem Gefühl des »Ausgeliefert-Seins«, sondern wird sehr schnell durch verbleibende und teilweise erheblich belastende Gefühle von Verunsicherung oder *Rezidivangst* abgelöst.

Letztlich bedeutet das Ende der Krebstherapie für manchen ersterkrankten Patienten nicht immer auch das Ende seiner Krebserkrankung. Rezidive oder Zweitkrebserkrankungen sind innerhalb der ersten 5 Jahre und zuweilen auch Jahre danach nicht auszuschließen und machen eine erneute Behandlung mit allen Nebenwirkungen und Folgen erforderlich. Die psychische Belastung ist hierbei aufgrund des dramatisch höheren Risikos für ein Scheitern der Krebstherapie und den drohenden Tod neuartig und ungleich höher.

3.2 Behandlungsphasen und Behandlungssituationen

Die psychoonkologische Versorgung wird zunehmend zu einem integralen Bestandteil der Onkologie (Hewitt u. Simone 1999, IOM 2008, Watson u. Kissane 2011). In diesem Zusammenhang wird diskutiert, wie sie sich in die Abläufe der medizinischen und pflegerischen Versorgung von Krebspatienten einbringen und einbinden lässt (Holland et al. 2010b, DH 2008, Kusch et al. 2002, 2004, Steginga et al. 2006). Die Integration psychoonkologischer Versorgungsmaßnahmen in die Onkologie erfordert ihre Ausrichtung an den spezifischen Verläufen der Krebserkrankungen und ihrer Behandlung (IOM 2008, NCCN 2011a).

Die Krebstherapie besteht aus Untersuchungs-, Planungs- und Behandlungsmaßnahmen, die in sechs einzelne Phasen eingeteilt werden (Hewitt et al. 2004, IOM 2008). Unterschieden werden die Phase der Früherkennung und des Früherkennungsscreenings (*early detection and screening*), der Diagnosefindung, Diagnosestellung und Behandlungsplanung (*diagnostic evaluation*), der primären und adjuvanten Krebstherapien (*primary and adjuvant treatment*), der Nachsorge (*posttreatment surveillance and follow-up care*), der Rezidivtherapie (*treatment of recurrent cancer*) sowie der palliativen und terminalen Versorgung (*palliative, end-of-life care*; Hewitt u. Simone 1999). Mit jeder dieser Behandlungsphasen sind sehr spezifische Behandlungssituationen verbunden, in denen ein Krebspatient seine medizinischen und pflegerischen Untersuchungs- und Behandlungsmaßnahmen und die damit verbundenen Behandlungsgespräche erhält und an ihnen mitbeteiligt ist (IOM 2008):

- *Phase 1: Früherkennung*, z. B. mit den Situationen und Maßnahmen *vorher* (z. B. Einladung zur Untersuchung), *während* (z. B. Durchführung der teilweise unangenehmen oder schmerzhaften Untersuchungen) und *nachher* (z. B. Warten auf den Untersuchungsbefund).
- *Phase 2: Diagnostische Beurteilung und Behandlungsplanung* z. B. mit der Durchführung weiterer und vielfältiger diagnostischer Untersuchungsmaßnahmen, dem Warten auf das Diagnosegespräch, der Diagnosemitteilung und dem Mitwirken an der Behandlungsplanung i.S. der partizipativen Entscheidungsfindung.
- *Phase 3: Primärtherapie* mit verschiedenen Behandlungsmaßnahmen, die als einmaliger Eingriff (z. B. Operation) oder in mehreren Zyklen (z. B. Chemotherapie oder Strahlentherapie) oder als längerfristige Dauertherapie (z. B. Hormontherapie) durchgeführt werden.
- *Phase 4: Nachsorgephase* mit wiederholter Einbestellung zur Untersuchung in der Krankenhausambulanz, einem angeschlossenen Versorgungszentrum oder beim niedergelassenen Onkologen.
- *Phase 5: Rezidivtherapie* mit häufigen stationären Aufenthalten und zum Teil sehr intensiven Behandlungsmaßnahmen.
- *Phase 6: Palliative, terminale und Phase des Versterbens* mit palliativer Versorgung in verschiedenen Behandlungssettings (Krankenhaus, Zuhause, Palliativstation, Hospiz).

Die Übergänge von einer Phase der Krebsbehandlung zur nächsten gehen mit neuen Behandlungserfordernissen einher und verlangen dem Patienten neue Bewältigungs- und Anpassungsleistungen ab. Diese als *transition points* bezeichneten Übergänge stellen somit für den Krebspatienten kritische Lebens- oder Versorgungsereignisse dar (Hewitt et al. 2004, 2006).

Transition points lassen sich nicht allein in den einzelnen Phasen der Behandlung identifizieren, sondern auch anhand der unterschiedlichen Verläufe einer Krebserkrankung:

- Im positiven Fall und für die große Mehrheit der ersterkrankten Patienten verläuft die Erkrankung und Behandlung von der *Diagnose und Tumorklassifikation* über die *kurative Therapie* zum *tumorfreien Überleben*. Für ersterkrankte Patienten können die Übergänge in den Behandlungsphasen und die einzelnen Behandlungssituationen mit viel Hoffnung und Zuversicht angegangen und bewältigt werden.
- Im positiven, jedoch besonders belastenden Fall wird das *tumorfreie Überleben* erst erreicht, nachdem eine *Rezidiv- oder Zweiterkrankung* erfolgreich behandelt wurde. Auch für viele zweiterkrankte Patienten besteht begründete Hoffnung, die sie an den Übergängen der Behandlungsphasen und während einzelner Behandlungssituationen nutzen, um die erneuten Behandlungserfordernisse und die Belastungen zu bewältigen.
- Im negativen Fall kommt es zu einem raschen »Behandlungsversagen« mit anschließender *Palliativtherapie* und dem Versterben des Patienten. In diesen Behandlungsverläufen sind die Patienten nicht allein mit dem faktischen Verlauf der Krebserkrankung und Krebstherapie konfrontiert, sondern auch mit dem rasanten Verlust der Hoffnung auf Heilung, dem Gefühle der Enttäuschung, Resignation, Demoralisation bis hin zur Depression folgen können, wenn eine Neuausrichtung des Lebens und neuer Lebenssinn nicht gefunden werden.
- In manchen Fällen geht dem »Behandlungsversagen« und der *palliativen Therapie* ein chronischer oder intermittierender Krankheitsverlauf mit wiederholten *Rezidiverkrankungen* und langwierigen sowie sehr belastenden, *kurativ ausgerichteten Therapieversuchen* voraus. Hier kann es zu einem

ständigen Wechsel zwischen Hoffnung und Enttäuschung kommen, was sich für den Patienten körperlich wie psychisch verzehrend auswirken kann.

Die evidenzbasierte Onkologie und das Management der onkologischen Patientenversorgung im stationären und ambulanten Versorgungssektor führen zu einer zunehmenden Konkretisierung und Festlegung der onkologischen Leistungen und ihrer Erbringung (vgl. Fann et al. 2012, NCCN 2011a,b,c,d,e). Aus der Sicht des patientenorientierten Versorgungsmanagements chronischer Erkrankungen (NQF 2009) lässt sich jede Behandlungsphase als eine Versorgungsepisode (*episode of care*) charakterisieren, die mit dem Erbringen spezifischer zusammenhängender Versorgungsleistungen verbunden ist. *Episode of care* ist definiert als eine Reihe von zeitlich zusammenhängenden Leistungen der Gesundheitsversorgung, die in der Behandlung einer bestimmten Krankheitsphase oder in Reaktion auf eine konkrete Anfrage des Patienten oder anderer Verantwortlicher im Gesundheitswesen erbracht werden (»*a series of temporally contiguous healthcare services related to the treatment of a given spell of illness or provided in response to a specific request by the patient or other relevant entity*«, Hornbrook et al. 1985, p. 171).

Innerhalb der Behandlungsphasen lassen sich wiederum spezifische Behandlungssituationen (*point of care*) identifizieren. Die *points of care* werden durch jene konkreten diagnostischen und therapeutischen Leistungen festgelegt, die eine Versorgungsmaßnahme bilden und für die konkrete evidenzbasierte Informationen zum Zeitpunkt ihres Erbringens vorliegen (Abidi et al. 2009, Vogelzang et al. 2012). Ziel eines *point of care delivery models* in der Onkologie wäre es etwa sicherzustellen, dass die jeweils erforderlichen Gesundheitsleistungen zur richtigen Zeit am richtigen Ort der Patientenversorgung verfügbar sind, eingeschlossen aller erforderlichen psychoonkologischen Leistungen.

Die psychoonkologische Forschung hat hinreichend dargelegt, dass sowohl die Behandlungsphasen als auch die konkreten Behandlungssituationen im Verlaufe einer Krebserkrankung und Krebstherapie mit spezifischen, emotional belastenden Anforderungen und entsprechenden Bewältigungs- und Anpassungsbemühungen verbunden sind (Holland et al. 2010a). Diese Erkenntnisse begründen die strukturierte Integration der psychoonkologischen Versorgung in die onkologische Behandlung (DH 2008, Fann et al. 2012, NBCC/NCCI 2003, NCCN 2011a, IOM 2008). Es werden daher auch für die psychoonkologische Versorgung von Patienten mit klinisch relevanten Belastungen und psychischen Störungen die essentiellen Versorgungsleistungen zu spezifizieren sein, die in den Phasen und Situationen einer Krebstherapie notwendigerweise zu erbringen sind (Watson u. Kissane 2011).

Die strukturierte Integration der psychoonkologischen Versorgung in die onkologische Behandlung erfordert es, die Behandlungsphasen, -situationen und *transition points* darzulegen, an denen ein Krebspatient mit neuen Anforderungen und neuen emotionalen Belastungen konfrontiert wird und dem Risiko eines erhöhten emotionalen Distress ausgesetzt ist (Hewitt et al. 2004, 2006).

Je nach Art der Krebserkrankung und Krebstherapie ist von zum Teil sehr unterschiedlichen Behandlungsphasen, -situationen und *transition points* sowie damit im Zusammenhang stehenden Anforderungen und Belastungen, Hoffnungen und Enttäuschungen auszugehen.

Jede Erkrankung und jeder Behandlungsverlauf verlangt einem Krebspatienten unterschiedliche und unterschiedlich lang andauernde Anpassungs- und Bewältigungsbemühungen ab (▶ Kasten II), wobei sich erfolgreiche Bewältigungsversuche kumulieren und einer übermäßigen Beanspruchung und Erschöpfung des Patienten entgegenwirken, erfolglose dagegen stets und oftmals frühzeitig mit einer körperlichen und psychischen Erschöpfung einhergehen (▶ Abschn. 3.5).

Kasten II: Anforderungen der Krebstherapie und -nachsorge

Die psychische Belastung eines Krebspatienten entsteht nicht allein als Folge der Lebensbedrohung durch die Krebserkrankung, sondern ebenso aufgrund der Anforderungen während der Durchführung einer Krebsbehandlung und Krebsnachsorge. Zu den Anforderungen zählen:

- *Versorgungsaufgaben* wie etwa die Notwendigkeit, die eigene Erkrankung und ihre Behandlung zu verstehen, sich an diese emotional anzupassen, sich an Untersuchungs- und Pflegemaßnahmen oder an der Durchführung der Medikation zu beteiligen und die Erfordernisse der Körperhygiene, der Selbstversorgung und -fürsorge, der Einhaltung von Terminen usw. zu erfüllen.
- *Physikalische Versorgungsbedingungen* wie etwa der Umgang mit Instrumenten und Materialien wie Prothesen, Mundspüllösungen, Medikamenten, Pflegemitteln usw. oder das Mitwirken während der technischen Durchführung einer Untersuchung, einer Chemo- oder Strahlentherapie.
- *Soziale- und Organisationsfaktoren* wie etwa die Kooperation mit Ärzten und Pflegekräften, die vorbereitende Planung eines Krankenhausaufenthaltes, das Zusammenleben in der Abteilung eines Krankenhauses, die Organisation des familiären und sozialen Zusammenlebens oder von Beruf und Freizeit usw.
- *Gesellschaftliche Faktoren* wie etwa die Anpassung an die sozialen Konventionen des Zusammenlebens auf einer onkologischen Station, in einem Wartezimmer oder während der Durchführung einer Chemo- oder Strahlentherapie oder der Umgang mit den Vorstellungen und Erwartungen von An- und Zugehörigen, Freunden, Bekannten oder Berufskollegen.

Jede Einzelanforderung geht mit einer körperlichen, psychischen und/oder verhaltensbezogenen Reaktion eines Krebspatienten und entsprechenden psychischen Belastungen einher. Das Ausmaß der empfundenen Belastung ergibt sich aus dem körperlichen, verhaltensbezogenen und psychischen Aufwand (psychische Beanspruchung), den ein Patient aufbringen muss, um die Anforderungen zu bewältigen. Als psychische Beanspruchung ist dabei die individuelle und zeitlich umschriebene Auswirkung der psychischen Belastung zu betrachten.

Psychische Beanspruchung ist die unmittelbare Auswirkung der psychischen Belastung im Individuum in Abhängigkeit von seinen jeweiligen überdauernden und augenblicklichen Voraussetzungen, einschließlich der individuellen Bewältigungsstrategien (nach: DIN EN ISO 100785-1; www.din.de, Stand 10.07.2012).

Ob und inwiefern die Anforderungen den Patienten körperlich und psychisch beanspruchen und belasten, hängt neben der jeweiligen Anforderung auch von seinen weiteren Lebensumständen (Risiko- und Schutzfaktoren) und seiner individuellen Fähigkeit ab, diese Herausforderungen zu bewältigen (Vulnerabilität und Widerstandsfähigkeit). Anforderungen, auf die ein Patient gut vorbereitet ist und zu deren Bewältigung er über geeignete Kompetenzen verfügt, beanspruchen und belasten ihn in geringerem Maße als Anforderungen, die er nicht bewältigen oder ertragen kann und die folglich zu seiner Über- oder Unterbeanspruchung führen.

Zu diesen Anforderungen zählen etwa solche, die

- *akut auftreten* und mit deutlichen negativen Konsequenzen verbunden sind, z. B. bei einem Gespräch über negative Befunderergebnisse, bei rasch notwendigen Entscheidungen über Behandlungsoptionen oder bei akut auftretenden Schmerzen, Übelkeit und Erbrechen,
- *wiederholt auftreten* und unterschwellig wirken, z. B. während der Erholungszeiten zwischen und den Wartezeiten während einzelner Zyklen einer Chemo- oder Strahlentherapie, bei Arztbesuchen oder in Situationen, in denen sich Freunde und Bekannte immer wieder nach dem Befinden des Patienten erkundigen,
- *permanent vorliegen* und längerfristig oder dauerhaft wirken, z. B. bei Haarverlust, reduzierter Libido, Spätfolgen von Operation, Chemotherapie und Bestrahlung oder Veränderungen im sozialen Bereich etwa in Beruf, Familie und Freizeit.

Zur übermäßigen psychischen Beanspruchung und Erschöpfung kommt es, wenn ein Patient über keine oder nur eingeschränkte Kompetenzen zur Bewältigung dieser Anforderungen und der mit ihnen einhergehenden psychischen Belastungen verfügt.

Die psychosozialen Anpassungs- und Bewältigungsbemühungen von Krebspatienten vollziehen sich jeweils in der konkreten psychischen und körperlichen Auseinandersetzung mit den Anforderungen einer Behandlungssituation. Sie werden dabei weniger durch die objektiven Faktoren dieser Behandlungssituation, wie etwa die Mitteilung des Tumorstadiums durch den Arzt, ausgelöst als durch den emotionalen Befindenszustand und die geistige Auseinandersetzung, die ein Ereignis bei einem Patienten hervorrufen. So kann etwa ein fehlendes Verständnis für die Bedeutung eines medizinischen Befundes kurzfristig ohne emotionale Belastungsreaktion bleiben, ein klares Verständnis desselben Befundes jedoch akute Stressreaktionen auslösen. In beiden Fällen lässt sich im Einzelnen aber nicht vorhersagen, welche längerfristigen Konsequenzen hinsichtlich der psychischen Anpassung an die Behandlungsphase mit diesen unterschiedlichen Formen des Krankheitsverständnisses verbunden sind, zu unterschiedlich können die beteiligten Faktoren im Einzelfall sein.

Das Empfinden, auch von mitunter massiver emotionaler Belastung, ist eine normale Begleiterscheinung einer Krebserkrankung, der Anforderungen einer Krebstherapie sowie der veränderten persönlichen und sozialen Lebensumstände und keinesfalls alleiniger Ausdruck abweichenden Verhaltens oder einer psychischen Störung. Belastungsempfindungen sind Anzeichen einer stattfindenden psychischen Auseinandersetzung mit und einer Anpassung an die Anforderungen und Belastungen der Krebstherapie und der neuen Lebenssituation.

Von einer gelungenen psychischen Anpassung an eine Krebserkrankung spricht man, wenn es zu einer »*adaptation to disease without continued elevations of psychological distress (e.g., anxiety, depression) and loss of role function (i.e., social, sexual, vocational)*« kommt (Helgeson and Cohen 1996, S. 136).

Die Belastungs- und Anpassungsreaktion ist von dem Zeitpunkt und der Art eines belastenden Ereignisses abhängig. Sie kann dabei sowohl in ihrer Zeitdauer als auch ihrer Art unterschiedlich ausfallen. Belastungs- und Anpassungsreaktionen, die einem belastenden Ereignis bzw. einer Stresssituation folgen, können in einen

- *kurzfristigen Verlauf*, d. h. einen Verlauf bis zur kognitiv-emotionalen Stabilisierung während einer einzelnen Behandlungssituation oder einen
- *mittelfristigen Verlauf* unterteilt werden, d. h. einen Verlauf bis zur Wiedererlangung weitgehender emotionaler Selbstregulation über mehrere Behandlungssituationen hinweg (vgl. Tab. 3.2).

Die psychische Anpassung an die Anforderungen und Belastungen verlaufen dabei stets in drei aufeinanderfolgenden Phasen (◘ Tab. 3.1).

Die Zeitdauer als auch die Art der akuten Belastungsreaktion fallen je nach Vulnerabilität oder Widerstandsfähigkeit der Patienten unterschiedlich aus (s. ◘ Abb. 3.1, Krankheitsbewältigungsmodell). Das letztendliche Ziel, emotionale Stabilität und das Erleben von Kontrolle wiederzuerlangen, bleibt jedoch in allen Fällen bestehen (◘ Tab. 3.2)

In dem Maße, in dem ein Patient besonders belastende oder traumatisierende Ereignisse zu bewältigen hat, können Unterschiede in der Dauer der Belastungsreaktionen auftreten. Vor allem aber wirken sich Faktoren aufseiten des Patienten auf die Dauer und Art der posttraumatischen Belastungsreaktion aus (Andrykowski u. Kangas 2010). Auch hier bleibt das letztliche Ziel, nämlich das Wiedererlangen von Selbstregulation, Hoffnung, Optimismus oder Lebenssinn in allen Fällen bestehen.

Besonders intensive emotionale Belastungen können während folgender konkreter Behandlungssituationen auftreten:

- *Früherkennung:* z. B. Tasten eines Knotens in der Brust bei der Selbstuntersuchung, Erhalten eines Briefes mit der Einladung zum Mammographiescreening, Warten auf ein Untersuchungsergebnis oder ein ärztliches Gespräch, wenn ein Verdacht auf eine Krebserkrankung gegeben ist.
- *Diagnosephase:* z. B. Situationen und Maßnahmen der diagnostischen Untersuchungen, die mit permanenten Orientierungsreaktionen auf vermeintlich »irrelevante« Hinweisreize einhergehen können (z. B. wenn Ärzte oder Pflegekräfte, die die Untersuchungshandlungen durchführen, einen Krebspatienten danach nicht ansehen oder in seiner Anwesenheit leise miteinander reden, aber auch bei Wartezeiten vor, während und nach Untersuchungsmaßnahmen oder vor Diagnosegesprächen, die mit vielfältigen psychologischen Erregungszuständen, Affektreaktionen und inneren Bildern, Vorstellungen und Erinnerungen einhergehen).
- *Erstbehandlung:* z. B. Belastungen und Anpassungsbemühungen während der Behandlungsplanungsgespräche, bei operativen Maßnahmen, Chemotherapiezyklen und/oder Radiotherapie, akut auftretenden Nebenwirkungen und ebenfalls in den vielen Situationen, in denen ein Krebspatient warten muss.
- *Nachsorge:* z. B. Belastungen und Anpassungsbemühungen während der Nachsorgetermine und -untersuchungen, einhergehend mit den erkrankungs- und behandlungsbedingten Spätfolgen und mit allen körperlichen Symptomen, wenn diese als Hinweis auf ein erneutes Vorliegen von Krebs interpretiert werden.
- *Behandlung bei fortschreitender Erkrankung:* z. B. Belastungen und Anpassungsbemühungen aufgrund des Vergleichs von Ereignissen der Ersttherapie mit solchen der aktuellen Behandlungssituation, die als deutlich belastender empfunden wird und dies oftmals auch ist.
- *Palliative Phase:* z. B. Belastungen und Anpassungsbemühungen während und nach ärztlichen Gesprächen zu den »nur noch geringen« Erfolgsaussichten einer kurativen, d. h. auf Heilung abzielenden Therapie, und der Einleitung einer palliativen, d. h. das Leben verlängernden und/oder die Lebensqualität noch sichernden Therapie.
- *Terminale Phase:* z. B. Belastungen und Anpassungsbemühungen begleitend zu Behandlungsmaßnahmen, mit denen versucht wird, die Folgen der Tumorprogression zu lindern, und den hier vorherrschenden Themen von Abschied, Trauer und Sinn.

Die psychische Belastung begleitet Krebspatienten über alle Phasen der Erkrankung und Behandlung gewissermaßen chronisch. Dabei

Tab. 3.1 Kurzfristiger Verlauf einer Belastungsreaktion und Anpassungsreaktion (Beispiel: Wiedererlangen der emotionalen Stabilisierung während der Diagnoseeröffnung).

Phase	Belastungsreaktionen	Zeitdauer
Phase I: Orientierungs-reaktion(en)	Physiologischer Erregungszustand (Handschweiß, Zittern, Schwindel, motorische Unruhe usw.) und psychophysiologische Regulationsbemühungen mit dem Ziel, die Situation nicht zu vermeiden und relevante Informationen aufnehmen zu können.	Bis zu einem persönlich relevanten Hinweisreiz (z. B. Mitteilung des Wortes »Krebs«).
Phase II: Affektreaktionen	Affektäußerungen (Schock, Wut, Tränen, körperliches Abwenden, entsetztes oder starrendes Blickverhalten usw.) und Regulation der Affektzustände (z. B. Tränen wegwischen, mit der Hand durch das Gesicht gehen, seine Sitzposition verändern) mit dem Ziel, die Affektäußerungen zu kontrollieren und sich seiner sozialen Umwelt wieder zuzuwenden.	Bis zum Ende des Affektzustandes (z. B. Aufhören des Weinens, Wieder-Zuwendung zum Arzt, Blickkontakt zum Arzt).
Phase III: Kognitiv-emotionale Reaktionen	Geistige Repräsentationen (Auftreten emotionaler und subjektiv relevanter Bilder, Vorstellungen und Erinnerungen) und verbale Äußerungen mit dem Ziel, die neuen Informationen zu bewerten und einzuordnen.	Bis zur subjektiv bewertenden Stellungnahme des Patienten zur erhaltenen Information.

Tab. 3.2 Mittelfristiger Verlauf einer Belastungsreaktion und Anpassungsreaktion (Beispiel: Wiedererlangen der Selbstregulation nach der Diagnoseeröffnung).

Phase	Belastungsreaktionen	Zeitdauer
Phase I: Initiale Reaktion	Unglaube, Verleugnung, Verzweiflung	ca. 1 Woche
Phase II: Dysphorie	Angst, depressive Stimmungslage, Schlafprobleme, Aufmerksamkeits- und Konzentrationsprobleme, Funktionsbeeinträchtigungen	ca. 1–2 Wochen
Phase III: Anpassung	Akzeptanz von Diagnose oder Informationen, Auseinandersetzung mit vorhandenen Behandlungsoptionen, wiederkehrender Optimismus und Rückkehr zu vertrauten Aktivitäten	Nach ca. 2 Wochen

kann sie stets durch Ereignisse ausgelöst werden, die vor, während oder nach einer konkreten Behandlungssituation auftreten. Die Belastungsreaktion kann intensiv hervortreten und unmittelbar nach einer Situation remittieren oder aber, einmal aufgetreten und das Erleben und Verhalten überdauernd beherrschen.

Die psychische Belastung eines Krebspatienten kann

- dauerhaft bestehen und intensiv empfunden werden, jedoch die Auseinandersetzung mit den Anforderungen der Erkrankung und Behandlung nicht wesentlich beeinträchtigen,

- sich während der akuten Therapiephase, insbesondere der Chemotherapie, verschlechtern, sich über den weiteren Krankheitsverlauf hinweg jedoch wieder verbessern,
- während der *transition points* kurzfristig gravierend und krisenhaft ausfallen und dann bei einem Teil der Patienten spontan zurückgehen, bei einem anderen Teil jedoch zu einer Chronifizierung der psychischen Belastung führen oder
- dauerhaft so ungünstig ausfallen, dass es dem Patienten von sich aus weder gelingt, zu einem emotionalen Gleichgewicht zu gelangen, noch den Anforderungen der Krebsbehandlung zu genügen.

In der psychoonkologischen Versorgung von Krebspatienten sind es vor allem das emotionale Befinden (▶ Abschn. 3.4) und die psychischen Belastungsreaktionen (▶ Abschn. 3.5) des Patienten, an denen sich bewerten lässt, welche Relevanz die Ereignisse einer Erkrankungs-, Behandlungs- oder sonstigen Lebenssituation für ihn haben und welche psychoonkologische Intervention davon ausgehend zu planen ist.

3.3 Krankheitsbedingte und -unabhängige Anforderungen und Belastungen

Die Vielzahl möglicher individueller Anforderungen und damit einhergehender Belastungsempfindungen, denen Krebspatienten ausgesetzt sind (vgl. Kasten III und IV), kann im Einzelnen kaum aufgeführt werden. Für die praktische Arbeit mit Krebspatienten ist jedoch ein möglichst umfassendes Verständnis ihrer Lebenssituation und somit die Beschreibung und Erklärung ihrer individuellen Problem- und Bedürfnislage zentral, um ihnen eine auf ihre individuelle Situation abgestimmte psychoonkologische Beratung und Behandlung anbieten zu können. Ebenso ist ein Verständnis gefordert, das sowohl gemeinsam mit ihnen erarbeitet als auch mit dem ärztlichen und pflegerischen Behandlungsteam geteilt werden kann. Zur Lebenssituation von Krebspatienten zählen sowohl deren private, gesellschaftliche und berufliche Situation (soziale Lebenssituation) als auch Situationen, die im Zusammenhang mit ihrer Krebserkrankung, Krebsbehandlung und Krebsnachsorge auftreten (Versorgungssituationen).

Zur allgemeinverständlichen Beschreibung und Erklärung der bio-psycho-sozialen Faktoren und Zusammenhänge, die das Erleben und Verhalten eines Krebspatienten bedingen, ist das Modell der Bewältigung krankheitsbedingter und krankheitsunabhängiger Anforderungen und Belastungen konzipiert worden (Kusch et al. 1996, Kusch u. Stecker 2005a,b), ◘ Abb. 3.1.

Auf der Basis dieses Krankheitsbewältigungsmodells lassen sich im psychoonkologischen Gespräch mit dem Krebspatienten die einzelnen Einflussfaktoren ermitteln, die in seiner jeweiligen sozialen Lebens- oder einer gegebenen Versorgungssituation aufgetreten sind und die individuelle Form der Krankheitsbewältigung des Patienten ausmachen. Die Zusammenhänge zwischen diesen Einzelfaktoren können beschrieben und gemeinsam mit dem Patienten nach Erklärungen gesucht werden. Sie können der Ableitung diagnostisch relevanter Kriterien dienen und die Grundlage für die Planung weitergehender psychoonkologischer Versorgungsmaßnahmen bilden.

Dem Krankheitsbewältigungsmodell entsprechend wirken sowohl Anforderungen und Belastungen, die allein aufgrund der Erkrankung und ihrer Therapie auftreten (krankheits- und behandlungsbedingte Anforderungen und Belastungen), als auch zusätzliche, eher krankheitsunabhängige Anforderungen und Belastungen auf die Krankheitsverarbeitung des Krebspatienten ein (▶ Kasten III und IV; Kusch u. Stecker 2005a).

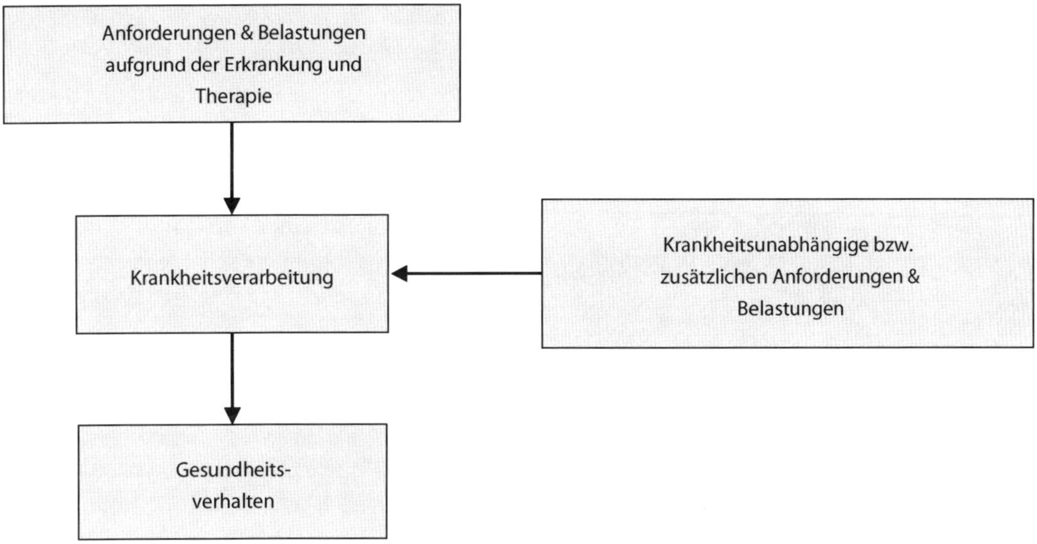

Abb. 3.1 Krankheitsbewältigungsmodell (Adaptiert nach Kusch et al. 1996, Kusch u. Stecker 2005a. Mit freundlicher Genehmigung des Verlags Vandenhoeck & Ruprecht)

- *Krankheits- und behandlungsbedingte Anforderungen:* Hierzu zählen Faktoren der Erkrankung und Behandlung sowie die Erfordernisse der Versorgung, die sich unmittelbar auf den Krebspatienten auswirken.
- *Krankheits- und behandlungsbedingte Belastungen:* Hierzu zählen die verschiedenen körperlichen, psychischen und sozialen Reaktionen, die mit den krankheits- und behandlungsbedingten Anforderungen einhergehen bzw. durch diese hervorgerufen werden.
- *Krankheitsunabhängige und zusätzliche Anforderungen und Belastungen:* Das Zusammenwirken aus Risiko- und Schutzfaktoren sowie der individuellen Vulnerabilität und Widerstandsfähigkeit des Krebspatienten kann zu einer besonderen Lebenssituation des krebskranken Patienten führen, die an ihn besondere Anforderungen stellt und ihn auch unabhängig von seiner Krebserkrankung und Krebstherapie belastet.

Je nachdem, wie die Krankheitsverarbeitung ausfällt, wird ein eher günstiger bzw. eher ungünstiger Umgang mit den Anforderungen und Belastungen einer Krebserkrankung und -therapie im Verhalten des Patienten beobachtbar. Dieser als Gesundheitsverhalten beschriebene Umgang betrachtet die Bewältigungsbemühungen des Krebspatienten stets als Ausdruck seiner vorhandenen Kompetenzen und nicht als Störung oder fehl-angepasstes Verhalten.

Kasten III: Krankheits- und behandlungsbedingte Anforderungen und Belastungen

Bio-medizinische Faktoren und Versorgungserfordernisse, die unterschiedliches Bewältigungsverhalten erfordern:

Erkrankung

- Risikofaktoren: lebensstilunabhängig vs. -abhängig (z. B. Gene, Alter, Ernährung,

Rauchen als mögliche Erkrankungsursache)
- Beginn: akut, schleichend, chronisch
- Schwere: insb. Tumorstadium
- Verlauf: schnell vs. langsam wachsend, invasiv, progredient …
- Prognose: kurativ, operabel vs. inoperabel, günstig bis ungünstig …

Behandlung
- Art: Operation, Chemotherapie, Bestrahlung, Hormontherapie …
- Wirkung: erfolgreich, vollständige Tumorentfernung, Resttumor, adjuvant, kurativ, organerhaltend, palliativ …
- Nebenwirkung: Schmerzen, Fatigue, Haarverlust, Amputation …
- Verlauf: einmalige Operation, zyklische Chemotherapie …
- Dauer: kurz, langwierig, mehrere stationäre Behandlungen …

Versorgungserfordernisse
- Gesundheitswissen: Wissen und Verständnis im Hinblick auf die Erkrankung und Behandlung
- Krankheitsverständnis: Einsicht in die Notwendigkeiten der Therapie und Nachsorge …
- Adhärenz (Therapietreue): Anforderungen an die Mitarbeit bei der Behandlungsplanung und -durchführung …
- Versorgungskoordination: Häufigkeit der notwendigen stationären Aufenthalte, Arztbesuche …
- Lebenssituation: Ausmaß der erforderlichen Lebensumstellung als Folge der Erkrankung und Behandlung …

Belastungsfaktoren, die aufgrund von Merkmalen der Krankheit und Behandlung auftreten:

▼

Körperliche Belastungen
- Symptomatik: Störungen von Verdauung, Schlaf, Libido, Schmerz, körperliche Schwäche, Vigilanz, Fatigue …
- Behinderung: kurz-, mittel- oder langfristig bestehende behandlungs- und/oder symptombedingte körperliche Funktionseinschränkungen (körperliche Leistungsfähigkeit, neurokognitive Störungen, Verwirrtheitszustände) ...
- »Entstellung«: kurz-, mittel- oder langfristig bestehende körperliche Veränderungen (u. a. durch Haarverlust, Operationsnarben, Brustamputation) ...

Psychische Belastungen
- kognitiv: eingeschränkte Konzentration, Aufmerksamkeit, Merkfähigkeit …
- emotional: Sorge, Angst, Trauer, Hilflosigkeit, Pessimismus, Verlust von Humor …
- selbstregulativ: Veränderung in Interessen, Zielen, Lebensplänen, Autonomie …

Soziale Belastungen
- familiär: Belastungen in der Partnerschaft, fehlende emotionale/soziale Unterstützung …
- sozioökonomisch: berufliche und finanzielle Lage, Wohnverhältnisse …
- gesellschaftlich: Einschränkungen hinsichtlich der Freizeitgestaltung, des Kontakts mit Kollegen, dem Eingebundensein in die Gemeinde ...

Neben den krankheits- und behandlungsbedingten wirken sich auch krankheitsunabhängige Faktoren auf die Krankheitsbewältigung aus (► Kasten IV).

Kasten IV: Krankheitsunabhängige und zusätzliche Anforderungen und Belastungen

Soziale Faktoren, die sich günstig oder ungünstig auf die Krankheitsbewältigung auswirken können (Risiko- und Schutzfaktoren):

Sozialer Kontext

- Soziale Unterstützung: Anzahl an Personen, die instrumentelle und/oder emotionale Unterstützung leisten können.
- Sozio-ökologische Verhältnisse:
  - Mikrosystem: persönliche Beziehungen zu signifikanten Personen, räumliche und ökonomische Gegebenheiten, Versicherungsstatus des Patienten, Verfügbarkeit von Transportmitteln ...,
  - Mesosystem: Beziehungen zu Freunden und Bekannten, gemeinsames Freizeitverhalten, Gemeindetätigkeit ...,
  - Exosystem: Faktoren auf Seiten der Bezugspersonen, Freunde und Bekannten des Patienten wie Bildungsstand, Beruf, Arbeitssituation, Beziehungen, Faktoren wie Distanz zur Klinik und ihre Erreichbarkeit mit Verkehrsmitteln ...,
  - Makrosystem: Versorgungsleistungen der Krankenkasse des Patienten, Versorgungsleistungen des erreichbaren Krankenhauses und des Gesundheitswesens bei Krebspatienten ... .

Familiäre und soziale Situation

- Lebenssituation des Patienten: alleinlebend, verheiratet, verwitwet, in eigener Wohnung oder im Pflegeheim wohnend, Führerschein, Berufstätigkeit ...,
- Soziale Unterstützung: Tatsächliche Unterstützung durch Familienmitglieder, Freunde und Bekannte ...,
- Interaktion der Familienmitglieder, Freunde und Bekannten: Tatsächlich gelebte Interaktionsformen wie gemeinsames Essen, Besuche, Telefon- und Briefkontakte, Freizeitgestaltung ...,
- Organisation der Familie und des Bekanntenkreises: i.S. des konkreten Verhaltens, um sich auf belastende Lebensereignisse einzustellen.

Sozialverhalten des Patienten (i.S. der Performanz)

- Selbstbestimmtes Verhalten in zurückliegenden belastenden Lebenssituationen: z. B. Hilfesuche, Aufrechterhaltung der gegebenen Lebensverhältnisse und Sozialbeziehungen ... .
- Beziehungsgestaltung zum Partner, zur Familie und zum Freundeskreis: z. B. starke Fürsorge der Kinder und des Partnes hinsichtlich Haushaltsführung, Einkaufen, »Bekochen« usw. oder Erhaltung von Sozialbeziehungen vorwiegend durch hohes Engagement des Patienten.
- Soziokulturelles Verhalten aufgrund von Einstellungen, Wertvorstellungen, religiösen und kulturellen Überzeugungen (im Sinne der soziokulturellen Eingebundenheit).

Persönliche Faktoren, die sich günstig oder ungünstig auf die Krankheitsbewältigung auswirken können (Vulnerabilität und Resiliance):

Körperliche Faktoren

- Alter, Geschlecht
- Körperlicher Zustand: Allgemeinbefinden, Gebrechen, chronische Krankheiten (I.S. der Komorbidität), Belastbarkeit ... .

▼

- Temperament/Persönlichkeit: Art und Weise, wie der Krebspatient agiert, reagiert und sich selber reguliert, d. h. sein Verhaltensstil:
  - Aktivität: Geschwindigkeit und Intensität der Motorik, Gestik und Mimik und des Sprechens, i.S. der Ausdruckskraft.
  - Reaktivität: Geschwindigkeit und Intensität, mit der er auf äußere Reize reagiert; seine Reagibilität.
  - Emotionalität/Affektivität: Art, Häufigkeit und Stärke der Gefühlsäußerungen, Stabilität bzw. Labilität der Stimmungen.
  - Soziabilität: Das grundlegende Bedürfnis nach Nähe zu anderen Personen und der grundlegende Stil, mit anderen umzugehen.

Psychische Faktoren

- Psychische Verfassung: Bekannte, diagnostizierte oder von dem Krebspatienten berichtete psychische Belastungen oder Störungen, die bereits vor Krankheitsbeginn vorlagen.
- Kognition: i.S. der intellektuellen Kompetenzen (Bildungsniveau), der Aufmerksamkeit, der Erinnerungsfähigkeit, des Lernens, der Kreativität, des Planens, der Orientierung, der Imagination, der Fähigkeit zur Argumentation, der Introspektion, des Willens, des Glaubens, der Attribution usw. …
- Emotionen/Emotionalität: i.S. der Emotionsqualitäten und der Fähigkeit zur Wahrnehmung und Kommunikation eigener Emotionen.
- Selbstregulation: i.S. von Lebensorientierung, Lebensplänen und -zielen sowie dem Festhalten an eigenen Plänen und Zielen (nicht i.S. der Selbstregulation nach akuter Belastung).

Psychosoziale Faktoren

- Kommunikation: i.S. der Fähigkeit und grundlegenden Bereitschaft, sich anderen Personen mitzuteilen.
- Interaktion: i.S. der Fähigkeit und grundlegenden Bereitschaft, mit anderen Menschen zu kooperieren.
- Flexibilität: i.S. der Fähigkeit und grundlegenden Bereitschaft, sich den durch andere Personen herbeigeführten, veränderten Lebensumständen anzupassen.

Das Zusammenwirken der einzelnen abhängigen und unabhängigen Faktoren führt nicht unmittelbar zu einer bewussten und reflektierenden Auseinandersetzung des Patienten mit den Einzelfaktoren, sondern primär zu einem bestimmten psychischen Befindenszustand, der sein Erleben, Fühlen, Denken und Handeln prägt (▶ Abschn. 3.4).

Der Befindenszustand lässt sich wie folgt charakterisieren:

- *Psychophysiologischer Erregungszustand:* Vegetative, sensorische, motorische und biologische Reaktionsmuster, die durch veränderte psychologische Situationen und Ereignisse bedingt sind, etwa innere Unruhezustände, Zittern, Schweißausbrüche, Nervosität oder Inaktivität, Taubheits- und Empfindungen körperlicher Lähmung.
- *Affekte, Stimmungen, Gefühle:* Affekte als intensive und kurz andauernde emotionale Regungen begleitet von körperlichen Reaktionen mit motivationaler Ausrichtung wie Fröhlichkeit, Wut, Ekel, Furcht, Angst, Hass, Trauer, Schuld und Scham; Stimmung als anhaltender emotionaler Zustand geringer Intensität, der nicht immer mit einer konkreten Ursache in Zusammenhang steht, wie gute Laune oder eine Verstimmung; Gefühle als länger bestehender

kognitiv-emotionaler Zustand mit Ausrichtung auf Ereignisse, Personen und Objekte.
- *Absichten und Motive:* Kognitiv-emotionaler und verhaltensbezogener Zustand, der daraufhin ausgerichtet ist, ein inneres oder äußeres Ziel zu erreichen, etwa das Streben nach sozialer Anerkennung, Sicherheit und Geborgenheit, Vertrauen, Selbstachtung und Selbstbestimmung sowie Unabhängigkeit und Verantwortung.

Krebspatienten befinden sich, wie jeder anderer Mensch auch, stets in einem emotionalen Zustand, der sich zwar verändern, jedoch niemals nicht vorhanden sein kann, vergleichbar der Atmung oder dem Puls (vgl. auch Bultz u. Carlson 2005). Das emotionale Befinden eines Patienten erscheint lediglich demjenigen Menschen als ein besonderer Zustand, mit dem er im Moment der Kontaktaufnahme konfrontiert ist (*Ausgangszustand*), und sein Befinden ist ein anderes, nachdem er sich mit seinem Mitmenschen ausgetauscht hat (*Folgezustand*, ► Kap. 4.5.2). Umgekehrt gilt das Gleiche: Das Befinden des Arztes, der Pflegekraft oder des Psychotherapeuten ist für den Krebspatienten jeweils der Ausgangszustand, der die Art seiner Kontaktaufnahme beeinflusst, und auf den er verändernd einwirkt.

Die von einem Krebspatienten in einem entsprechenden Befindenszustand wahrgenommenen Gefühle, Gedankeninhalte und Handlungsintentionen stellen die Grundlage seiner geistigen Auseinandersetzung mit seiner Krebserkrankung und Krebstherapie dar (► Abschn. 3.5).

- Die *Krankheitsverarbeitung* kann in mehrere Phasen der sozial-kognitiven Informationsverarbeitung aufgeteilt werden. In die Phase der Enkodierung, der Interpretation, der Reaktionssuche und der Reaktionsbewertung (◘ Abb. 4.2). Die innerpsychische Krankheitsverarbeitung wird durch die gegebenen emotionalen Belastungen bzw. den psychischen Stress des Krebspatienten massiv beeinflusst, ist jedoch auch die Hauptquelle seiner kognitiv-emotionalen Selbstregulation. Die Krankheitsverarbeitung ist der entscheidende Faktor, der zwischen den Anforderungen der sozialen Lebens- oder der Versorgungssituation, dem emotionalen Befinden und dem beobachtbaren Gesundheitsverhalten des Patienten vermittelt (► Kap. 4.5.2)
- Zum beobachtbaren *Gesundheitsverhalten* zählen sämtliche Bewältigungsreaktionen und Anpassungsleistungen eines Krebspatienten, seine Kommunikation, sein zielorientiertes Handeln ebenso wie seine spontanen körperlichen, kognitiv-emotionalen und sozialen Reaktionen. Das Gesundheitsverhalten zeigt sich in Bezug auf ein bestimmtes Gesundheitsziel als günstiges oder ungünstiges Verhalten.
  - Als *günstiges* Gesundheitsverhalten wird Verhalten bezeichnet, welches der Selbstregulation und dem selbstbestimmten Verhalten eines Krebspatienten ebenso dienlich ist wie den Erfordernissen der Krebsbehandlung.
  - Als *ungünstiges* Gesundheitsverhalten wird Verhalten bezeichnet, welches das Ausmaß der Selbstregulation und des selbstbestimmten Verhaltens einschränkt oder die aktive Beteiligung des Patienten an der Krebsbehandlung gefährdet.

Die psychoonkologische Versorgung des Krebspatienten geht von seinem beobachtbaren Gesundheitsverhalten aus und verfolgt dabei das Ziel, ihn zu stabilisieren, ihn in seiner Selbstregulation zu unterstützen, und ihn zu selbstbestimmtem Verhalten in seiner jeweiligen Lebenssituation zu befähigen. Das Ziel der psychoonkologischen Versorgung ist jedoch primär auf die Bewältigung der Anforderungen und Belastungen ausgerichtet, die mit einer Krebserkrankung, Krebstherapie und Krebsnachsorge einhergehen. Darüber hinaus möchte die psychoonkologische Versorgung auch zur Sicherung und Erhaltung des Behandlungserfolges beitragen.

Welcher Stellenwert einem krankheitsbedingten und -unabhängigen Faktor im konkreten Einzelfall zukommt, ergibt sich allein aus einer gemeinsam mit dem betroffenen Patienten durchgeführten fundierten Beschreibung und Erklärung seiner jeweiligen Lebens- und/oder Versorgungssituation und den von ihm angestrebten gesundheits-, behandlungs- oder lebensbezogenen Zielen (▶ Kap. 4).

3.4 Emotionale Belastung und emotionales Befinden

3.4.1 Emotionale Belastung

Jeder Krebspatient erlebt im Verlauf seiner Krebserkrankung und Krebstherapie Situationen und Ereignisse, die mit psychischem Stress, emotionalen Belastungen oder seelischem Leid einhergehen. Diese negativen Erfahrungen werden in der Psychoonkologie mit dem Begriff des *Distress* umschrieben (Bultz u. Carlson 2005, Bultz u. Holland 2006). Der *emotionale Distress* ist eine besondere Form des emotionalen Befindens eines Krebspatienten (▶ Abschn. 3.4.2). Er beschreibt einen Zustand der negativen emotionalen Gestimmtheit und des emotional negativ gefärbten Wahrnehmens und Denkens eines Krebspatienten und gilt in der Onkologie als sog. sechstes vitales Lebenszeichen (*sixth vital sign*; Bultz u. Carlson 2005, Bultz u. Holland 2006).

»*Distress*« ist definiert als »*a multifactorial unpleasant emotional experience of a psychological (cognitive, behavioral, emotional), social, and/or spiritual nature that may interfere with the ability to cope effectively with cancer, its physical symptoms and its treatment. Distress extends along a continuum, ranging from common normal feelings of vulnerability, sadness, and fears to problems that can become disabling, such as depression, anxiety, panic, social isolation, and existential and spiritual crisis*« (NCCN 2011a, p. DISS-2).

Der Begriff *Distress* beschreibt somit ein multifaktoriell bedingtes emotionales Missempfinden psychologischer, sozialer und/oder spiritueller Art, das die Fähigkeit beeinträchtigen kann, eine Krebserkrankung, ihre Symptome und ihre Behandlung effektiv zu bewältigen. Er bezieht sich im Wesentlichen auf die Zustände von Angst und Depression als auch auf Belastungen und Anpassungsprobleme, die im Zusammenhang mit dem Erleben der Krebserkrankung stehen (Bultz u. Carlson 2005). Der Distress von Krebspatienten wird vor dem Hintergrund eines dimensionalen Ansatzes betrachtet, in dem ein Krebspatient normale Gefühle der Verletzlichkeit, Trauer und Furcht empfindet, aber auch unter gravierenden Ängsten, Depressionen oder spirituellen Krisen leiden kann (Bultz u. Holland 2006).

Zur Entstehung von Distress tragen sowohl die Krebserkrankung und Krebstherapie als auch von diesen Einflüssen unabhängige Faktoren bei (▶ Abschn. 3.3; Kasten III und IV, s. Abb. 3.1). Die krankheits- und behandlungsbedingten Faktoren können sowohl psychosozialer als auch biologischer Art sein (Li et al. 2010). Zu den psychosozialen Faktoren zählen z. B. belastende Ereignisse im Rahmen der Diagnosestellung, einer Rezidiverkrankung oder der palliativen Therapiephase, Veränderungen im äußeren Erscheinungsbild, in der Lebensplanung oder der sozialen Rollenidentität sowie Situationen der Ungewissheit und Unsicherheit. Zu den biologischen Einflussfaktoren zählen u. a. die Erkrankungsschwere, die Nebenwirkungen und Begleiterscheinungen der Behandlung oder neurobiologische Veränderungen.

Neben den Einflüssen der krankheits- und behandlungsbedingten Faktoren auf die Entstehung emotionaler Belastungen spielen auch die eher krankheitsunabhängigen und zusätzlichen

Faktoren eine nicht unwesentliche Rolle. So können unabhängige Faktoren in dem Patienten selbst vorliegen, z. B. seine individuelle Belastbarkeit oder andere Persönlichkeitsmerkmale, und ihn gegenüber den krankheits- und behandlungsbedingten Faktoren vulnerabel oder invulnerabel machen. Außerhalb des Patienten bestehende Faktoren, wie z. B. das Fehlen oder Vorhandensein sozialer Unterstützung stellen Risiko- oder Schutzfaktoren dar. Der empfundene Distress von Krebspatienten gilt als der equifinale, d. h. der gemeinsame finale Pfad, der aus dem Zusammenwirken der biologischen, psychologischen und sozialen Einflüsse resultiert (Li et al. 2010).

Eine dimensionale Differenzierung emotionaler Belastungszustände, d. h. das Klären der Frage, ob eine Belastungsreaktion noch als normal oder bereits als klinisch relevant gilt, ist für die psychoonkologische Versorgung insofern bedeutsam, als normal belastete Krebspatienten trotz einer negativen emotionalen Stimmungslage dennoch zu positiven Gefühlszuständen in der Lage sind. Sie sind ebenso in ihrer Krankheitsverarbeitung noch weitgehend unbeeinträchtigt und neuen Lernerfahrungen gegenüber offen. Krebspatienten mit klinisch relevanten Problemen weisen diese Flexibilität nicht mehr auf und verfallen, wie es ein Krebspatient ausdrückt, in »einen Tunnelblick«, der sie nur noch das Negative sehen lässt.

Nicht allein der emotionale oder psychische Belastungszustand macht eine psychosoziale oder psychotherapeutische Intervention erforderlich, sondern auch die mit ihm verbundenen Auswirkungen auf die Krankheitsverarbeitung sowie das konkret beobachtbare Gesundheitsverhalten des Krebspatienten. Emotionaler Distress mit Angst und Sorge bei gleichzeitig realistischer Beurteilung der eigenen Lebenssituation und aktiver Teilnahme an der Krebsbehandlung erfordert ein anderes therapeutisches Eingreifen als etwa Trauer und Niedergeschlagenheit, die begleitet ist von der Vermeidung einer geistigen Auseinandersetzung mit der eigenen Erkrankung, der Unterdrückung aufkommender Gefühle, sozialem Rückzug und eingeschränktem Engagement an der Krebstherapie. Viele Krebspatienten können allerdings trotz Krebs und trotz erheblicher emotionaler Belastung ihr Leben aktiv gestalten und sich an ihrer Krebstherapie selbstbestimmt beteiligen (Coughlin 2008, Midtgaard et al. 2011).

Wichtig in der Beurteilung, ob sich ein subjektiv empfundener Belastungszustand günstig oder ungünstig auf die Krankheitsbewältigung auswirkt, ist daher die Frage, ob mit der Belastung auch Einschränkungen der aktuellen Funktionsfähigkeit des Patienten einhergehen. Ein eher ungünstiger emotionaler Zustand des Patienten mit einem erhöhten Risiko für klinisch relevante Belastungen und Störungen der psychosozialen Funktions- und Anpassungsfähigkeit kann vorliegen, wenn verschiedene Faktoren, sog. *red flags*, zusammenwirken (ACS/NCCN 2005):

- Andauernde Gedanken an den Krebs und/oder den Tod.
- Ein Gefühl der Niedergeschlagenheit und Trauer, das zur Vorstellung führt, man könne die Therapie nicht überstehen.
- Ein Gefühl der Wertlosigkeit und Nutzlosigkeit.
- Ein Gefühl des Überwältigt-Seins von Furcht bis hin zur Panik und einem übermächtigen Bedrohungsempfinden.
- Ein Gefühl, mit den Schmerzen, der Müdigkeit oder der Übelkeit nicht länger umgehen zu können.
- Ein Gefühl der Verzweiflung und Hoffnungslosigkeit.
- Essstörungen mit einem über Wochen andauernden Appetitmangel.
- Familiäre Probleme und sonstige, als nicht auflösbar erlebte Probleme.
- Konzentrationsschwächen, nicht zusammenhängende Gedanken und plötzlich auftretende Gedächtnisprobleme.

- Probleme der Entscheidungsfindung und ungewöhnlich lange Unentschiedenheit.
- Schlafprobleme oder eine auf weniger als 4 Stunden reduzierte Schlafphase.
- Ungewöhnliche Irritierbarkeit und Ärger.
- Zweifel an der eigenen religiösen Überzeugung oder am eigenen Schicksal.

Die in ihrer Art und Ausprägung unterschiedlichen Dimensionen des emotionalen Distresses werden mit verschiedenen psychometrischen Instrumenten erfasst (Herschbach u. Weis 2008, Mitchell 2007, Vodermaier u. Millman 2011). So wird z. B. zur Erfassung emotionaler Befindenszustände die *Profile of Mood States* (POMS, Baker et al. 2002), zur Identifikation der allgemeinen emotionalen Belastung das sogenannte *Distress Thermometer* (NCCN 2011a, Roth et al. 1998) und zur Identifikation der psychischen Belastung bei Krebspatienten die *Hospital Anxiety and Depression Scale* eingesetzt (HADS; Herrmann-Lingen et al. 2011, Vodermaier u. Millman 2011).

Beim Einsatz der *Profile of Mood States* lassen sich Belastungszustände wie Niedergeschlagenheit und Angst, Müdigkeit, Tatendrang und Missmut identifizieren, die sich auf die geistige Auseinandersetzung (kognitive Informationsverarbeitung und Repräsentation) von Krebspatienten auswirken (Gould et al. 2010). Je nachdem, ob ein Krebspatient unter Ängsten oder unter Niedergeschlagenheit leidet, erlebt und verarbeitet er seine Lebenssituation und die Ereignisse im Zusammenhang mit seiner Erkrankung und Behandlung sehr unterschiedlich (Lehto u. Cimprich 2009, Lyubomirsky et al. 2006, Primo et al. 2000, Whitaker et al. 2009). Die Berücksichtigung des allgemeinen emotionalen Distresses sowie der Ängste und Depressionen ist daher von besonderer Relevanz für die psychoonkologische Versorgung krebskranker Menschen (Mitchell 2007, Vodermaier u. Millman 2011).

Beim Einsatz psychometrischer Verfahren wie dem *Distress Thermometer* oder der *Hospital Anxiety and Depression Scale* erweisen sich bis zu 57 % aller Krebspatienten als allgemein belastet oder anpassungsgestört sowie bis zu 38 % als hoch ängstlich und bis zu 20 % als hoch depressiv. Unter Einsatz von klinischen Interviews hingegen gelten 48 % als anpassungsgestört, 18 % als ängstlich und 13 % der Krebspatienten als depressiv (Mitchell 2007, 2010b). Psychische Belastungszustände, bei denen Ängste und Depressionen gemeinsam auftreten, werden bei 10–12,4 % aller Krebspatienten vorgefunden (Boyes et al. 2011, Brintzenhofe-Szoc et al. 2009), wobei die tatsächliche Komorbidität noch höher zu sein scheint (Massie 2004).

Im Vergleich zur Allgemeinbevölkerung kommen Ängste und Depressionen bei Krebspatienten bis zu 4-mal häufiger vor (Hinz et al. 2010, Mitchell et al. 2011a). Dalton und Mitarbeiter (2009) konnten in einer Bevölkerungsstudie zeigen, dass im Zeitraum von bis zu zehn Jahren nach der Diagnose einer Krebserkrankung das Risiko, an einer Depression zu erkranken, bei Krebspatienten im Vergleich zur nicht an Krebs erkrankten Bevölkerung um das 1,3 bis 2-fache erhöht ist.

Wie sich psychische Belastungen im Verlauf einer Krebserkrankung und Krebstherapie entwickeln, ist Gegenstand der neueren psychoonkologischen Forschung. Krebspatienten erleben intensive emotionale Belastungen insbesondere an den »*transition points*«, wie etwa beim Übergang in die Nachsorge, bei einer Rezidiverkrankung, in fortgeschrittenen Krankheitsstadien oder während der palliativen und terminalen Phase (Hewitt et al. 2004). Auch während besonderer, als kritisch erlebter Ereignisse im Therapieverlauf wie operative Eingriffe, die Chemotherapie oder Bestrahlung, Nachsorgeuntersuchungen oder unerwartete körperliche Symptome können sie mit intensiven emotionalen Belastungen reagieren (Hewitt et al. 2004, 2006). Diese Ereignisse im Verlauf einer Krebserkrankung können den emotionalen Distress eines Patienten sowohl aufrecht erhalten als auch erstmals oder erneut auslösen. Erst Langzeitstudien zum Verlauf der emotionalen Belastung können zeigen, wann psychische Belastungen bei Krebspatienten entstehen und wie sie verlaufen. Unmittelbar nach Diagnose und stationärer Aufnahme in ein Krankenhaus ist die emotionale Belastung vieler Krebspatienten besonders ausgeprägt (CMP 2007, Massie et al. 2011, Singer et al. 2009), scheint jedoch in den folgenden Monaten deutlich zurückzugehen (Mehnert u. Koch 2007). Henselmans und Mitarbeiter (2010) konnten bei Frauen mit Brustkrebs im Verlauf von sechs Monaten nach Diagnosestellung vier Verläufe der emotionalen Belastung identifizieren. Danach erleben 36,3 % der Patientinnen keine und 33,3 % eine Belastung während der akuten Behandlungsphase. 15,2 % der Patientinnen erleben Belastungen bei Beginn der Nachsorge und 15,2 % eine chronische, d. h. über alle Phasen bestehende emotionale Belastung. Verantwortlich für die unterschiedlichen Verläufe waren Persönlichkeitsfaktoren, Art und Ausmaß der körperlichen Beschwerden im Zusammenhang mit der Krebstherapie und Kompetenzen der Krankheitsbewältigung. Lam und Mitarbeiter (2012) konnten zeigen, dass sich Frauen mit Brustkrebs im Verlauf von acht Monaten nach einem operativen Eingriff in 66 % der Fälle als emotional widerstandsfähig erweisen, 12 % erholen sich nach den Belastungen ihrer Operation schnell und weitere 7 % verzögert. 15 % der Patientinnen weisen dagegen eine chronische psychische Belastung auf. Bei chronischen psychischen Belastungen, die über die ersten acht Monate einer Krebstherapie bestehen, lassen sich noch nach sechs Jahren deutliche psychische Belastungen sowie eine reduzierte soziale Anpassung nachweisen.

Zum Verlauf der psychischen und körperlichen Funktionsfähigkeit innerhalb von 55 Monaten nach einer Krebsdiagnose beobachteten Helgeson und Mitarbeiter (2004) bei Frauen mit Brustkrebs in 43 % der Fälle eine gute und stabile Funktionalität, in 18 % eine verlangsamt einsetzende, aber sich zunehmend verbessernde, in 26 % eine geringe Funktionsfähigkeit mit sprunghaft ansteigender Verbesserung und in 12 % eine deutlich reduzierte und erst nach 43 Monaten sich langsam verbessernde psychische Funktionsfähigkeit. Aspekte des Selbstbildes, des Optimismus und der wahrgenommenen Kontrolle sowie die soziale Unterstützung scheinen den unterschiedlichen Verläufen zugrundezuliegen. Insgesamt betrachtet sind bei etwa 15 % aller Frauen mit Brustkrebs bereits zu Beginn der Krebstherapie Risikofaktoren vorzufinden, die einen chronischen Verlauf psychologischer Belastungen und Funktionsbeeinträchtigungen zur Folge haben. Die Früherkennung gerade der besonders risikobehafteten Patientinnen und Patienten wird zu einer zentralen Aufgabe der psychoonkologischen Forschung.

Emotionale Belastungszustände zeigen sich in besonders gravierenden Fällen in Form einer voll ausgeprägten, syndromalen psychischen Störung (Mitchell et al. 2011a). Sind die Kriterien einer psychischen Störung erfüllt, so lassen sich die Probleme des betroffenen Krebspatienten nicht länger allein als eine Form der emotionalen Belastung bezeichnen, sondern sind in den Kategorien psychischer Störungen zu beschreiben. Die kategoriale Differenzierung erfolgt mit Hilfe strukturierter Interviews und unter Verwendung der DSM-IV (Saß et al. 2003) oder der ICD-10 (Dilling et al. 2011). Krebspatienten mit psychischen Störungen haben ebenso wie emotional hoch belastete Patienten Einschränkungen im Erleben und Verhalten. Diese können jedoch bei den Krebspatienten mit psychischer Störung bereits vor Beginn ihrer Erkrankung bestanden haben, unabhängig von ihrem Krankheits- und Therapieverlauf sein oder in dessen Folge zu einer weiteren psychischen Destabilisierung des Patienten führen und chronifizieren.

Unter Verwendung der DSM- oder ICD-Kriterien zeigt sich, dass die Prävalenz voll ausgeprägter psychischer Störungen bei Krebspatienten geringer ausfällt als die Häufigkeit emotionaler Belastungen oder klinisch relevanter Belastungen bzw. subsyndromaler psychischer Störungen (Mitchell et al. 2011a). Dabei werden in den Prävalenzstudien die Zeiträume, auf welche sich die Angaben beziehen, nur selten angegeben. Folgende Prävalenz psychischer Störungen gemäß DSM werden von Mitchell und Mitarbeitern (2011a) bei onkologisch erkrankten und bei Patienten in palliativer Versorgung berichtet.

Bei Patienten mit onkologischen Erkrankungen:
- 38,2 % für alle Formen psychischer Störungen
- 20,7 % für alle Formen einer Depression
- 16,3 % für Depressive Störungen (gemäß DSM und ICD)
- 14,9 % für Major Depression
- 19,2 % für nicht anders spezifizierte Depressionen
- 19,4 % für Anpassungsstörungen
- 10,3 % für Angststörungen
- 2,7 % für Dysthyme Störungen

Bei Krebspatienten in palliativer Versorgung:
- 29,0 % für alle Formen psychischer Störungen
- 24,6 % für alle Formen einer Depression
- 16,5 % für Depressive Störungen (gemäß DSM und ICD)
- 14,3 % bei Major Depression
- 9,6 % für nicht anders spezifizierte Depressionen
- 15,4 % für Anpassungsstörungen
- 9,8 % für Angststörungen

Die Zeitpunktprävalenz post-traumatischer Störungen gemäß DSM liegt bei Krebspatienten bei 2,4–6 % und die Lebenszeitprävalenz bei 8,7–20 % (Andrykowski u. Kangas 2010, Mehnert u. Koch 2007).

Auch die An- und Zugehörigen von Krebspatienten können unter psychischen Störungen leiden. So erfüllen z. B. die Angehörigen von Frauen mit fortgeschrittenem Brustkrebs in 13 % der Fälle die Kriterien einer psychischen Störung nach DSM-IV, in 8 % diejenigen einer Panikstörung, in 4,5 % die Kriterien einer Major Depression, in 4 % die einer post-traumatischen Störung und in 3,5 % die Kriterien einer generalisierten Angststörung (Vanderwerker et al. 2005).

Bei Krebspatienten ist mit dem Vorliegen psychischer Störungen in etwa 30–40 % aller Fälle auszugehen (Mitchell 2007, Mitchell et al. 2010). Die Untersuchungen von Mitchell und Mitarbeitern (2007, 2010, 2011a) finden nur geringe Unterschiede bei der Prävalenz psychischer Störungen in Abhängigkeit von Behandlungssetting, Geschlecht oder Alter, wobei Aussagen über den Einfluss der Art der Krebserkrankung und der Erkrankungsdauer bislang als nicht hinreichend fundiert zu betrachten sind.

In wie vielen Fällen psychische Störungen bei Krebspatienten tatsächlich bereits vor Beginn der Krebserkrankung vorliegen, ob sie häufiger vorliegen als in der Allgemeinbevölkerung und wie sie sich im Verlauf einer Krebserkrankung und Krebstherapie entwickeln, kann bislang nicht abschließend beurteilt werden, da entsprechende Langzeituntersuchungen und Vergleichsstudien noch ausstehen.

Stark und Mitarbeiter (2002) konnten bei Krebspatienten Angststörungen nach ICD-10 vorfinden, die in 31 % der Fälle mehr als 6 Monate bis 2 Jahre vor der Krebsdiagnose entstanden sind und in 38 % der Fälle im Zeitraum von 6 Monaten vor bis 6 Monate nach der Krebsdiagnose. In 31 % der Fälle entwickelten sich die Angststörungen erst 6 Monate nach der Krebsdiagnose. Laut Stark und Mitarbeiter (2002) bestehen somit etwa ein Drittel der während einer Krebserkrankung vorgefundenen Angststörungen bereits vor der Diagnose einer Krebserkrankung.

Bringmann und Mitarbeiter (2008) fanden unter Verwendung der DSM-IV bei stationär behandelten Krebspatienten im Zeitraum von drei Jahren einen Anstieg psychischer Störungen von 29 % auf 44 %. Bei 18 % der Krebspatienten entstanden die psychischen Störungen erst im Verlauf der ersten 6–18 Monate, bei 38 % zwischen dem 24. und 36. Monat nach Beginn der Krebstherapie. Während der gesamten Zeitperiode von 3 Jahren konnten Bringmann und Mitarbeiter (2008) bei 51 % ihrer untersuchten Krebspatienten eine psychische Störung feststellen, die zum ersten Mal in deren Leben aufgetreten ist. Dies konnten auch Stark und Mitarbeiter (2002) bestätigen, nach denen sich etwa zwei Drittel aller Angststörungen erst infolge der Krebserkrankung und Krebstherapie entwickeln.

In den ersten fünf Jahren nach der Krebsdiagnose haben nach Mitchell und Mitarbeitern (2011a) etwa ein Sechstel aller Krebspatienten eine syndromale Depression und etwa ein Drittel eine Depression oder Anpassungsstörung. Ähnliche Ergebnisse werden von Burgess und Mitarbeitern (2005) bei Frauen mit Brustkrebs berichtet, die Angststörungen und/oder Depressionen gemäß DSM-III zum Diagnosezeitpunkt bei 33 %, im dritten Monat bei 24 % und im 12. Monat nach Diagnosestellung bei 15 % vorfanden. Die Prävalenz von Angst und Depression lag im Verlauf des ersten Jahres bei 48 %, im zweiten bis vierten Jahr bei 25 % und im fünften Jahr bei 15 %. Damit gehen sowohl die Zeitpunkt- als auch die 12-Monats-Prävalenz von Angststörungen und Depressionen bei Frauen nach Diagnose einer Brustkrebserkrankung kontinuierlich zurück.

Die Ergebnisse entsprechen in etwa denen von Bringmann und Mitarbeitern (2008), wonach affektive Störungen über den Verlauf der ersten drei Jahre einer Krebserkrankung bei 13–16 % der Patienten vorliegen. Dagegen nehmen in diesem Zeitraum dysthyme Störungen von 0 % auf 13 % und Angststörungen von 8 % auf 27 % zu. Im dritten Jahr nach Behandlungsbeginn bildeten soziale Phobien mit 7 %, spezifische Phobien mit 10 % und generalisierte Angststörungen mit 11 % die vorherrschenden Symptombilder.

Ob anhand von ICD und DSM die psychische Belastungssituation von Krebspatienten überhaupt angemessen beschrieben und identifiziert werden kann, bleibt derzeit noch offen und wird kontrovers diskutiert (▶ Abschn. 3.5; Andrykowski u. Kangas 2010, Miller u. Massie 2010, Levin u. Alici 2010, Li et al. 2010).

Unabhängig von dieser Debatte besteht ein Problem der angemessenen Beschreibung psychischer Befindenszustände von Krebspatienten darin, dass mit dem Begriff »Distress« und den Studien zur Prävalenz psychischer Belastungen und Störungen nur die negativen Ausprägungen des allgemeinen emotionalen Befindens von Krebspatienten beschrieben werden. Selbst wenn sich der emotionale Distress als eine angemessene und für Krebspatienten normale Belastungsempfindung darstellt und psychische Störungen als Extremausprägungen dieser Distressreaktion konzipiert werden (Bultz u. Carlson 2005, Bultz u. Holland 2006), bleibt die Beschreibung der psychischen Verfassung von Krebspatienten unvollständig. Ein trotz der Erkrankung bestehendes positives emotionales Befinden, das nicht Ausdruck von Belastung und Distress ist, sondern ein Gefühl der Selbstkompetenz, der Hoffnung und des Vertrauens oder sogar der »Freude trotz Krebs«, lässt sich mit der belastungsorientierten oder psychopathologischen Konzeption und Definition des *emotional distress* bzw. der psychischen Störungen nicht fassen.

Dass positive Affekte und Emotionen auch bei Krebspatienten auftreten, sich mit zunehmender Erfahrung als Krebspatient ausdifferenzieren und in allen Phasen einer Krebserkrankung vorliegen können, zeigen neuere psychoonkologische Studien (Dasch et al. 2010, Groarke et al. 2011, Lai et al. 2012, Park et al. 2008, Rabkin et al. 2009, Sarna et al. 2005, Schroevers et al. 2011). So berichten etwa 63 %

der älteren Patienten mit Lungenkarzinom von positiven Bewertungen im Zusammenhang mit ihrer Erkrankung, und 53 % erleben ihre Erkrankung als »Herausforderung« (Sarna et al. 2005). Krebspatienten berichten von negativen, aber auch von positiven Auswirkungen, die ihre Krebserkrankung auf ihre Krankheitsbewältigung, ihr Selbstkonzept, ihre soziale Zusammengehörigkeit oder auf ihren Glauben bzw. ihre Spiritualität hatte (Lai et al. 2012). Sie berichten etwa davon, dass sie aufgrund der Erkrankung erleben, persönlich stärker zu sein, als sie dachten, oder dass sie gelernt hätten, sich an Lebensumstände anzupassen, die durch ihr Handeln nicht veränderbar sind, oder dass sie sich über die Bedeutung naher persönlicher Beziehungen bewusst geworden sind.

Bei Krebspatienten sind positive wie negative Gefühle wichtige Teile ihres Allgemeinbefindens und damit auch Aspekte der psychoonkologischen Arbeit. Die negativen wie positiven Erscheinungsbilder des Befindens sind dabei

- der beobachtbare Ausdruck der ersten spontanen Reaktion auf Ereignisse, Eindrücke, Informationen oder akut auftretende Anforderungen, die während der Krebsbehandlung auf einen Krebspatienten einwirken (Groarke et al. 2011),
- das Ergebnis seiner dauerhaften Bemühungen, die Anforderungen und Belastungen während einer Krebserkrankung und Krebstherapie zu bewältigen (Kernan u. Lepore 2009, Schroevers et al. 2011), sowie
- der Ausdruck eines sich verändernden Allgemeinbefindens, das sich aus den Erfahrungen, Ängsten und Hoffnungen im Verlaufe der Erkrankung und Behandlung gebildet hat (Dasch et al. 2010).

In der Praxis ist nicht allein der *emotionale Distress*, sondern das gesamte *emotionale Befinden* eines Krebspatienten dasjenige, was der Therapeut in jedem Kontakt mit ihm vorfindet und unmittelbar erlebt. Es ist Ausdruck desjenigen, was den Patienten innerlich bewegt, ihn antreibt und ihn schließlich auch belastet. Das emotionale Befinden ist bzw. enthält gewissermaßen das behandlungsrelevante »Material« und ist oftmals Ausgangspunkt der psychotherapeutischen Arbeit.

3.4.2 Emotionales Befinden

Das *emotionale Befinden* ist ein Begriff, mit dem sowohl die positiven als auch die negativen Affekt-, Stimmungs- oder komplexen Gefühlszustände einer Person in einer bestimmten Situation beschrieben werden können. Nach Russel (2003) gehen Affektzustände mit einer positiven oder einer negativen Valenz sowie mit einer geringen bis extremen physiologischen Erregung einher und beeinflussen einfache Reflexe, Wahrnehmungs-, Verhaltens- und Denkprozesse bis hin zum Erleben komplexer Gefühlszustände. Emotionale Befindenszustände können sowohl als Reaktion auf äußere wie innere Reize entstehen als auch situationsunabhängig sein und frei flottieren. Sie können eine weitgehend automatisch und ohne eine bewusste Reflexion ablaufende Episode sein oder bewusst erlebt, beschrieben und kommuniziert werden.

Betrachtet man den Krebspatienten in seinem Lebensumfeld, so befindet er sich stets in einer bestimmten (Lebens-)Situation und in einem bestimmten Affektzustand (*core affect*, vgl. Russell 2003). Dieser grundlegende Affektzustand oder auch die Grundstimmung des Patienten wirkt auf seine Wahrnehmung, sein Denken und sein Verhalten ein und wird wiederum durch vielfältigste innere und äußere Ursachen beeinflusst, die ihm jedoch oft nicht bewusst zugänglich sind. Nimmt der Patient Veränderungen in seiner Grundstimmung wahr, sucht er nach einem Zusammenhang dieser Veränderung mit inneren oder äußeren Ursachen und bewertet diesen. Diese Bewertung wiederum mündet in das Erleben eines umschriebenen, aber dennoch komplexen Gefühlszustandes, wie etwa der Furcht, des Ärgers oder der Freude (*discrete emotions*). Der Prozess, über den aus der persönlichen Grundstimmung komplexe Gefühle entstehen, lässt sich wie folgt beispielhaft beschreiben (*emotional episodes*, vgl. Russell 2003, Posner et al. 2005):

Komplexe Gefühle entstehen durch die Wahrnehmung des eigenen angenehmen oder unangenehmen Befindenszustandes mit unterschiedlicher Intensität (*core affect*), wie etwa der inneren Anspannung während des Wartens auf einen Untersuchungsbefund, und dessen Veränderungen, etwa einer unangenehmen Zunahme der inneren Anspannung (*affective quality*). Diese Veränderung des Befindenszustandes wird einem Objekt oder Ereignis zugeschrieben, das die Aufmerksamkeit des Patienten erregt (*attributed affect*), etwa dem ernsten Gesichtsausdruck des eilig am Patienten vorbeigehenden behandelnden Arztes. Die Zuschreibung (*attribution*) erfolgt derart, dass z. B. der wahrgenommene Gesichtsausdruck des Arztes als Ursache für die empfundenen Gefühle gewertet wird, was durchaus sein kann, jedoch nicht sein muss. Der ernste Gesichtsausdruck des Arztes wird zudem bewertet (*appraisal*). Er wird vielleicht mit der zurückliegenden Untersuchung in Zusammenhang gebracht. Aufgrund der Ernsthaftigkeit des Arztes, der empfundenen inneren Anspannung des Patienten und weiterer Bewertungsprozesse kann die Vermutung im Patienten entstehen, dass er mit einem negativen Untersuchungsbefund rechnen muss. Die Interpretation hat Rückwirkungen auf den Affektzustand des Patienten, ist aber auch von einer unmittelbaren Verhaltensreaktion gefolgt. Diese kann etwa in der Annäherung bestehen und sich in der Aufnahme des Blickkontaktes mit dem Arzt und der Frage, ob ihn etwas Schlimmes erwarte, äußern oder auch in dem ausdrücklichen Vermeiden von Blickkontakt und einem Auf- und Abgehen im Wartezimmer (*instrumental action*). Jede dieser Reaktionen zielt dabei darauf ab, den grundlegend negativen Affektzustand zu verändern (*affect regulation*).

In dem Maße, in dem der aktuell empfundene Affektzustand eines Patienten mit Erfahrungen übereinstimmt, die er bereits gesammelt hat und ggf. auch begrifflich bestimmen kann, entsteht ein von ihm selbst wahrnehmbares Gefühl (*discret emotion; emotional meta-experience*). Ähnelt der aktuelle Affektzustand etwa den in der näheren oder weiter zurückliegenden Vergangenheit des Patienten erlebten und geistig repräsentierten Erfahrungen von *Furcht* (*fear prototype*), so wird er in seiner Mimik und Gestik Furcht äußern und sich unmittelbar als besorgt erleben. Er kann seine Situation aber auch als Katastrophe bewerten oder sich aufdrängende Gedanken erleben wie »Jetzt darf ich den Arzt bloß nicht mit meiner Angst anstecken« (*emotional meta-experience/meta kognitive judgements*).

Der wahrgenommene Gefühlszustand und die damit einhergehenden Gedanken, in diesem Fall die erlebte Furcht oder Gedanken der Sorge, der Katastrophe oder der Unsicherheit, können nun wiederum selbst Ausgangspunkt von Regulationsbemühungen sein (*emotion regulation*; Russell 2003, Gross 2007). Dies kann z. B. darüber geschehen, dass ein Patient seine Ängste zum Ausdruck bringt und den Arzt bedrängt, ihn möglichst direkt aufzuklären, »damit die Angst weggeht«, oder indem er sich innerlich zurückzieht, seine aufkommenden Gefühle unterdrückt, »um den Arzt nicht zu beunruhigen«, sich aber für aufklärende Informationen verschließt, »um keine Angst mehr zu haben«.

Russell und Mitarbeiter (2003, Posner et al. 2005) haben die möglichen Grundaffekte einer Person in einem Circumplex Modell dargestellt und damit die verschiedenen Affektzustände auf den Dimensionen positiv-negativ und aktiviert-inaktiviert angeordnet. Nach Badr und Mitarbeitern (2006) lassen sich grundlegende Befindenszustände auch bei Frauen nach Brust-

und Ovarialkrebstherapie auf allen vier Dimensionen des Circumplex Modells wiederfinden. Im Tagesverlauf von einer Woche beschrieben sich die untersuchten Frauen als zufrieden, entspannt und ruhig (positiv-inaktiver Affekt), als passiv, dösig und müde (negativ-inaktiver Affekt) sowie als traurig, ängstlich und nervös (negativ-aktiver Affekt) und stimuliert, lebhaft und schwungvoll (positiv-aktiver Affekt). Die Befindenszustände waren bei den einzelnen Frauen über die Tage hinweg mehr oder minder stabil, wobei körperliche Symptome wie Fatigue und Schmerz stärker mit negativen Grundaffekten einhergingen.

In Anlehnung an das Circumplex Modells nach Russel (2003) lassen sich sehr unterschiedliche Befindenszustände beschreiben. Neben ihrer positiven und negativen Valenz und Erregungsintensität können Affekte einen starken Situationsbezug aufweisen (Affektzustand; *affect quality/attributed affect*) oder weitgehend situationsüberdauernd und -unabhängig sein (Stimmungszustand; *mood*), sie können weitgehend automatisch und ohne eine Beteiligung des Bewusstseins ablaufen bzw. dem Bewusstsein zugänglich sein und von diesem kontrolliert werden. Werden die eigenen Affekte wahrgenommen, bewertet und mit persönlichen Erfahrungen verbunden, so liegen komplexe Gefühle vor (Gefühlszustand; *emotional meta experience*), die die subjektive, erlebensbezogene und dem Bewusstsein zugängliche Seite einer Emotion darstellen (Russell 2003).

Zu den mit situationsbezogenen Affektreaktionen einhergehenden und bewusst erlebbaren Emotionen gehören:

- Ekel, als Empfindung von Abneigung und Widerwillen, wenn etwa Maßnahmen wie eine Koloskopie oder Hygienemaßnahmen durchgeführt werden müssen,
- Ärger, wenn Personen, Ereignisse oder Bedingungen den Patienten an dem Erreichen eines Zieles bzw. an der Befriedigung eines Bedürfnisses hindern,
- Furcht, wenn die persönliche Integrität oder die körperliche Unversehrtheit bedroht wird, wie etwa die Furcht vor einer Rezidiverkrankung,
- Angst, wenn ein Patient seine Ziele und Hoffnungen in Gefahr sieht, was in der Folge bis zur Vermeidung oder zum Abbruch von therapeutischen Maßnahmen führen kann,
- Trauer, wenn Ziele und Hoffnungen als unerreichbar oder endgültig verloren bewertet werden, etwa bei Patienten mit Störungen der Sexualität nach operativen Eingriffen oder Hormontherapie,
- Scham, wenn ein Patient aufgrund seines Verhaltens den Respekt oder die Zuneigung anderer oder seine Selbstachtung gefährdet sieht, weil er etwa trotz seiner Krebserkrankung weiter raucht,
- Schuld, wenn ein Patient (vermeintlich) entgegen seinen inneren Vorstellungen und Werten handelt oder gehandelt hat und sich deshalb selbst Schuld an seiner Krebserkrankung gibt oder als
- Freude, wenn ein Wunsch des Patienten in Erfüllung geht, wie etwa das Ende einer stationären Therapiephase, die körperliche Genesung oder das Überwinden der »fünf Jahre nach der Therapie«.

In der Psychoonkologie sind vor allem die situationsabhängigen und situationsunabhängigen Befindenszustände der Angst und Depression Gegenstand intensiver Forschung (z. B. *state anxiety*, *trait anxiety*, *mood state*, Badr et al. 2006, DeVries et al. 2009, Gould et al. 2010, Lim et al. 2011, Montgomery u. McCrone 2010, Peters et al. 2008, Rabkin et al. 2009, Van Esch et al. 2011, 2012). Die situationsbezogenen Ängste von Krebspatienten sind dabei an konkrete Ereignisse oder Phasen einer Krebserkrankung und Krebstherapie gebunden wie etwa die Diagnosemitteilung (Hyodo et al. 1996), eine Untersuchung wie z. B. die Kolposkopie (gynäkologisches Untersuchungsverfahren; Hellsten et al. 2008), die Chemotherapie (Lim et al. 2011) oder der ersten Therapiephase (Van Esch et al. 2011, 2012). Die situationsunabhängigen Ängste und Depressionen werden im Allgemeinen und bei Krebspatienten als Ausdruck einer persönlichen Neigung oder Disposition betrachtet, dauerhaft in positiven, insbesondere aber negativen Affekt- oder Stimmungszuständen zu verharren oder leicht in diese zu geraten und darin verhaftet zu bleiben (*positive affectivity, negative affectivity*, Posner et al. 2005, Clark et al. 1994, vgl. auch Groarke et al. 2011, Mols et al. 2011, Schroevers et al. 2011, *optimism, extraversion, neuroticism*; Bostock et al. 2009, Brown u. Barlow 2009, vgl. auch Aarstad et al. 2008, 2011, Chan et al. 2011, Dasch et al. 2010, Hinnen et al. 2008, Lai et al. 2010, Van Esch et al. 2011a,b, Zakowski et al. 2011). Entsprechende Studien konnten zeigen, dass Patienten mit situationsunabhängiger Angst (DeVries et al. 2009, van Esch et al. 2011) oder mit Depressionen (Van't Spijker et al. 1997) oder solche mit situationsabhängiger Angst und Depressionen (Van Esch et al. 2012) bei Behandlungsbeginn auch im weiteren Verlauf der Krebserkrankung und Krebstherapie in ihrem ängstlichen und depressiven Zustand verbleiben.

Die Neigungen von Patienten, auf belastende Ereignisse und Situationen mit negativen Emotionen, Stimmungsschwankungen, Verhaltenshemmung sowie Hemmung von positiven Gefühlen zu reagieren, wird allgemein als eine Ursache für die Entwicklung psychischer Störungen wie Angststörungen und Depressionen betrachtet (Brown u. Barlow 2009). Ein zugrunde liegendes Ursachenmodell ist dabei das *Tripartite Model* (Clark et al. 1994). Dieses Modell geht davon aus, dass Ängsten eine erhöhte physiologische Erregung und Depressionen die Unlust oder fehlende Freude zugrunde liegt. Zudem sind Ängste und Depressionen mit einem gesteigerten Empfinden negativer Affekte (*negative affectivity*) verbunden. Dieses Modell stimmt mit dem Modell zur Entstehung komplexer Gefühle nach Russel (2003) sehr gut überein, wonach Ängste mit negativen Affekten und erhöhter Erregung und Depressionen mit negativen Affekten und reduzierter Erregung verbunden sind. Das Modell dient ebenso der Erklärung, warum in der Allgemeinbevölkerung und bei Krebspatienten Ängste und Depressionen häufig gemeinsam auftreten (Brown u. Barlow 2009, Mitchell et al. 2011a, Rodgers et al. 2005).

Das *Tripartite Model* kann jedoch nicht hinreichend erklären, wie emotionale Belastungen, Ängste und Depressionen entstehen und über welche Mechanismen sie aufrecht erhalten werden. Um Hinweise auf die Entstehung komplexer Emotionen bei Krebspatienten und deren Beteiligung an der Aufrechterhaltung emotionaler Belastungen und psychischer Störungen zu finden, können das dargestellte Modell der Entstehung von Emotionen nach Russel (2003) und neuere Modelle der Regulation emotionaler Befindenszustände (▶ Abschn. 3.4.3; Gross 2007, Gross u. Barrett 2011) herangezogen werden.

Die Krebserkrankung verändert die affektive Grundstimmung (*core affect*) eines Patienten nachhaltig und führt zu einem negativen Befindenszustand, der über lange Phasen der Krebserkrankung und Krebstherapie als Zustand einer negativen Stimmung aufrecht erhalten bleibt, sich jedoch während kritischer Ereignisse und Situationen auch in Form einer intensiven Affektreaktion zeigen kann. Zu den ungünstigen Einflüssen auf die Grundstimmung zählen dabei bio-medizinische Faktoren wie die Tumorerkrankung, die Krebsdiagnose oder belastende körperliche Empfindungen wie Schmerz oder Fatigue und psychische Faktoren wie etwa Ängste und Sorgen, intrusive Vorstellungen und Gedanken und soziale Belastungsfaktoren wie z. B. eine unzureichende soziale Unterstützung. Krebspatienten mit stabilen emotionalen Befindenszuständen leiden dabei vor allem unter dem Rückgang positiver Affektzustände (Schroevers et al. 2011, Voogt et al. 2005), während Krebspatienten mit der Neigung zu negativen Befindenszuständen eher in ihrer Tendenz verstärkt werden, sich emotional belastet zu fühlen (Aarstad et al. 2008, 2011, Mols et al. 2011, Van't Spijker et al. 1997). Da sich positive und negative emotionale Affektzustände gegenseitig eher ausschließen (Brown u. Barlow 2009, Lai et al. 2012, Russell 2003), verbleiben viele Krebspatienten aufgrund der bestehenden Bedrohung über längere Zeit in einem Zustand der negativen Affektivität oder negativen Stimmung (*attributed affect*), der sich zudem noch selber aufrechterhalten oder verstärken kann.

In einem negativen Befindenszustand (*affective quality*), z. B. bedingt durch intensives Bedrohungsempfinden, erlebt sich der Patient insgesamt als verändert, achtet anders auf seine Umwelt und denkt anders als in einem positiven Befindenszustand ohne Bedrohung bzw. ohne Bedrohungsempfinden. Je nach Befindenszustand kommt es auch zu Fehlern oder Störungen in den Wahrnehmungs-, Zuschreibungs-, Denk- oder Bewertungsprozessen des Patienten (*attentional bias, misinterpretation*; *mood congruent thinking, appraisal bias*; Forgas 2007, Joormann u. Siemer 2011, Papageorgiou u. Wells 2004, Posner et al. 2005, Russell 2003):

- Bei Aufmerksamkeitsfehlern (*attentional bias*) handelt es sich um die Tendenz, die eigene Aufmerksamkeit auf negative Informationen aus der Umwelt zu lenken, was z. B. dazu führen kann, dass ein Ereignis als Bedrohung interpretiert und entsprechend verarbeitet wird (Joormann u. Siemer 2011; vgl. Chan et al. 2011, Hellsten et al. 2008).
- Bei der Fehlzuschreibung (*misattribution*) wird einem vorliegenden Befindenszustand eine andere als die tatsächliche Ursache zugeschrieben, etwa wenn körperliche Symptome vermeintlich als Ursache für das eigene negative Empfinden gewertet werden (Russell 2003, vgl. Badr et al. 2006).
- Beim stimmungskongruenten Denken (*mood congruent thinking*) handelt es sich um die Neigung, uneindeutige Informationen oder Situationen der Unsicherheit in einer Art zu interpretieren, die mit dem eigenen Befindenszustand übereinstimmt, wodurch es zu Fehlbewertungen kommen und sich der eigene Befindenszustand noch intensivieren kann (Forgas 2007, Joormann u. Siemer 2011, vgl. Peters et al. 2008).
- Die Fehlbewertung (*appraisal bias*) ist eine Form der automatischen Bewertung einer Situation, die eine Person an einer alternativen Betrachtung und Bewertung (*reappraisal*) hindert, indem sie zumeist unwillkürlich und ohne bewusste Kontrolle zu einem bestimmten Gefühlserleben führt, bevor die Neubewertung überhaupt beginnen kann. Eine Veränderung des einmal eingeschlagenen Denkvorganges wird so erschwert (Joormann u. Siemer 2011, Kissane et al. 2011).

Dieser Einfluss von Affekten auf das Erleben und Denken ist auch bei Krebspatienten zu beobachten (Badr et al. 2006, Chan et al. 2011, Kissane et al. 2011, Peters et al. 2008).

Erstens. Geben Patienten zum Beispiel zu erkennen, dass sie vornehmlich negative Informationen wahrnehmen (*attentional bias*), so erweisen sie sich als negativer gestimmt, verhaltensgehemmt und weniger optimistisch als Patienten, die mehr auf positive Informationen achten (Chan et al. 2011). Krebspatienten, die selektiv negative Informationen wahrnehmen (*negative attentional bias*), grübeln dabei gehäuft über ihre Erkrankung, die möglichen Ursachen und auch die Behandlung, ohne dabei zu einem zufriedenstellenden Ergebnis zu gelangen (*negative-cancer related rumination*). Hingegen gelangen Patienten, die selektiv positive Informationen wahrnehmen, zu einer für sie selbst konstruktiven Lösung. Erstere entwickeln laut Chan und

Mitarbeiter (2011) im weiteren Verlauf ihres »Grübelns« (*rumination*) eher Symptome einer post-traumatischen Störung, während letztere durch ihr intensives Nachdenken auch positive Veränderungen erleben oder positive Konsequenzen ziehen (*post-traumatic growth*; Tedeschi u. Calhoun 2004).

Zweitens. Bei einem Teil der Krebspatienten wird angenommen, dass es einen Zusammenhang zwischen ihrer Stimmungslage und ihrer Neigung gibt, das eigene Befinden körperlichen Symptomen zuzuschreiben (*misattribution*; Badr et al. 2006). Bei ihnen gehen beispielsweise Veränderungen der affektiven Grundstimmung mit Veränderungen des Symptomempfindens (etwa Fatigue, Schmerz, Übelkeit) einher. Diese vermeintliche Fehlzuschreibung kann darauf zurückgeführt werden, dass Patienten in einem negativen Affektzustand stärker auf ihr körperliches Befinden achten als Patienten in einem positiven Affektzustand und sie bereits leichtere Schwankungen ihres körperlichen Befindens wahrnehmen und/oder diese eher als unangenehm bewerten.

Drittens. Traurig verstimmte Krebspatienten nehmen in Situationen der Unsicherheit und in Gesprächen mit für sie schwer interpretierbaren Informationen eher traurig stimmende Informationen wahr und verarbeiten diese intensiver als positive Informationen (*mood congruent thinking*; Peters et al. 2008). Sie neigen zudem dazu, sich weniger intensiv mit der kognitiven Verarbeitung weiterer, relevanter Informationen zu befassen. Uneindeutigen oder schwer interpretierbaren Informationen wird in positiven emotionalen Zuständen dagegen weniger intensiv nachgegangen, jedoch werden sie systematischer verarbeitet als in negativen Befindenszuständen.

Viertens. Die negative Stimmungslage einer Person beeinflusst auch ihre kognitive Flexibilität und Bewertung (*appraisal bias*), z. B. indem bei einer Problemlösung nicht alle relevanten Informationen abgerufen werden, sondern bevorzugt solche, die mit dem aktuellen Befindenszustand übereinstimmen. Die Beeinträchtigung kognitiver Prozesse aufgrund von intensiven Belastungszuständen von Krebspatienten äußert sich z. B. in Problemen (Kissane et al. 2011)

- der *emotionalen Argumentation*, etwa der Überzeugung, dass aufgrund eines bestehenden Angstgefühls tatsächlich eine Gefahr besteht oder etwas Schlimmes passiert sein muss,
- des *unlogischen Denkens*, etwa der Überlegung, dass es nie zu einer Verbesserung des Befindens kommen wird, wenn man sich nicht unmittelbar besser fühlt,
- des *Katastrophierens*, etwa der Vorstellung, alles werde nur noch schlimmer und man könne gleich aufhören, sich gegen den Krebs zu wehren,
- der *selektiven Aufmerksamkeit*, etwa der ausschließlichen Konzentration auf die Nebenwirkungen einer Chemotherapie,
- der *Vergrößerung*, etwa der Überbetonung der Vorstellung, dass ein körperliches Symptom ein klarer Hinweis auf eine vorliegende Rezidiverkrankung sei,
- dem »*Alles-oder-Nichts-Denken*«, etwa der Meinung, dass es bei einem Fehlschlag der Therapie sinnlos sei, noch irgendetwas zu tun,
- der *Personalisierung*, der negativen Zuschreibung von Ereignissen zu Personen, wie etwa der Meinung, selbst schuld an der Krebserkrankung zu sein.

Durch emotionale Belastungen hervorgerufene Fehler im Wahrnehmen, Denken, Bewerten und schließlich auch im Verhalten können sowohl an der Entwicklung von Emotionen beteiligt sein als auch in deren Folge auftreten (Joormann u. Siemer 2011, Werner u. Gross 2010).

Nach Gross und Mitarbeitern (Gross 1998, 2007, Gross u. Barrett 2011) kann ein Patient seine Emotionen regulieren, bevor eine voll ausgeprägte Emotion entsteht (*antecedent-focused emotion regulation*) oder nachdem er ein Gefühl wahrgenommen hat (*response-focused emotion regulation*). Der Patient versucht dabei, sein emotionales Befinden sowohl im Entstehungsprozess als auch nach der Entstehung von Emotionen so zu beeinflussen, dass er angenehme Befindenszustände aufrecht erhält oder zu diesen wieder zurückkehrt (▶ Abschn. 3.4). Eine Dysregulation des emotionalen Befindens kann dabei aus Unerfahrenheit, Missgeschick oder einer psychischen Störung (Joormann u. Siemer 2011) resultieren (▶ Abschn. 3.5).

Das emotionale Befinden von Krebspatienten schließt seinen emotionalen Distress ebenso ein wie sein emotionales Wohlbefinden. Es ist ein Zustand negativer oder positiver Valenz mit geringer bis intensiver physiologischer Erregung. Das Befinden kann als unmittelbare Reaktion auf innere oder äußere Einflüsse entstehen oder ein situationsüberdauernder Stimmungszustand sein, der sich als eine Neigung oder Disposition des Patienten beschreiben lässt. Es kann dem Patienten als sein persönlicher Gefühlszustand bewusst werden oder ohne Beteiligung der bewussten Reflexion ablaufen. Sowohl im Prozess der Entstehung als auch nachdem ein voll ausgeprägtes Gefühl entstanden ist, kann der Patient regulierend auf seine Emotionen einwirken. Dabei muss er als ersterkrankter Krebspatient noch lernen, wie er sich und seine Gefühle in den vielen neuen Lebenssituationen während seiner Erkrankung und Behandlung kontrolliert und steuert. Ist der Patient durch seine inneren Gedanken und Gefühle und/oder durch die an ihn gestellten äußeren Anforderungen akut überwältigt, so kann ihm die Regulation seiner Emotionen kaum gelingen. Wird er im Prozess seiner Regulationsbemühungen jedoch begleitet und unterstützt, so erwirbt er die erforderlichen Regulationsstrategien und wird zunehmend selbst-kompetent. Ist der Patient aufgrund dauerhafter psychischer Belastungen oder einer psychischen Störung darin behindert, kompetente Strategien der Regulation seines emotionalen Befindens zu erwerben, so benötigt er eine professionelle psychoonkologisch-psychotherapeutische Unterstützung.

3.4.3 Regulation des emotionalen Befindens

Die Regulation des emotionalen Befindens ist definiert als »*the processes by which individuals influence which emotions they have, when they have them, and how they experience and express these emotions. Emotion regulatory processes may be automatic or controlled, conscious or unconscious, and may have their effects at one or more points in the emotion generative process*« (Gross 1998, S. 275). Damit umfasst die Regulation des emotionalen Befindens nach Gross (1998 2007) sowohl die Regulation der Affekte als auch komplexer Emotionen und sowohl die Regulation der Entstehung von Emotionen als auch deren Äußerungsformen. Unabhängig davon, an welcher Stelle des emotionalen Geschehens bewusst oder unbewusst eingegriffen wird (*attribution, appraisal*, Russell 2003), verfolgt der Patient mit seiner Selbstregulation das Ziel, den aktuell bestehenden emotionalen Zustand (*Ausgangszustand*) in einen neuen, günstigeren Befindenszustand zu überführen (*Folgezustand*; ▶ Abschn. 3.3; ▶ Kap. 4.5.2; Kusch u. Stecker 2005a,b; Russell 2003).

Das Modell der Regulation von Emotionen nach Gross und Mitarbeitern (Gross 2007, Gross u. Barrett 2011, Werner u. Gross 2010) orientiert sich am Entstehungsprozess emotionaler Zustände. Entsprechend diesem Modell kann der Krebspatient in jeder Phase des Entstehungsprozesses und auch danach auf seine Emotionen regulierend einwirken. Diese Kompetenz bedeutet aber auch, dass sein Einwirken ein Bestandteil der Entstehung seines emotionalen Befindens ist und dass er seine Emotionen auch selbst generiert und aufrecht erhalten kann (Gross u. Barrett 2011, Russell 2003). Beeinträchtigungen dieser Kompetenz, sei es durch extreme äußere Stressoren (z. B. die Krebsdiagnose), durch körperliche Einwirkungen (z. B. *chemo brain*, Fatigue, Schmerz usw.) oder innerpsychische Dispositionen (z. B. *negative affectivity*) wirken sich unmittelbar auf die Grundstimmung (*core affect*) des Krebspatienten und somit auf sein Erleben und Verhalten aus. Die Strategien der Regulation von Emotionen unterscheiden sich danach, an welchem der 5 Punkte in der Emotionsentstehung sie primär ansetzen (Gross 2007), etwa an der

- *Situationsselektion*, d. h. dem Aufsuchen oder Vermeiden von Personen, Objekten oder Situationen mit dem Ziel, bestimmte emotionale Zustände zu verhindern oder herbeizuführen, etwa der Absage eines Nachsorgetermins, um aufkommenden Rezidivängsten auszuweichen, oder dem Besuch einer Informationsveranstaltung, um ein Gefühl der Sicherheit zu erlangen.
- *Situationsmodifikation*, d. h. dem Einwirken auf Personen, Objekte oder Situationen, um diese so zu verändern, dass eine erwünschte emotionale Auswirkung der Situation eintritt oder eine unerwünschte vermieden wird, etwa die aktive Mitgestaltung eines Behandlungsgespräches oder das fatalistische Hinnehmen der Situationen, mit denen ein Patient im Behandlungsverlauf konfrontiert wird.
- *Aufmerksamkeitslenkung*, d. h. der Steuerung der Aufmerksamkeit, nachdem eine Situation eingetreten ist, etwa als Aufmerksamkeitszuwendung oder -abwendung, als Konzentration auf die relevanten Bedeutungsaspekte einer Situation oder als perseverierende Aufmerksamkeitslenkung auf das eigene emotionale Befinden.
- *Kognitive Veränderung*, d. h. der Bewertung, Interpretation oder Neubewertung einer Situation mit dem Ziel, ihren emotionalen Gehalt oder die Intensität der damit verbundenen Emotionen zu verändern. Dies kann etwa durch Abwehrmechanismen, soziale Vergleichsprozesse, *kognitives Reframing* in Form eines Perspektivenwechsels, mit dem einer Situation nicht nur negative, sondern nun auch positive Attribute zugeschrieben werden können, oder der kognitiven Umbewertung erfolgen mit dem Ziel, die aufkommende Belastung zu lindern.
- *Reaktionsmodulation*, d. h. der Modulation des Emotionsausdrucks in seinen physiologischen, behavioralen und expressiven Komponenten durch die Unterdrückung aufkommender Gefühle oder ihrer expressiven Äußerung oder auch durch aktive Entspannung.

Auf einer übergeordneten Ebene unterscheidet Gross (2007) zwischen antezedenz-fokussierter Regulation von Emotionen (Situationsselektion, -modifikation, Aufmerksamkeitslenkung und kognitive Veränderung), die stattfindet, bevor die physiologischen und verhaltensbezogenen Komponenten eines bewusst wahrgenommenen, subjektiven erlebten Gefühls (*emotional meta experience*, Russell 2003) entstehen, und der reaktions-fokussierten Regulation von Emotionen (Reaktionsmodulation), die einsetzt, nachdem die Emotion vollständig ausgebildet ist (*emotional response*, Joormann u. Siemer 2011). Die antezedenz-fokussierte Regulation, etwa im Sinne der aktiven Bewältigung einer Situation oder auch ihrer Neu- und Umbewertung, soll nach Gross (2007; Werner u. Gross 2010) auf längere Sicht positivere Effekte haben als die response-fokussierte Regulation, insbesondere die Unterdrückung des Emotionsausdrucks. Sind die antezedenz-fokussierten Regulationsstrategien durch eine situationsüberdauernde negative Grundstimmung (*core affect*, Russell 2003; *negative affectivity/neuroticism*; Brown u. Barlow 2009) und zudem durch Beeinträchtigungen der Aufmerksamkeitslenkung und kognitiven Informationsverarbeitung (▶ Abschn. 3.4.2; *attentional bias, misinterpretation; mood congruent thinking, appraisal bias*; Joormann u. Siemer 2011, Russell 2003) verändert, so kommt es zur Dysregulation der eigenen emotionalen Befindenszustände. Diese kann im ungünstigen Fall bis zur Entwicklung von Anpassungsstörungen, post-traumatischen Störungen sowie zu Angststörungen und Depressionen als eine Reaktion auf die Anforderungen und Belastungen einer Krebserkrankung und Krebstherapie führen.

Neuere Untersuchungen bestätigen, dass Beeinträchtigungen in der Regulation von Emotionen ein klinisch bedeutsames Merkmal psychischer Störungen sind (Bradley et al. 2011) und bei über 75 % aller Störungen nach DSM-IV vorliegen (Werner u. Gross 2010). Die Dysregulation des emotionalen Befindens lässt sich dabei nicht allein als Folge der negativen Affekt- und Stimmungszustände der Patienten betrachten, sondern ebenso als eine Form eines dysfunktionalen Einsatzes emotions-regulierender Strategien nach Belastungssituationen (Bradley et al. 2011, Ehring u. Quack 2010). Eine beeinträchtigte Fähigkeit zur Regulation von Emotionen ist sowohl bei Patienten mit psychischen Störungen (Aldao et al. 2010, Eftekhari et al. 2009), bei älteren ängstlichen und depressiv verstimmten Menschen (Orgeta 2011a,b) als auch bei Menschen nach traumatisierenden Lebensereignissen (Ehring u. Quack 2010, Moore et al. 2008, Stanton u. Low 2012) nachgewiesen worden.

Bei Krebspatienten können Beeinträchtigungen in der Fähigkeit zur Regulation ihres emotionalen Befindens als eine normale, wenn auch dysfunktionale, d. h. nicht zielführende Reaktion auf die Anforderungen und belastenden Erfahrungen im Zusammenhang mit der Erkrankung und Therapie betrachtet werden. Ob das Bemühen um die Regulation von Emotionen bei ihnen einen günstigen oder ungünstigen Effekt hat, ob es in ein emotionales Wachstum oder zu Distress, Angst oder Depression führt, ist in großem Maße davon abhängig, welche Einflüsse und Ereignisse der Krebserkrankung und -therapie auf den Patienten einwirken, wie kompetent er in seinen Regulationsbemühungen ist, zu welchem Zeitpunkt der Emotionsentstehung er regulierend eingreift und welche soziale Unterstützung er dabei erfährt.

In der realen Lebenssituation von Krebspatienten können dabei alle denkbaren krankheits- und behandlungsbedingten sowie zusätzlichen, eher krankheitsunabhängigen Faktoren die Entstehung und Regulation seiner emotionalen Befindenszustände beeinflussen (vgl. Kasten III und IV). Zumeist sind es jedoch eher wenige Aspekte, die ursächlich an einer gelungenen oder misslungenen Regulation des emotionalen Befindens beteiligt sind. Hierzu zählen die

- Strategie, sich der Auseinandersetzung mit der Krebserkrankung und Krebstherapie zu nähern (*approach*) oder diese zu vermeiden (*avoidance*; Manne et al. 2001, Primo et al. 2000, Roesch et al. 2005),
- Strategie, über seine Erkrankung ergebnisorientiert nachzudenken (*re-appraisal*) oder nicht zielführend zu grübeln (*rumination*; Chan et al. 2011, Galfin u. Watkins 2012, Lyubomirsky et al. 2006, Morris u. Shakespeare-Finch 2011, Whitaker et al. 2009), sowie die
- Strategie, die eigenen Gefühle anderen gegenüber zu äußern (*expression*) oder emotionale Äußerungen zu unterdrücken (*suppression*; Anagnostopoulos et al. 2010, Giese-Davis et al. 2008, Iwamitsu et al. 2005a,b; Julkunen et al. 2009, Schlatter u. Cameron 2010, Zakowski et al. 2003, 2011).

Die verschiedenen Formen der kognitiv-emotionalen Auseinandersetzung des Krebspatienten mit seiner Krebserkrankung und Krebstherapie werden im Folgenden dargestellt.

3.5 Formen der kognitiv-emotionalen Auseinandersetzung mit Krebs

Die Konfrontation mit einer Krebserkrankung und Krebstherapie führt zu intensiven Emotionen und drängt den Patienten zur geistigen Auseinandersetzung mit Fragen, auf die nur die wenigsten Patienten vorbereitet sind, auf die es nur selten definitive Antworten gibt, die aber mit folgenschweren Konsequenzen für ihn verbunden sein können. Die emotionalen Belastungen von Krebspatienten zeigen sich in ihrem emotionalen Befinden als negative Affektzustände mit Ängsten und Ärger oder negative Stimmungszustände mit Niedergeschlagenheit, Trauer oder Depressionen. Dabei muss dem Patienten sein emotionales Befinden nicht immer bewusst zugänglich und als Gefühlszustand erleb- und kommunizierbar sein. Zumeist befindet er sich, wie Menschen überhaupt, in einem affektiven oder Stimmungszustand, der unterschwellig wirkt, nicht selbst zum Gegenstand der geistigen Reflexion wird, sich aber dennoch auf das Erleben, Denken und Verhalten auswirkt.

Der Zugang zur geistigen Auseinandersetzung eines Patienten mit seiner Krebserkrankung und -therapie erfolgt vorwiegend über seine verbalen Äußerungen, in denen er einer anderen Person persönliche Informationen über sich selbst, seine Erfahrungen, Gedanken und Gefühle mitteilt. Die Erzählungen stellen eine Art Selbsteröffnung dar und erfüllen wichtige Funktionen (Forgas 2011, Hamilton et al. 2007, Manne et al. 2010a, Porter et al. 2009, Yoo et al. 2010), wie die

- Erfahrung einer größeren emotionalen Nähe zu wichtigen Bezugspersonen, weil mit diesen bedeutungsvolle Inhalte der Selbstenthüllung geteilt werden können (*Intimität*),
- Bestätigung und Anerkennung seiner selbst durch den anderen (*Validierung und Bestätigung*),
- größere Einsicht in sich selbst sowie ein kohärenteres Bild seiner selbst (*Einsicht und Identitätsbildung*),
- Differenzierung des Gefühls für sich selbst durch das Erleben verschiedener Aspekte seiner selbst (*Selbst-/Affektdifferenzierung*),
- emotionale und physiologische Entlastung von schmerzhaft oder beschämend empfundenen Vorstellungen, Gedanken oder Erfahrungen (*Katharsis*) sowie das
- Erleben persönlicher Authentizität durch die Mitteilung und Bestätigung von Äußerungen über sich selbst und sein Erleben (*Authentizität*).

Erst wenn sich Patienten in einer vertrauensvollen Beziehung selbst öffnen, kann ihre Auseinandersetzung mit ihrer Lebenssituation verstanden werden, lassen sich belastende Gefühle und Gedanken lindern und beeinträchtigte Informationsverarbeitungsprozesse günstig beeinflussen (Bricker u. Tollison 2011, Carmack et al. 2011, Hagedoorn et al. 2011, Zakowski et al. 2011).

Bei den meisten Krebspatienten sind die Berichte und Erzählungen nicht durch ihr aktuelles emotionales Befinden, ihre Ängste oder Depressionen oder ihre Wahrnehmung, Erinnerung und Informationsverarbeitung beeinträchtigt. Einige Krebspatienten leiden jedoch so erheblich unter zurückliegenden Erlebnissen und Erfahrungen, unter aktuellen körperlichen, emotionalen und psychosozialen Belastungen oder unter psychischen Störungen, dass ihre kognitive Informationsverarbeitung und Erinnerungsfähigkeit beeinträchtigt wird (Beckjord et al. 2008, Clarke 2011, Cordova et al. 2001, Costa-Requena et al. 2011, Harper et al. 2007, Kernan u. Lepore 2009, Owen et al. 2006). Vielen dieser Patienten gelingt es nicht, ihre eigenen emotionalen Befindenszustände so zu regulieren, dass sie die Anforderungen und Belastungen ihrer Krebserkrankung und -therapie bewältigen und sich an ihre neuen Lebensumstände anpassen können.

Auf dem Kontinuum einer funktionalen bis dysfunktionalen Regulation von Emotionen (Gross 2007, Werner u. Gross 2010) können psychische Belastungen und Störungen entstehen, wenn

- traumatisierende Ereignisse oder Krisensituationen zu besonders intensiven emotionalen Reaktionen führen,
- eine Person (noch) keine situationsadäquaten emotionsregulierenden Strategien entwickelt hat, z. B. solche, die für die Bewältigung einer lebensbedrohlichen Erkrankung erforderlich sind,
- eine Person geneigt ist, eine oder mehrere emotionsregulierende Strategien immer wieder einzusetzen, wie etwa bei Personen mit situationsunabhängiger Angst, bei bestehendem Neurotizismus oder einer vermeidenden Persönlichkeit,
- die Strategien zur Regulation des emotionalen Befindens zwar entwickelt sind, jedoch falsch, inflexibel, kontextunangemessen und nicht zielführend eingesetzt werden, etwa wenn ein Patient zwar genau weiß, wie er in einer Situation *eigentlich* handeln sollte, dies jedoch unterlässt, oder ein ängstlicher Patient seine um seinen eigenen Tod kreisenden Gedanken zwar bewusst erlebt, diese jedoch nicht mitteilt, oder wenn
- die Fähigkeit zur Regulation von Emotionen z. B. durch körperliche Zustände wie Demenz, chronische Müdigkeit oder Schmerzzustände beeinträchtigt ist.

Der dimensionale Ansatz erlaubt es, die geistige Auseinandersetzung eines Krebspatienten mit den Anforderungen und Belastungen seiner Erkrankung, Behandlung und Lebenssituation als Ausdruck seiner Regulationsbemühungen zu verstehen (Cameron u. Jago 2008, Giese-Davis et al. 2008, Stanton u. Low 2012).

Die geistige Auseinandersetzung mit einer Krebserkrankung wird als

- *günstig*, d. h. als ein problem- und situationsadäquates Bewältigungsbemühen betrachtet, wenn es den Absichten und Zielen des Patienten dient, geeignet ist, seine emotionalen Belastungen zu lindern, und ihm ermöglicht, so zu funktionieren, wie er es beabsichtigt, oder
- *ungünstig*, d. h. als ein problem- und situationsinadäquates Bewältigungsbemühen betrachtet, wenn es den erklärten Absichten und Zielen des Patienten zuwiderläuft und nicht geeignet ist, seine emotionalen Belastungen zu lindern, diese im Gegenteil sogar intensiviert und so sein Funktionieren nachhaltig stört.

Eine gravierende psychische Belastung oder Störung wird umso wahrscheinlicher, je mehr der fünf emotionsregulierenden Strategien (*Situationsselektion, -modifikation, Aufmerksamkeitslenkung, kognitive Veränderung, Reaktionsmodulation*) selbst beeinträchtigt sind oder von einer Person unangemessen eingesetzt werden. Dabei ist nicht allein bedeutsam, was eine Person unternimmt, um das Auftreten emotionaler Reaktionen (*antezedenz-fokussierte Regulation*) zu regulieren, sondern auch, wie sie mit ihren erlebten Emotionen und ihrem Ausdruck umgeht (*response-fokussierte Regulation*; Gross u. Barrett 2011, Werner u. Gross 2010).

In der Psychoonkologie sind verschiedene Studien zur Krankheitsbewältigung durchgeführt worden, die sich vor dem Hintergrund der Regulation von Emotionen interpretieren lassen. Zu den emotionsregulierenden Strategien der Krankheitsbewältigung zählen die eher

- antezedenz-fokussierte Regulationsstrategien der *Annäherung und Vermeidung* als Bewältigungsbemühen, mit dem einer Situation/einem Problem oder der Auseinandersetzung mit dieser Situation/dem Problem begegnet (*approach*) oder ausgewichen wird

(*avoidance*; u. a. Donovan-Kicken u. Caughlin 2011, Lautenbacher et al. 2011, Miles et al. 2008, Primo et al. 2000, Roesch et al. 2005) und die
- response-fokussierten Regulationsstrategien der *Neubewertung* und des *Grübelns* als Bewältigungsbemühen, mit denen eine Situation/ein Problem oder ein bewusst erlebter Gefühlszustand (neu)bewertet (*re-appraisal*) oder mit denen Affekten und Emotionen gedanklich wiederholt nachgegangen wird (*rumination*; u. a. Chan et al. 2011, Galfin u. Watkins 2011, Lyubomirsky et al. 2006, Morris u. Shakespeare-Finch 2011, Whitaker et al. 2009), und der *Expression und Suppression* als Bemühen, den expressiven Ausdruck von Emotionen zuzulassen (*expression*) oder zu unterdrücken (*suppression*; Giese-Davis et al. 2008, Iwamitsu et al. 2005a,b, Manna et al. 2007, Schlatter u. Cameron 2010, Zakowski et al. 2003, 2011).

Vermeidung, *Rumination* und *Suppression* werden allgemein als ungünstige Strategien der Regulation von Emotionen betrachtet und gehen mit vermehrten emotionalen und psychischen Belastungen, psychophysiologischen Störungen und psychosozialen Funktionsbeeinträchtigungen einher. Annäherung, Neu-Bewertung und Expression gelten dagegen als günstige Bewältigungsstrategien und sind mit einem Gelingen der emotionalen, psychischen und sozialen Anpassung verbunden. Vermeidung, Rumination und Suppression sind insbesondere deshalb so ungünstig, weil sie als Reaktion auf eine bereits bestehende Emotion auftreten und diese aufrecht erhalten, da die Vermeidung neue Erfahrungen verhindert, die Rumination der kognitiven Neubewertung entgegenwirkt und die Suppression den emotionalen Austausch mit anderen Personen erschwert (Aldao et al. 2010, Amstadter 2008, Eftekhari et al. 2009, Joormann u. Gotlib 2010, Moore et al. 2008, Werner u. Gross 2010).

3.5.1 Vermeidung, Rumination und Suppression

Vermeidung

Die Vermeidung als emotionsregulierende Strategie bezieht sich auf das Ausweichen vor Ereignissen, Personen oder Aktivitäten, vor Gedanken oder Erinnerungen oder vor dem eigenen emotionalen Erleben (Werner u. Gross 2010). Die Vermeidung ist eine dysfunktionale Form der Emotionsregulation. Sie hält bestehende Emotionen wie Furcht, Sorge und Angst aufrecht, indem sie die geistige Auseinandersetzung mit einer als bedrohlich empfundenen Situation oder Erfahrungen unterbindet. Auch bei Trauer und Niedergeschlagenheit kommt es zur Vermeidung, etwa von Situationen oder Gedanken, die mit positiven Empfindungen und Stimmungen einhergehen. Zur emotionsregulierenden Strategie der Vermeidung gehören die

- *verhaltensbezogene Vermeidung*, etwa das aktive Vermeiden von Orten, Situationen oder Personen, die mit emotionalem Belastungserleben in Zusammenhang gebracht werden (Manne et al. 2001, Stark u. House 2000),
- *informationsbezogene Vermeidung*, etwa der Versuch, Informationen oder Ereignissen mit potenziell bedrohlichem Charakter keine Aufmerksamkeit zu schenken (Case et al. 2005, Miles et al. 2008),
- *themenbezogene Vermeidung* (*topic avoidance*) als Vermeidung, über krankheits- und behandlungsbezogene Themen zu sprechen (Donovan-Kicken u. Caughlin 2011),
- *kognitive Vermeidung*, etwa der Versuch, einer Verarbeitung und kognitiven Bewertung von Informationen auszuweichen, z. B. durch eine willentliche Ablenkung von aufkommenden Gedanken an die eigene Krebserkrankung, den Tod oder vergangene belastende Ereignisse (Manne et al. 2001, Whitaker et al. 2009) sowie die

- *erlebensbezogene Vermeidung* (*experiential avoidance*), die sich auf das Vermeiden oder Unterdrücken (*suppression*) verschiedener psychischer Erlebensformen wie Empfindungen, Gedanken, Erinnerungen und Emotionen bezieht (Miller et al. 2011).

Der Begriff der Vermeidung (*avoidance*) wird in der Psychoonkologie nicht einheitlich verwendet und umfasst oftmals auch andere negative Bewältigungsformen (Falagas et al. 2007, Giese-Davis u. Spiegel 2001, Roesch et al. 2005). Zur Vermeidung zählen ebenso Bewältigungsformen wie das Wunschdenken, der verhaltensbezogene Rückzug, die Aufmerksamkeitsablenkung oder die Distanzierung. Eine vermeidungsorientierte Bewältigung ist mit einer intensiven psychosozialen Belastung sowie vermehrt auftretenden Ängsten, Depressionen, Krankheitssymptomen und körperlichen Nebenwirkungen der Therapie verbunden (Aarstad et al. 2011, Donovan-Kicken u. Caughlin 2011, Primo et al. 2000, Roesch et al. 2005). Sie erhält ihren ungünstigen Effekt dadurch, dass sie die Konfrontation und geistige Auseinandersetzung mit den eigenen belastenden Empfindungen, Affekten, Gedanken, Erinnerungen und somit deren Mitteilung, Aufarbeitung und Neubewertung erschwert (Giese-Davis u. Spiegel 2001, Roesch et al. 2005, Smith u. Alloy 2009).

Die *verhaltensbezogene Vermeidung* bezieht sich darauf, eine Konfrontation mit Personen, Orten und Ereignissen zu vermeiden (Stark u. House 2000). Sie ist mit vermehrten psychischen Belastungen und Depressionen verbunden, wird von Krebspatienten jedoch eher selten gezeigt. Sie ist dennoch bedeutsam, da sie den Patienten davon abhält, sich an Maßnahmen seiner Krebstherapie aktiv zu beteiligen (DiMatteo u. Haskard-Zolnierek 2010).

Informationsbezogene Vermeidung bedeutet, dass die aktive Suche, Aufnahme und Verarbeitung krankheitsrelevanter Informationen vermieden wird (Case et al. 2005, Miles et al. 2008). Informationsvermeidende Krebspatienten lenken dabei ihre Aufmerksamkeit von potenziell relevanten Informationen nicht nur in der Situation ab, in der sie eine bedrohliche Information erhalten, sondern auch, wenn sie mit ähnlichen Begriffen oder entsprechenden Hinweisen (Krebsbroschüren; TV-Sendungen zum Thema Krebs) konfrontiert werden. Sie erweisen sich als besonders ängstlich und erleben die mit ihrer Erkrankung verbundene Lebensbedrohung besonders intensiv. Sie vermeiden die Konfrontation mit Informationen, wenn neue Informationen nicht mit ihrem Wissen, ihren Erwartungen oder Überzeugungen übereinstimmen, aber auch in Situationen, in denen sie glauben, eine Behandlung führe nicht zum Erfolg oder könne nichts zum Erfolg beitragen (Miles et al. 2008). Als Folge können sie ihre Ungewissheit und Unsicherheit nicht reduzieren und somit ihre bestehenden Ängste auch nicht lindern (Case et al. 2005). Bei einigen Patienten besteht eine Neigung oder Disposition dazu, potenziell bedrohliche Informationen zu vermeiden, bei anderen ist die Vermeidung ein situationsspezifisches Bewältigungsverhalten (Miles et al. 2008).

Die themenbezogene Vermeidung (*topic avoidance*) bezieht sich auf das Bemühen, Gespräche über Themen, die mit der Krebserkrankung und Krebstherapie verbunden sind, zu vermeiden oder sie zeitlich zu begrenzen (Donovan-Kicken u. Caughlin 2011). Auch diese Form der Vermeidung geht mit vermehrten Ängsten und Depressionen einher. Zu diesen psychischen Belastungen kommt es vor allem dann, wenn sowohl der Patient als auch sein Partner spezifischen krebsbezogenen Themen, etwa einem Gespräch über Tod und Sterben ausweichen. Wird solchen Gesprächen ausgewichen, so kommt es zu einer geringeren sozialen Unterstützung und vermehrten Selbstvorwürfen des Patienten sowie zu einer ungünstigen Krankheitsbewältigung.

Die kognitive Vermeidung ist vor allem der Versuch eines Krebspatienten, nicht an die Bedrohung durch Krebs zu denken (Lepore 2001) oder bedrohliche Gedanken und Erinnerungen dem Bewusstsein fern zu halten, wenn diese als überwältigend empfunden werden (Primo et al. 2000). Diese Form der Vermeidung kann als willentliches Bemühen auftreten, etwa in Form einer aktiven Ablenkung von Gedanken mit bedrohlichem Inhalt wie solchen an den Tod, die nächste Chemotherapie oder als unbewusste Reaktion wie z. B. beim Vergessen eines Arzttermins. Die kognitive Vermeidung kann so weit gehen, dass sie sich auf das gesamte Gefühlsempfinden auswirkt und der Patient sich als gefühllos, starr, betäubt oder wie benommen beschreibt.

Das Vermeiden der Auseinandersetzung mit der Krebserkrankung geht bei bis zu 80 % aller Krebspatienten mit intrusiven Gedanken an ein belastendes oder traumatisches Ereignis einher (Akechi et al. 2004). Intrusionen sind unerwünschte Gedanken und Vorstellungen zu einem belastenden Ereignis, die ins Bewusstsein eindringen. Im zeitlichen Verlauf betrachtet liegen zum Zeitpunkt der Diagnosestellung bei 68 % der Krebspatienten intrusive Kognitionen vor, die bei 23 % noch bis zu sechs Monate bestehen bleiben (Brewin et al. 1998b). Krebspatienten, die bei Diagnosestellung eine gedankliche Auseinandersetzung mit ihrer Erkrankung vermeiden, die intrusive Gedanken im Zusammenhang mit ihrer Krankheit haben oder bei denen sowohl Intrusionen als auch Vermeidung vorliegen, leiden drei bis sechs Monate nach Therapiebeginn unter weiterhin bestehenden Vermeidungstendenzen, Intrusionen sowie Ängsten und Depressionen (Primo et al. 2000).

Intrusionen und deren Vermeidung, insbesondere das Bemühen, die unerwünschten Gedanken aus dem Bewusstsein zu halten, sind ein zyklischer Prozess. In diesem Prozess wird die zeitweise gelingende Vermeidung von durchbrechenden Gedanken an das Trauma abgelöst, was in der Folge erneutes Vermeidungsbemühen in Gang setzt. Der zugrunde liegende psychische Vorgang ist eine Form der psychischen Krankheitsverarbeitung und beruht auf der sogenannten *completion tendency* (Horowitz 1986). Dabei versucht der Patient, traumabezogene Informationen in sein mentales Modell von sich und seiner Welt zu integrieren (Cordova et al. 2001, Lepore 2001).

Bei Krebspatienten durchbrechen intrusive Gedanken oftmals das Vermeidungsbemühen, was zwar ein sehr schmerzhafter, vermutlich aber notwendiger Mechanismus ist, über den sich der Patient an seine Lebenssituation psychisch anpassen (Primo et al. 2000) und über den er gestärkt aus dem Auseinandersetzungsprozess hervorgehen kann (Park et al. 2010).

Wenn gedankliche Vermeidungsbemühungen und Intrusionen über einen längeren Zeitraum bestehen bleiben, so ist dies ein Hinweis darauf, dass einem Patienten die Integration seiner belastenden Erfahrungen in seine bestehenden Vorstellungen von sich und seiner Welt nicht gelingt. Es ist aber nicht zwingend so, dass beide Auseinandersetzungsformen gemeinsam auftreten müssen, um psychische Belastungen und Störungen nach sich zu ziehen. Sowohl Intrusionen ohne Vermeidung als auch die gedankliche Vermeidung ohne intrusive Gedanken zu Beginn einer Krebstherapie können zu Ängsten, Depressionen und intrusiven Gedanken führen (Primo et al. 2000).

Die Verleugnung (*denial*) gilt als eine spezielle Form der kognitiven Vermeidung. Nach Weisman and Hackett (1961) ist die Verleugnung definiert als »*the conscious or unconscious repudiation of part or all of the total available meanings of an event to allay fear, anxiety, or other unpleasant affects*« (p. 232). Die Verleugnung tritt bei bis zu 15 % aller Krebspatienten auf (Rabinowitz u. Peirson 2006) und kann selbst Jahre nach erfolgreicher Krebstherapie noch vorzufinden sein (Siemerink et al. 2011). Patienten, die ihre reale Lebenssituation verleugnen, glauben nicht, dass sie tatsächlich an Krebs erkrankt sind, lassen erkennen, dass sie sich mit ihrer Erkrankung gar nicht befassen oder verharmlosen ihre Erkrankung (Vos u. de Haes 2007). Die Patienten minimieren die Implikationen ihrer Krebserkrankung, nehmen bei Beschwerden medizinische Hilfe nur verzögert in Anspruch, wirken an ihrer Krebstherapie kaum aktiv mit und scheinen keinen Bezug zu ihrer eigenen Erkrankung und Behandlung zu haben. Die Verleugnung lässt sich dabei als ein prozesshaftes Geschehen beschreiben, beginnend mit der

- Wahrnehmung eines Problems bzw. vorliegender körperlicher Symptome (»Ich bin krank!«), gefolgt von der
- Zurückweisung eines Aspektes der Bedeutung des Problems oder der Symptome (»Das wird schon nicht so schlimm sein!«) und deren
- Ersetzen durch weniger bedrohliche Bedeutungsaspekte bzw. Symptome (»Es ist wahrscheinlich nur eine Grippe oder so etwas!«) und der
- psychischen Akzeptanz dieser neuen Realität (»Es kann nur eine Grippe sein!«).

Durch diesen Prozess wird aus einer bedrohlichen und angsteinflößenden Realität eine weniger bedrohliche und leichter zu akzeptierende Wirklichkeit (Rabinowitz u. Peirson 2006). Krebspatienten müssen die Bedrohung aufgrund ihrer Erkrankung in gewisser Hinsicht minimieren, um bedrohliche Vorstellungen und Gedanken ertragen und kontrollieren zu können und mit ihrer veränderten Lebenssituation zurecht zu kommen (Vos u. de Haes 2007). Minimierung und Verleugnung können hilfreich sein, um die Erkrankung und Behandlung erfolgreich zu überstehen (Falagas et al. 2007, Lehto et al. 2006). Sie sind jedoch von der Verdrängung, d. h. der Unterdrückung negativer Gefühle, zu unterscheiden, da sich diese negativ auf den Verlauf einer Krebstherapie auswirken kann (Falagas et al. 2007, Letho et al. 2006). Minimierung und Verleugnung wirken sich dann ungünstig aus, wenn sie nicht länger aufrecht erhalten werden können und zugrunde liegende Ängste, Depressionen oder Gefühle der Hilf- und Hoffnungslosigkeit hervortreten.

Die *erlebensbezogene Vermeidung* (*experiential avoidance*) bezieht sich auf das Vermeiden eines Kontaktes mit dem eigenen inneren Erleben (Chawla u. Ostafin 2007). Sie ist eine umfassende Form der Vermeidung und schließt die Vermeidung kognitiver Erlebensformen wie Gedanken, Vorstellungen und Erinnerungen, des emotionalen Erlebens in seinen physiologischen, subjektiven und expressiven Komponenten und die verhaltensbezogene Vermeidung von Personen oder Situationen ein. Eine erste Studie konnte die erlebensbezogene Vermeidung als den Faktor identifizieren, der die Teilnahme ängstlicher Frauen an der Mammografieuntersuchung beeinflusst (Miller et al. 2011). In der Psychoonkologie und Psychotherapie kommt der erlebensbezogenen Vermeidung ein besonderer Stellenwert zu, weil sie die anderen Vermeidungsformen einschließt und damit eine zentrale Bedeutung für neuere psychologische Interventionsformen gewinnt (Chawla u. Ostafin 2007, Hofmann et al. 2010).

Rumination

Die Rumination (Grübeln) ist ein beharrlicher und wiederholt auftretender Denkvorgang bei zugrunde liegenden negativen Affekten oder Stimmungen und ein wesentliches kognitives Merkmal traumatischer Belastungen, Ängste und Depressionen (Papageorgiou u. Wells 2004, Smith u. Alloy 2009). Nach Nolen-Hoeksema und Mitarbeitern (2008) ist die Rumination ein wiederholt auftretender negativer Denkstil, der die Aufmerksamkeit einer Person auf die Symptome des eigenen negativen Befindens und ihre möglichen Ursachen und Folgen lenkt. Sie tritt in Stimmungszuständen auf, in denen das Denken nicht durch Anforderungen der Umwelt gefordert wird, kreist um persönliche Probleme, Themen und Zielsetzungen und hindert eine Person daran, über Problemlösungen nachzudenken. Sie motiviert eine Person auch nicht, ihre Gedanken und Gefühle anderen Personen mitzuteilen (Papageorgiou u. Wells 2004).

Die Rumination tritt als Reaktion auf ein belastendes Lebensereignis (*stress-reactive rumination*; Smith u. Alloy 2009; *intrusive rumination*, Morris u. Shakespeare-Finch 2011) ebenso auf wie bei Sorgen oder Ängsten (*anxiety-focused rumination*, Starr u. Davila 2011) bzw. bei negativer Verstimmung oder Depressionen (*rumination on sadness*; Conway et al. 2000; *depressive rumination*, Papageorgiou u. Wells 2004):

- Die intrusive Rumination (*intrusive rumination; stress-reactive rumination*) konzentriert sich auf die unwillkürlich auftretenden intrusiven Kognitionen, zu denen Vorstellungen, Gedanken und Erinnerungen im Zusammenhang mit dem belastenden Ereignis gehören. Der stressbezogen grübelnde Krebspatient sagt etwa »Ich kriege den Gedanken nicht weg, warum mir so etwas Schreckliches passieren konnte?«.
- Die besorgte Rumination (*anxiety-focused rumination*) ist zwar zielorientiert, sucht jedoch nicht nach Problemlösungen, sondern vermeidet die verhaltensbezogene und gedankliche Auseinandersetzung, die zu einer Problemlösung beitragen könnten. Der besorgt grübelnde Krebspatient denkt etwa »Das wird bestimmt sehr schmerzhaft, das halt ich nicht aus!« oder »Ich muss hier raus, bevor ich noch anfange zu heulen!«
- Die depressive Rumination (*depressive rumination*) ist nicht zielorientiert, sondern auf die Auseinandersetzung mit den Ursachen des negativen Befindens ausgerichtet. Der depressiv verstimmt grübelnde Krebspatient hat wiederkehrende Gedanken wie z. B. »Wie kommt es nur, dass ich mich so schlapp fühle und mich nicht aufraffen kann, etwas zu tun?«.

Die Rumination wird als ein zentrales Problem der dysfunktionalen Emotionsregulation von Patienten mit psychischen Störungen und körperlichen Erkrankungen betrachtet (Aldo et al. 2010, Nolen-Hoeksema et al. 2008, Smith u. Alloy 2009, Soo et al. 2009).

Bei Krebspatienten treten Intrusionen, Furcht und Sorge und depressive Gedanken auf, die die Kriterien der stress-reaktiven, besorgten und depressiven Rumination erfüllen (Anagnostopoulos et al. 2010, Chan et al. 2011, Costa-Requena et al. 2011, Galfin u. Watkins 2012, Lehto u. Cimprich 2009, Morris u. Shakespeare-Finch 2011, Whitaker et al. 2009). Diese negativen Gedanken krebskranker Menschen sind mit akuten und sich im Verlauf ihrer Krebserkrankung und -therapie entwickelnden emotionalen Belastungen und psychischen Störungen verbunden, wirken sich negativ auf ihre Lebensqualität und psychosoziale Anpassungsfähigkeit aus und beeinträchtigen die aktive Mitarbeit an der Krebstherapie.

Das Grübeln wird jedoch nicht ausschließlich als eine dysfunktionale Regulationsstrategie betrachtet. So zeichnet sich zunehmend ab, dass intrusive Gedanken und das Grübeln wichtige Komponenten des sogenannten posttraumatischen Wachstums sind (Chan et al. 2011, Park et al. 2010, 2011). Relevant dabei ist die Frage, ob ein Patient sein Grübeln als aufdringlich und nicht kontrollierbar erlebt bzw. unablässig über den Sinn seines Lebens nachgrübelt, was seine Belastung verstärkt, oder ob es ihm gelingt, wiederholt, jedoch willentlich auch über positive Aspekte seiner Erkrankung nachzudenken, was mit emotionalem und posttraumatischem Wachstum verbunden ist (Morris u. Shakespeare-Finch 2011). Insbesondere die Konzentration auf negative Informationen und die negative Bewertung der eigenen, sich aufdrängenden Gedanken ist mit einer vermehrten Rumination statt mit zielgerichtetem Nachdenken verbunden (Chan et al. 2011, Whitaker et al. 2009)

Intrusive Rumination. Intrusive, grübelnde Kognitionen sind wiederholt auftretende Gedanken, Vorstellungen oder Erinnerungen, die nicht willentlich, sondern automatisch auftreten, als besonders lebhaft und unkontrollierbar erlebt werden, das aktuelle Verhalten der Person beeinträchtigen und von ihr zumeist unterdrückt oder vermieden werden müssen (Smith u. Alloy 2009). Die Intrusionen können sich auf die Vergangenheit, die Gegenwart oder die Zukunft beziehen, d. h. aus Gedanken an zurückliegende traumatische Erfahrungen wie etwa Kriegserlebnisse oder an aktuelle Ereignisse wie etwa schmerzhafte medizinische Prozeduren oder an beängstigende Zukunftsvorstellungen wie etwa den eigenen Tod bestehen.

Intrusionen treten bei Krebspatienten in bis zu 43 % aller Fälle auf, kommen bei Frauen häufiger vor als bei Männern und können bis zu drei Jahre nach Diagnosestellung beobachtet werden (Kangas et al. 2002, Matsuoka et al. 2002). Neben der Bedrohung durch die Krebserkrankung werden vor allem psychologische Faktoren wie Neurotizismus, vorliegende Intrusionen vor Krankheitsbeginn und soziale Faktoren wie gehäufte Krebserkrankungen in der Familie als mögliche Ursachen für krankheitsbezogene intrusive Gedanken nach Ende der Krebstherapie diskutiert (Matsuoka et al. 2005).

Intrusionen sind mit einem Gefühl der Unkontrollierbarkeit und erhöhten Erregungszuständen, mit negativen Affekten wie Furcht und Angst sowie mit negativer Stimmung und Depression verbunden und gehen mit intensiven Bemühungen der Emotionsregulation, insbesondere mit vermehrten Vermeidungsbemühungen einher (Brewin et al. 1998a,b, Costa-Requena et al. 2011, Mehnert et al. 2009, Stanton u. Low 2012, Whitaker et al. 2008). Darüber hinaus hindern sie den Patienten daran, positive Affekte und Gedanken zu erleben und seine Gefühle mitzuteilen (Glinder et al. 2007).

Der negativen Bewertung der eigenen intrusiven Gedanken und ihrer Vermeidung kommt ebenso wie der unablässigen geistigen Auseinandersetzung mit den sich aufdrängenden Gedanken eine zentrale Rolle in der Entstehung und der Intensität des empfundenen psychischen Distress zu (Whitaker et al. 2009). Kann ein Patient seiner Lebenssituation dagegen auch eine positive Bedeutung zuschreiben, so lindert dies die negativen Auswirkungen intrusiver Kognitionen (Park et al. 2010, 2011). Kann er seinen negativen und positiven Emotionen Ausdruck verleihen, so trägt dies ebenfalls zu einer Reduktion des emotionalen Belastungsempfindens und Vermeidungsverhaltens bei (Quartana et al. 2006).

Intrusive Kognitionen kommen in unterschiedlicher Form sowohl bei depressiven (Brewin et al. 1998a) als auch bei ängstlichen Krebspatienten vor (Whitaker et al. 2008, 2009). Bei ängstlichen Krebspatienten treten sie z. B. als Erinnerung an erlebte Nebenwirkungen der Chemotherapie oder als Vorstellung der eigenen Beerdigung auf (Whitaker et al. 2009). Bei depressiven Krebspatienten werden vorwiegend negative, selbstbezogene intrusive Kognitionen beobachtet (Brewin et al. 1998a), die etwa in Form von Vorstellungen über die eigene Krankheit, Verletztheit und den Tod auftreten. Hier stehen Intrusionen stärker mit der grundlegenden depressiven Verstimmung des Krebspatienten in Zusammenhang als mit seiner aktuellen Lebenssituation. Die meisten Krebspatienten mit depressiver Verstimmung erleben ihre Intrusionen als sehr lebhafte Bilder, die Minuten lang andauern und etwa einmal wöchentlich auftreten. Je häufiger diese Intrusionen vorliegen, umso mehr Ängste, Fatalismus und Hilf- und Hoffnungslosigkeit empfinden depressiv verstimmte Krebspatienten und umso häufiger kommt es bei ihnen zur kognitiven Vermeidung (Brewin et al. 1998a). Bei über zwei Dritteln der Patienten bleiben diese intrusiven Gedanken über einen Zeitraum von sechs Monaten bestehen (Brewin et al. 1998b).

Anagnostopoulos und Mitarbeiter (2010) entwickelten ein Modell, nach dem Intrusionen sowohl direkt zu psychischen Anpassungsproblemen führen als auch indirekt über die kognitiv-emotionale Auseinandersetzung mit der Krebserkrankung. Die negativen Auswirkungen intrusiver Gedanken sind dabei vor allem davon abhängig, ob der Krebspatient seiner Lebenssituation Sinn und Bedeutung verleihen kann (*meaning*). Sie sind hingegen kaum von anderen Faktoren abhängig, etwa davon, ob der Patient seine Emotionen äußert (*emotional expressivity*), wie intensiv seine Gefühle der Hilflosigkeit sind (*helplessness*), ob er sich mit seiner Erkrankung wiederholt ängstlich beschäftigt (*anxious preoccupation*) oder seiner kognitiven Auseinandersetzung mit ihr auszuweichen versucht (*cognitive avoidance*), ob er auf seine Erkrankung mit einer kämpferischen Haltung (*fighting spirit*) reagiert oder sie als Schicksalsschlag (*fatalism*) empfindet. Das Finden von Bedeutung und der Sinn im Leben eines an Krebs erkrankten Menschen scheinen demnach von herausragender Bedeutung dafür zu sein, ob die intrusiven Gedanken einen Patienten schwächen und zu einer traumatischen Belastung werden oder ob er seine emotionalen Belastungen lindern kann und ihm die psychische Anpassung gelingt.

Nach Morris und Shakespeare-Finch (2011) kommt der Rumination eine zentrale vermittelnde Rolle zwischen der Schwere eines traumatischen Ereignisses sowie dem Distresserleben bzw. dem post-traumatischen Wachstum zu, d. h. entstehenden positiven Lebensveränderungen nach einem Trauma. Sie konnten zeigen, dass ein Trauma zwar mit dem erlebten Distress, nicht jedoch dem post-traumatischen Wachstum in Verbindung steht. Das einfache intrusive Grübeln (*intrusive rumination*) als unwillkürlich auftretende Gedanken an die Krebserkrankung steht dabei in direktem Zusammenhang mit dem erlebten Trauma und beeinflusst die Intensität der empfundenen Belastung. Ähnliches gilt für spontan und wiederholt auftretende Gedanken an den Sinn und die Bedeutung des Lebens im Allgemeinen (*life purpose rumination*). Wiederholte, willentliche Gedanken an einen möglichen Nutzen (*deliberate rumination on benefits*) stehen dagegen im Zusammenhang mit dem post-traumatischen Wachstum. Hierzu gehört z. B. der Gedanke daran, etwas Positives aus dem Kampf gegen die Krebserkrankung oder der Anpassung an die Krebserkrankung zu ziehen. Die Rumination über den grundlegenden Lebenssinn steht nach Morris und Shakespeare-Finch (2011) eher mit der emotionalen Stimmung des Patienten im Zusammenhang und hat einen stark grübelnden Charakter. Die willentliche Rumination steht dagegen im Zusammenhang mit dem Bemühen des Patienten, ein traumatisches Ereignis in seine Lebenserfahrungen zu integrieren und neue Bedeutungsinhalte im eigenen Leben zu finden. Diese willentlichen Gedanken an etwas Positives in der Lebenssituation nach einer Krebserkrankung setzen jedoch eine soziale Unterstützung durch nahestehende Personen voraus, damit es tatsächlich zu positiven Veränderungen kommen kann (Morris u. Shakespeare-Finch 2011, Tedeschi u. Calhoun 2004).

Besorgte Rumination. Sorgen und Befürchtungen (*worry*) gelten als eine Form der kognitiv-emotionalen Auseinandersetzung, die sich auf zukünftig auftretende negative Ereignisse bezieht (Smith u. Alloy 2009). Sie ist definiert als »*a chain of thoughts and images, negatively affect-laden and relatively uncontrollable; it represents an attempt to engage in mental problem-solving on an issue whose outcome is uncertain but contains the possibility of one or more negative outcomes*« (Borkovec et al. 1983, p. 10). Treten die Sorgen und Befürchtungen als wiederholte ängstliche Beschäftigung mit bedrohlich empfundenen Aspekten von Ereignissen, Personen, Vorstellungen und Gedanken auf und sind sie mit innerer Anspannung verbunden (*anxious preoccupation*), entsprechen sie dem besorgten Grübeln (Papageorgiou u. Wells 2004, Starr u. Davila 2011).

Das besorgte Grübeln ist sowohl bei ängstlichen als auch depressiven Patienten ein häufig beobachtbares Phänomen (Papageorgiou u. Wells 2004, Smith u. Alloy 2009). Dabei scheint das ängstliche Grübeln der Entstehung einer Depression vorauszugehen, wenn es als Reaktion auf eine erlebte Bedrohung mit Gedanken der Hoffnungslosigkeit einhergeht. (Starr u. Davila 2011). Die besorgte und depressive Rumination sind miteinander verbunden, da beide aus sich beharrlich wiederholenden, pessimistischen und nicht zielführenden Gedankengängen bestehen. Sie unterscheiden sich inhaltlich dadurch, dass sich das depressive Grübeln zumeist auf persönliche, vergangene Ereignisse und Gedankeninhalte von Verlust und Versagen bezieht, die Sorge dagegen auf situative und zukünftige Ereignisse und Gedanken von Unsicherheit und Ungewissheit (Nolen-Hoeksema et al. 2008, Papageorgiou u. Wells 2004).

Sorgen und Befürchtungen stehen bei Krebspatienten im Zusammenhang mit

- Situationen der Unsicherheit, Ungewissheit und Unvorhersehbarkeit, in denen nicht genau bestimmt werden kann, was eine Information, ein Symptom oder ein Ereignis bedeutet und welche Konsequenzen damit einhergehen,
- der erlebten Inkonsistenz zwischen einer aufgetretenen und einer erwarteten Situation, etwa wenn der Patient mit einer Pflegemaßnahme keine Schmerzen in Verbindung bringt, diese aber dennoch auftreten, oder wenn er positive Nachrichten über den Fortgang seiner Therapie erwartet, aber mit negativen konfrontiert wird, und mit
- mehrdeutigen und inkonsistenten Informationen, etwa zu einem Untersuchungsergebnis, dass der Patient nicht eindeutig interpretieren und bewerten kann (Vera 2009).

Wiederholte Sorgen und Befürchtungen können über den gesamten Verlauf der Krebserkrankung, -therapie und -nachsorge hinweg auftreten (Costa-Requena et al. 2011, Lehto u. Cimprich 2009, Vera 2009). Die Unsicherheit und Ungewissheit sind sowohl mit den kognitiven Verarbeitungsprozessen der Sorge und Befürchtung verbunden, die als Vorbereitung auf eine zukünftige Bedrohung dienen, als auch mit depressiven Belastungen als Ausdruck des negativen Befindens in solchen Situationen. Krebspatienten, die Unsicherheit nur schwer ertragen können, oder solche mit einer Disposition, besorgt zu reagieren, scheinen besonders unter ihren Sorgen und Befürchtungen zu leiden (Costa-Requena et al. 2011, Lehto u. Cimprich 2009).

Furcht, Sorge und Angst können als eine erste Bewältigungsreaktion auf eine Bedrohung angesehen werden. Sie sind mit einem erhöhten Erregungsniveau und negativen Affekten verbunden und richten die ganze Aufmerksamkeit einer Person auf die kognitive Auseinandersetzung mit der Bedrohung. Steigt die negative Affektivität stark an, so werden verhaltensbezogene und kognitive Vermeidungstendenzen begünstigt, die zu einer Ablenkung der Aufmerksamkeit von der Bedrohung und den bedrohlichen Denkinhalten führen. Diese Ablenkung verstärkt letztlich die Aufregung, Nervosität und Ängstlichkeit, weil sie eine Problemlösung oder Neubewertung der belastenden Situationen behindert und eine weitere Beschäftigung mit der Bedrohung und dem eigenen Angstempfinden fördert (Amstadter 2008, Papageorgiou u. Wells 2004, Smith u. Alloy 2009). Da es weder zu einer Problemlösung noch zu einer nachhaltigen Ablenkung von der Bedrohung kommt, führt dieser Zustand zu einer dauerhaft ängstlichen Beschäftigung mit der Unsicherheit, und zu besorgtem Grübeln (*anxious preoccupation; anxious rumination*).

Manche Krebspatienten sind in der Lage, ihre ängstliche Beschäftigung auf eine konkrete Situation zu begrenzen (*state anxiety*; situationsbezogene Angst), während andere Patienten auch unabhängig von einer konkreten Bedrohungssituation Angstgefühle (*trait anxiety*; *situationsunabhängige Angst*) erleben (Van Esch et al. 2011, 2012). Die situationsbezogene Angst geht dabei mit deutlich geringeren negativen Konsequenzen für einen Krebspatienten einher als die situationsunabhängige Angst. Vries und Mitarbeiter (2009) und van Esch und Mitarbeiter (2011, 2012) haben die Auswirkungen der situationsabhängigen Angst und Depression sowie der situationsunabhängigen Angst im Verlauf der Krebserkrankung untersucht.

Treten bei Krebspatienten situationsbezogene Ängste zum Diagnosezeitpunkt gemeinsam mit einer depressiven Verstimmung auf, so sind sie ein guter Prädiktor für Ängste und Depressionen sowie Erschöpfungszustände im weiteren Verlauf der Krebstherapie und Nachsorge (Van Esch et al. 2012). Situationsunabhängige Ängste vor Diagnosestellung ohne zusätzliche depressive Verstimmung sind jedoch ebenfalls mit vermehrten depressiven und Erschöpfungszuständen im weiteren Krankheits- und Behandlungsverlauf verbunden (Vries et al. 2009) und ziehen ebenso Furcht und Sorgen über den zukünftigen Gesundheitszustand, vermehrte Nebenwirkungen und Begleiterscheinungen der Krebstherapie nach sich (Van Esch et al. 2011).

Die Studien zeigen, dass situationsabhängige Ängste nur mit einer gleichzeitig bestehenden Depression, eine situationsunabhängige Angst dagegen auch ohne gleichzeitig vorliegende Depression im weiteren Therapieverlauf zu Ängsten, Depressionen und Erschöpfungszuständen führt.

Das Entstehen von Erschöpfungszuständen lässt sich bei hoch ängstlichen Patienten mit ihrer intensiven Anspannung, Konzentration und Aufmerksamkeit gegenüber der Belastungsursache erklären (Lehto u. Cimprich 2009). Warum situationsabhängige Ängste nur gemeinsam mit Depressionen zeitlich bestehen bleiben, liegt vermutlich daran, dass das mit der Depression einhergehende depressive Grübeln wiederum Gefühle der Angst auslösen kann (Papageorgiou u. Wells 2004). Cousson-Ge'Lie und Mitarbeiter (2007) konnten in diesem Zusammenhang zeigen, dass situationsabhängige Angst zwar mit den negativen Gefühlen der Furcht und Sorge, nicht jedoch mit Gefühlen der Hoffnungs- und Hilflosigkeit verbunden ist, die eher ein Symptom der Depression darstellen. Hellsten und Mitarbeiter (2008) fanden zudem, dass situationsabhängige Ängste vor allem dann über einen Zeitraum von zwei Jahren stabil bestehen bleiben, wenn ein Patient zusätzlich eine Depression und somit Hilf- und Hoffnungslosigkeitsgefühle aufweist. Die situationsbezogenen Ängste bleiben somit zwar auf den Moment der Bedrohung begrenzt, können jedoch durch das depressive Grübeln eines Krebspatienten immer wieder hervorgerufen werden, was somit die Aufrechterhaltung von Angst und Depression im Behandlungsverlauf (van Esch et al. 2012) erklären kann.

Ein erklärender Faktor dafür, warum situationsunabhängig ängstliche Patienten ohne zusätzliche depressive Verstimmung im Therapieverlauf ängstlich bleiben und zudem Depressionen entwickeln (van Esch et al. 2011, Vries et al. 2009), kann in ihrer besonderen Form der kognitiv-emotionalen Auseinandersetzung mit der Krebserkrankung gesehen werden. Krebspatienten mit einer Disposition zu intensiver Angst, die vor Beginn der Krebstherapie oder vor einer operativen Maßnahme keine zusätzliche depressive Verstimmung aufweisen, entwickeln diese aufgrund ihres negativen Denkstils im Verlauf ihrer Therapie und verstärken damit noch ihre emotionale Belastung und soziale Isolation (Lehto u. Cimprich 2009).

Studien zeigen, dass situationsunabhängige Ängste und Depressionen auf kognitiver Ebene eng miteinander verbunden sind (Salthouse 2011). Ebenso neigen situationsunabhängig ängstliche Patienten nach belastenden Ereignissen, unabhängig von ihrem negativen Befinden, verstärkt zu besorgtem Grübeln (Grant u. Beck 2010). Ängstliche Patienten bewerten auch ihre Ängste, je länger diese anhalten, zunehmend als störend und nicht bewältigbar und empfinden dabei Gefühle der Hoffnungslosigkeit, die von Symptomen der Depression gefolgt sind (Starr u. Davila 2011).

So wird verständlich, dass die ängstliche Beschäftigung oder das besorgte Grübeln bei situationsunabhängig ängstlichen Krebspatienten dauerhaft bestehen bleibt, sich permanent auf die bestehende Bedrohung durch Krebs richtet und zu keiner zufriedenstellenden Problemlösung und Reduktion der emotionalen Belastung führt. In der Folge kann der ängstliche Krebspatient zusätzlich zu seiner bestehenden Angst auch noch die Überzeugung entwickeln, dass er seine Sorgen und Ängste nicht los werden oder überwinden kann, und seine Lage als hoffnungslos bewerten, was letztlich in eine depressive Stimmungslage mündet.

Depressive Rumination. Das depressive Grübeln ist ein sich stets wiederholender negativer Denkstil über die eigenen Symptome der Depression und ihre möglichen Ursachen und Folgen, der sowohl als eine personenabhängige Neigung, als auch als eine Reaktion auf belastende Lebensereignisse auftreten kann (Nolen-Hoeksema et al. 2008, Smith u. Alloy 2009). Im Zustand des depressiven Grübelns erlebt ein Patient seine Probleme als überwältigend und nicht zu lösen (z. B. »Die Krankheit ist zu viel für mich!«), er denkt nicht über mögliche Problemlösungen nach und entwickelt keinen Plan, wie er seine negative Stimmung lindern könnte (z. B. »… da lässt sich sowieso nichts machen!«; »Bei der Krankheit muss es mir ja so schlecht gehen!«), erlebt sich als isoliert, lustlos, lethargisch und hoffnungslos (z. B. »Ich kann bald nicht mehr, wie soll das ein Mensch allein aushalten!«; »Mir ist einfach nicht zu helfen«) und macht sich Sorgen über den eigenen Zustand (z. B. »Was ist, wenn ich zu schwach für die nächste Behandlung bin und die nicht überstehe?«). Obwohl diese Gedanken durchaus bei vielen Krebspatienten auftreten können, verharren manche in dem Zustand des Grübelns, ohne daraus konstruktive Lösungen zu entwickeln oder sich von der eigenen negativen Stimmung ablenken zu können.

Nach Lyubomirsky u. Tkach (2004) sind sowohl eine dysphorische Grundstimmung als auch die Neigung zum Grübeln eine erforderliche Voraussetzung, dass es zu einem überdauernd depressiven Grübeln kommen kann. Das depressive Grübeln besteht unter anderem aus einem Zusammenwirken von negativen Gedanken, Affekten und Symptomen der Depression, die mit Beeinträchtigungen der Konzentration und Flexibilität des Denkens, einer geringen Motivation zur Problemlösung und zusätzlicher Verhaltenshemmung einhergehen. Im Sinne eines sich selbst verstärkenden Prozesses führt dies wiederum zu einem verstärkten Stresserleben mit Grübeln und Depressionen, dadurch bedingt vermehrten sozialen Problemen und gleichzeitiger Hemmung problemorientierten Handelns (Lyubomirsky u. Tkach 2004, Smith u. Alloy 2009). Wie Lyubomirsky und Mitarbeiter (2006) zeigen konnten, intensiviert ein solches depressives Grübeln die emotionale Belastung von Frauen mit Brustkrebs und lässt sie zugleich um bis zu zwei Monate verzögert ärztliche Hilfe zur Abklärung körperlicher Symptome in Anspruch nehmen.

Die Rumination kann sich auch auf die persönlichen Hoffnungen und Ziele beziehen, die sich ein Krebspatient selbst setzt und die er unbedingt erreichen möchte. Verknüpft ein Patient Wohlbefinden wie Freude und Erleben positiver sozialer Beziehungen damit, dass er diese nur wieder empfinden kann, wenn es zu einem erfolgreichen Behandlungsverlauf kommt (*conditional goal setters*; Street 2003), kann dies insbesondere bei Komplikationen oder einem ungünstigen Behandlungsverlauf zu einem verstärktem Grübeln und darüber zur Entstehung von Depressionen führen. Wenn ein Krebspatient seine Zufriedenheit und Freude davon abhängig macht, wieder so fit und aktiv zu sein wie vor seiner Erkrankung, wird er über den Erkrankungs- und Behandlungsverlauf hinweg stets an diesem Ziel festhalten und solange Unlust empfinden, bis er sein Ziel erreicht hat, unabhängig davon, welche anderen, durchaus positiven Erfahrungen er machen könnte.

Street (2003) untersuchte die Zusammenhänge, die zwischen dem Erreichen sozialer oder persönlicher Ziele, der Rumination und Depressionen bei Krebspatienten bestehen. Soziale Ziele sind solche, die mit Gefühlen von Stolz und der Akzeptanz durch Andere verbunden sind. Persönliche Ziele dagegen solche, die mit Freude, Selbstwert und Selbsterfüllung einhergehen. Street (2003) konnte in einem Untersuchungszeitraum von zwei Monaten keine relevanten Veränderungen in den sozialen und persönlichen Zielsetzungen der Patienten und auch nicht in ihrem permanenten Nachdenken über diese Ziele nachweisen (Rumination). Dagegen nahmen sowohl die depressive Verstimmung der Patienten als auch die Anzahl der Patienten mit depressiver Verstimmung im gleichen Zeitraum erheblich zu, und zwar von 15 % auf knapp 47 %. Ein Zusammenhang zwischen der Zielsetzung, der Rumination und der Depression lag vor, wenn ein Patient seine persönlichen Ziele mit dem Wiedererlangen seiner Freude in Verbindung brachte, er war aber nicht bei sozialen Zielsetzungen gegeben und auch nicht, wenn die Freude unabhängig von dem Erreichen eines bestimmten selbstgesetzten Zieles war. Street (2003) konnte zudem zeigen, dass die Depressionen ihrer untersuchten Krebspatienten zunehmend unabhängig von ihren Zielen wurden und nur noch mit ihrer Rumination in Zusammenhang standen.

Die intrusive, ängstliche und die depressive Rumination sind nicht allein mit sich stetig wiederholenden negativen Gedankengängen verbunden, sondern ebenso mit metakognitiven Prozessen wie der Selbst-Wahrnehmung und der Selbstbewertung der eigenen Gefühle und Gedanken (Joormann u. Siemer 2011, Papageorgiou u. Wells 2004, Russell 2003). Entsprechend dieser Überlegungen können Krebspatienten ihre eigenen Gedankengänge auch als positiv oder negativ bewerten und z. B. der Überzeugung sein, dass ihre intrusiven Gedanken

- notwendig sind, um eine Belastung zu überwinden oder die eigene Situation neu zu bewerten (»Ich möchte verstehen, was mit mir los ist, warum ich in so einer schlechten Stimmung bin«; »Das wird schon seinen Sinn haben, wenn ich mich so fühle!«) oder dass ihre Intrusionen
- ein Hinweis auf ihre mangelnde psychische Leistungsfähigkeit sind, dass sie an nichts anderes mehr denken können, versagt haben, zu schwach und schlecht sind (»Wenn ich so weiter grüble, dann werde ich noch verrückt, aber ich komme da einfach nicht raus«; »Die ganze Grübelei führt doch zu nichts, ich komm doch keinen Schritt weiter, wozu taug' ich eigentlich?«).

Whitaker und Mitarbeiter (2009) haben solche Zusammenhänge bei Krebspatienten belegt. Bewerten diese ihre auftretenden intrusiven Vorstellungen und Gedanken als negativ, so ist dies sowohl mit vermehrter Rumination und Vermeidungsbemühungen als auch mit Ängsten und Depressionen verbunden. Gerade die Rumination in Kombination mit der kognitiven Vermeidung behindert dabei die konstruktive Auseinandersetzung mit den intrusiven Gedanken und hält diese negativen Gedanken aufrecht.

Suppression

Das Unterdrücken von Emotionen wird als ein kontrollierter oder willentlicher Akt beschrieben, der die expressiven Anteile einer emotionalen Erfahrung hemmt, nach dem diese sich entwickelt hat (Moore et al. 2008, Schlatter u. Cameron 2010). So kann ein traumatisierter Patient intensive Angst erleben, diese jedoch zurückdrängen und weder in seiner Mimik und Gestik noch in dem, was er sagt oder tut, äußern. Die emotionale Unterdrückung ist ein

Element der Emotionsregulation, mit dem sowohl positive als auch negative emotionale Befindenszustände kontrollierbar werden (Gross 2007). Mit der Suppression des negativen Befindens sind gravierende soziale, psychische und physiologische Konsequenzen verbunden (Moore et al. 2008). Ein dauerhaftes Unterdrücken von Zuständen der Sorge, Angst, Wut oder des Ärgers begünstigt die Entwicklung fehlangepassten Verhaltens und psychischer Störungen (Werner u. Gross 2010). Dies erfolgt insbesondere darüber, dass die Hemmung des Ausdrucksverhaltens auf physiologischer Ebene nicht den zugrunde liegenden emotionalen Befindenszustand und seine physiologischen Korrelate verändert, sondern vielmehr weitere, schädliche physiologische Reaktionen wie etwa die stressbedingte Aktivierung der Hypothalamus-Hypophysen-Nebennierenrinden-Achse fördert (Schlatter u. Cameron 2010). Die Ausdruckshemmung wirkt sich zudem auf der kognitiven und Verhaltensebene ungünstig aus, indem sie das psychische Erleben und Prozesse des Denkens und Erinnerns verändert, die Äußerungen positiver Empfindungen behindert und damit die soziale Umwelt über das wahre Empfinden im Unklaren lässt, sodass diese wiederum nur inadäquat auf den Patienten reagieren kann (Gross 2007). Der psychische Aufwand, den ein Patient betreiben muss, um seine Befindenszustände über die Ausdruckshemmung zu regulieren, ist enorm und kann psychische und körperliche Erschöpfungszustände begünstigen.

Bei Krebspatienten wird die Ausdruckshemmung als eine Neigung betrachtet, komplexe Zustände von Angst, Depression und Ärger bewusst zu unterdrücken (Schlatter u. Cameron 2010). Krebspatienten, die ihre negativen Emotionen unterdrücken, reagieren auf ihre Krebsdiagnose mit kognitiven Problemen und intensiveren Ängsten und Depressionen als Patienten, die ihre negativen Gefühle zulassen (Iwamitsu et al. 2003, 2005a,b). Auf der physiologischen Ebene konnte ein bislang vermuteter Zusammenhang zwischen dem bewussten Unterdrücken von Emotionen und physiologischen Prozessen wie etwa erhöhte kardiovaskuläre Aktivität dagegen nicht bestätigt werden (Giese-Davis et al. 2008). Auf der Verhaltens- und kognitiven Ebene ist die Ausdruckshemmung jedoch mit Ängsten und Depressionen, mit Problemen der Krankheitsbewältigung und der psychosozialen Anpassung verbunden (Iwamitsu et al. 2005a,b; Schlatter u. Cameron 2010).

Emotionen werden in verschiedenen Formen im expressiven Verhalten geäußert oder in ihrem Ausdruck gehemmt (Kennedy-Moore u. Watson 1999). In ihrer einfachsten Form werden Emotionen in vor-bewussten Reaktionen geäußert, die auch körperliche Reaktionen enthalten können (Russell 2003). Erreichen Emotionen eine gewisse Intensität, werden sie der bewussten Reflexion zugänglich und können dann willentlich in ihrer expressiven Äußerung gehemmt bzw. unterdrückt (*suppression*) oder zurückgehalten werden, um anderen Zielen dienen zu können (*restraint*), bzw. um die mit einer Emotion verbundenen Vorstellungen, Gedanken und Wünsche nicht zu erleben (*repression*). Schließlich können Person Schwierigkeiten haben Gefühlszustände wahrzunehmen und diese zu benennen oder zu beschreiben (*alexithymia*; Giese-Davis u. Spiegel 2001, Grassi et al. 2007, Pedersen u. Zachariae 2010, Schlatter u. Cameron 2010).

Das Zurückhalten negativer Gefühle (*restraint*), wie etwa der Feindseligkeit gegenüber anderen Personen oder des Missbehagens über bestimmte situative Gegebenheiten, ist eine unmittelbare Hemmung emotionaler Affekte im Interesse anderer wünschenswerter und längerfristiger Ziele (Giese-Davis u. Spiegel 2001). Krebspatienten halten sich zurück, um ihren Ärger und ihre aggressiven Impulse zu kontrollieren, Konflikte zu vermeiden und sich erwartungsgemäß verhalten zu können. Die Zurückhaltung ist in vielen Situationen einer

Krebstherapie eine durchaus angemessene Reaktionsweise, weil sie etwa der Kooperation von Patient und Behandlungsteam dient. Im Unterschied zur Unterdrückung negativer Gefühle, bei der es lediglich um deren Hemmung geht, bezieht sich die Zurückhaltung von Gefühlen der Feindseligkeit oder des Missbehagens speziell auf Affekte des Ärgers, der Wut oder der Aggression und steht im Dienste des sozialen Funktionierens und höherer Ziele, wie etwa dem Erfolg der Krebstherapie. Krebspatienten halten ihre Gefühle häufiger zurück als gesunde Personen (Servaes et al. 1999) und regulieren damit auch ihre mit Aggressionen und Ärger verbundenen physiologischen Prozesse (Giese-Davis et al. 2008).

Im Gegensatz zur Zurückhaltung ist die Verdrängung (*repression*) ein Abwehrmechanismus, bei dem negative Erfahrungen, Gedanken oder Gefühle vom Bewusstsein ferngehalten oder nur schwer erinnert werden (Giese-Davis u. Spiegel 2001, Pedersen u. Zachariae 2010). Während sich eine die Emotionen zurückhaltende Person sehr wohl über deren Existenz bewusst ist, ist sich eine Person, die ihre Emotionen verdrängt, nicht im Klaren über ihren wahren emotionalen Gefühlszustand. Dabei unterscheidet sich die Verdrängung auch von der Verleugnung, die sich auf bedrohliche Aspekte der äußeren Realität bezieht, während die Verdrängung Ausdruck eines innerpsychischen Konfliktes ist, der zwischen der akzeptierten Realität und den mit ihr verbundenen negativen Emotionen besteht. Nicht die Realität oder Teile davon werden verleugnet, um negative Emotionen zu kontrollieren, sondern die Emotionen selbst werden zurückgedrängt. Bei Krebspatienten kommt der Verdrängung eine besondere Rolle zu, weil sie die mit der Krebsdiagnose verbundene Bedrohung oft als derart intensiv empfinden, dass sie die Gefahr und alles, was damit zusammenhängt, nicht wahr haben wollen und sich ihr nicht stellen können. Wenn Krebspatienten mit einem repressiven Bewältigungsstil ihr Gefühl, bedroht zu sein, verdrängen, zeigen sie mit knapp 15 % ebenso häufig akute Belastungsreaktionen wie nicht ängstliche Krebspatienten (13 %) und deutlich weniger akute Belastungen als hoch ängstliche Patienten (54 %; Pedersen u. Zachariae 2010). Eine solche repressive Krankheitsbewältigung wird bei Krebspatienten kurz nach der Diagnose einer Krebserkrankung häufig vorgefunden, erreicht jedoch im dritten Monat nach der Diagnosestellung wieder ihr Niveau wie zuvor. Auch wenn die Verdrängung als akute defensive Reaktion einen kurzfristig günstigen Bewältigungsstil darstellen kann, wird eine längerfristig aufrechterhaltene Verdrängung eigener Emotionen als problematisch bewertet (Giese-Davis u. Spiegel 2001, Pedersen u. Zachariae 2010). So wird diese bei Krebspatienten im Zusammenhang mit einer erhöhten kardiovaskulären Belastung (Giese-Davis et al. 2008) und einem ungünstigen Krankheitsverlauf diskutiert (Lehto et al. 2006, Weihs et al. 2000).

Im Gegensatz zur bewussten Zurückhaltung emotionaler Äußerungen und zur Verdrängung ist die Alexithymie die begriffliche Umschreibung für Probleme oder die Unfähigkeit, die eigenen emotionalen Befindenszustände zu beschreiben bzw. verschiedene Emotionen begrifflich voneinander zu unterscheiden. Eine eingeschränkte Phantasie und Vorstellungskraft und ein external orientierter Denkstil, der sich stärker mit den äußeren Details eines Ereignisses befasst als mit dem dadurch hervorgerufenen inneren Erleben und Empfinden, zählen ebenso zur Alexithymie (Grassi et al. 2007, Manna et al. 2007). Als mögliche Ursachen einer Alexithymie bei Krebspatienten werden sowohl dispositionelle als auch sekundäre Faktoren wie etwa psychischer Stress, das Krankheitsstadium und Behandlungsnebenwirkungen (Anämie) diskutiert (Luminet et al. 2007, Messina et al. 2011).

Bei Krebspatienten zeichnet sich die Alexithymie durch verschiedene Merkmale aus (Grassi et al. 2007):

- Unfähigkeit oder Probleme, nach positiven oder negativen Erfahrungen die eigenen Emotionen zu beschreiben (z. B. Freude, Angst, Trauer, Wut).
- Unfähigkeit oder Probleme, die eigenen, mit einem Ereignis einhergehenden Gefühle zu beschreiben, und eine Neigung zur Konzentration auf Details.
- Eingeschränktes Phantasieerleben.
- Gedankeninhalte, die eher mit externen Ereignissen als mit eigenen Emotionen und Empfindungen im Zusammenhang stehen.
- Fehlendes Bewusstsein für den Zusammenhang von grundlegenden körperlichen Reaktionen und Emotionen.
- Gelegentliche, aber heftige Affektausbrüche (z. B. Wut, Schreien oder Freude), die jedoch in Bezug auf die aktuelle Situation oder das allgemeine emotionale Befinden unangemessen sind.

3.5.2 Störungen der kognitiv-emotionalen Auseinandersetzung mit Krebs

Die geistige Auseinandersetzung mit den Anforderungen und Belastungen einer Krebserkrankung und Krebstherapie ist ein komplexer Prozess, in dem es bei den meisten Patienten zu zeitlich begrenzten Beeinträchtigungen in der psychischen Anpassungsfähigkeit kommt. Krebspatienten werden im Verlauf ihrer Erkrankung und Behandlung mit Lebensereignissen und Behandlungssituationen konfrontiert, in denen Vermeidungsverhalten, Grübeln, intrusive Gedanken oder die Unterdrückung der eigenen Emotionen ein vorübergehendes Bewältigungsbemühen darstellen, das durchaus situationsangemessen ist. Bei einigen Krebspatienten liegen jedoch bereits bei der Diagnosestellung extreme Belastungssituationen, Persönlichkeitsdispositionen oder psychische Störungen vor, die ein Gelingen der emotionalen Anpassung erschweren, und bei denen die Bewältigungsstrategien der Vermeidung, Rumination oder Suppression nicht problem- und situationsbezogen, sondern als generelle Strategie eingesetzt werden. Deshalb geraten manche Patienten in einen ungünstigen Anpassungs- und Bewältigungsverlauf, der in gravierende psychische Belastungen oder Störungen mündet oder bei dem vorbestehende emotionale Belastungen und psychische Störungen chronifizieren.

Krebspatienten, die mit gravierenden Anpassungs- und Belastungsstörungen, Ängsten oder Depressionen auf ihre Erkrankung und Behandlung reagieren, scheinen die verschiedenen Strategien der Emotionsregulation inflexibel und in ungünstiger Konstellation zu verwenden.

Aldao und Mitarbeiter (2010) untersuchten die Zusammenhänge zwischen psychischen Störungen und adaptiven Strategien der Emotionsregulation wie Akzeptanz, Problemlösung und Neubewertung und den maladaptiven Regulationsbemühungen der Vermeidung Rumination und Suppression. Sie konnten in einer Metaanalyse anhand von 114 Studien zeigen, dass Vermeidung, Rumination und Suppression insbesondere mit depressiven Störungen verbunden sind, dass Rumination und Suppression mit der Zunahme depressiver Symptome einhergehen, problemlösungsorientiertes Verhalten und Neubewertung dagegen als protektive Faktoren gegenüber einer Depression anzusehen sind. Andere Autoren fanden ähnliche Zusammenhänge zwischen der Vermeidung, Rumination und Suppression und Depressionen (Joormann u. Gotlib 2010), Angststörungen (Amstadter 2008, Nolen-Hoeksema et al. 2008) sowie Anpassungs- und post-traumatischen Störungen (Eftekhari et al. 2009, Moore et al. 2008).

Die Betrachtung gravierender psychischer Belastungen und Störungen von Krebspatienten vor dem Hintergrund der Regulation und Dysregulation von Emotionen macht es möglich, die Extremausprägungen einer misslungenen geistigen Auseinandersetzung mit der Erkrankung und Behandlung nachzuvollziehen und Patienten mit psychischen Störungen zu einer günstigeren Form der Bewältigung ihrer emotionalen Belastungen und der Auseinandersetzung mit ihrer Lebenssituation zu verhelfen.

Anpassungs- und Belastungsstörungen

Anpassungsstörungen lassen sich ebenso wie Belastungsstörungen als eine Reaktion auf Stress oder ein traumatisches Ereignis konzipieren, dessen Auswirkungen zum Zeitpunkt des Ereignisses oder noch längere Zeit danach die kognitiv-emotionalen Verarbeitungskapazitäten des betroffenen Menschen überfordern (Maercker et al. 2007). Die Anpassungs- und Belastungsreaktionen sind dabei sowohl abhängig von der Intensität des Traumas als auch der geistigen Auseinandersetzung mit der persönlichen Bedeutung für den Betroffenen, und lassen sich auf der Dimension von einer normalen Reaktion auf eine nicht normale Situation bis hin zu einer psychopathologischen Reaktion ansiedeln (Andrykowski u. Kangas 2010, Li et al. 2010).

Die kognitiv-emotionale Auseinandersetzung von Patienten mit Anpassungs- und Belastungsstörungen ist durch intrusive Gedanken und gedankliche Vermeidungsbemühungen charakterisiert und geht mit Problemen der sozialen Funktionsfähigkeit einher (Maercker et al. 2007). Aber auch die stressinduzierte Rumination und die Suppression des emotionalen Erlebens- und Ausdrucksverhaltens sind mit diesen Störungsformen verbunden (Moore et al. 2008, Nolen-Hoeksema et al. 2008, Papageorgiou u. Wells 2004).

Für viele Krebspatienten stellen die Diagnose und Ereignisse während und nach der Krebstherapie so gravierende Stressoren dar, dass Anpassungs- und Belastungsstörungen die Folge sind (Andrykowski u. Kangas 2010, Li et al. 2010). Aufgrund der dauerhaft unterschwelligen Belastung durch eine potentielle Lebensbedrohung können bei vielen Krebspatienten bereits vermeintlich undramatische Ereignisse das notwendige und permanente Bemühen, sich an die Krankheitsbedingungen anzupassen, stören und zu traumatischen Reaktionen führen.

Die kognitiv-emotionale Auseinandersetzung bei Krebspatienten mit Anpassungs- und Belastungsstörungen wird ebenfalls als dysfunktionales Bemühen der Emotionsregulation charakterisiert, die mit erheblichen sozialen Funktionseinschränkungen einhergeht. (Akechi et al. 2004, Chan et al. 2011, Ehring u. Quack 2010, Glinder et al. 2007, Iwamitsu et al. 2003, 2005a,b; Kangas et al. 2002, 2005; O'Connor et al. 2011).

Anpassungs- und Belastungsstörungen lassen sich demnach sowohl allgemein als auch bei Krebspatienten als Ausdruck einer zugrunde liegenden Dysregulation von Emotionen verstehen oder als psychische Störungen mit dysfunktionalen Bemühungen der Emotionsregulation.

▪ Anpassungsstörungen

Bei Krebspatienten werden Anpassungsstörungen als ein Belastungszustand mit deutlichen Funktionsbeeinträchtigungen verstanden, die über denjenigen liegt, die infolge eines Stressors normalerweise zu erwarten wären. Anpassungsstörungen sind mit 19–48 % die am häufigsten vorzufindenden psychischen Störungen bei Krebspatienten (Li et al. 2010, Mitchell 2010b, Mitchell et al. 2011a), wobei das zugrunde liegende Konstrukt und die vorliegende Evidenzbasis für diese Störung kontrovers diskutiert werden (Bryant et al. 2010). Anpassungsstörungen entstehen innerhalb von drei Monaten nach einem belastenden Ereignis und gehen innerhalb von sechs Monaten wieder zurück, solange der Stressor nicht weiterhin seine Wirkung ausübt (Li et al. 2010).

Bei Krebspatienten gehen Anpassungsstörungen eher selten gemeinsam mit Ängsten, häufig aber mit Depressionen oder mit Angst und Depression gemeinsam einher (Kissane et al. 1998, Stark et al. 2002). Die psychoonkologische Forschung konzentriert sich daher vor allem auf diese Formen psychischer Anpassungsprobleme, die als eine leichte Ausprägung einer Angst- oder affektiven Störung (Levin u. Alici 2010, Pinquart u. Duberstein 2010a, Stark u. House 2000) oder als emotionaler Distress verstanden werden (Bultz u. Carlson 2005). Frauen im Frühstadium einer Brustkrebserkrankung leiden in 28,7 % der Fälle an einer Anpassungsstörung mit Depression oder Angst (Kissane et al. 1998). Bei etwa 10–12,4 % aller Krebspatienten liegen Ängste und Depressionen gemeinsam vor (Boyes et al. 2011, Brintzenhofe-Szoc et al. 2009). Und etwa 4 % der Patienten weisen Anpassungsstörungen mit Angst auf (Stark u. House 2000).

Patienten mit Ängsten und Depressionen weisen verschiedene Risiken auf. Sie haben eine schlechtere Lebensqualität als Patienten, die allein unter Symptomen der Angst oder der Depression leiden, engagieren sich weniger an ihrer Therapie (*adherence to treatment*), weisen eine verzögerte Genesung, ein höheres Suizidrisiko sowie eine schlechtere psychosoziale und behandlungsbezogene Prognose auf (Brintzenhofe-Szoc et al. 2009). Bei Krebspatienten mit gemeinsam vorliegender Angst und Depression, sind bislang nur wenige Untersuchungen zu den genannten Risiken durchgeführt worden (van Esch et al. 2011, 2012). Da aber Krebspatienten mit Angststörungen bzw. mit depressiven Störungen ähnliche Risikofaktoren aufweisen (D'Angelo et al. 2008, Hulbert-Williams et al. 2011, Kissane et al. 1998, Lim et al. 2011, Stark et al. 2002), ist bei Krebspatienten mit beiden Symptomen ebenso von sich potenzierenden negativen Effekten auszugehen.

Bevor von einer Anpassungsstörung bei Krebspatienten gesprochen werden kann, sind nach Li und Mitarbeitern (2010) verschiedene Aspekte zu berücksichtigen:

Erstens. Anpassungsstörungen treten nicht allein als Reaktion auf die Krebsdiagnose, sondern ebenso als Reaktion auf die verschiedensten mit der Erkrankung und Behandlung verbundenen Stressoren auf. Dies sind

- psychosoziale Stressoren wie Unsicherheit über den Erkrankungs- und Behandlungsverlauf, Rezidiverkrankung, palliative Situation, Veränderungen des äußeren Erscheinungsbildes, der Selbst-Identität, der sozialen Rolle oder in der Lebensplanung und
- biologische Stressoren wie Erkrankungsschwere, Nebenwirkungen wie Schmerzen und körperliche Beschwerden, sowie neurobiologische Veränderungen.

Die biologischen Stressoren gehen mit neuroendokrinen, neuroimmunologischen und Veränderungen auf der Ebene der Neurotransmitter einher und können sich im sogenannten *sickness behavior* zeigen, bestehend aus vorübergehender Lustlosigkeit, Angst, Erschöpfung, kognitiven Störungen, Gewichtsabnahme, Schlafstörungen und Hyperalgesie. Dies sind adaptive Reaktion des Körpers auf körperliche Belastungen, die der Genesung dienen, jedoch bei länger bestehender Erkrankung und fehlgeschlagener neurobiologischer Regulation auch zur Entstehung psychischer Störungen wie Anpassungsstörungen und Depressionen beitragen (Li et al. 2010, Thornton et al. 2008, 2009).

Zweitens. Die verschiedenen biologischen und psychosozialen Stressoren können im zeitlichen Verlauf einer Krebserkrankung und -therapie kumulieren und sich in ihrer belastenden Wirkung multiplizieren, so dass sich eine anfänglich normale Anpassungs- und Belastungsreaktion zu einer Anpassungsstörung und letztlich zu einer Depression bis hin zu einer Demoralisierung entwickeln kann (Akechi et al. 2004, Clarke 2011, Li et al. 2010). In diesem Kontinuum des psychischen Distresses bei Krebs nehmen Anpassungsstörungen eine bislang nicht hinreichend spezifizierte Position ein. Sie gelten als eine unangemessene, pathologische Reaktion auf eine

Belastungssituation, wobei jedoch nicht immer klar ist, ab welchem Punkt sie noch als eine vorübergehende situationsadäquate Anpassungsreaktion gelten und ab welchem sie eine chronisch verlaufende Anpassungsstörung darstellen.

Drittens. Bislang wird kaum beachtet, dass Anpassungsstörungen nicht allein über die Ausprägung der emotionalen Belastungsreaktion definiert sind, sondern auch Beeinträchtigungen des sozialen Funktionierens von Bedeutung sind. Diese zeigen sich in den sozialen Lebensbereichen des Patienten wie etwa in familiären und beruflichen Funktionen, aber auch in dem Umgang mit den Anforderungen der Krebstherapie.

Viertens. Der Ausschluss des Traueraspektes aus der Definition einer Anpassungsstörung ist im Falle einer Krebserkrankung problematisch, da Verlusterlebnisse bei Krebspatienten etwa infolge von körperlichen (z. B. Haarverlust, Operationsfolgen), beruflichen (z. B. Berentung) und persönlichen (z. B. Einschränkungen in der Sexualität) Veränderungen gehäuft auftreten.

Fünftens. Die Begrenzung der Dauer einer Anpassungsstörung auf sechs Monate berücksichtigt nicht die Lebenssituation von Krebspatienten mit fortgeschrittenen Erkrankungen, mit wiederholten Krebstherapien und mit regelmäßig wiederkehrenden Arztbesuchen in der Nachsorge, die ebenso zur Quelle einer permanenten oder wieder neu auftretenden emotionalen Belastung werden können. Anpassungsstörungen bei Krebspatienten erfüllen somit nicht immer das Zeitkriterium und können länger als sechs Monate bestehen bleiben.

Verschiedene Autoren stellen die Angemessenheit des Begriffs und des Konstrukts der Anpassungsstörung im Fall von Krebspatienten in Frage (Li et al. 2010).

So sieht etwa Ronson (2005) in Anlehnung an Horowitz (1986) den Begriff der Anpassungsstörung bei Krebspatienten als nicht gerechtfertigt an und hält den Begriff des »traumatischen Distress« für eine passendere Bezeichnung. Die initiale krebsbezogene Stressreaktion konzipieren Desavie und Ronson (2008) auf einem Kontinuum von einer subsyndromalen Anpassungs- oder Belastungsreaktion, die etwa nach einem Monat auftritt, bis hin zur depressiven Störung, die der anfänglichen Stressreaktion folgt. Die Autoren schlagen zudem die Kategorie einer »Störung infolge extremen Stresses, nicht anderweitig spezifiziert« (*disorders of extreme stress not otherwise specified*; DESNOS; Desavie u. Ronson 2008) vor, die aus sechs psychologischen Beeinträchtigungen infolge eines Traumas bestehen. Hierzu zählen die Dysregulation von Affekten und Impulsen, Aufmerksamkeitsstörungen, Störungen des Bewusstseins und der Selbstwahrnehmung, eine beeinträchtigte interpersonale Beziehung, Störungen des Bedeutungszusammenhangs sowie die Somatisierung.

Damit wird die Anpassungsstörung bei Krebspatienten als eine Reaktion auf Stress oder ein traumatisches Ereignis im Sinne von Maercker und Mitarbeitern (2007) konzipiert (Li et al. 2010), die in den wiederholten und sich aufdrängenden Gedanken und Erinnerungen (Intrusion/Rumination), dem Vermeidungsverhalten und den Funktionsbeeinträchtigungen die wesentlichen Aspekte einer gestörten Anpassungsreaktion nach Stress sehen. Werden zudem die Probleme der emotionalen Suppression bei der Patientengruppe mit emotionalem Distress berücksichtigt (Glinder et al. 2007, Iwamitsu et al. 2005b), so lassen sich die Anpassungsstörungen bei Krebspatienten als Störung der Regulationsfähigkeit des emotionalen Befindens oder als deren Folge charakterisieren.

▪ Belastungsstörungen

Belastungsstörungen werden entsprechend des Zeitpunktes ihres Auftretens in akute und posttraumatische Störungsformen (*acute stress disorder*, ASD; *post-traumatic stress disorder*, PTSD) unterteilt. Von einer akuten Belastungsstörung wird gesprochen, wenn es zu akuten Stressreaktionen unmittelbar bis zu einem Monat nach einem Trauma kommt. Eine post-traumatische Belastungsstörung tritt dagegen erst einen Monat nach einem traumatischen Ereignis auf. Das Symptombild beider Störungsformen ist vergleichbar und besteht aus der syndromalen Trias von wiederholt auftretenden und sich aufdrängenden Gedanken, von Erinnerungen an das Trauma sowie von traumabezogenem Vermeidungsverhalten und autonomer Hyperaktivität.

Bei Krebspatienten liegt die Inzidenz akuter Belastungsreaktionen bei über 30 % (Kangas et al. 2005, Pedersen u. Zachariae 2010), wobei 14–23 % eine syndromale und 4–18 % eine subsyndromale Störungsausprägung aufweisen (Goebel et al. 2012, Rodin et al. 2011). Akuten Belastungsreaktionen kommt ein hoher prädiktiver Wert für eine spätere post-traumatische Störung zu (Brewin 2003). Verzichtet man auf das für eine post-traumatische Störung geforderte Zeitkriterium von einem Monat, dann weisen die akute und post-traumatische Stressstörung nicht nur eine weitgehende diagnostische Überlappung, sondern auch einen ähnlich hohen Prädiktionswert für das Vorliegen einer PTSD nach 6 Monaten auf (Brewin 2003). Neuere Studien zeigen jedoch auch, dass sich bei lediglich der Hälfte aller akut traumatisierten Krebspatienten im Verlaufe der folgenden sechs Monate eine post-traumatische Störung entwickelt (Kangas et al. 2005).

Krebspatienten mit post-traumatischen Belastungsreaktionen oder -störungen sind bislang kaum anhand formaler diagnostischer Kriterien untersucht worden, so dass die meisten Studien sich kaum miteinander vergleichen lassen (Andrykowski u. Kangas 2010). Unter Bezugnahme auf das DSM-IV lässt sich die post-traumatische Belastungsreaktion von Krebspatienten wie folgt charakterisieren: Die Patienten leiden unter wiederholten, sich aufdrängenden Erinnerungen an das traumatische Ereignis wie etwa Erinnerungen an die Diagnosestellung, an Schmerzzustände oder an Komplikationen im Therapieverlauf. Sie können auch an wiederholt auftretenden, stark belastenden Träumen oder Albträumen leiden sowie Verhaltensweisen zeigen oder so empfinden, als ob das traumatische Ereignis wieder aufgetreten wäre. Die Erinnerungen sind dabei von physiologischen Reaktionen wie Herzrasen, schneller Atmung oder Schweißausbrüchen begleitet. Die Krebspatienten vermeiden Situationen oder Hinweise, die sie an das Trauma erinnern oder erleben emotionale Taubheit, eine Verminderung ihrer Interessen, Entfremdungsgefühle oder eine eingeschränkte Affektivität. Schließlich erscheinen sie chronisch übererregt und können unter Ein- und Durchschlafstörungen, einer erhöhten Reizbarkeit, Hypervigilanz oder Schreckhaftigkeit leiden.

Die post-traumatische Belastungsstörung von Krebspatienten ist ein stress-bezogenes Syndrom, welches gemäß DSM-IV als Reaktion auf eine *lebensbedrohliche Erkrankung* auftritt (Andrykowski u. Kangas 2010). Das traumatische Erlebnis von Krebspatienten unterscheidet sich jedoch deutlich von anderen traumatischen Ereignissen wie einem Unfall oder einer Naturkatastrophe, dem Verlust eines Angehörigen, Krieg, Gewalt, Missbrauch oder Naturkatastrophen (Gurevich et al. 2002). Zu den Unterschieden zählen die:

- *Chronizität der Bedrohung*: Den zyklischen Verlauf mit wiederkehrenden Traumata teilen die Krebserkrankung und Krebstherapie mit anderen traumabehafteten Ereignissen. Im Falle von Krebs, Krieg, familiärer Gewalt und Missbrauch persistiert sowohl der Stressor als auch das Stresserleben. Im Fall von Naturkatastrophen, Unfällen oder dem Tod eines Angehörigen tritt dagegen der Stressor einmalig auf. Das Stresserleben besteht hier nicht permanent. Bei Krebserkrankungen wirkt der Stressor der Todesbedrohung chronisch mit häufig wiederkehrenden und akut traumatisierenden

Ereignissen im Erkrankungs- und Behandlungsverlauf, so dass es im Gespräch mit Krebspatienten schwierig ist, die symbolischen Wiederholungen eines traumatischen Erlebnisses von einem neuen Trauma infolge dieser Stressoren zu unterscheiden. Während Krieg, Gewalt und Missbrauch oftmals konkrete Ereignisse mit Phasen relativ geringer Bedrohung darstellen, kommt es im Falle einer Krebserkrankung zum Erleben einer unterschwelligen, im eigenen Körper liegenden, permanenten Bedrohung durch einen Tumor, der evtl. trotz Behandlung »unbemerkt« weiter wächst. Hinzu kommen wiederholt auftretende Ereignisse mit potentieller Bedrohung (*accumulated burden of adversity*), wie das »Warten auf diagnostische Untersuchungen mit ungewissem Ergebnis« oder Behandlungszyklen mit teils sehr aggressiven und schädigenden Medikamenten, gefolgt von einer langen Phase der Ungewissheit nach Behandlungsende und wiederholten Nachsorgeterminen, denen das Risiko der Diagnose eines Rezidivs innewohnt.

- *Intangibilität der Bedrohung:* Anders als Missbrauch, Gewalt und Krieg stellt Krebs eine nicht berührbare Bedrohung dar, einen sog. *informational threat*. Das Bedrohungserlebnis entsteht oftmals »nur« als Reaktion auf die Diagnose und die Mitteilung der Prognose, die ggf. mit vorgelegten Röntgenaufnahmen oder anderen Untersuchungsergebnissen als einzig tangibler Information verdeutlicht werden. Viele Patienten erleben zum Diagnosezeitpunkt keinerlei körperliche Beschwerden, sind tatkräftig und fühlen sich wohl. Intangible Bedrohungserfahrungen entstehen auch während des Wartens auf Untersuchungsergebnisse, die aufgrund ihrer Relevanz und der Ungewissheit mit massivem Stress verbunden sein können, ohne dass überhaupt etwas Bedrohliches zu passieren scheint. Bedrohungserlebnisse, die massiv sein können, aber für Außenstehende nicht als solche erlebbar sind, begleiten viele Patienten auch über die gesamte Phase der Remission und Nachsorge, die ohne Gewissheit auf eine real bestehende und anhaltende Heilung bewältigt werden muss. In dieser Phase können aufgrund der bestehenden Ungewissheit und der Angst vor einer Rezidiverkrankung die zurückliegenden Traumata der Behandlungsphase wiedererlebt und als bevorstehende Belastungen in die Zukunft projiziert werden.
- *Internale und externale Bedrohung:* Krebs stellt für Krebspatienten nicht allein eine intangible, sondern auch eine internale Bedrohung dar, die sich anfänglich tatsächlich als Tumor und im Verlauf der Behandlung »vielleicht noch, vielleicht aber auch nicht mehr« in ihrem Körper befindet. In der Vorstellung ist die Bedrohung aber immer anwesend, unabhängig davon, was man gerade tut oder unterlässt. Da die Erkrankung »im eigenen Körper ist« und selbst nach erfolgreicher Behandlung eine Rückkehr nie ausgeschlossen werden kann, entwickeln viele Patienten eine erhöhte Sensibilität für Veränderungen in ihrem Körper und für Äußerungen, die ihn betreffen. Selbst wenig relevante körperliche Symptome oder unbedachte Anmerkungen können dann z. B. als Hinweis auf ein Rezidiv gewertet, traumatisch empfunden werden und intrusive Vorstellungen und Gedanken oder eine akute Belastungsreaktion mit körperlichen Stressreaktionen auslösen.

Untersuchungen zu krebsbezogenen, post-traumatischen Belastungsstörungen von Krebspatienten kommen zu einer lebenszeitbezogenen Prävalenz von 20 % und einer aktuellen Prävalenz von 6 %, wobei das Risiko für die Entwicklung einer post-traumatischen Belastungsstörung mit der Zeit nach der Diagnosestellung abnimmt (Andrykowski u. Kangas 2010).

Ein halbes bis ein Jahr nach einer Krebserkrankung erfüllen etwa 2,4–3,9 % der Patienten die Kriterien einer post-traumatischen Störung (Matsuoka et al. 2005, Mehnert u. Koch 2007). Aspekte der Krebserkrankung und Krebstherapie sind keine Prädiktoren für die Entstehung der post-traumatischen Belastungsstörung, dagegen ist sie besonders häufig mit speziellen Merkmalen der Person verbunden. So weisen 46 % der Krebspatienten mit einer post-traumatischen Belastungsstörung depressive Episoden in ihrer Anamnese auf und etwa 12 % leiden akut an einer Depression (Green et al. 1998, Matsuoka et al. 2005). Persönlichkeitsfaktoren wie z. B. eine erhöhte emotionale Reagibilität, Neurotizismus und dispositionelle Ängste, ein geringes Einkommen und geringe soziale Unterstützung, ein höheres Alter bei der Diagnose, kritische Lebensereignisse in der Vorgeschichte oder die Ausprägung der empfundenen emotionalen Belastungen gelten als wichtige Risikofaktoren für eine anhaltende post-traumatische Belastungsstörung (Andrykowski u. Kangas 2010, Kangas et al. 2002, Matsuoka et al. 2005).

Bei Krebspatienten sind die Kriterien einer post-traumatischen Störung nach DSM-IV nur eingeschränkt geeignet, um die post-traumatischen Belastungsreaktionen der überwiegenden Mehrheit der Patienten abzubilden (Palmer et al. 2004, Shelby et al. 2005, 2008). Werden aber nicht alle notwendigen Kriterien einer post-traumatischen Störung zugrunde gelegt, so gelangt man zu einer Prävalenzrate von bis zu 50 % subklinischer Störungen (Andrykowski u. Kangas 2010, Gurevich et al. 2002). Vorherrschend sind bei subklinisch belasteten Krebspatienten die DSM-IV Kriterien B (1) »Wiederkehrende, eindringliche belastende Erinnerungen an das Ereignis« und B (4) »Körperliche Reaktionen bei der Konfrontation mit internalen oder externalen Hinweisreizen, die einen Aspekt des traumatischen Ereignisses symbolisieren oder an Aspekte desselben erinnern«, sowie C (7) »Gefühl einer eingeschränkten Zukunft« und C (1) »Bewusstes Vermeiden von Gedanken, Gefühlen oder Gesprächen, die mit dem Trauma in Verbindung stehen« sowie D (1) »Schwierigkeiten, ein- oder durchzuschlafen«, D (3) »Konzentrationsschwierigkeiten« und D (2) »Reizbarkeit oder Wutausbrüche«. Die anderen DSM-IV Kriterien einer post-traumatischen Belastungsstörung sind bei subklinisch belasteten Krebspatienten dagegen eher selten anzutreffen (Palmer et al. 2004).

Shelby und Mitarbeiter (2008) konnten bei subsyndromal belasteten Krebspatienten zeigen, dass die wiederholt auftretenden intrusiven Gedanken und Erinnerungen (Kriterium B1) sowie die chronische Übererregung (Kriterium D) eine frühe Reaktion auf ein traumatisches Ereignis darstellen, während die emotionale Taubheit und die Vermeidung (Kriterium C) in späteren Phasen der Belastung vorherrschen. Aber auch bei Krebspatienten mit voll ausgeprägter post-traumatischer Belastungsstörung zeigen sich im Verlauf der Krebserkrankung und -therapie erhebliche Veränderungen in den PTSD-Clustern der Intrusion, Vermeidung und Übererregung, zumeist hin zu einer Symptomverbesserung (Elklit u. Blum 2011).

Unabhängig davon, ob bei einem Patienten sämtliche oder nur gewisse Symptome der post-traumatischen Belastungsstörung vorliegen, zeichnet sich die Störung durch unterschiedliche Verläufe aus. Sie kann

- *akut verlaufen*, wenn sie länger als einen und weniger als 3 Monate andauert, etwa wenn sie unmittelbar nach der Diagnosemitteilung auftritt, über den gesamten Verlauf einer akuten Krebstherapie andauert und dann zu einer vollständigen Remission führt,
- *chronisch verlaufen*, wenn sie mehr als 3 Monate und bis zu 12 Monaten, d. h. auch in der Zeit der Krebsnachsorge, bestehen bleibt und erst langsam mit einer wachsenden Gewissheit einer dauerhaften Heilung remittiert,

- *zeitlich verzögert auftreten,* wenn die Krebsdiagnose und die akute Phase der Krebstherapie scheinbar beschwerdefrei bewältigt wurden und erst nach 6 Monaten intrusive Vorstellungen und Gedanken auftreten, die mit einem traumatisierenden Ereignis im Behandlungsverlauf in Verbindung gebracht werden. Sie können sich aber auch im zeitlichen Verlauf deutlich verändern und bei einigen Patienten remittieren.

Obwohl die Krebserkrankung als eines der am stärksten traumatisierenden Ereignisse betrachtet wird, kommt es in den Jahren nach einer Krebserkrankung nicht wesentlich häufiger zu einer voll ausgeprägten Form einer post-traumatischen Störung als in der Allgemeinbevölkerung (Greer et al. 2011). Mehnert und Koch (2007) berichten jedoch, dass bei Verwendung von standardisierten Fragebögen die Prävalenz einer Post-traumatischen Störung über- und bei klinischer Beurteilung unterschätzt wird. So konnten O'Connor und Mitarbeiter (2011) unter Berücksichtigung dieser Überlegungen zeigen, dass anhand der *Impact of Event Scale* (Horowitz et al. 1979) eine klinisch relevante Symptomatik des post-traumatischen Störungsbildes bei Frauen mit Brustkrebs im dritten Monat nach ihrer Operation mit 20,1 % fast dreimal und ein Jahr danach mit 14,3 % zweimal häufiger vorliegen als das voll ausgeprägte Störungsbild nach DSM-IV.

Post-traumatische Belastungsstörungen bei Krebspatienten können ebenso wie die Anpassungsstörungen durch eine beeinträchtigte Regulationsfähigkeit des emotionalen Befindens charakterisiert werden. Die wesentlichen Merkmale der Regulationsstörung sind hier die unwillkürlich auftretenden, belastenden Gedanken und Erinnerungen an ein zurückliegendes oder bevorstehendes traumatisches Ereignis (Intrusionen), das unwillkürliche Bestreben, die Gedanken und Gefühle oder auch die Situationen zu vermeiden, die mit dem Trauma verbunden sind (Vermeidung), und eine akute oder anhaltende erhöhte Erregung (Übererregbarkeit; Andrykowski u. Kangas 2010, Elklit u. Blum 2011). Auch die Rumination und die emotionale Suppression sind bei post-traumatischen Belastungen im Allgemeinen (Moore et al. 2008, Nolen-Hoeksema et al. 2008) und bei post-traumatisch belasteten Krebspatienten im Speziellen belegt (Amir u. Ramati 2002, Chan et al. 2011).

Angststörungen und Depressionen

Angststörungen und Depressionen weisen sowohl auf der Symptom- als auch der Syndromebene einen sehr engen Zusammenhang auf (Brown u. Barlow 2009). Bei beiden psychischen Störungen kommt der Störung des emotionalen Befindens eine zentrale Rolle zu (Aldao et al. 2010, Amstadter 2008, Joormann u. Gotlib 2010, Starr u. Davila 2011). Angststörungen werden dabei als Folge der inadäquaten Strategie angesehen, negative Affekte zu vermeiden oder Furcht und Sorge in Situationen realer oder vorgestellter Bedrohung zu kontrollieren (Amstadter 2008). Bei Depressionen wird die Schwierigkeit gesehen, negative Gedanken, Erinnerungen und Gefühle zu verarbeiten, zu unterbinden bzw. kognitiv zu kontrollieren (Joormann u. Gotlib 2010).

Angststörungen sind affektive Zustände diffuser Erregung, die infolge der Wahrnehmung einer zumeist antizipierten Bedrohung entstehen. Beängstigende Situationen werden möglichst vermieden, um damit den aufkommenden Emotionen auszuweichen, negative Gedanken und aufkommende Ängste möglichst zu unterdrücken, um ihre Intensität zu kontrollieren, und die geistige Auseinandersetzung mit ihnen zu vermeiden, womit allerdings gleichzeitig auch positive Emotionen unterdrückt werden. Gelingen die Regulationsbemühungen nicht, werden die entstandenen Ängste und Befürchtungen intensiv und mit dem Gefühl, ihnen ausgeliefert zu sein, erlebt. Da die Intensität und der Zeitpunkt, zu dem die Emotionen der Angst auftreten, nicht vorhersehbar sind, kommt es zu einer gesteigerten Aufmerksamkeit gegenüber bedrohlichen innerpsychischen und äußeren Aspekten, und zu einer andauernden geistigen Beschäftigung (Rumination) damit (Amstadter 2008, Nolen-Hoeksema et al. 2008, Smith u. Alloy 2009).

Depressionen sind länger andauernde negative Stimmungszustände, die begleitet sind von der Verhinderung (Vermeidung) positiver Erfahrungen, der Unterdrückung der geistigen Auseinandersetzung mit den eigenen Emotionen und ihrer Äußerung (Suppression) sowie einer fortlaufenden Beschäftigung mit negativen Gedanken und Erinnerungen (Rumination), die ihr vorausgehen, diese aufrechterhalten, sie intensivieren und ihr erneutes Auftreten vorhersagen können (Joormann u. Gotlib 2010, Nolen-Hoeksema et al. 2008).

Die Strategie der kognitiven Bewältigung belastender Situationen zeichnet sich bei beiden Störungsformen weniger durch die Neubewertung (*re-appraisal*) der Situation und ihrer belastenden Aspekte aus als durch ein wiederholtes, nicht zielführendes besorgtes oder depressives Grübeln (Aldao et al. 2010, Nolen-Hoeksema et al. 2008, Smith u. Alloy 2009, Starr u. Davila 2011). Zudem ist neben der gestörten kognitiven Auseinandersetzung mit den negativen auch die Verarbeitung positiver Affekte und Stimmungszustände beeinträchtigt (Eisner et al. 2009).

Patienten mit Angststörungen oder Depressionen verwenden somit maladaptive Strategien der Emotionsregulation (Vermeidung, Rumination, Suppression). Sie neigen dazu, neue Situationen und Erfahrungen seltener aktiv aufzusuchen (*approach*), sich kaum mit den negativen und positiven Aspekten ihres Lebens problem- und zielorientiert auseinander zu setzen (*re-appraisal*) oder ihre Gefühlszustände anderen gegenüber zu äußern (*expression*).

Bei Krebspatienten mit Ängsten und Depressionen ist die Situation vergleichbar. Beide Formen der emotionalen Belastung oder psychischen Störung treten häufig gemeinsam auf (Boyes et al. 2011, Brintzenhofe-Szoc et al. 2009). Auch hier herrschen die dysfunktionalen emotionsregulierenden Strategien der Vermeidung, Intrusion, Rumination und Suppression vor (Brewin et al. 1998a,b, Galfin u. Watkins 2012, Iwamitsu et al. 2005a,b; Primo et al. 2000, Whitaker et al. 2009). Das Vermeiden, über die eigene Krebserkrankung zu sprechen, verstärkt nicht nur die Entwicklung von Ängsten und Depressionen, sondern reduziert damit auch die Wahrscheinlichkeit, emotionale Unterstützung zu erfahren und Entlastung von möglichen Selbstvorwürfen zu finden (Donovan-Kicken u. Caughlin 2011). Das Unterdrücken negativer Emotionen, eigener Ängste und eigenen Ärgers wie auch das aktive Bemühen, Ängste, Ärger und depressive Verstimmung zu kontrollieren, halten die negativen Gedankengänge eher aufrecht, als sie zu lindern und verstärken die emotionale Belastung des Patienten im weiteren Krankheits- und Behandlungsverlauf (Brewin et al. 1998a,b; Iwamitsu et al. 2005a,b; Primo et al. 2000). Wie sich gezeigt hat, steht die Entwicklung von Ängsten und Depressionen bei Krebspatienten mit einer beeinträchtigten Regulation emotionaler Belastungen und emotionalen Befindens im Zusammenhang (▶ Abschn. 3.4). Ob jedoch dysfunktionale Strategien der Emotionsregulation allein genügen, um eine syndromale, d. h. voll ausgeprägte Angststörung oder Depression zu bedingen, bleibt bislang noch ungeklärt.

▪ Angststörungen

Angststörungen treten bei Krebspatienten über alle Erkrankungsformen und Krankheitsstadien hinweg in etwa 10 % der Fälle auf (Mitchell et al. 2011a). Während der akutmedizinischen Therapiephasen können Ängste bei bis zu 48 % der Krebspatienten vorliegen, wobei Angststörungen insgesamt mit 18 %, phobische Störungen mit bis zu 9,6 %, generalisierte Angststörungen mit bis zu 5,3 % und Panikstörungen bis zu 4,2 % vorliegen und bei Patienten mit fortgeschrittenen Erkrankungen häufiger auftreten können (Stark u. House 2000, Stark et al. 2002). Bei langzeitüberlebenden Krebspatienten werden bis auf Phobien die anderen Formen der Angststörung nicht häufiger vorgefunden als in der Allgemeinbevölkerung (Greer et al. 2011). Generell nimmt die Prävalenz der Angststörungen im Verlauf einer Krebserkrankung und -therapie eher ab. Sie kann jedoch während gewisser Behandlungssituationen und -phasen wieder sprunghaft ansteigen (Stark u. House 2000).

Die Symptomatik von Patienten mit Angststörungen zeigt sich auf allen Ebenen des Erlebens und Verhaltens (Levin u. Alici 2010). Auf der kognitiven Ebene bewertet der Patient eine mögliche Bedrohung als ein akutes Ereignis und befasst sich allein mit seiner Bedrohungslage, ohne dabei andere, weniger oder nicht bedrohliche Aspekte seiner Situation wahrzunehmen (*Tunnelblick*). Sein Affektzustand lässt sich als nervös, gereizt, verschreckt, besorgt, entsetzt oder alarmiert beschreiben. Auf der Verhaltensebene zeigt er deutliche Vermeidungstendenzen, Flucht- bzw. Angriffsverhalten, Immobilität oder die Unfähigkeit zu sprechen. Auf der physiologischen Ebene sind verschiedene kardiovaskuläre (veränderter Puls und Blutdruck, Mattigkeit), respiratorische (Schnell-/Kurzatmigkeit, Brustschmerzen, Erstickungsgefühl), neuromuskuläre (Schreckreaktionen, Zittern, Rigidität, Unruhe, Muskelzucken) oder gastrointestinale Symptome (Bauchschmerzen, Appetitverlust, Übelkeit, Erbrechen, Diarrhöe) ein wichtiges Merkmal der Angststörung.

Die körperlichen Symptome einer Angststörung müssen nicht Ausdruck der psychischen Störung eines Krebspatienten sein. Die physiologischen Symptome können ebenso Ausdruck der Nebenwirkungen und Begleiterscheinung der Krebserkrankung und Krebstherapie sein (Levin u. Alici 2010), und die kognitiven, affektiven und Verhaltensreaktionen können nach konkreten Belastungssituationen Ausdruck einer akuten aber vorübergehenden Krisen- oder Stressreaktion (Roth u. Weiss 2010) oder einer länger anhaltenden Anpassungsreaktion sein (Li et al. 2010).

Zu den wesentlichen Angststörungen bei Krebspatienten gehören soziale Phobien, Panikstörungen und die generalisierte Angststörung (Levin u. Alici 2010).

Soziale Phobien beziehen sich in der Regel auf die Furcht, innerhalb einer Gruppe als Krebspatient negativ bewertet oder stigmatisiert zu werden. Die Angst bleibt auf diese Situationen begrenzt, die dann in der Folge verstärkt vermieden werden. Sie kann sich aber auch auf bestimmte Situationen wie etwa Arzt- oder Krankenhausbesuche oder fast alle öffentlichen Situationen beziehen. Die Angst vor der Bewertung und Kritik durch andere Personen geht oft mit der Furcht zu erröten und weiteren Symptomen wie Schwitzen, Zittern, Herzrasen oder Übelkeit und dem Vermeiden von Blickkontakt einher. Sie kann panische Züge annehmen und bis zu völliger sozialer Isolation reichen.

Panikstörungen zeichnen sich durch spontane und ohne erkennbaren Zusammenhang mit einem Auslöser auftretende Angstattacken aus. Sie beginnen abrupt, erreichen innerhalb weniger Minuten einen Höhepunkt und dauern mindestens einige Minuten an. Zu den psychischen Symptomen zählen Angst vor Kontrollverlust, Depersonalisations- und Derealisationserleben und oft das Gefühl, verrückt zu werden. Die körperlichen Reaktionen bestehen aus Atemnot, Engegefühlen in der Brust, Herzrasen, Herzschmerzen, Zittern Schweißausbrüchen, Taubheitsgefühlen oder Kribbeln oder körperlichen Missempfindungen und Übelkeit.

Bei einer generalisierten Angststörung ist die Angst über alle Situationen hinweg anhaltend und »frei flottierend«. Ihre kognitiven Symptome sind angstvolle Gedanken, die über einen Zeitraum von mehreren Wochen an den meisten Tagen auftreten und aus situationsunspezifischen Sorgen über alltägliche Ereignisse, die Zukunft, aktuell und zukünftig nicht kontrollierbare Probleme und Schwierigkeiten bestehen und mit Nervosität und Konzentrationsstörungen einhergehen. Hinzu kommen körperliche Symptome der Muskelverspannung, innere Unruhezustände und Zittern sowie vegetative Übererregbarkeit mit Schwindel, Schwitzen, Benommenheit, Mundtrockenheit, Oberbauchbeschwerden, Herzrasen und Kurzatmigkeit. Die Probleme und Belastungen dieser angstgestörten Patienten halten zumeist unabhängig von den konkreten Ereignissen und dem Verlauf der Krebstherapie über sechs Monate an.

Sämtlichen Angststörungen ist das Gefühl der Furcht und Sorge eigen, das als ein spezieller Zustand des kognitiven Systems verstanden wird, der darauf ausgerichtet ist, mögliche zukünftige Gefahren vorwegzunehmen, mögliche bedrohliche Ereignisse und deren Ausgänge geistig durchzuspielen mit dem Bestreben, diese zugleich zu vermeiden (Amstadter 2009). Damit wird die Befürchtung und Sorge ängstlicher Krebspatienten einer problemlösungsorientierten Bewältigungsstrategie vergleichbar, ohne dass diese jedoch zu einem zufriedenstellenden Ergebnis oder einer Problemlösung führt, sondern in einem besorgten Grübeln verbleibt.

Bei Krebspatienten sind Ängste und Sorgen infolge der realen Bedrohung durch Krebs durchaus normale Erscheinungen. Daher ist es schwer, die normale von der inadäquaten Sorge zu unterscheiden (Stark u. House 2000).

Als Unterscheidungskriterien gelten hier die Zeitdauer und Intensität des besorgten Nachdenkens nach einer Bedrohung, z. B. nach einer »schlechten Nachricht«. Die Zeitdauer beträgt im Normalfall sieben bis zehn Tage und vereinnahmt nicht das gesamte Erleben und Verhalten des Patienten. Allerdings können im Verlauf der Krebstherapie vielfältige und wiederholte besorgniserregende Ereignisse auftreten und so auch die normale, situationsbezogene und -angemessene Furcht und Sorge länger bestehen bleiben. Die Intensität der Ängste und Sorgen ist ein weiteres Unterscheidungsmerkmal zwischen den normalen und unangemessenen Ängsten und Sorgen. Da die reale Bedrohung durch Krebs sehr unterschiedlich sein kann, muss bei den Krebspatienten auch von unterschiedlich intensiven Ängsten und Sorgen ausgegangen werden. Ein Fehlen von Angst und Sorge gilt bei Krebspatienten nicht immer als ein Ausschlusskriterium einer Angststörung, zumal dies ein Hinweis auf eine repressive Bewältigungsstrategie sein und ebenso ungünstige Folgen haben kann wie übermäßige Angst (Pedersen u. Zachariae 2010). Bestehen intensive Angstzustände mit Furcht und Sorge sowie Nervosität und Anspannung länger als drei Wochen nach der Krebsdiagnose, so sind sie auch im sechsten Monat nach Diagnosestellung vorzufinden (Nordin u. Glimelius 1999) und können ein relevantes, wenn auch erst sehr spät diagnostizierbares Merkmal einer Angststörung bei Krebspatienten darstellen.

Ein wichtiger Hinweis auf zugrunde liegende Ängste oder Angststörungen bei Krebspatienten ist daher in ihrer verhaltensbezogenen (Levin u. Alici 2010) und kognitiven Vermeidungstendenz zu sehen (Couper et al. 2010, Whitaker et al. 2009). Auch wenn Krebspatienten mit Angststörungen belastende Situationen im Zusammenhang mit ihrer Krebstherapie eher selten aktiv vermeiden, neigen sie dennoch dazu, einer problemlösungsorientierten Auseinandersetzung mit ihrer Erkrankung oder den Anforderungen ihrer Krebstherapie auszuweichen. Dies kann darin bestehen, dass sie einem Gesprächsthema ausweichen oder etwa wiederholt an die eigene »schlechte Prognose« oder den »unsicheren Ausgang der Strahlentherapie« denken oder über die Frage, »ob der Krebs denn wirklich besiegt ist?«, grübeln.

Ängstliche Krebspatienten empfinden ihre Angstsymptome und damit einhergehende Sorgen und Befürchtungen als inakzeptabel (Stark u. House 2000). Sie sind daher bestrebt, ihre beängstigenden Gedanken zu vermeiden, indem sie versuchen, »erst gar nicht daran zu denken, dass die Krankheit vielleicht gar nicht besiegt ist« oder indem sie bereits Sorge haben, in eine Situation zu geraten, die ihre Ängste wachrufen könnte. Dieses Bemühen führt dabei nicht zu einer Linderung der Angst, sondern zu einer Verstärkung, weil der ängstliche Patient nun bereits Angst davor hat, beängstigende Gedanken zu haben oder an seine Angst erinnert zu werden (»Angst vor der Angst« oder »Besorgnis aufgrund der eigenen Sorgen«). Ängstliche Krebspatienten vermeiden es daher auch, mit dem Behandlungsteam über solche Themen zu sprechen, die sie beängstigen könnten (*topic avoidance*, Donovan-Kicken u. Caughlin. 2011).

Der Versuch, eigene Furcht und Sorge durch Vermeidung von Vorstellungen und Gedanken oder in angstbesetzten Situationen gar nicht erst aufkommen zu lassen, führt bei den ängstlichen Krebspatienten dazu, dass sie dauerhaft damit befasst sind, potentiell bedrohliche Informationen, Situationen und Ereignisse zu identifizieren, um ihnen auszuweichen. Dieses Bemühen geht bei ihnen mit einem dauerhaft erhöhten körperlichen Erregungszustand einher. Dabei achten hoch ängstliche Krebspatienten nicht nur auf Äußerungen anderer Personen, sondern auch auf vermeintlich bedeutsame Änderungen in ihrer Therapie oder, und das in besonderem Maße, auf Veränderungen ihres körperlichen Befindens (Stark u. House 2000). Die Veränderungen des körperlichen Befindens können jedoch sowohl eine Folge der Krebserkrankung und Krebstherapie als auch eine somatische Begleiterscheinung der Verängstigung des Patienten darstellen. Beide Ursachen eines sich verändernden körperlichen Befindens können die Besorgnis des Krebspatienten aufrecht erhalten und mit ständigem Nachfragen oder Klagen darüber auch seine Beziehung zum Partner oder zum Behandlungsteam belasten.

Die Angststörungen von Krebspatienten lassen sich als Folge einer psychopathologischen Fehlentwicklung darstellen, bei der die Symptomatik bereits viele Jahre von Beginn der Krebserkrankung ihren Anfang genommen hat (Levin u. Alici 2010), aber auch als eine Folge der besorgten geistigen Auseinandersetzung des Krebspatienten mit seiner Lebenssituation (DeVries et al. 2009, Lehto u. Cimprich 2009, Van Esch et al. 2011, 2012). Die Inzidenz von Ängsten und Angststörungen nach einer Krebserkrankung wird auf bis zu 34 % geschätzt (Spencer et al. 2010), so dass ein substantieller Anteil der Angststörungen, ähnlich den Anpassungs- und Belastungsstörungen von Krebspatienten, als eine Folge ihrer geistigen Auseinandersetzung mit der Erkrankung zu betrachten ist. Da Ängste und Depressionen, die bei Behandlungsbeginn bestehen, das Vorliegen von Ängsten und Depressionen im Verlauf der Krebstherapie vorhersagen (DeVries et al. 2009, Van Esch et al. 2011, 2012), wird angenommen, dass eine gewisse Disposition zur ängstlichen Beschäftigung mit der Krebserkrankung erforderlich ist, damit die Ängste im Verlauf der Krebstherapie bestehen bleiben (Lehto u. Cimprich 2009, Van Esch et al. 2011) oder sich eine Angststörung (Stark et al. 2002) bzw. Symptome einer Depression entwickeln können (DeVries et al. 2009).

■ Depression

Depression bezeichnet in ihrer milden Form einen Zustand psychischer Verstimmung und Niedergeschlagenheit und kann bis zur Affektverflachung reichen, mit einem Verlust der Fähigkeit, Freude und Trauer zu empfinden und auf andere Personen emotional zu reagieren. Diese Symptome einer depressiven Störung halten mindestens zwei Wochen an und sind mit verschiedenen weiteren Zusatzsymptomen verbunden wie

- einer reduzierten Konzentration und Aufmerksamkeit, einem verminderten Selbstwertgefühl und Selbstvertrauen, Schuld- und Minderwertigkeitsgefühlen oder einer pessimistischen Zukunftserwartung,

- Müdigkeit oder Energieverlust, Schlaflosigkeit, deutlichem Gewichtsverlust, psychomotorischer Unruhe oder Verlangsamung und
- wiederkehrenden Gedanken an den Tod, Suizidvorstellungen mit und ohne einen genauen Plan oder tatsächlichen Suizidversuchen.

Bei Krebspatienten können Depressionen in bis zu 20 % der Fälle vorliegen (Mitchell et al. 2011a), wobei es schwierig ist, Krebspatienten mit depressiven Störungen eindeutig zu identifizieren und zu klassifizieren (Massie et al. 2011). Dies ist auf den Umstand zurückzuführen, dass die beschriebene Symptomatik einer Depression bei Krebspatienten in ihren psychischen, aber insbesondere auch in ihren körperlichen Ausprägungen ebenso durch die Krebserkrankung selbst, z. B. bei Hirntumoren, oder durch ihre Behandlung, z. B. der Chemotherapie, bedingt sein kann (Miller u. Massie 2010).

Eine depressive Störung bei Krebspatienten kann bereits vor Beginn einer Krebserkrankung vorliegen oder sich im Verlauf der Krebserkrankung als Folge der körperlichen Krankheitssymptome und/oder ihrer Behandlung entwickeln (Miller u. Massie 2010). Bei Krebspatienten lassen sich die meisten Depressionen als eine Reaktion auf die Krebserkrankung und Krebstherapie betrachten, weil die Symptome einer Depression zum Diagnosezeitpunkt gehäuft vorliegen, im Verlauf der Krebstherapie gewöhnlich zurückgehen und sich dann auf einem Niveau stabilisieren, das vergleichbar der Allgemeinbevölkerung ist (Burgess et al. 2005, Miller u. Massie 2010, Wu u. Andersen 2010). Im Verlauf der ersten sechs Monate nach einer Krebsoperation zeigt sich in 38.9 % eine geringe und rückläufige depressive Symptomatik, in 45,2 % eine gleichbleibende, in 11,3 % eine anfänglich erhöhte, dann zurückgehende und wieder auftretende und in 4,5 % eine anfänglich geringe, dann zunehmende und wieder rückläufige Symptomatik einer Depression (Dunn et al. 2011). Bis auf die Patienten mit rückläufiger Depression wiesen Patienten der anderen Gruppen vor ihrer Operation neben einer deutlichen Depressions-Symptomatik auch erhöhte situationsabhängige Angstwerte auf. Neben einer depressiven Symptomatik scheinen demnach auch vorliegende Ängste für erhöhte und längerfristig bestehende Depressionen bei Krebspatienten von Bedeutung zu sein (vgl. auch Van Esch et al. 2011, 2012).

Je nach Erklärungsansatz wird das Vorliegen einer Depression bei Krebspatienten unterschiedlich hergeleitet:

Erstens. Im *inklusiven Ansatz* gelten Krebspatienten dann als syndromal depressiv, wenn bei ihnen alle vorgefunden Symptome einer Depression als Merkmal ihrer psychischen Störung gewertet werden. Er betrachtet eine Depression unabhängig davon, ob sie krankheitsbedingt ist, d. h. infolge der Erkrankung (organische Depression) oder als Reaktion auf die Bedrohung durch Krebs (genuine, krebsbezogene Depression) oder durch die Behandlung (z. B. medizinisch bedingte oder pharmakogene Depression oder Symptomcluster Depression mit Fatigue und Schmerz) hervorgerufen wurde (Miller u. Massie 2010, Musselman et al. 2011, Pasquini u. Biondi 2007) oder auch davon, ob sie unabhängig von den bio-psychosozialen Aspekten der Krebserkrankung und Krebstherapie ist und vielleicht eine weitere Episode einer bereits vor Erkrankungsbeginn bestehenden Depression darstellt. Mit dem inklusiven Ansatz werden die meisten Patienten mit depressiver Störung identifiziert, und etwa 8 % mehr Krebspatienten als depressiv bewertet, als dies bei Ausschluss der organisch oder pharmakogen bedingten Symptomatik der Fall wäre (Trask 2004). Hier wird jedoch nicht differenziert, welche Faktoren zur depressiven Störung des Patienten geführt haben und welche sie aufrechterhalten.

Zweitens. Im *ätiologischen Ansatz* werden Depressionen bei Krebspatienten danach unterschieden, ob sie unabhängig von der Krebserkrankung und -therapie sind, also bereits vor Beginn der Krebsdiagnose bestanden haben und nicht mit dem Verlauf der Krebstherapie korrespondieren, oder ob die depressive Störung Folge der Erkrankung und Behandlung (organischer oder medizinischer Faktor) bzw. eine depressive Reaktion auf die Krankheits- und Therapiesituation ist. Ein ätiologischer Ansatz bietet die Möglichkeit, Annahmen über den Verlauf einer Depression zu treffen. So sollte sich etwa eine durch die Chemotherapie bedingte pharmakogene Depression verbessern, nachdem die Zytostatikatherapie beendet ist. Eine vorbestehende Depression sollte in ihrem Verlauf eher unabhängig von dem Erfolg der Krebstherapie sein, und im Fall einer reaktiven Depression sollte sich die Symptomatik mit dem sich abzeichnenden Erfolg der Therapie verbessern.

Drittens. Im *exklusiven Ansatz* werden die somatischen Anteile einer Depression ausgeklammert und stets als eine Begleiterscheinung der Erkrankung und Therapie betrachtet. Der exklusive Ansatz führt dazu, dass 5–10 % weniger Patienten als depressiv identifiziert werden (Massie 2004). Er bietet den Vorteil, sich auf die kognitiven und emotionalen Aspekte der depressiven Verstimmung eines Krebspatienten konzentrieren zu können (Clarke 2011), vernachlässigt allerdings eine angemessene Beschreibung der depressiven Verstimmung, die hier lediglich mit den Aspekten des Interessenverlustes, der Freudlosigkeit und der Antriebsarmut berücksichtigt werden.

Viertens. Im *substitutiven Ansatz* wird die Betrachtung der körperlichen Symptome der Depression durch die Betrachtung der kognitiven Symptome des depressiven Befindenszustandes ersetzt (Massie 2004, Trask 2004). Der Ansatz bietet den Vorteil, Symptome einer krebsspezifischen Depression zu berücksichtigen, die auch als Demoralisierung bezeichnet werden kann (Clarke 2011). Hierzu zählen etwa Gedanken über sich selbst, wie z. B. der eigenen Wertlosigkeit, über die Welt, z. B. in ihren feindseligen Aspekten, und über die Zukunft, vielleicht mit der Überzeugung, dass es keine Hoffnung geben kann. Schließlich kommt noch die überdauernde Erfahrung hinzu, keine Kontrolle über seine Umwelt ausüben zu können, etwa im Sinne der erlernten Hilflosigkeit oder der Hoffnungslosigkeit.

Anhand des substitutiven Ansatz lassen sich auch sehr verhaltensnahe Indikatoren identifizieren, die mit unterschiedlich schweren Formen einer Depression bei Krebspatienten einhergehen (Akechi et al. 2009). Somatische Symptome wie Appetitmangel, Gewichtsverlust, Schlaflosigkeit, Fatigue, Energiemangel und Konzentrationsschwächen gelten dabei ebenso als ungeeignete Indikatoren einer schweren Depression wie Gefühle der Wertlosigkeit oder Suizidgedanken. Ein besorgter oder depressiver Gesichtsausdruck oder eine entsprechende körperliche Haltung, sozialer Rückzug und ein reduziertes Mitteilungsbedürfnis, stetes Grübeln, Selbstmitleid oder Pessimismus, schwere Aufmunterbarkeit, fehlendes Lächeln, keine Reaktionen auf gute Nachrichten oder lustige Situationen geben dagegen im Versorgungsalltag gute Hinweise nicht nur auf eine vorliegende Depression, sondern auch die Intensität des Leidens. Eine fehlende aktive Mitarbeit an der Krebstherapie trotz einer körperlichen Verfassung, die dies ermöglichen würde, keine Verbesserung der Depression trotz verbesserter medizinischer Bedingungen oder ein geringeres Funktionsniveau, als es die medizinischen Bedingungen erwarten lassen würden, geben darüber hinaus Hinweise auf die reduzierte Funktionsfähigkeit eines depressiven Krebspatienten. Diese Kriterien sehen Akechi und Mitarbeiter (2009) als geeigneter an, eine schwere Depression bei Krebspatienten zu diagnostizieren, als die Kriterien gemäß DSM-IV.

Die Psychoonkologie befasst sich intensiv mit der Untersuchung depressiver Krebspatienten, die mit psychometrischen Verfahren im Rahmen des exklusiven oder substitutiven Ansatzes identifiziert werden (Carey et al. 2012, Mitchell 2007, 2008, 2010a). So als depressiv erkannte Krebspatienten erfüllen zwar nicht alle Kriterien einer Major Depression oder Dysthymen Störung nach ICD oder DSM, erweisen sich jedoch nach strukturierter psychologischer Diagnostik häufig als klinisch relevant belastet oder gestört (Vodermaier u. Millman 2011, Walker et al. 2007).

Im exklusiven und substitutiven Ansatz treten die kognitiven Symptome einer Depression und damit die geistige Auseinandersetzung des Krebspatienten mit seiner Krebserkrankung und Krebstherapie in den Vordergrund der Betrachtung.

Lyubomirsky und Mitarbeiter (2006; Lyubomirsky u. Tkach 2004) sehen sowohl eine dysphorische Grundstimmung als auch die depressive Rumination als grundlegend für die Entwicklung und dauerhafte Aufrechterhaltung einer Depression an. Das depressive Grübeln kann sich auf das eigene Selbst, wie z. B. das Erleben von Wertlosigkeit, die Umwelt, wie etwa das Erleben massiver Nebenwirkungen einer auch schädigenden Behandlung, oder die eigene, als hoffnungslos empfundene Zukunft mit geringer Überlebenschance beziehen (Clarke 2011). Werden Freude und Selbstwert damit verbunden, dass bestimmte Ziele wie z. B. Symptomfreiheit oder gesicherter Therapieerfolg erreicht werden (Street 2003), so kann sich das depressive Grübeln verstärken, wenn diese Erwartungen nicht erfüllt werden. Erlebt und bewertet der Krebspatient seine eigenen Vorstellungen und Gedanken als negativ und belastend und ist er bestrebt, die Auseinandersetzung mit diesen zu vermeiden, versperrt sich für ihn eine konstruktive Auseinandersetzung und eine Neubewertung seiner Lebenssituation (Brewin et al. 1998a,b; Primo et al. 2000, Whitaker et al. 2009). Da depressive Patienten zudem ihre Gedanken und Gefühle anderen Personen gegenüber kaum mitteilen, verstellt sich ihnen auch der Zugang zu sozialer Unterstützung und Hilfe (Iwamitsu et al. 2005a,b; Akechi et al. 2009).

Ein solcher Prozess birgt die Gefahr einer Resignation des depressiven Patienten in sich, die sich in einer grundlegenden Überzeugung äußert, nicht mehr zu können (»*I cannot cope*«; Clarke 2011, S. 45) und die eine Entwicklung hin zu Gefühlen der Demoralisierung einleitet. Clarke (2011) beschreibt den Prozess der Demoralisierung in mehreren Phasen, in denen betroffene Patienten

- belastenden Situationen mit verstärkten Befürchtungen, Bedrohungsempfinden und vermehrter Panik begegnen,
- nicht wissen, was sie tun sollen, und sich folglich als hilflos und unfähig erleben, die Belastungen zu bewältigen,
- problematische Situationen nicht erfolgreich lösen können, was zum Gefühl persönlicher Inkompetenz und damit einem geminderten Selbstwertgefühl beiträgt,
- kaum soziale Unterstützung erfahren und erleben, was aufkommende Gefühle der Hilflosigkeit verstärkt,
- Erwartungen nicht erfüllen, was zu Scham, dem Gefühl des Getrennt-Seins oder der Einsamkeit führt und
- schließlich ihren Glauben an die Sinnhaftigkeit und Bedeutung ihres Lebens verlieren, was mit Gefühlen der Verzweiflung, Sinnlosigkeit und Demoralisierung einhergeht.

Krebspatienten im Zustand der Demoralisation scheinen die intensivsten seelischen Leidenszustände ertragen zu müssen, die mit existentieller Bedrohung, einem Verlust der persönlichen Integrität und des Gefühls persönlicher Kohärenz einhergehen.

Auch wenn Demoralisierung mit einer Depression verbunden sein kann, ist sie nicht zwingend an diese gebunden (Boscaglia u. Clarke

2007, Mehnert et al. 2011). Zustände der Demoralisierung können auch ohne eine zugrunde liegende Depression auftreten und werden bei bis zu 40 % aller Krebspatienten beobachtet, wobei mildere Zustandsformen von über 70 % der Krebspatienten berichtet werden (Mehnert et al. 2011). Während sich die leichten Formen der Demoralisierung als Ausdruck einer generellen Auseinandersetzung des Krebspatienten mit seiner existentiellen Bedrohung darstellen (Mehnert et al. 2011, Vehling et al. 2012), entwickelt sich das volle Bild einer Demoralisierung häufig erst nach einer langen und schmerzhaften körperlichen und psychischen Auseinandersetzung mit der Krebserkrankung und ihrer Behandlung (Clarke 2011, Vehling et al. 2012).

Im Unterschied zu Krebspatienten mit Ängsten und Anpassungsproblemen, die ihre Hoffnung auf eine Verbesserung ihrer Lage noch nicht aufgegeben haben, ihre Belastungen noch lindern und Unheil noch abwenden wollen, haben demoralisierte Patienten resigniert und aufgegeben sich wehren zu können. Von depressiven und trauernden unterscheiden sich demoralisierte Patienten nach Clarke (2011) darin, dass

- depressive Patienten ihr Empfinden von Lust und Freude sowie ihr Interesse an Dingen verloren haben,
- trauernde Patienten ein Gefühl des Verlustes und wellenförmig wiederkehrende Zustände der Trauer und Sehnsucht nach dem Verlorenen erleben, während
- demoralisierte Patienten unter intensiven Gefühlen der Verzweiflung, Mutlosigkeit sowie der Hilf- und Hoffnungslosigkeit leiden, ihre Freude an aktuellen Ereignissen zwar bestehen bleibt, sie jedoch keine antizipatorische Freude mehr empfinden.

Neben der Betrachtung der kognitiven und emotionalen Auseinandersetzung mit einer Krebserkrankung und Krebstherapie, lassen sich depressive Krebspatienten auch anhand von verhaltensnahen Indikatoren erkennen und beschreiben. Allein mit der Frage nach den beiden Kernsymptomen der Depression (»traurige Stimmung« und »Interessenverlust«) können Onkologen eine Depression im klinischen Setting mit einer Genauigkeit von 91 % erkennen (Sensitivität) und zu 86 % ausschließen, dass nicht depressive Patienten als depressiv beurteilt werden (Spezifität; Mitchell 2008). Auch die Schwere der Symptomatik lässt sich anhand verhaltensnaher Symptome erkennen (Akechi et al. 2009). Hierzu zählen

- die reduzierte aktive Mitarbeit der Patienten an ihrer Krebstherapie,
- der soziale Rückzug der Patienten sowie
- die fehlende Freude als Reaktion auf gute Neuigkeiten oder lustige Situationen.

Zu den Faktoren, über die Krebspatienten mit Depression in ihrer aktiven Mitarbeit an den Anforderungen einer Krebstherapie (*adherence* und *self-initiated health behavior changes*) beeinträchtigt werden, zählen DiMatteo und Haskard-Zolnierek (2011) die Schwierigkeit zu erkennen, dass bestimmte Behandlungserfordernisse im Zusammenhang mit der Krebserkrankung stehen, eine reduzierte Motivation zur Selbstpflege und zum problemorientieren Bewältigungsverhalten, negative Gesundheitsüberzeugungen und Pessimismus, was die Wirksamkeit von Therapiemaßnahmen betrifft, Vermeidung gesundheitsdienlichen Verhaltens, eine erhöhte Intoleranz gegenüber den Begleiterscheinungen der Behandlung, eine problematische Mitarbeit an Therapieplänen, soziale Isolation und Rückzug von Kontakten zum Behandlungsteam sowie eine eingeschränkte Nutzung vorhandener Unterstützungsangebote (vgl. auch Kissane 2010b).

Insgesamt wirkt sich eine Depression auf alle für eine erfolgreiche Therapieadhärenz relevanten Aspekte aus, wie

- kognitive Aspekte; das Wissen und Verständnis über die eigene Gesundheit, die Erkrankung und Behandlung,

- motivationale Aspekte, wie die Intention und Bereitschaft, sich an der Therapie aktiv zu beteiligen, und
- soziale Aspekte und Ressourcen, wie die Aktivierung und Nutzung sozialer Unterstützungsangebote zur eigenen Therapiebeteiligung und Gesundheitsförderung.

Eine schwere krebsbezogene Depression, insbesondere aber die mit ihr einhergehenden kognitiv-emotionalen Probleme und psychosozialen Funktionseinschränkungen, kann die Beteiligung des Krebspatienten an seiner onkologischen Behandlung so deutlich beeinträchtigen, dass es zu einem ungünstigen Therapieverlauf und einer ungünstigen Langzeitprognose kommt (DiMatteo u. Haskard-Zolnierek 2011, Lloyd-Williams et al. 2009).

Management der psychoonkologischen Versorgung in der Onkologie

4.1 Organisation der psychoonkologischen Versorgung

Die beste verfügbare Evidenz für eine effektive und effiziente psychoonkologische Versorgungspraxis hat das Institute of Medicine (2008, S. 6) zusammengetragen und folgendes Versorgungsmodell formuliert:

- Identifikation von Patienten mit psychosozialem Versorgungsbedarf,
- bedarfsorientierte, psychosoziale Indikation und Vernetzung,
- Unterstützung in der Bewältigung der Anforderungen einer Krebserkrankung,
- Koordination der psychosozialen und biomedizinischen Versorgung,
- begleitendes Monitoring der Wirksamkeit und, wenn erforderlich, Anpassung der Versorgung sowie
- Einbettung der Versorgung in eine effektive Kommunikation zwischen Patient und Leistungserbringer.

Nach Festlegung des Institute of Medicine (2008) besteht die strukturierte psychoonkologische Versorgung von Krebspatienten aus psychologischen und sozialen Serviceangeboten und Interventionen, die den Patienten, seine Familie und den Leistungsanbieter befähigen, die medizinische Versorgung optimal zu gestalten und die psychologischen, verhaltensbezogenen und sozialen Aspekte der Erkrankung und deren Konsequenzen so zu managen, dass eine verbesserte Gesundheit resultiert (»... *psychological and social services and interventions that enable patients, their families, and health care providers to optimize biomedical health care and to manage the psychological/behavioral and social aspects of illness and its consequences so as to promote better health*«; IOM 2008, S. 6). Mit dieser Festlegung hat das Institut zwei Formen der Leistungserbringung formuliert, die sowohl für die psychosoziale als auch für die psychotherapeutische Versorgung von Krebspatienten von Bedeutung sind und die zu einem festen Bestandteil einer strukturierten psychoonkologischen Versorgung zählen.

Bezogen auf die psychoonkologisch-psychotherapeutische Versorgung von Krebspatienten sind dies

- Versorgungsleistungen, die sich auf den individuellen Versorgungsbedarf *klinisch relevant belasteter* Krebspatienten beziehen und aus der Diagnostik, Indikation, Intervention und Evaluation bestehen, und
- Managementleistungen, die sich auf die Organisation und Koordination der Versorgung dieser Krebspatienten beziehen und die aus deren Identifikation und adäquaten Zuweisung zu geeigneten Leistungsanbietern, aus der Koordination der psychoonkologischen Versorgung parallel zur medizinischen Versorgung und aus der Kontrolle des Versorgungsverlaufes sowie seiner Ergebnisse bestehen.

Der Psychotherapeut sollte ebenso wie der behandelnde Arzt im Sinne der Patienten mit allen weiteren Einrichtungen und Personengruppen zusammenarbeiten, die Beiträge zur psychoonkologischen Versorgung von Patienten leisten können, wie: Hospizeinrichtungen, Informationsdienste (Krebsinformationsdienst, Krebshilfe usw.), Palliativstationen, Krebsberatungsstellen, Patientenfürsprecher, Pflegedienste, Psychiatrie/Psychosomatik, Rehabilitationseinrichtungen, Sanitätshäuser, Seelsorge, Selbsthilfegruppen, soziale Dienste der Krankenkassen und der Kommunen (u. a. Sozial-, Wohn- und Pflegeberatung), Sportgruppen, Versorgungsamt (vgl. UGV 2006).

Psychotherapeutische Versorgungsleistungen. Als Leistungen der psychoonkologisch-psychotherapeutischen Versorgung werden Maßnahmen verstanden, die ein klinisch relevant belasteter Krebspatient von seinem Psychotherapeuten direkt erhält und von denen er unmittelbar profitiert. Hierzu gehören Leistungen der psychotherapeutischen Untersuchung und Behandlung von verhaltensbezogenen, psychologischen, sozialen und spirituellen Belastungen, Problemen und Bedürfnissen des einzelnen Patienten.

Der Fokus der psychotherapeutischen Diagnostik liegt auf den psychischen Belastungen und der damit verbundenen körperlichen und psychosozialen Probleme von Krebspatienten (Holland u. Weis 2010b, NCCN 2011a). Dabei wird insbesondere untersucht, inwiefern bei einem Krebspatienten klinisch relevante kognitive, emotionale und verhaltensbezogene Probleme, psychische Störungen und/oder akute bzw. existentielle Krisen vorliegen und mit welchen versorgungskoordinierenden, psychotherapeutischen und ggf. auch psychosozialen Maßnahmen diesen zu begegnen ist.

Die Bandbreite der zu untersuchenden Probleme und Bedürfnisse ergibt sich aus der psychosozialen Problem- und Bedürfnislage der Patienten (► Kap. 3.3, ► Kap. 5.1; Holland u. Weis 2010b) sowie den Behandlungszielen der psychoonkologischen Versorgung. Ziele der bedarfsorientierten, psychoonkologisch-psychotherapeutischen Versorgung sind die

- Linderung der emotionalen Belastung und Förderung des körperlichen und psychischen Wohlbefindens,
- Unterstützung der Patienten in ihrem Bemühen, sich kognitiv-emotional mit ihrer Krankheit auseinanderzusetzen und sie zu bewältigen,
- Erhaltung und Förderung ihrer körperlichen Gesundheit und psychosozialen Funktionsfähigkeit,
- Erhaltung und Förderung ihrer Behandlungsadhärenz sowie die
- Behandlung der klinisch relevanten psychischen Belastungen bzw. psychischen Störungen.

Das grundlegende Behandlungsziel ist die psychische Anpassung an die Erkrankung, ohne dass es zu dauerhaft erhöhtem psychologischen Distress oder einem Verlust der Rollenfunktionen der Patienten kommt (»*adaptation to the disease without continued elevations of psychological distress (e.g., anxiety, depression) and loss of role function (i.e., social, sexual, vocational)*«; Helgeson and Cohen 1996, S. 136). Weitere allgemeine Ziele werden darin gesehen, den Patienten zu helfen, Verhaltensweisen zu erlernen, die die Erkrankungssymptome minimieren und die allgemeine Gesundheit verbessern können (»*helping individuals adopt behaviors that can minimize disease symptoms and improve overall health*«; IOM 2008, S. 5).

Psychoonkologische Managementleistungen. Unter Managementleistungen werden Maßnahmen verstanden, die das gesamte onkologische Behandlungsteam erbringt und die sich sowohl an den betroffenen Krebspatienten (direkte Versorgungsleistungen) als auch sein professionelles Umfeld (indirekte Versorgungsleistungen) richten. In der Onkologie gehören hierzu die Koordination der notwendigen medizinischen, pflegerischen, psychosozialen und psychotherapeutischen Versorgungsangebote aller Krebspatienten im Sinne der Planung, Lenkung und Prüfung der zu erbringenden Leistungen. Der zugrundeliegende Ansatz, das sogenannte *Disease Management*, ist definiert als ein System der koordinierten Gesundheitsversorgung und Kommunikation, welches sich auf Patienten mit Erkrankungen bezieht, bei denen das Bemühen um Selbst-Versorgung/-Fürsorge bedeutsam ist (»*a system of coordinated healthcare intervention and communications for populations with conditions in which patient self-care efforts are significant*«; O'Donohue 2011, S. 152; ► Kap. 5).

Innerhalb des Disease Managements nimmt die Versorgungskoordination einen besonderen Stellenwert ein (IOM 2008, Hewitt et al. 2004, 2006). Sie wird verstanden als die geplante Organisation von patientenbezogenen Versorgungsmaßnahmen zwischen zwei oder mehreren in die Patientenversorgung eingebunden Leistungserbringern – einschließlich des Patienten. Sie verfolgt das Ziel sicherzustellen, dass notwendige Versorgungsleistungen angemessen erbracht werden bzw. erfolgen können. Die Organisation der Versorgung berücksichtigt die Bereitstellung aller personellen und anderen Ressourcen, die zur Ausführung der erforderlichen Versorgungsmaßnahmen notwendig sind. Sie wird oftmals durch Informationsaustausch zwischen denjenigen Leistungserbringern umgesetzt, die für verschiedene Teilbereiche der Patientenversorgung verantwortlich sind (»*care coordination is the deliberate organization of patient care activities between two or more participants (including the patient) involved in a patient's care to facilitate the appropriate delivery of health care services. Organizing care involves the marshalling of personnel and other resources needed to carry out all required patient care activities, and is often managed by the exchange of information among participants responsible for different aspects of care*«; McDonald et al. 2010, S. 4).

Die versorgungskoordinierenden Maßnahmen in onkologischen Einrichtungen werden durch speziell geschultes Fachpersonal auf der Basis des »*case management*« bzw. des »*care management*« Ansatzes erbracht, ▶ Kasten V (CMP 2007, Fann et al. 2012, Hewitt et al. 2004, 2006, IOM 2008, Rich et al. 2012). Das »*case management*« bzw. Fallmanagement wird dabei allgemein verstanden als ein gemeinsamer Prozess, der die Optionen und erforderlichen Angebote, die für die Gesundheit des Individuums notwendig sind, beurteilt, plant, implementiert, koordiniert, überwacht und evaluiert, und in dem die Kommunikation und verfügbare Ressourcen genutzt werden, um qualitativ hochstehende und kosteneffektive Ergebnisse zu sichern (»*case management is a collaborative process which assesses, plans, implements, coordinates, monitors, and evaluates the options and service required to meet an individual's health needs using communication and available resources to promote quality, cost-effective outcomes*«; Case Management Society of America 1995, S. 8). Werden die versorgungskoordinierenden Aufgaben nicht allein auf der Ebene des einzelnen Patienten erbracht, sondern ein gesamtes Versorgungssystem versorgungskoordinierend ausgerichtet, so spricht man von »*care management*« (Bodenheimer u. Berry-Millett 2009). Dieses Versorgungsmanagement ist definiert als eine Anzahl an Maßnahmen, die zusammengestellt werden, um den Patienten und sein Unterstützungssystem darin zu fördern, medizinische Erfordernisse und damit verbundene psychosoziale Probleme effektiver zu managen. Ziel ist es, den Gesundheitszustand des Patienten zu verbessern und seinen Bedarf an medizinischen Leistungen zu reduzieren (»*care management is a set of activities designed to assist patients and their support systems in managing medical conditions and related psychosocial problems more effectively, with the aim of improving patients' health status and reducing the need for medical services*«; Bodenheimer u. Berry-Millett 2009, S 4). Das Versorgungsmanagement schließt das Fallmanagement ein, indem es die organisatorischen Voraussetzungen für die Versorgungskoordination auf der Ebene des einzelnen Patienten schafft. Fall- und Versorgungsmanagement zielen darauf ab, die Funktionalität des Patienten zu steigern und seine Versorgung so zu koordinieren, dass sie angemessen erbracht werden kann, d. h. dass der Patient diejenigen Leistungen erhält und in Anspruch nehmen kann, deren er nachweislich bedarf, und dass Leistungen, die nicht erforderlich oder nicht wirksam sind, auch nicht erbracht werden (▶ Kasten V).

Kasten V: Funktionen des Case Management laut Joint Commission on Accreditation of Hospitals (JCAH 1979) am Beispiel der Koordination psychoonkologischer Versorgungsleistungen:

- *Intake/Access:* Die Organisation und Koordination des Zugangs eines Krebspatienten zur psychoonkologischen Versorgung.
- *Screening:* Die Untersuchung, Auswahl und Beschreibung von Krebspatienten, die spezifische Formen der psychoon-

▼

kologischen Versorgung benötigen und davon profitieren.

- *Assessment:* Das Erheben von Informationen über die psychologischen Kompetenzen und Defizite sowie die psychosozialen Probleme und Bedürfnisse eines Krebspatienten.
- *Planning:* Die Entwicklung eines spezifischen psychoonkologischen Versorgungsplans bzw. die Auswahl geeigneter psychosozialer und psychoonkologisch-psychotherapeutischer Versorgungsleistungen.
- *Linking/Plan Implementation:* Die Überweisung bzw. Vermittlung eines Krebspatienten an alle erforderlichen Leistungserbringer des formellen Versorgungs- und Unterstützungssystems (Therapeuten, Fachkräfte und weitere Leistungserbringer im Gesundheits- und Gemein-/Sozialwesen sowie der Gesundheitswirtschaft) wie auch des informellen Systems (insb. Selbsthilfegruppen, An- und Zugehörige).
- *Monitoring:* Die begleitende Beobachtung und Untersuchung des individuellen Verlaufs der Problem- und Bedürfnislage eines Krebspatienten sowie die Einleitung geeigneter psychoonkologischer Versorgungsmaßnahmen.
- *Reassessment/Evaluation:* Die zeitlich vorgegebene und abschließende Einschätzung und Bewertung der Problem- und Bedürfnislage sowie der Effekte eingeleiteter psychoonkologischer Versorgungsmaßnahmen.
- *Advocacy:* Die Vertretung begründeter Interessen von Krebspatienten im Versorgungssystem, um eine angemessene, patientenzentrierte Versorgung sicherzustellen.

In der psychoonkologischen Versorgung von Krebspatienten, die unter klinisch relevanten Belastungen oder psychischen Störungen leiden und erhebliche psychosoziale Funktionseinschränkungen aufweisen, ist daher auch der Psychotherapeut in einer Doppelrolle als Therapeut und als »*case manager*« tätig und führt psychotherapeutische wie versorgungskoordinierende Maßnahmen durch bzw. beteiligt sich an der Versorgungskoordination (Kanth 2007, Kusch u. Kanth 2006).

Strukturierte psychoonkologische Versorgung. Die psychoonkologische Versorgung soll zu einem festen Bestandteil onkologischer Einrichtungen werden (Holland u. Weis 2010b, Holland et al. 2010b, 2011, IOM 2008). Als Voraussetzung dafür gilt eine strukturierte interdisziplinäre Kooperation, die eine Koordination der medizinisch-pflegerischen und psychoonkologischen Leistungserbringung ermöglicht (Bultz et al. 2011, DH 2008, Fann et al. 2012, Hewitt et al. 2004, 2006, IOM 2008, Turnbull et al. 2010). Diese strukturierte Versorgung soll sich an den psychosozialen Problemen und Bedürfnissen des Krebspatienten ausrichten und ihn an den wichtigen Entscheidungen und Maßnahmen seiner Versorgung aktiv beteiligen (DH 2008, IOM 2008), was ein Verständnis sowohl der psychischen Verfassung des Patienten als auch seiner Lebenssituation voraussetzt. Diese ergeben sich vorwiegend aus den krankheits- und behandlungsbedingten Anforderungen und der individuellen Vulnerabilität des Patienten (▶ Kap. 3). Bei weitaus den meisten Krebspatienten sind die Lebensbedrohung aufgrund der Erkrankung und die Anforderungen aufgrund der Krebserkrankung und Krebstherapie als ursächlich für die beobachtbaren emotionalen Belastungen und psychosozialen Probleme anzusehen. Eine besondere individuelle Vulnerabilität eines Krebspatienten kann dabei zu einer erhöhten emotionalen Belastung beitragen und diese über die Phasen der Krebserkrankung und Krebstherapie hinweg aufrechterhalten. Die Erkrankungs- und Behandlungsbedingungen, denen ein Krebspatient ausgesetzt ist, stellen eine erhebliche Herausforderung an seine Möglichkeiten, diese zu bewältigen, und an seine psychosoziale Anpassungsfähigkeit dar. Ebenso verhält es sich an den vielen Übergängen zwischen einzelnen Erkrankungs- und Behandlungsphasen oder während konkreter Untersuchungs- und Behandlungsmaßnahmen (▶ Kap. 3.3, ▶ Kap. 3.5). Schließlich sind mit einer Krebserkrankung und ihrer Behandlung auch emotionale und psychosoziale Probleme verbunden, die organisch oder medizinisch bedingt sind oder eine Reaktion auf diese Bedingungen darstellen (▶ Kap. 1.7, ▶ Abschn. 4.8).

Für Krebspatienten mit einem sogenannten komplexem Versorgungsbedarf (*complex health care needs*; Bodenheimer u. Berry-Millett 2009, Rich et al. 2012), zu denen auch Krebspatienten mit psychischen Störungen gezählt werden (IOM 2008), bedeutet die Erkrankungs- und Behandlungssituation eine ganz besondere Herausforderung. Als Patienten mit komplexem Versorgungsbedarf werden solche Patienten betrachtet, die nicht allein unter chronischen, d. h. langanhaltenden und beeinträchtigenden Krankheiten wie Krebs, Diabetes oder Herzerkrankungen leiden, sondern häufiger stationär behandelt werden und deutliche Funktionseinschränkungen in alltäglichen Lebensbereichen zeigen, die auf ihre körperlichen, psychischen und psychosozialen Probleme zurückzuführen sind (Bodenheimer u. Berry-Millett 2009, Schoen et al. 2009). Diese Patienten benötigen eine Gesundheitsversorgung, an der verschiedene Leistungserbringer, unterschiedliche Versorgungseinrichtungen und auch gemeindenahe Einrichtungen (häusliche Pflege, Beratungsstellen usw.) beteiligt sind (▶ Abschn. 4.3; IOM 2008, McCorkle et al. 2011).

Um die psychosoziale und psychotherapeutische Versorgung als festen Bestandteil in die onkologische Versorgungspraxis zu integrieren, wurde in den vergangenen Jahren der Stellenwert der emotionalen Belastungen neu bewertet. Die kontinuierliche Beobachtung der vitalen Lebenszeichen eines Krebspatienten (Bewusstsein, Atmung, Puls, Blutdruck, Körpertemperatur) sowie seiner körperlichen Symptomatik durch Ärzte und Pflegekräfte gehören in der Onkologie zur Versorgungsroutine und ihre Relevanz wird nicht diskutiert. Onkologen und Psychoonkologen haben nun auch dem emotionalen Distress von Krebspatienten den Status eines vitalen Lebenszeichen zugesprochen und den Distress als sechstes Merkmal in die Reihe der Vitalfunktionen aufgenommen (*sixth vital sign*; Bultz u. Carlson 2005). Mit diesem Status ist der Anspruch verbunden, den emotionalen Distress in der onkologischen Versorgungsroutine kontinuierlich zu erfassen (Bultz et al. 2011, Holland et al. 2010b, NCCN 2011a). Dass dies prinzipiell möglich ist und für die Patienten nützlich sein kann, haben verschiedene Studien belegt (Carlson et al. 2010, Dabrowski et al. 2007, Dudgeon et al. 2012, Kendall et al. 2011, Mitchell et al. 2011c, Snowden et al. 2011).

Als psychoonkologischer Versorgungsstandard sollte demnach eine routinemäßige Screeninguntersuchung

- bei allen in die onkologische Versorgung aufgenommenen Krebspatienten,
- zu festgelegten Zeitpunkten (*transition points*) und
- zu besonderen Anlässen (z. B. Untersuchungs- und Behandlungsmaßnahmen, bei Nebenwirkungen und Begleiterscheinungen der Krebstherapie) durchgeführt werden (▶ Abschn. 4.2; Bultz et al. 2011, IOM 2008, NCCN 2011a).

Als Instrumente des begleitenden Monitorings werden unter anderem das Distress Thermometer in Kombination mit der Problemliste empfohlen (IOM 2008, NCCN 2011a).

Die Fülle der psychosozialen Probleme und Bedürfnisse, die im Verlaufe einer Krebserkrankung und Krebstherapie auftreten können, ermöglicht es kaum, eine vollständige Liste zu erstellen, die alle Probleme und Bedürfnisse von Krebspatienten während sämtlicher Krankheitsstadien und Behandlungsphasen valide erfasst

(Richardson et al. 2007b, Wen u. Gustafson 2004). Daher wird gefordert, der Screeninguntersuchung in den Fällen, in denen Auffälligkeiten vorliegen, ein vertieftes »*psychosocial needs assessment*« folgen zu lassen. (▶ Abschn. 4.2, Bultz et al. 2011, Howell et al. 2009, IOM 2008).

Bultz und Mitarbeiter (2011) haben zu diesem Zweck einen psychoonkologischen Versorgungsstandard konsentiert, der aus einer Abfolge einer Screeninguntersuchung, einem darauf basierenden vertieften Assessment sowie sich anschließenden Interventionen besteht, die zu festgelegten Zeitpunkten im Verlauf der Krebserkrankung und Krebstherapie wiederholt durchgeführt wird. Sie fordern, dass onkologische Einrichtungen strukturierte psychoonkologische Versorgungsprogramme implementieren, die es den Fachkräften eines onkologischen Behandlungsteams erlauben,

- jeden Patienten bei Aufnahme und zu kritischen Zeitpunkten in Bezug auf seinen psychosozialen, praktischen und körperlichen Versorgungsbedarf hin zu »*screenen*«,
- die Ergebnisse im Behandlungsteam zu kommunizieren,
- die Ergebnisse mit dem Patienten zu besprechen und dabei zu prüfen, welcher Versorgungsbedarf prioritär zu behandeln ist,
- eine vertiefte und auf die Sorgen und Bedenken des Patienten ausgerichtete Untersuchung durchzuführen und darauf basierend
- zu einer klinischen Beurteilung zu gelangen,
- Versorgungsleistungen einzuleiten,
  - die auf den Sorgen und Bedenken des Patienten sowie der klinischen Beurteilung basieren als auch evidenzbasierten Leitlinien genügen und
  - durch Fachkräfte erbracht werden, die mit klaren Rollen und Befugnissen ausgestattet sind,
- bei Indikation und auf der Grundlage definierter Kriterien und Behandlungspfade weitere Fachdisziplinen und Dienste einzuschalten sowie
- den Verlauf und die Wirksamkeit des psychoonkologischen Versorgungsprogramms zu überwachen.

Andere, jedoch in der Struktur vergleichbare Versorgungsstandards sind in verschiedenen Ländern entwickelt und in ihrer Praktikabilität erprobt worden (CMP 2007, Dolbeault et al. 2011, Dudgeon et al. 2012, Kendall et al. 2011, Mitchell et al. 2011b, Grassi et al. 2011, Steginga et al. 2006).

Eine strukturierte psychoonkologische Versorgung mit einer routinemäßig durchgeführten Screeninguntersuchung ist in der onkologischen Versorgungspraxis noch keineswegs etabliert. Vielmehr setzen lediglich etwa 14 % aller Onkologen ein psychosoziales Screening in ihrer Versorgungspraxis ein (Pirl et al. 2007), und selbst in den Partnereinrichtungen des National Comprehensive Cancer Network wird die geforderte Screeninguntersuchung (NCCN 2011a) lediglich von 53 % dieser Einrichtungen leitliniengetreu durchgeführt, und nur in 20 % der Einrichtungen erfolgt dies bei allen Krebspatienten (Jacobsen u. Wagner 2012).

Die dargestellten Entwicklungen zeigen bereits heute, dass sich routinemäßige psychosoziale Screeninguntersuchungen, anschließende vertiefte Untersuchungen und die nachfolgende Einleitung bedarfsgerechter Interventionen in der Onkologie durchsetzen und etablieren werden (Fann et al. 2012). Sie werden als onkologischer Versorgungsstandard (Holland et al. 2010a 2011) in verschiedenen Formen realisiert, als

- psychoonkologische Eingangsuntersuchung eines jeden, in eine onkologische Einrichtung aufgenommenen Krebspatienten, durchgeführt durch den behandelnden Arzt und sein onkologisches Behandlungsteam,
- psychoonkologische Verlaufsuntersuchung zu festgelegten Zeitpunkten und bei besonderen Anlässen im Erkrankungs- und Behandlungsverlauf, durchgeführt durch den behandelnden Arzt und sein onkologisches Behandlungsteam und als

- psychoonkologische Verlaufsuntersuchung im Rahmen einer bereits laufenden psychosozialen oder psychotherapeutischen Versorgung, durchgeführt durch psychosoziale Fachkräfte und Psychotherapeuten.

Der psychoonkologischen Eingangs- und Verlaufsuntersuchung wird bei einer vorliegenden emotionalen und psychosozialen Problematik eine vertiefte Abklärung und dann eine entsprechende Intervention folgen, die je nach dem vorliegenden psychosozialen Risiko eines Patienten durch festgelegte Leistungserbringer durchgeführt wird (CAPO 2010, DH 2008, Bultz et al. 2011, IOM 2008, NCCN 2011a).

4.2 Modell der psychoonkologisch-psychotherapeutischen Versorgung

Im Rahmen eines multidisziplinären Therapieansatzes sollen alle Leistungsanbieter, insbesondere Ärzte, Pflegekräfte, Psychotherapeuten und psychosoziale Fachkräfte, auf der Basis von Behandlungsleitlinien, Versorgungsstandards (*standard operating procedures*) und Behandlungspfaden arbeiten. Sie sollen darüber sicherstellen, dass allen Krebspatienten angemessene, d. h. auf ihre individuellen Probleme und Bedürfnisse bezogene psychosoziale und/oder psychoonkologisch-psychotherapeutische Versorgungsleistungen angeboten werden (CAPO 2010, Coleman et al. 2011, Fann et al. 2012, NCCN 2011a, Holland u. Weis 2010b, IOM 2008, Jacobsen 2010, Schmalenberg u. Höffken 2008). Eine angemessene psychoonkologische Versorgung hat dabei zu gewährleisten, dass dem richtigen Patient zum richtigen Zeitpunkt die richtige Versorgung angeboten wird und er davon profitiert.

In Anlehnung an aktuelle Modelle und Empfehlungen (Coleman et al. 2011, DH 2008, Fann et al. 2012, Howell et al. 2009, Hutchison et al. 2006, IOM 2008, Mehnert et al. 2003, UAG 2006) lässt sich folgendes Modell der psychoonkologisch-psychotherapeutischen Versorgung formulieren:

- *Eingangsuntersuchung:* Alle Krebspatienten werden bereits während ihres Erstkontaktes mit ihrem behandelnden Arzt einer onkologischen Einrichtung im Hinblick auf ihre emotionalen Belastungen und psychosozialen Probleme und Bedürfnisse untersucht. Ziel dieser Untersuchung ist es, frühzeitig Patienten mit einem erhöhten Risiko für emotionale Belastungen oder psychische Störungen zu erkennen.
- *Indikationsfindung:* Auf der Basis des ermittelten Grades der emotionalen Belastung erfolgt die spezielle psychoonkologisch-psychotherapeutische Untersuchung aller hoch belasteten Krebspatienten mit dem Ziel, vorliegende psychische Belastungen bzw. Störungen und damit verbundene psychosoziale Probleme diagnostisch zu spezifizieren und einzuordnen.
- *Versorgungsplanung:* Auf der Grundlage der ermittelten Informationen erfolgen die Indikationsstellung und Versorgungsplanung mit Zuweisung zur psychotherapeutischen und/oder psychosozialen Versorgung.
- *Basisversorgung:* Unabhängig von der ermittelten Belastung und Problem- und Bedürfnislage erhalten alle Krebspatienten eine psychoonkologische Basisversorgung. Diese wird sowohl durch das medizinisch-pflegerische Behandlungsteam als auch durch speziell geschulte psychoonkologische Fachkräfte erbracht und enthält Maßnahmen der Patienteninformation und -aufklärung sowie der Patientenunterstützung und -anleitung (► Kap. 5).
- *Psychoonkologisch-psychotherapeutische Intervention und Koordination:* Krebspatienten mit klinisch relevanten psychischen Belastungen oder psychischen Störungen erhalten zusätzlich zur psychoonkologischen Basisversorgung psychoonkologisch-psy-

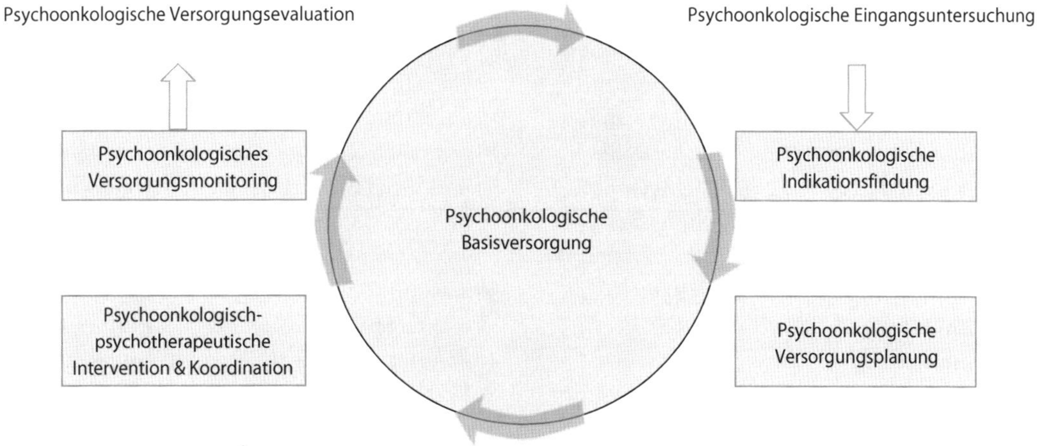

Abb. 4.1 Psychoonkologisch-psychotherapeutisches Versorgungsmodel

chotherapeutische Versorgungsleistungen. Versorgungskoordinierende Maßnahmen zur Verknüpfung der psychotherapeutischen mit der medizinischen und psychosozialen Versorgung werden in Abstimmung zwischen Patient, Psychotherapeut und dem Behandlungsteam geplant und eingeleitet.

- *Versorgungsmonitoring:* Eine kontinuierliche Beobachtung und Erfassung des psychischen Befindens als auch der individuellen Problem- und Bedürfnislage erfolgen zu bestimmten Anlässen im Verlauf der Erkrankung und Therapie.
- *Adaptive Versorgungsplanung und Versorgungsevaluation:* Die Ergebnisse des Versorgungsmonitorings gehen in die weitere psychotherapeutische und psychosoziale Versorgung ein und dienen ihrer abschließenden Bewertung.

Die Abb. 4.1 zeigt das Modell der psychoonkologisch-psychotherapeutisches Versorgung.

Im Rahmen des psychoonkologisch-psychotherapeutischen Versorgungsmodells ist der Psychotherapeut nicht nur für die psychotherapeutische Beratung und Behandlung seiner Patienten zuständig, sondern übernimmt ebenfalls Aufgaben der Versorgungskoordinierung, der Patientenbefähigung (*empowerment*) als auch der Vertretung von Patienteninteressen, wie sie denen eines *case managers* entsprechen (Kanth 2007). Psychotherapeuten

- behandeln nicht nur ihre Patienten, sondern beraten und begleiten sie über den Verlauf ihrer Krebserkrankung und Krebstherapie hinweg,
- befähigen ihre Patienten,
  - lebenspraktische Probleme im Zusammenhang mit ihrer Erkrankung, Behandlung und ihrer erkrankungsbedingt veränderten Lebenssituation zu bewältigen, sowie
  - sich an ihrer Behandlung aktiv zu beteiligen und ihnen zustehende Leistungen in Anspruch zu nehmen, und sie
- vertreten aktiv die begründeten Belange ihrer Patienten im multidisziplinären Behandlungsteam.

Die Umsetzung der psychotherapeutischen und versorgungskoordinierenden Aufgaben ist zu einem großen Teil abhängig von dem Versorgungssetting, in dem der Psychotherapeut seine Leistungen erbringt (vgl. auch Kanth 2007). Folgende drei Versorgungssettings können grob unterschieden werden:

- *Niedergelassene Psychotherapeuten in freier Praxis*: Hier liegt das Augenmerk besonders auf den Aufgaben der psychotherapeutischen Untersuchung, Versorgungsplanung und Intervention während, insbesondere aber nach der akuten Krebstherapiephase. Versorgungskoordinierende Aufgaben stehen hier bislang noch selten im Mittelpunkt der Aufgaben (vgl. aber UAG 2006).
- *Psychotherapeuten in kooperativer Zusammenarbeit mit einem onkologischen Zentrum oder im Rahmen strukturierter Behandlungsprogramme (disease management program):* Hier werden zusätzlich zur psychoonkologisch-psychotherapeutischen Versorgung Aufgaben der Versorgungskoordination umzusetzen sein (Kommer 2005), die je nach Vereinbarung von der Teilnahme des Psychotherapeuten an Fall- oder Tumorkonferenzen bis hin zur Übernahme des psychoonkologischen Fallmanagements durch den Psychotherapeuten reichen können.
- *Angestellte Psychotherapeuten in onkologischen Zentren oder Comprehensive Cancer Centren:* Hier sind Psychotherapeuten eng in ein multidisziplinär arbeitendes Behandlungsteam eingebunden und übernehmen zumeist sowohl Aufgaben der psychoonkologisch-psychotherapeutischen Versorgung als auch der psychoonkologischen Versorgungskoordination (CMP 2007).

Zu den versorgungskoordinierenden Aufgaben eines Psychotherapeuten können folgende Managementleistungen zählen. Im niedergelassenen Bereich etwa die:

- kontinuierliche Durchführung einer psychosozialen Screeninguntersuchung und Untersuchungen zur psychosozialen Problem- und Bedürfnislage des Patienten, insbesondere während spezieller Krankheitsstadien und Behandlungsphasen (*transition points*), gefolgt von der
- Darstellung und Diskussion der vorgefundenen psychosozialen Gesamtproblematik eines Krebspatienten während einer Fall- oder Tumorkonferenz bzw. der
- zeitnahen Rückmeldung von erkrankungs- und behandlungsbedingten Besonderheiten im Verlaufe der psychoonkologischen Versorgung an das Behandlungsteam sowie der
- Abstimmung der psychoonkologischen Versorgung mit den Versorgungsmaßnahmen von Ärzten, Pflegekräften und anderen, den Krebspatienten direkt betreuenden psychoonkologischen Fachkräften wie Sozialarbeitern, Physio-, Kunst- und Musiktherapeuten oder Seelsorgern.

Begleitet der Psychotherapeut seinen Krebspatienten im Rahmen einer strukturierten Kooperation mit den behandelnden Ärzten eines Onkologischen Zentrums und im Rahmen strukturierter Behandlungsprogramme, so kann er in Absprache mit dem Behandlungsteam neben den bereits genannten weitere Aufgaben des Fallmanagements übernehmen, indem er etwa:

- die Kommunikation des behandelnden Arztes mit dem Krebspatienten ergänzt (Epstein u. Street 2007, Kissane 2010b, Weis et al. 2008) und dazu beiträgt, die ärztlichen Informationen u. a. mit dem Krankheitsverständnis des Patienten, seinem Erfahrungshorizont sowie seiner persönlichen Lebensplanung zu verknüpfen (Kusch et al. 1996),
- gemeinsam mit dem Patienten persönliche Ziele in der Krankheitsbewältigung identifiziert und einen Plan erarbeitet, um diese Ziele zu erreichen (Davies u. Batehup 2010), und
- sich an den Aufgaben der Versorgungskoordination beteiligt, um den gemeinsam mit dem Patienten entwickelten und mit dem Behandlungsteam abgestimmten Handlungsplan umzusetzen (IOM 2008),
- Aufgaben des kontinuierlichen Versorgungsmonitorings sowie der Versorgungsevaluation übernimmt (Bultz et al. 2011) oder

- Aufgaben der Leistungsdokumentation für administrative und Belange der Qualitätssicherung ausführt (CMP 2007, Niederhammer 2007).

Strukturierte Kooperationen sind durch Empfehlungen, Vereinbarungen oder Verträge geregelt und in lokalen Praxisleitlinien und Behandlungspfaden festgelegt (Kusch et al. 2004, Mehnert et al. 2003, UAG 2006).

In der psychoonkologischen Versorgung haben sich diagnostische Untersuchungsstandards und -strategien herausgebildet, mit deren Hilfe psychische wie psychosoziale Probleme und Bedürfnisse von Krebspatienten identifiziert und daraufhin notwendige psychosoziale und psychotherapeutische Maßnahmen eingeleitet werden können (DH 2008, Herschbach u. Weis 2008, Holland u. Weis 2010a, Howell et al. 2009, NCCN 2011a).

Die psychoonkologischen Untersuchungen zum Versorgungsbedarf werden mit dem Begriff des »*needs assessment*« beschrieben. Das »*psychosocial needs assessment*« ist definiert als die Identifikation und Untersuchung der psychologischen, verhaltensbezogenen und sozialen Probleme des Patienten, die seine Fähigkeit beeinträchtigen, sich vollständig an seiner Gesundheitsversorgung und Bewältigung seiner Krankheit und deren Konsequenzen zu beteiligen (»*… as the identification and examination of the psychological, behavioral and social problems of patients that interfere with their ability to participate fully in their health care and manage their illness and its consequences*«; IOM 2008, S. 142; Wen u. Gustafson 2004). Howell und Mitarbeiter (2009) haben in diesem Zusammenhang zu den Aspekten des »*psychosocial health care needs assessment*« grundlegende Empfehlungen formuliert. Hierzu gehören:

- Ein Belastungs-Screening als ein erster »*red flag*«-Indikator für bestehende psychosoziale Versorgungserfordernisse, gefolgt von einer umfassenderen und gezielten Untersuchung. Ziel ist es, die eingeleiteten Interventionen auf die von den Patienten und ihren Angehörigen identifizierten Probleme und Bedürfnisse abzustimmen.
- Die Identifikation von Symptomen der Depression und Angst und zudem weiterer physischer, informationeller, emotionaler, psychologischer, sozialer, spiritueller und praktischer Bereiche des psychosozialen Versorgungsbedarfs, die sich als Belastung aufgrund der Erkrankung und Therapie darstellen.
- Ein routinemäßig durchgeführtes Screening und die Untersuchung psychosozialer Versorgungserfordernisse an kritischen Zeitpunkten im Verlauf der Erkrankung und Therapie. Zu den Erhebungszeitpunkten gehören: Initiale Krebsdiagnose, Beginn der Krebstherapie, regelmäßige Intervalle im Verlauf dieser Therapie, Ende der Therapie, Zeitpunkte während der Nachsorge und des Übergangs in die Phase des Langzeitüberlebens, der Rezidiverkrankung oder Progression, der fortgeschrittenen Erkrankung, der Sterbephase oder Zeitpunkte der persönlichen Übergänge oder Neubewertungen des Patienten (z. B. während einer familiären Krise, bei vorzeitiger Berentung).
- Eine krankheits-, behandlungs- oder phasenspezifische Untersuchung der psychosozialen Versorgungserfordernisse als Teil der routinemäßigen, standardisierten Untersuchung von Patienten aller Krebsarten (generisch), um darüber die Untersuchung auf Probleme hin einleiten und abstimmen zu können, die insbesondere bei speziellen Krebsarten, Krebstherapien oder Phasen im Krankheitsverlauf (z. B. während oder nach Stammzelltransplantationen, nach Operationen mit vorübergehendem oder dauerhaftem künstlichen Darmausgang, bei rezidivierender Krankheitsentwicklung) zu erwarten sind.
- Die Einbettung der diagnostischen Untersuchungen in den fortlaufenden psychoonkologischen Versorgungsprozess, der zu um-

fassenden Informationen über den Bedarf psychosozialer und psychotherapeutischer Interventionen des Patienten führt. Die Untersuchung kann aus einer Kombination von Fragebogen und einem Untersuchungsgespräch bestehen.

- Die Nutzung von Untersuchungsinstrumenten mit guten psychometrischen Eigenschaften, die geeignet sind, in der Versorgungsroutine eingesetzt zu werden, und sämtliche Bereiche des psychosozialen Versorgungsbedarfs abdecken.

Die Empfehlungen nach Howell und Mitarbeitern (2009) entsprechen weitgehend den internationalen Leitlinien und Standards, die sich in den vergangenen zehn Jahren zur angestrebten psychoonkologischen Eingangs- und Verlaufsuntersuchung in onkologischen Zentren herausgebildet haben (CAPO 2010, DH 2008, Holland et al. 2011, IOM 2008, Kusch u. Stecker 2005a,b; NBCC/NCCI 2003, Weis et al. 2008). Die in der Versorgungspraxis vor diesem Hintergrund erfolgten Erprobungen der psychoonkologischen Eingangsuntersuchung haben bereits die Machbarkeit und Wirtschaftlichkeit des initialen psychosozialen Belastungsscreenings und entsprechender Maßnahmen der Versorgungskoordination aufgezeigt (Bultz et al. 2011, CMP 2007, Dabrowski et al. 2007, Dudgeon et al. 2012, Jacobsen 2010, Lee et al. 2010, Thewes et al. 2009).

Diagnostische Untersuchungsmaßnahmen und Entscheidungsprozesse im Rahmen der psychosozialen und psychoonkologisch-psychotherapeutischen Versorgung von Krebspatienten müssen sich in die Empfehlungen und Vorgehensweisen des allgemeinen psychosozialen »*needs assessment*« in der Onkologie (Howell et al. 2009, IOM 2008) und die vorliegenden Versorgungsleitlinien (Coleman et al. 2011, Holland et al. 2010b, NCCN 2011a) einfügen lassen. Dies kann für die psychoonkologisch-psychotherapeutische Versorgung wie folgt realisiert werden:

Erstens. Die *psychoonkologische Eingangsuntersuchung* (▶ Abschn. 4.1) im Rahmen der *selektiven Diagnostik und Indikation* (▶ Abschn. 4.4) erfolgt zur Beurteilung der prinzipiellen Notwendigkeit und Erfolgswahrscheinlichkeit der psychotherapeutischen Versorgung.

Bereits während der ersten Gespräche mit einem erstmalig als krebskrank diagnostizierten Patienten empfiehlt und führt der behandelnde Onkologe oder eine von ihm beauftragte speziell geschulte Fachkraft eine psychosoziale Screeninguntersuchung durch. Die Screeninguntersuchung besteht dabei aus dem Einsatz eines validierten psychometrischen Screeninginstrumentes sowie spezieller Problem- und Checklisten (▶ Abschn. 4.4). Zu diesem Gespräch gehört auch, dass der Patient umfassend über psychoonkologische Versorgungsmöglichkeiten informiert und motiviert wird, diese in Anspruch zu nehmen.

Die Screeninguntersuchung sollte zu festgelegten Zeitpunkten im weiteren Verlauf der Erkrankung und Therapie als psychoonkologisches Versorgungsmonitoring wiederholt werden. Sie dient dem Management und der Koordination einer kontinuierlichen, umfassenden medizinisch-pflegerischen und psychoonkologischen Patientenversorgung (vgl. IOM 2008; ▶ Abschn. 4.1, *intake/access*; *screening*; *monitoring*; *reassessment*). Welche Instrumente wann, durch wen und wie einzusetzen sind, wie die Verfahren auszuwerten, die Ergebnisse zu interpretieren und die erforderlichen weiteren Maßnahmen einzuleiten sind, muss in einrichtungsinternen Behandlungspfaden und sog. *standard operating procedures* festgelegt sein bzw. werden (CMP 2007, NBCC/NCCI 2003, NCCN 2011a). Die selektive Diagnostik sollte auch von dem psychoonkologisch tätigen Psychotherapeuten durchgeführt werden können, wenn dieser Erstzugang zu einem Krebspatienten hat, etwa während der Krebsnachsorge im niedergelassenen Versorgungssektor.

Klinische Erfahrungen im Bereich der psychoonkologisch-psychotherapeutischen Akutversorgung im Krankenhaus zeigen, dass sich unter Verwendung der *Hospital Anxiety and Depression Scale* selektive Indikationsentscheidungen zu zwei grundlegenden Formen der psychoonkologischen Versorgung stützen lassen, die Indikation zur

- *psychoonkologischen Basisversorgung* und Begleitung durch Ärzte, Pflegekräfte und psychoonkologisches Fachpersonal sowie zur
- *speziellen psychoonkologisch-psychotherapeutischen Versorgung* durch Psychotherapeuten (CMP 2007).

Die erste selektive Entscheidungsfindung erfolgt dabei über die Identifikation von Krebspatienten mit einem erhöhten Risiko für psychische Belastungen anhand der Schwellenwerte der Angst- und Depressionsskalen der *Hospital Anxiety and Depression Scale* (▶ Abschn. 4.4.2, Herrmann-Lingen et al. 2011) sowie unter Einsatz einer *Evidenzgestützten Checkliste* (▶ Abschn. 4.4.3, CMP 2007, UAG 2006). Folgende psychometrische Risikogruppen lassen sich dabei unterscheiden:

Psychometrische Risikogruppe I (RG I): Die Krebspatienten weisen im Gesamtwert der *Hospital Anxiety and Depression Scale* (HADS-G) eine geringe psychische Belastung auf (Schwellenwert des HADS-G ≤14). Eine spezielle psychoonkologisch-psychotherapeutische Untersuchung ist bei diesen Patienten zum aktuellen Zeitpunkt nicht angezeigt. Werden bei Einsatz einer Problem- oder Checkliste oder anderer Verfahren (▶ Abschn. 4.4) konkrete Probleme und Bedürfnisse identifizierbar, so können psychosoziale Versorgungsmaßnahmen indiziert sein (Sozialberatung, Psychoedukation, psychologische Operationsvorbereitung, Entspannungsverfahren usw.). Es ist nicht davon auszugehen, dass subsyndromale oder syndromale psychische Störungen vorliegen, auch wenn diese im Verlauf der Krebserkrankung und Krebstherapie durchaus auftreten können. In der psychoonkologischen Versorgungspraxis hat sich gezeigt, dass etwa 88 % der Krebspatienten, die sich bei stationärer Aufnahme als psychisch gering belastet erweisen, dies auch im vierten Monat nach stationärer Aufnahme sind (CMP 2007). Wird im Verlauf der Basisversorgung (Versorgungsmonitoring) ein Verdacht auf vorliegende subsyndromale oder syndromale psychische Störungen gesehen, ist eine psychoonkologisch-psychotherapeutische Untersuchung zum Zwecke der Abklärung der vorliegenden psychischen Belastung angezeigt.

Psychometrische Risikogruppen II/III (RG II; RG III): Die Krebspatienten weisen eine klinisch relevante psychische Belastung auf (Schwellenwert des HADS-G ≥15; RG II = 15–21; RG III = >21). Es können sowohl subsyndromale als auch syndromale psychische Störungen vorliegen oder aber eine klinisch relevante seelische Belastung, die als eine beeinträchtigte Anpassungsreaktion auf eine extreme Belastungssituation beurteilt werden kann. Eine spezielle psychoonkologisch-psychotherapeutische Untersuchung zur Abklärung der vorliegenden psychischen Belastung ist angezeigt und geht der psychoonkologischen Indikationsfindung voraus (▶ Abschn. 4.5, ▶ Abschn. 4.6). Sind bei dem Einsatz einer Problem- oder Checkliste zudem konkrete Probleme und Bedürfnisse identifizierbar, so sind zusätzlich zur psychotherapeutischen Abklärung psychosoziale Versorgungsmaßnahmen indiziert, die unter Supervision des Psychotherapeuten umgesetzt werden sollten.

In der Versorgungspraxis hat es sich bewährt, bereits in der psychoonkologischen Screeninguntersuchung und selektiven Diagnostik zwei psychometrische Risikogruppen klinisch relevant belasteter Krebspatienten zu unterscheiden (CMP 2007). Krebspatienten mit einem HADS-G Schwellenwert von 15–21 (RG II) haben sich dabei als deutlich geringer emotional belastet erwiesen und zeigten weniger und wenig intensive psychosoziale Probleme und Einschränkungen der Lebensqualität als Krebspatienten mit einem HADS-G Schwellenwert von über 21 (RG III; CMP 2007). Für die Psychotherapeuten ist dabei ein erhöhter Belastungswert von über 21 in der HADS ein erster Hinweis auf vorliegende psychische Störungen, denen er in seinem psychotherapeutischen Untersuchungsgespräch bevorzugt nachgehen sollte, um diese Patienten zeitnah versorgen zu können.

Bei jedem Krebspatienten mit klinisch relevanten psychischen Belastungen (HADS-G ≥15) wird eine spezielle psychoonkologisch-psychotherapeutische Untersuchung zur Abklärung möglicher psychischer Belastungen und Störungen durchgeführt (► Abschn. 4.6).

Die selektive Indikationsstellung schließt die Maßnahmen der selektiven Diagnostik ab. Sie kann auf der Grundlage festgelegter Standards der Versorgungsplanung (*planning*) und -koordination (*linking*) beruhen (UAG 2006) und daher ebenfalls durch den behandelnden Arzt als auch durch eine Pflegekraft oder psychosozial geschulte Fachkraft im Anschluss an die Screeninguntersuchung erfolgen.

Für die Belange der psychoonkologisch-psychotherapeutischen Versorgung führt die selektive Indikation zu zwei grundlegenden Entscheidungen: Der Krebspatient bedarf keiner psychotherapeutischen Abklärung (*kein Indexpatient*) oder der Krebspatient bedarf einer psychotherapeutischen Abklärung (*Indexpatient*):

Kein Indexpatient: Es liegt kein Risiko für einen *Zustand bei Krebserkrankung mit zusätzlicher Belastung* vor (vgl. Kasten VI: Klinischer Schweregrad I). Der Patient weist keine hohe psychische Belastung auf und bedarf zum gegebenen Zeitpunkt keiner, über die psychosoziale Basisversorgung (► Kap. 5) hinausgehenden psychoonkologisch-psychotherapeutischen Versorgung. Es können psychosoziale Belastungen und Probleme vorliegen – ermittelt mit Hilfe einer Problem- oder Checkliste – die einer Koordination der psychoonkologischen Mitversorgung durch speziell geschultes Fachpersonal (► Abschn. 4.1; *planning, linking*), jedoch keiner speziellen psychoonkologisch-psychotherapeutischen Untersuchung bedürfen.

Indexpatient: Es liegt ein Risiko auf einen *Zustand bei Krebserkrankung mit zusätzlicher Belastung«* vor (vgl. Kasten VI: Klinischer Schweregrad II und III). Der Patient weist eine hohe psychische Belastung auf – ermittelt mit Hilfe eines validen psychometrischen Verfahrens – und muss zusätzlich zur psychosozialen Basisversorgung weitergehend psychoonkologisch-psychotherapeutisch untersucht werden (► Abschn. 4.1; *planning, linking*). Diese Untersuchung nimmt der Psychotherapeut im Rahmen eines speziellen psychoonkologisch-psychotherapeutischen Untersuchungsgespräches vor (► Abschn. 4.6). Seine klinische Beurteilung erfolgt dabei unabhängig von der, in der Screeninguntersuchung ermittelten psychischen Belastung bzw. der psychometrischen Risikogruppenzuordnung.

Zweitens. Die *psychoonkologische Indikationsfindung* erfolgt im Rahmen der speziellen psychoonkologisch-psychotherapeutischen Untersuchung und ermöglicht eine differentielle Indikationsstellung (► Abschn. 4.5). Ihr Ziel ist es, erforderliche und zielführende psychotherapeutische und/oder psychosoziale Interventionen auszuwählen und entsprechende Versorgungsmaßnahmen einzuleiten (► Abschn. 4.1; *planning, linking*). Die im psychotherapeutischen Gespräch erfolgende Untersuchung zur Indikationsfindung wird allein bei Indexpatienten durchgeführt und umfasst die Anamnese, Diagnosestellung und Klassifikation der Störung nach ICD-10 (► Abschn. 4.6, ► Abschn. 4.8; DIMDI 2012). Liegen psychosoziale Probleme und Funktionseinschränkungen vor, so können diese bei Bedarf anhand der *Internationalen Klassifikation der Funktionsfähigkeit, Behinderung und Gesundheit* diagnostiziert und klassifiziert werden (► Abschn. 4.7; DIMDI 2005).

Das psychoonkologisch-psychotherapeutische Untersuchungsgespräch ist nicht durch andere Maßnahmen der psychoonkologischen Versorgung zu ersetzen, weil die individuelle Problem- und Bedürfnislage eines psychisch belasteten

Krebspatienten mit Hilfe psychometrischer Instrumente oder anderer Verfahren nicht hinreichend und spezifisch zu beurteilen ist (vgl. Howell et al. 2009), und eine klinische Diagnose und Klassifikation sowie die Fallformulierung allein durch den entsprechend qualifizierten Psychotherapeuten erfolgen kann (▶ Abschn. 4.8, ▶ Kap. 5.5.2).

In der Psychoonkologie ist zu empfehlen, jedes psychotherapeutische Gespräch sowohl als Untersuchungs- als auch Interventionsmaßnahme zu konzipieren, weil sich die körperliche und psychische Verfassung eines Krebspatienten aufgrund seiner Erkrankung und Behandlung von Gespräch zu Gespräch dramatisch ändern kann (▶ Abschn. 4.6.2). Bei der psychotherapeutischen Untersuchung eines Krebspatienten sind selbstverständlich immer auch Zustandsbilder zu berücksichtigen, die auf medizinische, organische oder schwere psychopathologische Ursachen zurückzuführen sind und damit eine Kontraindikation für spezifische psychotherapeutische Maßnahmen darstellen können (▶ Abschn. 4.5.1).

Die spezielle psychoonkologisch-psychotherapeutische Untersuchung von Patienten, die als hoch belastet identifiziert werden, erfolgt in Anlehnung an internationale Leitlinien, die diese Maßnahmen ebenfalls nur bei dieser Patientengruppe für erforderlich erachten (DH 2008; NCCN 2011a). Studien belegen, dass mit Hilfe psychometrischer Screeningverfahren als gering belastet identifizierte Krebspatienten tatsächlich gering belastet sind (CMP 2007, Luckett et al. 2010, Mitchell et al. 2010, 2011b, Vodermaier u. Millman 2011). Es ist daher zu rechtfertigen, eine vertiefte psychoonkologisch-psychotherapeutische Eingangsuntersuchung nicht jedem Krebspatienten anzubieten.

Zum gegenwärtigen Stand der psychoonkologischen Forschung können psychische Störungen bei Krebspatienten nicht hinreichend zuverlässig und valide diagnostiziert und klassifiziert werden, weil die geforderten diagnostischen Kriterien einer Anpassungs- und Belastungsstörung sowie einer Angst- oder affektiven Störung nach DSM-IV oder ICD-10 (▶ Kap. 3.5.2) nicht von allen klinisch relevant belasteten Patienten erfüllt werden. Ebenso können oftmals keine gesicherten, aber zur Klassifikation einer psychischen Störung notwendigen Aussagen zum Störungsverlauf getroffen werden, weil die psychischen Belastungen und Störungen der Patienten in Abhängigkeit von der individuellen Vulnerabilität des Patienten sowie den Phasen ihrer Krebserkrankung und Krebstherapie hinweg variieren. Psychische Störungen bei Krebspatienten können spontan remittieren, remittieren und wieder auftreten, stabil bestehen bleiben, zunehmend chronifizieren oder sich kontinuierlich abschwächen (Dunn et al. 2011, Henselmans et al. 2010, Lam et al. 2012). Letztlich erlauben es die Bedingungen der akutmedizinischen Behandlung, die multifaktorielle Verursachung einer vorliegenden psychischen Symptomatik und die allgemeine und therapiebedingte körperliche Verfassung vieler Krebspatienten nicht in jedem Fall, eine definitive klinisch-psychologische Diagnose zu stellen (▶ Kap. 3.5.2, ▶ Abschn. 4.8; Andrykowski u. Kangas 2010, Levin u. Alici 2010, Li et al. 2010, Massi et al. 2011)

In der Psychoonkologie sollte daher die klinisch-psychologische Diagnose und Klassifikation gemäß ICD-10 F (DIMDI 2012) im Rahmen eines psychoonkologischen Versorgungsmonitorings stets hinterfragt und wiederholt geprüft werden.

Aber auch Krebspatienten ohne eine klassifizierbare psychische Störung, sondern mit klinisch relevanten emotionalen Belastungen weisen ein erhebliches Risiko für eine problematische psychische und psychosoziale Anpassung an die Erkrankung und Behandlung sowie für die Entwicklung psychischer Störungen auf (▶ Kap. 3.4, ▶ Kap. 3.5.1). Diese Patienten lassen sich anhand der gängigen Klassifikationssysteme kaum hinreichend beschreiben (Clarke

2011, Li et al. 2010, Grassi et al. 2007, Desaive u. Ronson 2008). Auch wenn bei ihnen keine *psychische Störung mit Krankheitswert* (PTJ 2008) vorliegt, so rechtfertigt ihr klinisch relevanter Belastungszustand dennoch die Einleitung einer psychoonkologischen Psychotherapie (Kusch u. Stecker 2005a,b; Watson u. Kissane 2011).

Um Krebspatienten mit syndromalen und subsyndromalen psychischen Störungen bzw. mit klinisch relevanter psychischer Belastung von Krebspatienten mit emotionalem Distress und psychosozialen Problemen oder solchen zu unterscheiden, bei denen keine zusätzlichen psychischen Belastungen vorliegen, haben Kusch und Stecker (2005a,b) eine diagnostische Differenzierung von drei klinisch-psychoonkologischen Schweregraden vorgeschlagen (▶ Kasten VI).

Kasten VI: Klinisch-psychoonkologische Schweregrade (Adaptiert nach Kusch et al. 2002, Kusch u. Stecker 2005a,b; ▶ Abschn. 4.5.1**)**

- *Klinischer Schweregrad I: Zustand bei Krebserkrankung ohne zusätzliche Belastung.* Das psychische Befinden des Patienten weist keine behandlungsbedürftige psychoonkologische Problematik auf. Es liegen ausreichende Kompetenzen der Krankheitsbewältigung und psychosozialen Anpassung vor. Die zu erwartenden körperlichen, psychischen und/oder sozialen Belastungen infolge des körperlichen Allgemeinbefindens des Krebspatienten, der Krebstherapie oder der Krebserkrankung begründen aktuell keine präventiven psychoonkologischen Maßnahmen. Die Belastungen infolge der Erkrankung und Behandlung können dennoch durchaus nicht unerheblich sein, jedoch sind die emotionalen Belastungen und psychosozialen Probleme des Patienten eher Ausdruck einer für Krebspatienten normalen Anpassungsreaktion.
- *Klinischer Schweregrad II: Zustand bei Krebserkrankung mit zusätzlichen emotionalen und psychosozialen Belastungen* (z. B. Probleme der Krankheitsbewältigung, familiäre Probleme, Adhärenzprobleme). Das psychische Befinden des Patienten kann deutlich beeinträchtigt sein, es sind jedoch im Allgemeinen keine klinisch relevanten Belastungen oder psychischen Störungen zu erwarten. Die Kompetenzen der Krankheitsbewältigung und/oder psychosozialen Anpassung des Krebspatienten sind vorübergehend eingeschränkt. Die Belastungen infolge der Erkrankung und Behandlung sind nicht unerheblich. Die vorliegenden oder zu erwartenden körperlichen, psychischen und/oder sozialen Belastungen infolge des körperlichen Allgemeinbefindens des Krebspatienten, der Krebstherapie oder der Krebserkrankung begründen präventive psychoonkologische Maßnahmen. Im sozialen Umfeld – familiäres, berufliches und/oder Krankenhausumfeld – des Krebspatienten können behandlungsbedürftige, psychoonkologische Probleme vorliegen.
- *Klinischer Schweregrad III: Zustand bei Krebserkrankung mit zusätzlichen klinisch relevanten Belastungen oder psychischen Störungen* (Angst, Depression, akute Belastungsreaktion, Anpassungsstörung). Das psychische Befinden des Patienten ist klinisch relevant beeinträchtigt, und es ist von vorliegenden psychischen Störungen auszugehen. Die Kompetenzen der Krankheitsbewältigung und/oder

▼

psychosozialen Anpassung des Krebspatienten sind deutlich eingeschränkt. Die Belastungen infolge der Erkrankung und Behandlung sind erheblich. Die in der Regel zu erwartenden körperlichen, psychischen und/oder sozialen Belastungen infolge des körperlichen Allgemeinbefindens des Krebspatienten, der Krebserkrankung oder der Krebstherapie begründen psychoonkologisch-psychotherapeutische Maßnahmen. Im sozialen Umfeld – familiäres, berufliches und/oder Krankenhausumfeld – des Patienten können behandlungsbedürftige psychoonkologische Probleme vorliegen.

Anhand dieser drei klinischen Schweregrade kann der Psychotherapeut eine differentielle Indikationsentscheidung treffen und festlegen, welcher Krebspatient

a. trotz einer etwaigen emotionalen Belastung, die in der Screeninguntersuchung ermittelt wurde, keiner psychotherapeutischen Versorgung bedarf (Klinischer Schweregrad I),
b. mit emotionalen und psychosozialen Belastungen durch Versorgungsangebote psychoonkologischer Fachkräfte profitiert (Klinischer Schweregrad II) oder
c. klinisch relevante Belastungen bzw. psychische Störungen aufweist, die einer psychoonkologisch-psychotherapeutischen Versorgung bedürfen (Klinischer Schweregrad III).

Die psychoonkologische Eingangsuntersuchung schließt mit einer entsprechenden psychoonkologischen Indikationsentscheidung ab (▶ Abschn. 4.5.1).

Drittens. Die *psychoonkologische Versorgungsplanung* findet im Anschluss an das psychoonkologisch-psychotherapeutische Untersuchungsgespräch und die Indikationsfindung statt. Sie wird im Rahmen des psychoonkologischen Versorgungsmonitorings gegebenenfalls an die sich verändernden Entwicklungen und Bedingungen der Lebens- oder Versorgungssituation des Patienten angepasst. Die Versorgungsplanung basiert auf dem ermittelten klinischen Schweregrad des Krebspatienten und sollte aus dem persönlichen Gespräch des Patienten mit seinem Psychotherapeuten hervorgehen.

Die psychoonkologische Versorgungsplanung wird durch eine Zusammenfassung der ermittelten Befundlage durch den Psychotherapeuten, die Darstellung des identifizierten psychologischen und psychosozialen Versorgungsbedarfs des Patienten und durch eine entsprechende Empfehlung eingeleitet. Werden bereits in der psychoonkologischen Eingangsuntersuchung Screeningverfahren, Problem- und Checklisten verwendet, so lassen sich anhand der Ergebnisse im Patientengespräch der gegebene Versorgungsbedarf darstellen und geeignete Versorgungsmaßnahmen im Behandlungsteam diskutieren (Holland u. Weis 2010b, Mitchel 2010b, IOM 2010, Richardson et al. 2007b, Vodermaier u. Milman 2011). Sind diese Informationen nicht verfügbar, so können die ermittelten krankheitsbedingten und krankheitsunabhängigen Probleme und Belastungen (▶ Kap. 3.3) gemeinsam mit dem Patienten in einer Prioritätenliste zusammengestellt und diskutiert werden.

Zum relevanten psychosozialen Versorgungsbedarf in der Psychoonkologie zählen a) der Informationsbedarf, b) der Unterstützungsbedarf in der Krankheitsbewältigung und c) im Management der Erkrankung, d) Maßnahmen zur Veränderung von ungünstigen Verhaltensweisen, die sich auf die Erkrankung auswirken, e) ein Bedarf an materiellen Ressourcen, f) an Unterstützung in Familie und Beruf sowie g) ein Beratungsbedarf in finanziellen Angelegenheiten (Holland u. Weis 2010b, IOM 2008). Im Rahmen des Versorgungsmanagements lässt sich jedem Versorgungsbedarf ein Versorgungsangebot gegenüberstellen, das durch spezielle Fachkräfte des Behandlungsteams erbracht wird (IOM 2008, UAG 2006). Hier besteht die Aufgabe der Versorgungskoordination primär in der Terminierung der jeweiligen Leistungen. Sind entsprechende Versorgungsstrukturen nicht vorhanden, so sind geeignete Leistungserbringer durch das Behandlungsteam zu identifizieren, und die Rahmenbedingungen der Leistungserbringung sind vor deren Inanspruchnahme abzuklären. Im stationären Versorgungssektor wird einigen der genannten psychosozialen Versorgungsbedarfe häufig durch den Psychotherapeuten selbst entsprochen.

Für eine bedarfsgerechte psychoonkologisch-psychotherapeutische Versorgung von Krebspatienten mit Anpassungs- und Belastungsstörungen oder mit Angststörungen und Depressionen sind eine Vielzahl supportiver, behavioraler und kognitiv-behavioraler Therapieverfahren und spezielle Therapiemethoden verfügbar (▶ Abschn. 4.5, ▶ Kap. 5; Stecker 2011, Watson u. Kissane 2010a). Unabhängig von diesen spezifischen Therapieformen werden für die stationäre und ambulante Versorgungspraxis psychotherapeutische Interventionen empfohlen und erprobt, die auf unspezifischen oder allgemeinen Wirkfaktoren der Psychotherapie beruhen (Kusch u. Stecker 2005a,b, Manne et al. 2010b) und wahrscheinlich Bestandteil aller psychoonkologisch-psychotherapeutischen Interventionen sind (Lederberg u. Holland 2011). Auch wenn der Psychotherapeut gemeinsam mit seinem Patienten den Bedarf an diesen Versorgungsleistungen identifiziert und versorgungskoordinierende Maßnahmen plant, so erfolgt die eigentliche Versorgungskoordination stets in Absprache mit dem onkologischen und psychoonkologischen Behandlungsteam oder entsprechenden *Case Managern* des onkologischen Zentrums.

In der psychotherapeutischen Versorgungspraxis im Krankenhaus hat sich eine enge Verzahnung der psychotherapeutischen mit der medizinisch-pflegerischen Versorgungsplanung bewährt. Dabei geht dem psychotherapeutischen Patientengespräch ein Informationsgespräch mit Ärzten oder Pflegekräften voraus und ist von der kollegialen Rücksprache gefolgt. Die Teilnahme des Psychotherapeuten an Visiten oder während einer Tumorkonferenz dient ebenfalls der Versorgungsplanung. Im ambulanten Versorgungssektor ist eine ebenso enge Verzahnung der Kooperation zwischen Psychotherapeuten, Ärzten und Pflegekräften anzustreben.

Viertens. Das *psychoonkologische Versorgungsmonitoring* erfolgt mit dem Ziel, die psychoonkologische Versorgung an sich verändernde psychische und psychosoziale Belastungen und Probleme des Patienten anzupassen und zu evaluieren. Es sollte zu spezifischen Zeitpunkten oder Anlässen (*transition points*) im Verlauf der psychoonkologischen Versorgung durchgeführt werden. Das Versorgungsmonitoring besteht aus Maßnahmen der *adaptiven Diagnostik und Indikation*, die denen der psychoonkologischen Eingangsuntersuchung und Indikationsfindung entsprechen (s. oben). Die Monitoringuntersuchung kann auch als abschließende Versorgungsleistung bei der Entlassung des Patienten aus dem Krankenhaus in die onkologische Nachsorge oder nach Beendigung einer ambulant durchgeführten Psychotherapie erfolgen und besteht aus der Beurteilung des bislang stattgefundenen Therapieverlaufs und der Effekte psychoonkologischer Interventionen.

Das psychotherapeutische Versorgungsmonitoring ist ein steter, die psychoonkologische Beratung und Behandlung des Patienten begleitender Prozess. Wird das psychoonkologische Versorgungsmonitoring in einer onkologischen Einrichtung routinemäßig und standardisiert durchgeführt, so dient es nicht allein der adaptiven Diagnostik und Indikation und damit der Therapieverlaufskontrolle bei Patienten, die sich bereits in psychotherapeutischer Versorgung befinden, sondern auch der Identifikation von Belastungszuständen bei Patienten, die zunächst nicht psychisch oder psychosozial belastet waren. In der psychoonkologischen Versorgungspraxis kann dabei z. B. die Eingangsuntersuchung eines ersterkrankten Krebspatienten unter Einsatz der *Hospital Anxiety and Depression Scale* erfolgen, für das begleitende Versorgungsmonitoring das *Distress Thermometer* verwendet und die HADS für Zwecke der Versorgungsevaluation zu festgelegten Zeitpunkten eingesetzt werden.

Die adaptive Diagnostik kann der selektiven Diagnostik weitgehend entsprechen, sofern die eingesetzten Instrumente, Problem- und Checklisten geeignet sind, Veränderungen der persönlichen Problem- und Bedürfnislage im körperlichen, psychischen und sozialen Bereich des Krebspatienten abzubilden. Bei vorliegender Indikation (s. oben *Indexpatient*) kann eine erneute psychotherapeutische Untersuchung zur Klärung der zurückliegenden Belastungserfahrungen und der aktuellen Situation des Patienten unverzüglich eingeleitet werden.

Ein kontinuierliches Versorgungsmonitoring und adaptive Indikationsentscheidungen werden in der Psychoonkologie als zwingend erforderlich betrachtet (Bultz et al. 2011, Dabrowski et al. 2007, Dudgeon et al. 2012), um den im Verlauf einer Krebserkrankung und -behandlung sich zuweilen dramatisch verändernden Belastungen, Problemen und Bedürfnissen angemessen begegnen zu können.

In der psychoonkologischen Versorgungspraxis werden routinemäßig und standardisiert durchgeführte Untersuchungen bislang nicht in der Form und dem Umfang durchgeführt, wie in publizierten Empfehlungen (Coleman et al. 2011, Howell et al. 2009, IOM 2008, Mehnert et al. 2003) oder Leitlinien (NCCN 2011a, Weis et al. 2008) vorgeschlagen (Jacobsen u. Wagner 2012). Es werden aber auch Zweifel geäußert, ob die Einführung von Screeninguntersuchungen in der Versorgungspraxis tatsächlich den Zugang von Krebspatienten zur psychoonkologischen Versorgung verbessert (Bidstrup et al. 2011) und eher geeignet ist, darüber eine schnellere Verbesserung des Wohlbefindens der Patienten zu erreichen als über ein einfaches Gesprächsangebot (Palmer et al. 2011).

Sollen jedoch alle Patienten onkologischer Zentren eine psychosoziale Versorgung bei entsprechendem Bedarf erhalten, werden routinemäßig durchgeführte psychoonkologische Screeningerhebungen schon aufgrund der organisatorischen Herausforderungen unumgänglich sein (Bultz et al. 2011, Howell et al. 2009, IOM 2008). Das übergeordnete Ziel einer evidenzbasierten Versorgung (»*delivery of the recommended care for the right patient at the right time*«, Westfal et al. 2007, S. 404) wird in der Psychoonkologie nur bei einer entsprechend gut organisierten und dem notwendigen psychosozialen Versorgungsbedarf angemessenen Patientenversorgung zu erreichen sein.

Unabhängig von der Kritik und den Herausforderungen ist bereits belegt, dass der Einsatz von Screeningerhebungen ein zeiteffizientes Vorgehen ist (Clover et al. 2009), und dass es geeignet ist, den bestehenden hohen Bedarf an psychoonkologischen Versorgungsangeboten aufzuzeigen (Bultz et al. 2011, Kendal et al. 2011), hinreichend zuverlässig und frühzeitig diejenigen Patienten zu identifizieren, die eine besonders hohe psychische Belastung aufweisen (CMP 2007, Dabrowski et al. 2007, Ryan et al. 2011, Snowden et al. 2011), den Zugang der Patienten zu erforderlichen Versorgungsangeboten erheblich zu verbessern (Lee et al. 2010) und eine wirksame psychoonkologische Versorgung umzusetzen (Carlson et al. 2010).

4.3 Versorgungsmanagement bei Patienten mit komplexem Versorgungsbedarf

Die psychoonkologische Versorgung von Krebspatienten wird in zunehmendem Maße in neue Formen einer umfassenden, bio-psycho-sozialen Versorgung eingebettet, die sich an dem Versorgungsbedarf des Krebspatienten und dem Verlauf seiner Krebserkrankung und Krebstherapie orientiert (Ell et al. 2008, 2010; Fann et al. 2012, Holland et al. 2010b, Holland u. Weis 2010b, Strong et al. 2008).

Im Verlaufe seiner Erkrankung und Behandlung wird der Krebspatient in unterschiedlichen Sektoren des Gesundheits- und Gemein-/Sozialwesens von verschiedenen Leistungserbringern mit spezifischen Maßnahmen und Interventionen untersucht, behandelt und gepflegt, beraten, betreut und begleitet (IOM 2008, Wagner 2010). Im Gesundheits- und Gemein-/Sozialwesen sollen ihm stationäre, ambulante und gemeindenahe Versorgungsangebote zur Verfügung stehen, zu denen er einen möglichst barrierefreien Zugang haben und zwischen denen er möglichst reibungslos wechseln können soll (Fann et al. 2012, Holland et al. 2010b). Innerhalb des Gesundheitssektors wird die Versorgung durch Haus- und Fachärzte, Psychotherapeuten, medizinische Versorgungszentren, onkologische Zentren und hoch spezialisierte Krankenhäuser oder durch ambulante oder stationäre Rehabilitationseinrichtungen gewährleistet. Einrichtungen des Sozial- und Gemeinwesens ergänzen das Versorgungsspektrum durch Angebote von Krebsberatungsstellen, Pflegeeinrichtungen, Sozial- oder Versorgungsämtern, durch Einrichtungen der Städte und Gemeinden oder Einrichtungen in freier Trägerschaft sowie durch Angebote von Selbsthilfegruppen oder Fördervereinen.

Das Zusammenwirken der einzelnen Einrichtungen und der darin tätigen Berufsgruppen bedarf einer Abstimmung der Versorgungsangebote und einer Koordination der Leistungserbringung sowohl zwischen als auch innerhalb der einzelnen Versorgungssektoren. Diese Versorgungskoordination soll zunehmend von speziell ausgebildeten Berufsgruppen ausgeübt werden, die in einem multidisziplinären Behandlungsteam für das Fall- und Versorgungsmanagement Verantwortung tragen (▶ Abschn. 4.1; Fann et al. 2012, Rich et al. 2012).

Die Begriffe *case management* oder *care management* werden in der Onkologie nicht immer eindeutig definiert, beziehen sich aber stets auf einen Leistungserbringer, der verantwortlich dafür ist, dass dem begründeten Versorgungsbedarf eines Krebspatienten entsprochen wird. Während sich das Fallmanagement (*case management*) auf den individuellen Krebspatienten und das Zusammenwirken zwischen ihm und einem Leistungserbringer bezieht, verfolgt das Versorgungsmanagement (*care management*) die Organisation und Steuerung der Versorgung einer speziellen Patientengruppe sowohl auf der Fall- als auch der Systemebene (▶ Abschn. 4.1). Im Fallmanagement wird der Patient befähigt und darin unterstützt, seinen persönlichen Versorgungsbedarf und erforderliche Versorgungsleistungen zu erkennen und in Anspruch zu nehmen. Im Versorgungsmanagement wird darüber hinaus ein Versorgungssystem geschaffen, in welchem etwa die medizinische, pflegerische, psychosoziale, psychotherapeutische und weitergehende Versorgungsangebote unterschiedlicher Leistungserbringer in den verschiedenen Versorgungssektoren so aufeinander abgestimmt werden, dass sie dem Versorgungsbedarf einer Gruppe von Patienten und der Koordination ihrer kontinuierlichen Versorgung genügen (Bodenheimer u. Berry-Millett 2009, McDonald et al. 2010).

Das Versorgungsmanagement ist insbesondere für Patienten mit einem komplexen Versorgungsbedarf entwickelt worden (*complex health care needs*; Bodenheimer u. Berry-Millett 2009, IOM 2008, Rich et al. 2012, Schoen et al. 2008). Dies sind Patienten mit multiplen chronischen Krankheiten, häufigen Krankenhausaufenthalten und begrenzten Fähigkeiten, grundlegende alltägliche Tätigkeiten auszuführen, die mit physischen, mentalen und psychosozialen Anforderungen verbunden sind (»… *multiple chronic conditions, frequent hospitalizations, and limitations on their ability to perform basic daily functions due to physical, mental and psychosocial challenges*«; Bodenheimer u. Berry-Millett 2009, S. 1), und die das Gesundheitswesen intensiv in Anspruch nehmen (»... *high utilization of health care services*«, S. 2). Patienten mit komplexen chronischen Symptomen oder Krankheiten erfordern eine besondere Aufmerksamkeit von vielzähligen Gesundheitsdienstleistern und Einrichtungen und möglicherweise eine gemeindenahe, häusliche Versorgung (»... *require the attention of multiple health care providers or facilities and possibly community (home)-based care*«; Schoen et al. 2008).

Patienten mit Krebserkrankungen erfüllen diese Kriterien. Sie weisen sowohl eine akute lebensbedrohliche als auch eine schwere chronische Erkrankung auf (IOM 2008, S. 2). Diejenigen Krebspatienten, die neben ihrer Krebserkrankung auch unter einer psychischen Störung leiden, gelten dabei ausdrücklich als *complex medically ill* (IOM 2008, S. 222).

Auch wenn nicht jeder dieser Patienten einen komplexen Versorgungsbedarf in dem Sinne aufweist, dass er aufgrund seiner psychischen und psychosozialen Belastungen nicht länger grundlegende Aktivitäten des täglichen Lebens (»... *perform basic daily functions*«; Bodenheimer u. Berry-Millett 2009, S. 1) ausüben kann, so sind dennoch viele dieser Patienten aufgrund ihrer gravierenden emotionalen Belastungen oder psychischen Störungen einem erhöhten Risiko für einen ungünstigen Verlauf ihrer Erkrankung und Behandlung ausgesetzt (DiMatteo u. Haskard-Zolnierek 2011; Fiorentino et al. 2011, IOM 2008). Dabei ist das Risiko in erheblichem Maße durch die verhaltensbezogenen Gesundheitsprobleme der Patienten bedingt, wie etwa durch eine reduzierte Therapieadhärenz, ein problematisches Gesundheitsverhalten oder psychosoziale Funktionseinschränkungen (▶ Kap. 1.8, ▶ Kap. 3.5; Andersen 2002, Kissane 2009).

Krebspatienten mit *Zustand bei Krebserkrankung und zusätzlichen Belastungen* (▶ Abschn. 4.2) können als Patienten mit einem komplexen Versorgungsbedarf betrachtet werden. Bei diesen Krebspatienten gehen die Anforderungen und Belastungen der Krebstherapie mit einem Risiko für emotionale und psychosoziale Probleme und Anpassungsschwierigkeiten einher und können bei manchen Patienten zu emotionalen und Verhaltensstörungen führen. Zudem gehen die Krankheitssymptome oder die Nebenwirkungen und Folgen der Krebstherapie wie etwa chronische Schmerzen, Fatigue oder Operationsfolgen mit emotionalen Belastungen und psychosozialen Funktionseinschränkungen einher (▶ Kap. 1.7, ▶ Kap. 3.4, ▶ Kap. 3.5).

In der Gruppe der Krebspatienten mit *Zustand bei Krebserkrankung mit zusätzlichen, klinisch relevanten Belastungen oder psychischen Störungen* sind darüber hinaus die emotionalen Beeinträchtigungen, die mit klinisch signifikanten Einschränkungen und Behinderungen in sozialen Funktionen und Leistungen assoziiert sind, bestimmende Merkmale der Belastungen und Störungen (▶ Kap. 3.5, ▶ Abschn. 4.8). Krebspatienten mit klinisch relevanten Belastungen oder psychischen Störungen zeichnen sich jedoch nicht immer dadurch aus, dass sie aufgrund ihres komplexen Versorgungsbedarfs das Gesundheitswesen sehr in Anspruch nehmen. Vielmehr weisen viele dieser Krebspatienten aufgrund ihrer Ängste oder Depressionen ein erhöhtes Risiko für eine Beeinträchtigung der Therapieadhärenz und damit einhergehend oftmals eine reduzierte Inanspruchnahme von notwendigen Versorgungsleistungen auf, die eine angemessene Therapiedurchführung und auch den Erfolg der Krebstherapie gefährden können (DiMatteo u. Haskard-Zolnierek 2011, Ell et al. 2008, Magai et al. 2007).

Die Organisation und Steuerung der psychoonkologischen Versorgung der Gruppe psychisch hoch belasteter Krebspatienten, die zusätzlich verhaltensbezogene Gesundheitsprobleme aufweisen, stellt eine besondere Herausforderung dar (Andersen 2002, Ell et al. 2009, Fann et al. 2012, Kissane 2009). Zu dieser Gruppe zählen neben Patienten mit Anpassungs- und post-traumatischen Belastungsstörungen sowie mit Angststörungen vor allem Patienten mit Depressionen (► Kap. 3.5.2, ► Abschn. 4.8; Akechi et al. 2009). So werden für die psychoonkologische Versorgung von Krebspatienten mit Depressionen oder dysthymen Störungen psychoonkologische Programme entwickelt und erprobt, die auf einer koordinierten und in die onkologische Behandlung integrierten Versorgung beruhen (Ell et al. 2008, Strong et al. 2008, Unützer et al. 2002). Diese psychoonkologischen Versorgungsprogramme haben sich als praktikabel und wirksam erwiesen (Ell et al. 2010, Fann et al. 2009) und begründen eine integrierte psychoonkologische Versorgung, die sowohl an dem Erkrankungs- und Behandlungsverlauf als auch an dem psychosozialen Versorgungsbedarf eines Patienten ausgerichtet ist und koordiniert erbracht wird (Fann et al. 2012, Fennell et al. 2010).

Bis es zur Umsetzung psychoonkologischer Versorgungsprogramme in onkologischen Einrichtungen kommt, sind noch viele Hürden zu überwinden (Hack et al. 2011, Holland et al. 2010b, Jacobsen 2010, Loscalzo et al. 2010). Zwar sind die Instrumente und Strategien zur Identifikation der hoch belasteten Patientengruppe ebenso vorhanden (► Abschn. 4.4; Mitchell 2010b) wie evidenzbasierte psychoonkologische Interventionen (► Abschn. 4.5; Jacobsen u. Jim 2008), es fehlt jedoch an einem Management der Versorgung auf der Ebene der Patienten, der Leistungserbringer, der Organisation sowie der Leistungsfinanzierung (Fann et al. 2012). Ein solches Versorgungsmanagement kann nicht reaktiv ausgerichtet sein, also die Planung der Versorgung erst erfolgen, nachdem ein Problem aufgetreten ist. Gefordert ist ein proaktives Management, dass die Patientenversorgung im Wissen um die emotionalen Belastungen und den psychosozialen Versorgungsbedarf von Krebspatienten im Voraus organisiert.

Eine proaktiv ausgerichtete psychoonkologische Patientenversorgung unterscheidet sich von einer reaktiv ausgerichteten Versorgung durch bestimmte Merkmale, die im Folgenden beispielhaft aufgeführt werden (DH 2008, Fann et al. 2012, IOM 2008, Kahana et al. 2009, McDonald et al. 2010):

- *Ebene der Patienten:* Jedem Krebspatienten wird die Möglichkeit und Notwendigkeit einer psychoonkologischen Versorgung nicht nur mitgeteilt, sondern er wird aktiv darin unterstützt, die Notwendigkeit und den Nutzen der psychoonkologischen Mitversorgung zu erkennen, und motiviert, diese in Anspruch zu nehmen.
- *Ebene der Leistungserbringer:* Notwendige psychoonkologische Leistungen werden nicht erst dann eingeleitet, wenn entsprechende Probleme akut werden, sondern auf der Grundlage des früh identifizierten psychosozialen Versorgungsbedarfs eines Patienten. Dabei liegt das Erbringen der Leistung nicht länger in der Verantwortung nur einer Person, etwa dem Arzt, der Pflegekraft oder einer psychoonkologischen Fachkraft, sondern basiert auf einem Versorgungsprogramm mit definierten Leistungen für definierte Probleme, die durch definierte Fachkräfte und Therapeuten erbracht werden. Entsprechende Programme schließen Kooperationen und Leistungsaspekte der verschiedenen Einrichtungen des Gesundheits-, Sozial und Gemeinwesens ein und sichern darüber eine kontinuierliche, die Versorgungssektoren überwindende psychosoziale Begleitung und Behandlung der Patienten.
- *Ebene der Versorgungseinrichtungen*: Zur Sicherstellung einer koordinierten, sektorenübergreifenden Versorgung werden Strukturen geschaffen, die sowohl einrichtungsintern als auch einrichtungsübergreifend die Zusammenarbeit unterschiedlicher Professionen ermöglichen. Dabei werden die psychoonkologischen Versorgungsprogramme der einzelnen Einrichtungen so

miteinander verknüpft, dass Doppeluntersuchungen vermieden, Informationen systematisch ausgetauscht und Patienten an den Übergängen der Versorgung nicht verloren (*lost in transition*; Hewitt et al. 2006) gehen, sondern kontinuierlich betreut werden.

- *Ebene der Leistungsfinanzierung:* Integrierte psychoonkologische Versorgungsprogramme werden fester Bestandteil ökonomischer Analysen und Finanzierungsentscheidungen. Insbesondere Programme, die eine angemessene psychoonkologische Versorgung in der Versorgungswirklichkeit sicherstellen, sollen den erwarteten ökonomischen Nutzen einer bedarfsorientierten und koordinierten psychoonkologischen Versorgung belegen können.

Ein proaktiv ausgerichtetes Management der psychoonkologischen Versorgung richtet sich an dem psychosozialen Versorgungsbedarf eines jeden Krebspatienten aus. Es wird davon ausgegangen, dass im Verlauf einer Krebserkrankung und Krebstherapie etwa 50–75 % aller Krebspatienten einen einfachen oder moderaten psychosozialen Versorgungsbedarf aufweisen und etwa 15–55 % einen dauerhaften oder wiederholt auftretenden komplexen psychosozialen Versorgungsbedarf haben (CAPO 2010, CMP 2007, Steginga et al. 2006). An dem Versorgungsbedarf von Krebspatienten ausgerichtete psychoonkologische Basisprogramme sollten für alle Patienten strukturierte psychosoziale Screeninguntersuchungen vorhalten (▶ Abschn. 4.2) sowie relevante Informationen, eine grundlegende emotionale Unterstützung und ein Symptommanagement vorsehen. Eine so organisierte psychoonkologische Basisversorgung wird allerdings nur für etwa 20 % aller Krebspatienten hinreichend sein (CAPO 2010). Weitere 30 % der Patienten werden zusätzliche Programme benötigen, die Informationen, edukative Maßnahmen sowie Unterstützungsmaßnahmen enthalten und etwa 35–40 % der Patienten spezifische Programme, die auch Interventionen für ein Management des emotionalen Distresses der Patienten einschließen. Schließlich werden im Verlauf einer Krebserkrankung bei bis zu 15 % aller Krebspatienten komplexe psychoonkologische Versorgungsprogramme erforderlich (CAPO 2010).

Die psychoonkologischen Versorgungsprogramme, die sich am psychosozialen Versorgungsbedarf ausrichten, werden als Programme einer gestuften Versorgung bezeichnet (▶ Kap. 5). Sie werden für Patienten mit spezifischen Krebserkrankungen oder in speziellen Phasen einer Krebserkrankung oder Krebstherapie konzipiert, insbesondere aber für Patientengruppen mit besonderem Versorgungsbedarf (DH 2008, CMP 2007, Ell et al. 2010, Fann et al. 2009, Steginga et al. 2006, Tummers et al. 2009). Je nach vorliegender emotionaler Belastung oder psychosozialer Problem- und Bedürfnislage kann ein Patient innerhalb der einzelnen Versorgungsstufen wechseln oder bei komplexem Versorgungsbedarf Angebote jeder Versorgungsstufe erhalten.

4.4 Psychoonkologisches Screening und selektive Diagnostik

In der leitlinienbasierten psychoonkologischen Versorgung wird die Durchführung von Screeninguntersuchungen, einem vertieften psychosozialen Assessment und daran anschließenden bedarfsspezifischen Indikation gefordert, um jedem Krebspatienten eine individuelle und auf ihn abgestimmte psychoonkologische Versorgung anbieten zu können (vgl. Bultz et al. 2011, Herschbach u. Weis 2008, Howell et al. 2009, IOM 2008, NCCN 2011a). Mit diesen Anforderungen korrespondiert der Ansatz einer *therapieorientierten Diagnostik* in der Psychotherapie (vgl. Wittchen 1999) und der psychoonkologischen Psychotherapie (Kusch u. Stecker 2005a,b).

Zur selektiven Diagnostik in der psychoonkologisch-psychotherapeutischen Versorgung werden möglichst kurze Screeninginstrumente und Problem- und Checklisten eingesetzt, mit deren Hilfe bis zu 50 % aller Krebspatienten als psychisch hoch belastet, ängstlich, depressiv oder traumatisch belastet oder gestört erkannt werden (CMP 2007, Gurevich et al. 2002, Mitchell et al. 2011a). Der Einsatz von Screeninginstrumenten zur selektiven Diagnostik stellt ein effizientes Vorgehen dar, um alle Patienten bei Ersterkrankung und während der einzelnen Stadien, Phasen und Situationen der Krebserkrankung hinsichtlich psychosozialer Belastungen zu untersuchen (Bultz et al. 2011, NCCN 2011a), und ihnen bei Bedarf den Zugang zu einer psychoonkologischen Versorgung zu ermöglichen.

Als Screeninginstrumente zur Identifikation von Krebspatienten mit einem Risiko für oder mit bereits vorliegenden psychosozialen Belastungen werden validierte psychometrische Verfahren mit hinreichender Sensitivität (tatsächlich belastete Patienten werden mit Hilfe des Verfahrens als belastet identifiziert) und Spezifität (tatsächlich nicht belastete Patienten werden mit Hilfe des Verfahrens als nicht belastet identifiziert) sowie mit angegebenen Schwellenwerten (SW) gefordert (Herschbach u. Weis 2008, Mitchell 2010a,b, Mitchell et al. 2010, Vodermaier u. Millman 2011). Diese Instrumente sind dabei in Kombination mit einfachen Problem- oder Checklisten zur Identifikation der bestehenden Probleme und Bedürfnisse eines belasteten Patienten einzusetzen (NCCN 2011a, UAG 2006).

Screeninginstrumente ersetzen keine klinisch-psychologische Diagnostik, sondern sind dieser lediglich vorgeschaltet. In diesem Zusammenhang zeigt sich, dass eine Diagnostik und Klassifikation unter Verwendung eines kategorialen Ansatzes und mit Bezug auf Klassifikationssysteme wie das ICD-10 oder das DSM-IV zu einer geringeren Prävalenz psychischer Störungen führt (Mitchell 2007, 2010b, Mitchell et al. 2011a). Während psychometrische Verfahren den Anteil psychisch belasteter und Patienten mit psychischer Störung überschätzen, unterschätzen onkologische Fachkräfte die Häufigkeit vorliegender psychischer Belastungen und Störungen bzw. weichen in ihrer Beurteilung erheblich von der tatsächlichen psychischen Belastung ab, wenn kein strukturiertes diagnostisches Vorgehen zugrunde gelegt wird (Mitchell et al. 2010, 2011b).

Werden psychometrische Verfahren und Problem- oder Checklisten zur Identifikation psychisch belasteter Patienten und deren psychosozialer Probleme eingesetzt und mit einer gezielten persönlichen Beratung und Einleitung spezifischer Versorgungsmaßnahmen kombiniert, so führt dies in der Folge zu einer stärkeren Beachtung und Linderung deren psychischer Belastung, als wenn ausschließlich eine Screeninguntersuchung ohne anschließender Versorgungskoordination durchgeführt wird (Carlson et al. 2010). Ein Vorzug des alleinigen Einsatzes von psychosozialen Screenings gegenüber einem individuellen Untersuchungsgespräch ist bislang nicht abschließend zu begründen (Palmer et al. 2011).

Im Sinne der leitlinienbasierten und multiprofessionell ausgerichteten Versorgungspraxis müssen sich die verwendeten Screeninginstrumente in das übergeordnete Management der onkologischen Patientenversorgung integrieren lassen, für ihren spezifischen Einsatz geeignet sein und mit einer gezielten Einleitung weitergehender Maßnahmen kombiniert werden (Carlson et al. 2010, Loscalzo et al. 2011, Mitchell et al. 2010, 2011b, NCCN 2011a).

Zwei psychometrische Verfahren, deren Einsatz in der psychoonkologischen Praxis empfohlen wird und die sich bereits bewährt haben, sind das *Distress Thermometer* zur Erfassung des *emotionalen Distress* (Mitchell 2007, 2010a,b, NCCN 2011a) sowie die *Hospital Anxiety and Depression Scale* zur Identifikation von

Krebspatienten mit einem Risiko für psychische Belastungen, Ängste und Depressionen (Luckett et al. 2010, Mitchell et al. 2010, Vodermaier u. Millman 2011).

4.4.1 Distress Thermometer

Das *Distress Thermometer* (DT; Roth et al. 1998, deutsch: Mehnert et al. 2006) besteht aus einer 10-stufigen Thermometerskala zur Erfassung der psychosozialen Belastungen und einer Problemliste mit insgesamt 36 Items möglicher Ursachen für die Belastung in fünf Problembereichen (praktische, familiäre, emotionale, spirituelle und körperliche Probleme). Das Verfahren beruht auf einem breit angelegten Konzept psychosozialer Belastungen (Bultz u. Carlson 2005) und zielt nicht darauf ab, Patienten mit speziellen psychischen Belastungen und Störungen zu identifizieren (Mitchell 2007, 2010b). Die Erfassung des psychosozialen Distress wird in der Psychoonkologie empfohlen, da sich dies auf die Wahrnehmung der Belastungen von Patienten durch das Behandlungsteam, die Kommunikation und Diskussion psychischer Aspekte einer Krebserkrankung sowie die Patientengespräche positiv auswirkt und letztlich auch zur Linderung der Belastung beiträgt (Carlson et al. 2010, Kissane 2010b, Velikova 2010).

Das DT ist hinsichtlich seiner Gütekriterien und Praktikabilität in mehreren Untersuchungen bei Patienten mit unterschiedlichen Krebserkrankungen und in unterschiedlichen Phasen der Krebserkrankung und -therapie überprüft worden (Bidstrup et al. 2011, Mitchell 2007, 2010b, Snowden et al. 2011, Tuinman et al. 2008). Die Deutsche Version des Distress Thermometers ist an einer Stichprobe von 457 Krebspatienten in onkologischer Rehabilitation geprüft worden, davon 54 % Frauen mit Brustkrebs (Mehnert et al. 2006). Zur Validierung des DT wurde die Hospital Anxiety and Depression Scale (HADS; Herrmann-Lingen et al. 2011) verwendet. Der Zusammenhang zwischen dem DT und der HADS liegt zwischen r = .51 und r = .71, wobei der Zusammenhang mit der Angst-Skala der HADS (r = .42 bis r = .50) höher ist als mit der Depressivitäts-Skala (r = .23 bis r = .40). Das DT hat sich als besonders geeignet für die Identifikation hoch belasteter Patienten (HADS, SW 11+) mit AUC-Werten von 0.71–0.76 herausgestellt. (AUC-Wert, *Area Under Curve* = Maß für die Güte bzw. Diskriminierungsfähigkeit eines Verfahrens) Bei einem Schwellenwert von ≥5 im DT können moderate psychische Belastungen (HADS-SW >8) zu 84 % richtig erkannt werden (Sensitivität) und bis zu 47 % korrekt ausgeschlossen, d. h. richtigerweise als nicht belastet erkannt werden (Spezifität). Bezogen auf hoch belastete Patienten (HADS SW 11+) liegt die Sensitivität des DT bei 97 % und die Spezifität bei 41 % (Mehnert et al. 2006, Herschbach u. Weis 2008). Aktuell wird in internationalen Leitlinien ein Schwellenwert von ≥4 empfohlen, um psychosozial hoch belastete Krebspatienten zu identifizieren (NCCN 2011a). Das DT gilt als ein hinreichend änderungssensitives Verfahren (Gessler et al. 2008).

Auch wenn das Distress Thermometer ein empfohlenes Verfahren zur Früherkennung psychosozialer Belastungen bei Krebspatienten ist, so zeigen neuere Studien auch die Unzulänglichkeiten des Instrumentes auf (Mitchell 2010a,b). Insbesondere wenn es sich um die Identifikation von Krebspatienten mit spezifischen emotionalen Belastungen wie Angst, Depression und Ärger handelt oder um die Identifikation von Patienten, die psychoonkologische Hilfen suchen und angebotene Hilfen annehmen würden, erweist sich das Distress Thermometer in seiner aktuellen Konzeption als überarbeitungsbedürftig (Mitchell 2007, 2008, 2010a,b). Da das DT aber sowohl den Distress als auch psychosoziale, d. h. praktische, familiäre, emotionale, spirituelle und körperliche Probleme erfassen soll, die möglicherweise im Zusammenhang mit dem Belastungserleben stehen, liegt dem Verfahren ein umfassendes psychosoziales Konzept zugrunde. Sollen spezifische psychologische oder emotionale Belastungsaspekte erfasst werden, gelten andere Verfahren wie das *Emotion Thermometer* oder die HADS als geeignet (Carey et al. 2012, Mitchell 2010a,b, Luckett et al. 2010, Vodermaier u. Millman 2011).

Das Distress Thermometer wird in der Versorgungspraxis im Rahmen eines Ampel-Signalsystems eingesetzt (Bultz 2009, Gessler et al. 2008). Bei grünen Signalen mit einem Distress-Wert von 0–4, ist von einem geringen Risiko für psychische Belastungen und Störungen auszugehen, bei gelben Signalen mit einem Wert von 5–6, von einem mittleren Risiko, und bei roten Signalen mit Werten größer gleich 7, ist von einem hohen Risiko für psychische Belastungen und Störungen auszugehen. Bei welchen Werten im Distress Thermometer und welchen psychosozialen Problemen in der Problemliste welche versorgungskoordinierenden Maßnahmen eingeleitet werden wird sehr unterschiedlich gehandhabt. Liegen Werte im grünen Bereich oder Entwarnsignale vor, so kann eine Basisversorgung empfohlen werden, bei gelben Signalen kann ein intensives Monitoring und bei roten Signalen die Vorstellung des Falls in Fallkonferenzen sowie die zeitnahe Einleitung weitergehender Maßnahmen angezeigt sein, wie etwa die psychoonkologisch-psychotherapeutische Untersuchung (► Abschn. 4.2).

Bidstrup und Mitarbeiter (2011) haben dieses Ampelsystem im grünen Bereich ausdifferenziert und mit den Funktionsbeeinträchtigungen von Krebspatienten in Zusammenhang gebracht. Dabei steht ein Distressschwellenwert (DT SW) von

- DT SW ≤2 mit minimalem psychosozialen Distress und keinerlei Funktionsbeeinträchtigungen,
- DT SW 3–4 mit mildem psychosozialen Distress und leichten Funktionsbeeinträchtigungen,
- DT SW 5–6 mit moderatem psychosozialen Distress und moderaten Funktionsbeeinträchtigungen und ein
- DT SW ≥7 mit schwerem psychosozialen Distress und moderaten bis schweren Funktionsbeeinträchtigungen in Zusammenhang.

In Studien, die das DT verwenden, zeigt sich eine Prävalenz hoher psychosozialer Belastung bei etwa 20–40 % der befragten Krebspatienten (NCCN 2011a). Kendall und Mitarbeiter (2011) fanden bei 60 % ihrer untersuchten 1.281 Krebspatienten einen minimalen psychosozialen Distress (DT SW = 0–2), bei 12 % einen milden psychosozialen Distress (DT SW = 3–4), bei 13 % einen moderaten psychosozialen Distress (DT SW = 5–6) und bei 15 % einen schweren psychosozialen Distress (DT SW = 7–10). Die Patientenangaben zum Problemerleben variierten folgendermaßen: 52 % der Patienten berichteten über keinerlei psychosoziale Probleme und Bedürfnisse, 13 % berichteten von Problemen und Bedürfnissen in einer, weitere 10 % in zwei und 15 % in drei bzw. vier Kategorien der sogenannten NCCN-Problemliste (s. unten). Probleme in emotionalen Bereichen mit Nervosität und Sorgen waren dabei vorherrschend (Kendall et al. 2011, Mertz et al. 2011).

Frauen mit Brustkrebs in ambulanter Behandlung sind anhand des DT (DT SW ≥5) zu 34 % psychosozial belastet, wobei ein hoher psychosozialer Distress nicht mit Faktoren wie Erkrankungsstadium, aktuelle Therapie, Zeit seit Diagnosestellung, Alter oder anderen demographischen Faktoren zusammenhängt (Dabrowski et al. 2007). Bei neuerkrankten Frauen mit Brustkrebs nach stationärer Aufnahme, jedoch vor einem operativen Eingriff erwiesen sich bei einem DT SW von ≥3 77 % und einem DT SW von ≥7 43 % der Frauen als belastet (Mertz et al. 2011). Jüngere Frauen zeigten sich als belasteter als ältere Frauen (≥50 Jahre). Die mittlere Belastung der Frauen lag bei 5.4 (SD, 3.1) und stand im Zusammenhang mit mindestens drei Bereichen der Problemliste.

Einen mittleren Belastungswert im DT von 5 bei Krebspatienten und 6 bei deren Angehörigen konnten auch Hughes und Mitarbeiter (2011) anhand telefonischer Interviews identifizieren. Zu den wichtigsten Problembereichen, die von den befragten Patienten und ihren Angehörigen berichtet wurden, zählen emotionale Probleme (Patienten 45,5 %; Angehörige 54,8 %), Probleme im Zusammenhang mit der Krebstherapie (Patienten 35,8 %; Angehörige 21,0 %), praktische Probleme (Patienten 23,8 %; Angehörige 21,7 %) und familiäre Probleme (Patienten 12,8 %; Angehörige 17,2 %).

In der leitlinienbasierenden psychoonkologischen Versorgung wird das Distress-Thermometer in Kombination mit der NCCN (*National Comprehensive Cancer Network*)-Problemliste behandlungsbegleitend während der Übergänge im Erkrankungs- und Behandlungsverlaufs eingesetzt (Holland et al. 2006, NCCN 2011a). Während das Ausmaß der psychosozialen Belastung anhand des DT erkannt wird, können anhand der NCCN-Problemliste die mit dem Distress einhergehenden Problem- und Bedürfnislagen der Patienten identifiziert werden.

Die NCCN-Problemliste dient der ersten einfachen Selbstbeurteilung von 21 körperlichen, 5 lebenspraktischen, zwei familiären und 6 emotionalen Problemaspekten sowie einem spirituellen bzw. religiösen Aspekt. Die Krebspatienten werden gebeten, das Vorliegen dieser Probleme und Aspekte während der letzten Woche einschließlich des aktuellen Tages mit »Ja« oder »Nein« zu bewerten. Bewertet werden

- *Körperliche Probleme:* Schmerz, Übelkeit, Erschöpfung, Schlaf, Bewegung/Mobilität, Waschen/Ankleiden, äußeres Erscheinungsbild, Atmung, Entzündungen im Mundbereich, Essen/Ernährung, Verdauungsstörungen, Verstopfung, Durchfall, Veränderungen beim Wasser lassen, Fieber, trockene/juckende Haut, trockene/verstopfte Nase, Kribbeln in Händen/Füßen, Angeschwollen/aufgedunsen fühlen, Gedächtnis/Konzentration, sexuelle Probleme.
- *Praktische Probleme:* Wohnsituation, Versicherung, Arbeit/Schule, Beförderung (Transport) und Kinderbetreuung.
- *Familiäre Probleme:* Partnerschaft, Kinder, Angehörige.
- *Emotionale Probleme:* Sorgen, Ängste, Traurigkeit, Depression, Nervosität.
- *Spirituelle/religiöse Belange:* Glaubensfragen in Bezug auf Gott, Verlust des Glaubens.

Die Problemliste und das Distress Thermometer sollen von einem Krebspatienten bereits im Wartezimmer vor einem Gespräch ausgefüllt werden (Holland et al. 2006). Liegen psychosoziale Belastungen und Auffälligkeiten in der Problemliste vor, so gilt dies als Indikator für erforderliche psychosoziale oder pflegerische Maßnahmen. Ist ein Schwellenwert von 4 im DT erreicht oder überschritten, folgen eine vertiefte psychoonkologische Diagnostik im Hinblick auf die mit ja beantworteten Kriterien der Problemliste, die durch unterschiedliche Fachkräfte des Behandlungsteams durchgeführt wird. Bei vorliegenden psychosozialen Belastungen (DT SW ≥4) im Zusammenhang mit

- *körperlichen Problemen* ist ein differentialdiagnostisches Gespräch zur Klärung möglicher Zusammenhänge zwischen den psychosozialen Belastungen und den körperlichen Problemen erforderlich. Diese können dabei krankheitsbedingt, also Folge der Tumorerkrankung, der Krebstherapie mit ihren Nebenwirkungen oder aber auch krankheitsunabhängig als Folge komorbider Erkrankungen oder vorliegender psychosomatischer Beschwerden sein.

Liegen weitere psychosoziale Probleme vor, so sollen beispielsweise bei

- *praktischen Problemen* die Konsultation eines Sozialarbeiters oder die Vermittlung eines entsprechenden Kontaktes, bei

- *familiären Problemen* eine nähere Untersuchung vorliegender lebenspraktischer oder emotionaler Probleme des familiären Zusammenlebens und bei
- *spirituellen/religiösen Belangen* die nähere Untersuchung in einem vertiefenden Gespräch zu Ausmaß und Inhalten des seelischen Leidens (► Kap. 1.7.9) erfolgen, sowie die Nachfrage, ob ein Kontakt zu einem Seelsorger gewünscht wird.

Liegen der psychosozialen Belastung emotionale Probleme zugrunde, so werden diese im Rahmen einer psychoonkologisch-psychotherapeutischen Untersuchung zu berücksichtigen sein (► Abschn. 4.6).

4.4.2 Hospital Anxiety and Depression Scale

Die *Hospital Anxiety and Depression Scale* (HADS, Deutsche Version von Herrmann, Buss und Snaith 2011) ist ein Fragebogen zur Selbstbeurteilung von Angst und Depressivität bei Patienten mit körperlichen Beschwerden bzw. Erkrankungen. Die HADS ist ein weit verbreitetes und in umfangreichen Studien eingesetztes Screeninginstrument, das gezielt zur Erfassung der psychischen Belastung, der Angst und Depressionen bei Krebspatienten sowie zur Erfassung der Wirksamkeit psychoonkologischer Interventionen eingesetzt werden kann (Bjelland et al. 2002, Carey et al. 2012, Luckett et al. 2010, Vodermaier u. Millman 2011). Das Verfahren ist in verschiedene Sprachen übersetzt und an Patienten unterschiedlicher Nationalitäten geprüft und validiert worden (Constantini et al. 1999, Lisspers et al. 1997, Muszbek et al. 2006, Mystakidou et al. 2004, Özalp et al. 2007, Spinhoven et al. 1997, Untas et al. 2009)

Die HADS ist ein kurzes Screeninginstrument mit 14 Items, das aus einer Angst- (HADS-A) und einer Depressivitäts-Subskala (HADS-D) mit je 7 Items pro Subskala in alternierender Abfolge und vierstufigen Antwortmöglichkeiten (0–3) besteht. Durch Addition der Subskalenwerte ergibt sich ein möglicher Wertebereich von 0–21 je Skala. Werte von ≤7 auf jeder Subskala werden als Bereich unauffälliger Angst bzw. Depression angesehen, Werte von 8–10 gelten als Bereich grenzwertiger und solche ≥11 als Bereich auffälliger Angst bzw. Depression. Cronbach's Alpha (α) beträgt in der deutschen Eichstichprobe (N = 6.200) für die Angst-Subskala .80 und für die Depressivitäts-Subskala .81. Die Retestreliabilität (r) beträgt innerhalb von 2 Wochen .85 in der Angst-Subskala bzw. .83 in der Depressions-Skala, nach längeren Intervallen von über 6 Wochen jeweils .70, was für eine hinreichende Änderungssensitivität spricht. Die Durchführungszeit beträgt etwa 2–5 Minuten (Herrmann et al. 2011). In der Praxis kann das Instrument sowohl zur Beurteilung eingesetzt werden, ob eine erhöhte Ängstlichkeit oder depressiven Verstimmung bzw. klinisch relevante Probleme der Angst und Depression vorliegen, als auch zur Beurteilung eines psychischen Belastungszustandes mit Angst und Depression bzw. negativer Affektivität. Die Gesamtbeurteilung der psychischen Belastung erfolgt unter Verwendung des Summenwertes beider Subskalen der HADS (HADS-G). Die Gesamtbeurteilung wird empfohlen, wenn der HADS als Screeninginstrument für die Identifikation psychischer Störungen oder klinisch relevanter psychischer Belastungszustände mit Angst und Depression eingesetzt werden soll (Luckett et al. 2010, Vodermaier u. Millman 2011). Dabei entspricht der Wertebereich ≤14 einer unauffälligen, der Bereich zwischen ≥15 und ≤21 einer grenzwertigen und der Bereich ≥22 einer auffälligen psychischen Belastung (Herschbach u. Weis 2008, Luckett et al. 2010, Mitchell et al. 2011b).

Die zweifaktorielle Struktur der HADS ist hinreichend bestätigt (Bjelland et al. 2002), auch wenn Untersuchungen bei Krebspatienten

Tab. 4.1 Beispiele für Fragen und Kategorien der Erfassung von Symptomen der Angst

Item	Angstfragen	Kategorie
1	Ich fühle mich angespannt oder überreizt.	Nervosität
3	Mich überkommt eine ängstliche Vorahnung, dass etwas Schreckliches passieren könnte.	Befürchtungen und Sorgen
5	Mir gehen beunruhigende Gedanken durch den Kopf.	Befürchtungen und Sorgen
7	Ich kann behaglich dasitzen und mich entspannen.	Motorische Anspannung; Entspannungsdefizite
9	Ich habe manchmal ein ängstliches Gefühl in der Magengegend.	Motorische Anspannung; Entspannungsdefizite
11	Ich fühle mich rastlos, muss immer in Bewegung sein.	Motorische Anspannung; Entspannungsdefizite
13	Mich überkommt plötzlich ein panikartiger Zustand.	Panikattacke

sowohl das zweifaktorielle Modell mit Angst und Depression (Annunziata et al. 2011, Herrmann et al. 2011) als auch ein übergeordnetes einfaktorielles Modell mit psychischen Belastungszuständen mit Angst und Depression bzw. negativer Affektivität (Smith et al. 2006) sowie ein dreifaktorielles Modell aus Depression mit vorwiegender Lustlosigkeit, Angst mit Befürchtungen, Sorgen, Anspannung und Panik sowie negative Affektivität mit Nervosität und Entspannungsdefiziten bestätigen (Dunbar et al. 2000, Rogers et al. 2005).

Die Fragen zur Erfassung der Angst beziehen sich auf Symptome wie allgemeine Befürchtungen, Sorgen und Nervosität, motorische Anspannung bzw. Entspannungsdefizite (Tab. 4.1). Die Symptome stellen einen Körperbezug her, enthalten jedoch keine Aussage über körperliche Beschwerden, so dass sie den Kriterien einer *Generalisierten Angststörung* oder *Panikstörung* nach DSM-IV bzw. ICD-10 nur zum Teil entsprechen.

Die Fragen zur Erfassung der Depression beziehen sich auf Symptome des Verlustes an Motivation, Lebensfreude und Interesse, auf Freudlosigkeit und Antriebsarmut (Tab. 4.2). Diese Symptome stellen nur einen indirekten Körperbezug her und berücksichtigen keine Aussagen über körperliche Beschwerden, so dass sie den Kriterien einer Anpassungsstörung mit depressiver Reaktion oder depressiven Episoden nach DSM-IV sowie ICD-10 nur teilweise entsprechen.

Nach Herrmann-Lingen und Mitarbeitern (2011) verzichtet die HADS bewusst auf körperliche Indikatoren des psychischen Befindens, da diese bei körperlich und Krebskranken häufig Ausdruck ihrer körperlichen Erkrankung und nicht einer psychischen Störung sind (▶ Kap. 3.5.2, Angststörungen und Depressionen; Vodermaier u. Millman 2011). So äußern sich verschiedene Symptome der Angst und Depression in körperlichen Beschwerden wie Müdigkeit, Antriebsarmut, Appetitmangel, Übelkeit oder Unwohlsein. Dies sind Faktoren, die bei Krebspatienten auch mit der Erkrankung und ihrer Behandlung im Zusammenhang stehen und ein zuverlässiges Screening beeinträchtigen können. In der Praxis hat sich die HADS bei Patienten in akuter Krebstherapie und eingeschränktem Gesund-

Tab. 4.2 Beispiele für Fragen und Kategorien der Erfassung von Symptomen der Depression

Item	Fragen zur Depression	Kategorie
2	Ich kann mich heute noch freuen wie früher.	Freudlosigkeit
4	Ich kann lachen und die lustige Seite der Dinge sehen.	Freudlosigkeit
6	Ich fühle mich glücklich.	Freudlosigkeit
8	Ich fühle mich in meinen Aktivitäten gebremst.	Antriebsarmut
10	Ich habe das Interesse an meiner äußeren Erscheinung verloren.	Interessenverlust
12	Ich blicke mit Freude in die Zukunft.	Freudlosigkeit
14	Ich kann mich an einem guten Buch, einer Radio- oder Fernsehsendung freuen.	Interessenverlust

heitszustand sowie bei Patienten nach erfolgter Krebstherapie besser bewährt als bei Patienten mit fortgeschrittener oder metastasierter Erkrankung (Luckett et al. 2010). Dies wird darauf zurückgeführt, dass die Aspekte der Freudlosigkeit von Krebspatienten in fortgeschrittenen Krankheitsstadien aus anderen Gründen als einer zugrunde liegenden Depression auftreten können. Die auf diesem Umstand basierende Kritik, dass die Subskalen sowie die Gesamtskala der HADS nicht hinreichend geeignet sind, um Patienten mit einem Risiko für Angststörungen, depressive Störungen oder Anpassungsstörungen mit Angst und Depression zu identifizieren, hat sich jedoch, auch im Vergleich mit anderen Verfahren, nicht bestätigen lassen (Luckett et al. 2010, Mitchell 2007). Die Relevanz der Fallidentifikation durch die HADS, insbesondere von Patienten mit einer Major Depression, ist dagegen noch nicht hinreichend belegt (Carey et al. 2012, Luckett et al. 2010).

Untersuchungen zur Sensitivität und Spezifität der HADS kommen bislang zu einem uneinheitlichen Bild (Carey et al. 2012, Mitchell et al. 2010, Vodermaier u. Millman 2011). Als geeigneter Schwellenwert für die Identifikation von Krebspatienten mit psychischen Störungen gelten nach Vodermaier und Millman (2011) ein HADS-A Schwellenwert von 7 oder 8 (Sensitivität = 73 %; Spezifität = 65 %;) bzw. ein HADS-D Schwellenwert von 5 (Sensitivität = 84 %; Spezifität = 50 %). Als geeigneter Schwellenwert für die Identifikation von Krebspatienten mit syndromaler Depression gilt der HADS Gesamtwert von ≥15 mit einer Sensitivität von 87 % und einer Spezifität von 88 %. Für die Identifikation irgendeiner depressiven Störung gilt ein Schwellenwert von ≥7 in der HADS-D mit einer Sensitivität von 86 % und einer Spezifität von 81 % als geeignet (Vodermaier u. Millman 2011). Bei einem HADS-G Schwellenwert von ≥15 wird in anderen Studien eine Sensitivität von 74–92 % und eine Spezifität von 80–96 % erreicht (Herschbach u. Weis 2008).

Carey und Mitarbeiter (2011) kommen in ihrer Untersuchung zur methodischen Qualität psychoonkologischer Validierungsstudien, die die HADS mit strukturierten klinischen Interviews auf der Basis des DSM vergleichen, zu der Schlussfolgerung, dass die Ergebnisse von Prävalenzstudien, die auf der HADS basieren, mit Vorsicht zu interpretieren sind. Noch immer ist in der psychoonkologischen Forschung nicht geklärt, welche Schwellenwerte psychometrischer Verfahren geeignet sind, Patienten mit klinisch relevanten psychosozialen Belastungen oder psychischen Störungen von solchen zu unterscheiden, die keine klinisch relevante Belastung oder psychische Störung aufweisen (Carey et al. 2012, Mitchell et al. 2010, Vodermaier u. Millman 2011). Grundsätzlich gilt, dass psychometrische Verfahren wie die HADS weniger gut geeignet sind, um Patienten mit einer psychischen Störung zu identifizieren (Fallerkennung) als Patienten mit einem Risiko für eine psychische Störung (Risikoscreening, Mitchell et al. 2010).

Dennoch ist gegenwärtig die Sensitivität und Spezifität des HADS-Gesamtwertes anderen verfügbaren Screeningverfahren gegenüber in fast allen Studien und bezogen auf Patienten mit unterschiedlichen Krebserkrankungen, in unterschiedlichen Behandlungsphasen und unter verschiedenen Behandlungsformen überlegen (Luckett et al. 2010). Dabei ist zu berücksichtigen, dass bei Patienten mit unterschiedlichen Krebserkrankungen und Krankheitsstadien sowie unter speziellen Bedingungen der Krebstherapie, z. B. Operation oder Chemotherapie, Studien zu jeweils verschiedenen optimalen Schwellenwerten gelangen (Vodermaier u. Millman 2011). Es wird daher gefordert, möglichst genau zu spezifizieren, welche Aufgaben ein vorhandenes psychometrisches Verfahren in der Patientenversorgung erfüllen soll, und darzulegen, wie geeignet das gewählte Verfahren für seinen Einsatzzweck ist (Bultz et al. 2011, CMP 2007, Tuinman et al. 2008, Velikova 2010).

Aus Gründen des Versorgungsmanagements sollte auch die interdisziplinäre Kooperation und Koordination in der Krebstherapie datengestützt erfolgen (IOM 2008, Jacobsen et al. 2010). Die HADS bietet für die Aufgaben eines datengestützten Vorgehens in der psychoonkologischen Versorgung empirisch fundierte Informationen, von denen im Folgenden einige zusammengetragen sind:

Sensitivität-Spezifität. Psychometrische Verfahren werden wie die HADS im Rahmen der psychoonkologischen Versorgungskoordination vorwiegend bei Erstkontakt mit einem Krebspatienten eingesetzt, dies sind z. B. der Zeitpunkt einer onkologischen Screeninguntersuchung (z. B. das Mammographiescreening), die Aufnahme eines Krebspatienten zur stationären Krebstherapie oder die Einleitung von Nachsorgemaßnahmen. In der psychoonkologischen Praxis soll die HADS vor allem dazu geeignet sein, möglichst präzise Patienten zu identifizieren, die emotional unbeeinträchtigt sind und keiner weitergehenden psychoonkologisch-psychotherapeutischen Untersuchung bedürfen. Das Verfahren soll somit primär dazu geeignet sein, psychisch unbelastete Patienten zu erkennen, die tatsächlich keine klinisch relevante Belastung oder psychische Störung haben (Spezifität). Auf eine möglichst korrekte Zuweisung von tatsächlich psychisch hoch belasteten oder gestörten Patienten (Sensitivität) muss dagegen nicht der gleiche hohe Stellenwert gelegt werden, da es dem psychoonkologischen Anamnesegespräch obliegt, das Vorliegen einer subsyndromalen oder syndromalen psychischen Störung zu diagnostizieren (► Abschn. 4.8) und entsprechende Interventionen einzuleiten.

Für Patienten, die keine klinisch relevante Belastung oder psychische Störung aufweisen und damit auch keine weitergehende psychoonkologisch-psychotherapeutische Untersuchung benötigen, gelten folgende Schwellenwerte (vgl. Herschbach u. Weis 2008, Mitchell et al. 2010, Singer et al. 2009):

- HADS-A: SW ≥8 (Sensitivität = 67 %; Spezifität = 67 %)
- HADS-D: SW ≥8 (Sensitivität = 55 %; Spezifität = 75 %)
- HADS-G: SW ≥16 (Sensitivität = 59 %; Spezifität = 76 %)
- HADS-G: SW ≥15 (Sensitivität = 74 %-92 %; Spezifität = 80 %-96 %)

Mittelwerte und Prävalenz bei Beginn der Akutversorgung. In der psychoonkologischen Praxis benötigen die Leistungserbringer Angaben zu den Mittelwerten und der Prävalenz von Angst und

Depression (HADS-A, HADS-D; Hinz et al. 2009) bzw. einer psychischen Belastung (HADS-G; CMP 2007) von Krebspatienten in akutmedizinischer Krebstherapie. Benötigt werden derartige Informationen nicht allein für die Planung der Versorgung oder ihrer Evaluation, sondern zunehmend auch für eine fundierte interdisziplinäre Zusammenarbeit und die Angaben zur Ergebnisqualität psychoonkologischer Versorgung (CMP 2007, Kost et al. 2009, Luckett et al. 2010).

Folgende Datenbasis zu Mittelwerten und Prävalenz zu Beginn der akutmedizinischen Krebstherapie liegt vor (vgl. Hinz et al. 2010, CMP 2007):

- HADS-A: Mittelwert bei Krebspatienten bzw. in der Allgemeinbevölkerung (N = 1.529; M = 7.19, SD = 4.15 bzw. N = 2.037; M = 4.74, SD = 3,26) und Prävalenz bei Krebspatienten bzw. in der Allgemeinbevölkerung mit unauffälligen, grenzwertigen bzw. auffälligen Werten in der HADS-A (SW ≤7, P = 55,9 % bzw. 80,7 %; SW 8-10, P = 23,5 % bzw. 13,5 %; SW ≥11, P = 20,6 % bzw. 5,9 %; zu Angaben bei unterschiedlichen Krebsdiagnosen vgl. Hinz et al. 2010).
- HADS-D: Mittelwert bei Krebspatienten bzw. in der Allgemeinbevölkerung (N = 1.529; M = 6,44, SD = 4.45 bzw. N = 2.037; M = 4,68, SD = 3,83) und Prävalenz bei Krebspatienten bzw. in der Allgemeinbevölkerung mit unauffälligen, grenzwertigen bzw. auffälligen Werten in der HADS-D (SW ≤7, P = 63,4 % bzw. 78,3; SW 8–10, P = 18,5 % bzw. 13,3 %; SW ≥11, P = 18,1 % bzw. 8,5 %; Hinz et al. 2010).
- HADS-G: Mittelwert und Prävalenz bei Krebspatienten (N = 1.686; M = 14,42) mit unauffälligen, grenzwertigen bzw. auffälligen Werten in der HADS-G (SW ≤14, M = 7,84, P = 53,8 %; SW ≥15 bis ≤21, M = 17,73, P = 24,4 %; SW ≥22, M = 26,94, P = 21,8 %; zu Angaben bei unterschiedlichen Krebsdiagnosen vgl. CMP 2007).

Nach den angegebenen Prävalenzen zur psychischen Belastung von Krebspatienten (HADS-G) zu Beginn ihrer Behandlung benötigen etwa 46 % von ihnen eine psychoonkologische Anamnese zur Abklärung subsyndromaler oder syndromaler psychischer Störungen.

Mittelwerte und Prävalenz nach Akutversorgung. Aussagen zur Ergebnisqualität und Wirksamkeit der psychoonkologischen Patientenversorgung basieren auf Daten, die zu mindestens zwei Zeitpunkten im Verlauf der Patientenversorgung erhoben werden. Eine wiederholt durchgeführte Datenerhebung dient zudem der Therapieverlaufskontrolle und erlaubt ihre Anpassung an eine sich verändernde psychische Belastung des Krebspatienten (Bultz et al. 2011). Zum Zwecke der Versorgungskontinuität und -koordination, die eine schwerpunktmäßig stationäre mit einer schwerpunktmäßig ambulanten psychoonkologischen Versorgung verbindet, sind diese Daten ebenso erforderlich. Hier können empirische Daten die klinische Entscheidungsfindung darüber unterstützen, welcher Patient welcher Form einer psychoonkologischen Nachsorge bedarf.

Folgende Datenbasis zu Mittelwerten und Prävalenz im 4. Monat (SD = 2,8–6,4 Monate) nach Beginn der akutmedizinischen Krebstherapie liegt vor (vgl. CMP 2007):

- HADS-A: Mittelwert und Prävalenz bei Krebspatienten (N = 859; M = 6,20) mit unauffälligen, grenzwertigen bzw. auffälligen Werten in der HADS-A (SW ≤7, M = 2,82, P = 66,8 %; SW ≥8–≤10, M = 8,82, P = 17,8 %; SW ≥11, M = 13,54, P = 15,4 %).
- HADS-D: Mittelwert und Prävalenz bei Krebspatienten (N = 859; M = 5,34) mit unauffälligen, grenzwertigen bzw. auffälligen Werten in der HADS-A (SW ≤7, M = 3,18, P = 73,5 %; SW ≥8–≤10, M = 8,93, P = 12,8 %; SW ≥11, M = 13,52, P = 13,7 %).
- HADS-G: Mittelwert und Prävalenz bei Krebspatienten (N = 859; M = 11,55) mit unauffälligen, grenzwertigen bzw. auffälligen

Werten in der HADS-G (SW ≤14, M = 7,09, P = 68,3 %; SW ≥15–≤21, M = 17,64, P = 20,5 %; SW ≥22, M = 27,66, P = 11,2 %).

Entsprechend den angegebenen Prävalenzen zur psychischen Belastung von Krebspatienten (HADS-G) im 4. Monat nach Beginn ihrer Krebstherapie benötigen etwa 32 % aller Patienten eine psychoonkologische Diagnostik zur Abklärung einer bestehenden subsyndromalen oder syndromalen psychischen Störung und zur Einleitung weitergehender psychoonkologischer Interventionen.

Änderungssensitivität. Zum Zwecke der Evaluation psychoonkologischer Interventionen werden auf der Grundlage von Prä-Post-Mittelwertdifferenzen die Effekte der Versorgung aus Patientensicht erfasst. Dies ist nur zulässig, wenn die verwendeten psychometrischen Verfahren geeignet sind, eine tatsächliche Veränderung über die Zeit hinweg abzubilden. Um angeben zu können, ob sich die psychische Belastung eines Patienten im Verlauf seiner Krebserkrankung verändert hat und ob es sich dabei um eine relevante Veränderung handelt, werden Angaben zur Änderungssensitivität (*sensitivity to change*) eines psychometrischen Verfahrens benötigt (Hinz et al. 2009). Die entsprechenden Angaben zu *natürlichen Veränderungen*, die bei einer Wiederholungsmessung mit der HADS innerhalb von einer bzw. zwei Wochen sowie nach über sechs Wochen gemessen werden, liegen bei r .70 bis über r .80, was für eine gute Änderungssensitivität des Verfahrens spricht (Herrmann et al. 2011, Kugaya et al. 1998).

Effektstärke. Nach Hinz und Mitarbeitern (2009) ist ein zentraler Kennwert zur Abbildung der Veränderung nach Interventionen die Effektstärke. Die Autoren untersuchten Krebspatienten (N = 901) zu Beginn der stationären Krebstherapie (t1) und ein halbes Jahr später (T2) mittels der HADS und fanden folgende HADS-Mittelwerte, Standardabweichungen (SD) und Effektstärken (d):

- HADS-A T1 = 7,12 (SD = 4,12); T2 = 6,08, d = .25
- HADS-D T1 = 5,89 (SD = 4,19); T2 = 5,82, d = .02
- HADS-G T1 = 13,01 (SD = 7,60); T2 = 11,91, d = .14.

Bis auf die Effektstärke der HADS-D sind die dargestellten Unterschiede schwach, jedoch hoch signifikant (p <.001). Nach Hinz und Mitarbeitern (2009) sprechen die gefundenen schwachen Effekte nicht generell gegen die Eignung der HADS zur Veränderungsmessung und sollten bei Interventionen, die explizit Änderungen in der Ängstlichkeit und Depressivität zum Ziel haben, höhere Effektstärken zeigen. Eine Meta-Analyse zum moderierenden Einfluss der psychischen Belastung vor Beginn einer psychoonkologischen Intervention bestätigt diese Annahme und zeigt, dass die Ausprägung der psychischen Belastung von Patienten bei Beginn einer Intervention bis zu 50 % der Varianz aufklärt, die zwischen Effektgrößen einzelner Studien besteht (Schneider et al. 2010). Sheard und Maguire (1999) konnten zeigen, dass Interventionen mit hoch ängstlichen und depressiven Patienten, bzw. bei Patienten mit einem entsprechenden Risiko zu klinisch relevanten Effektgrößen von d = .85 für Angst und d = .94 für Depression kommen, während die Effektgrößen bei Interventionen mit nicht hoch belasteten Patienten bei d = .33 bzw. d = .16 liegen. Für Patienten, die von Anbeginn einer Intervention in der HADS-D einen Schwellenwert von ≥8 aufweisen, werden Effektstärken von 2.73 erreicht, was den Patienten aus dem 90. in das 70. Perzentil der Normwerte für die Allgemeinbevölkerung bringt. Bei Patienten mit einem HADS-A Schwellenwert von ≥9 wird ein Interventionseffekt von 2.56 und ein Wechsel aus dem 75. in das 55. Perzentil der Normwerte für die Allgemeinbevölkerung erreicht (Schneider et al. 2010).

Folgende Effektstärken einer psychoonkologischen Versorgung in der Routineversorgung von Krebspatienten (N = 128) mit hoher psychischer Belastung (HADS-G SW ≥15) liegen für den Zeitpunkt zu Beginn der Krebstherapie (HADS-G T1 = 21,50), im nachfolgenden 4. (HADS-G T2 = 15,91, d = 1,05) und im 12. Monat (HADS-G T3 = 14,16, d = 1,38) vor (Kost et al. 2009). Auf der Grundlage der HADS-Gesamtwerte zeigt sich für die gesamte Gruppe der Krebspatienten (N = 258) eine Prä-Post-Effektstärke für die Verbesserung der psychischen Belastung von 0,35 zu T2 und 0,46 zu T3 (Kost et al. 2009).

Die Hospital Anxiety and Depression Scale erweist sich somit als ein psychometrisches Verfahren, das sowohl den Verlauf psychischer Belastungen über die einzelnen Phasen einer Krebserkrankung und Krebstherapie als auch die Effekte psychoonkologischer Interventionen abbilden kann (Luckett et al. 2011, Schneider et al. 2010).

Klinisch signifikante Veränderung. Während psychoonkologische Interventionsstudien, klinische Evaluationsstudien und Maßnahmen zur Sicherung der Ergebnisqualität der Patientenversorgung darauf abzielen, die Wirksamkeit der Versorgung insgesamt nachzuweisen, sind für den einzelnen Therapeuten und seinen Patienten Angaben darüber relevant, ob und wie viele seiner Patienten von der erhaltenen Versorgung profitiert haben.

Ein in der Psychologie bekannter Ansatz zur Beurteilung von klinischer Bedeutsamkeit individueller Veränderungen haben Jacobson und Truax (1991) vorgestellt. Klinisch signifikante Verbesserungen der psychischen Belastung, Angst oder Depression liegen demnach vor, wenn zwei Kriterien erfüllt sind (Waldmann u. Petermann 2005):

- zwischen zwei oder mehreren Zeitpunkten soll ein Wechsel des Patienten aus einer klinischen bzw. dysfunktionalen Population (z. B. HADS-G ≥15) in eine funktionale oder gesunde Population (z. B. HADS-G ≤14) erfolgen (klinische Relevanz), und dieser Wechsel soll eine
- überzufällige, reliable Veränderung eines Patienten darstellen, die anhand des sog. reliable change index (RCI) beurteilt wird (statistische Signifikanz).

Eine Berechnung der klinisch signifikanten Veränderung kann für den individuellen Patienten angeben, ob sich seine psychische Belastung im Verlauf einer Krebstherapie bzw. einer psychoonkologischen Versorgung bedeutsam verbessert, ob sie gleich geblieben oder sich bedeutsam verschlechtert hat.

Für die Phase zwischen dem Beginn einer stationären Krebstherapie mit psychoonkologischer Versorgung und dem 4. Monat (SD = 2,8–6,4 Monate) nach Behandlungsbeginn ergeben sich für 26,1 % der zu Behandlungsbeginn hoch ängstlichen (HADS-A = ≥7) und für 31 % der depressiven Patienten (HADS-D = ≥7) klinisch signifikante Verbesserungen. Bei weiteren 18,4 % der ängstlichen Patienten und 12,3 % der depressiven Patienten liegt eine klinisch relevante Verbesserung vor. Lediglich bei 2,7 % der hoch ängstlichen Patienten und 8,1 % der hoch depressiven Patienten kommt es in dieser Zeitspanne zu einer statistisch signifikanten Verschlechterung (CMP 2007).

Minimale klinisch bedeutsame Unterschiede. Ein psychometrisches Verfahren sollte dem klinisch tätigen Psychoonkologen Informationen über die Eignung des Tests angeben, (minimale) klinisch bedeutsame Unterschiede (*minimal clinically important differences*, Liang 2000) zu erfassen. Wyrwich und Mitarbeiter (2005) verstehen unter einem klinisch bedeutsamen Unterschied (*clinically important difference*, CID) eine Veränderung, die groß genug ist, um Auswirkungen auf die Behandlung eines einzelnen Patienten zu haben und damit Entscheidungen über die weitere Behandlung des Patienten unterstützt. Soll die minimale messbare Veränderung überzufällig ausfallen und damit statistisch bedeutsam sein, so kann sie auf der Basis des *reliable change indexes* beurteilt werden (Jacobson u. Truax 1991).

Ergebnisse aus der Versorgungspraxis zeigen, dass in einem Zeitraum von Beginn der Krebstherapie an bis zum 4. Monat nach Behandlungsbeginn vorher ängstliche Krebspatienten eine klinisch signifikante Angstreduktion aufweisen und die Ängstlichkeit von einem mittleren HADS-A Wert von 13,0 auf einen Wert von 5,5 zurückgeht. Damit wäre bei hoch ängstlichen Krebspatienten (HADS-A ≥8 zu Behandlungsbeginn) ein minimaler klinisch bedeutsamer Unterschied von 7,5 Punktwerten erforderlich, um bei diesen Patienten von einer bedeutsamen Angstreduktion sprechen zu können. Eine bedeutsame Verschlechterung der Ängstlichkeit der bereits hoch ängstlichen Patienten (HADS-A ≥8 zu Behandlungsbeginn) liegt dagegen vor, wenn ein Wert im Verlauf der Patientenversorgung um 7 Punktwerte ansteigt. Bei zu Behandlungsbeginn depressiven Patienten (HADS-D ≥8), die im Versorgungszeitraum eine klinisch signifikante Reduktion der Symptome aufweisen, geht der HADS-D Wert von 12,1 auf einen Wert von 5,45 zurück. Hier ist ein minimaler klinisch bedeutsamer Unterschied von 6,7 Punktwerten erforderlich, um von einer bedeutsamen Reduktion der Depression sprechen zu können. Eine bedeutsame Verschlechterung der Depressivität der bereits hoch depressiven Patienten (HADS-D ≥8 zu Behandlungsbeginn) liegt vor, wenn der HADS-D Wert im Verlauf der Patientenversorgung um 5,8 Punktwerte ansteigt.

Zusammenfassend kann festgehalten werden, dass dem Einsatz der Hospital Anxiety and Depression Scale in der psychoonkologischen Versorgungspraxis zum gegenwärtigen Zeitpunkt gegenüber anderen psychometrischen Verfahren der Vorzug zu geben ist (Luckett et al. 2010, Vodermaier u. Millman 2011). Als Instrument der Fallerkennung weist die HADS ebenso wie andere Verfahren Mängel auf (Mitchell et al. 2010), jedoch ist sie als Screeninginstrument, auch in Ergänzung zum Distress Thermometer, geeignet, Patienten mit hoher psychischer Belastung sowie einer hohen Ausprägung der Angst und Depression zu identifizieren (Mitchell 2010a). Der Einsatz der HADS ist darüber hinaus auch aus Gründen ihres praktischen Nutzens für die psychoonkologisch-psychotherapeutische Versorgung gut zu begründen. So kann bei den (nicht psychisch belasteten) Patienten mit einem HADS-G Schwellenwert von <15 oder 16 von einer weitergehenden psychoonkologischen Anamnese und Diagnostik zuverlässig abgesehen werden. Das bestehende Risiko, bei vermeintlich als hoch belastet identifizierten Patienten fälschlicherweise eine psychoonkologisch-psychotherapeutische Behandlung durchzuführen, wird dagegen reduziert, da die HADS nicht der Fallerkennung dient, sondern lediglich der Risikobeurteilung. Die Fallerkennung und Diagnosestellung sind Aufgaben des Psychotherapeuten im Rahmen seiner psychoonkologisch-psychotherapeutischen Untersuchung.

Unter Bezugnahme auf die Schwellenwerte der HADS lassen sich auch Anforderungen des Versorgungsmanagements erfüllen. So werden sowohl die Versorgungsplanung als auch -koordination möglich, wenn bekannt ist, dass bei einem HADS-G Schwellenwert von 15 etwa 46 % der Krebspatienten einer Einrichtung einer weitergehenden psychoonkologischen Abklärung ihrer psychischen Belastung bedürfen und einer psychoonkolgisch-psychotherapeutischen Untersuchung zugewiesen werden müssen (CMP 2007). Gleiches gilt für die Phase nach der stationären Krebstherapie. Wenn bekannt ist, bei wie vielen Patienten zum Zeitpunkt der stationären Entlassung von einem bestehenden Risiko für klinisch relevante Belastungen und psychische Störungen auszugehen ist, kann der Bedarf an entsprechender ambulanter Weiterversorgung geplant und können im Versorgungsalltag entsprechende Maßnahmen koordiniert und eingeleitet werden. Die Aufgaben der Evaluation und Qualitätssicherung psychoonkologisch-psychotherapeutischer Versorgung lassen sich ebenfalls anhand der HADS erfüllen (s. oben).

Zur Planung und Koordination der psychotherapeutischen Versorgung in der Onkologie kann folgende psychometrisch fundierte Risikogruppeneinteilung herangezogen werden (▶ Abschn. 4.2):

- HADS-G Wertebereich von 0–14 (SW ≤14): Psychometrische Risikogruppe I mit geringer psychischer Belastung und keiner zwingend erforderlichen psychoonkologisch-psychotherapeutischen Versorgung, ein
- HADS-G Wertebereich von ≥15 bis ≤21 (SW 15–21): Psychometrische Risikogruppe II mit hoher psychischer Belastung und gebotener Indikation zur psychoonkologisch-psychotherapeutischen Abklärung und
- HADS-G Wertebereich von über 21 (SW ≥22): Psychometrische Risikogruppe III mit extremer psychischer Belastung und dringend gebotener Indikation zur psychoonkologisch-psychotherapeutischen Abklärung.

4.4.3 Weitere psychometrische Verfahren

Eine evidenz- und leitliniengestützte psychoonkologische Versorgung aller Krebspatienten ist ohne den strukturierten Einsatz psychometrischer Verfahren nicht mehr denkbar und realisierbar (Holland u. Weis 2010b, IOM 2008, NCCN 2011a). Neben dem Distress Thermometer (Bultz et al. 2011) und der Hospital Anxiety and Depression Scale (Luckett et al. 2010) werden weitere psychometrische Verfahren für den Einsatz in der Routineversorgung empfohlen (Herschbach u. Weis 2008, Holland et al. 2006), auch wenn deren Eignung weitergehend zu prüfen ist (Carey et al. 2012, Mitchell 2010a,b, Mitchell et al. 2010, 2011b). Folgende Verfahren sind für unterschiedliche Zwecke in der Psychoonkologie geeignet und zu empfehlen:

- Der *Lebensqualitätsfragebogen »QLQ-C30«* der European Organization for Research and Treatment of Cancer (EORTC; Aaronson et al. 1993).
- Die deutsche Kurzform des »*Profile of Mood States*« (POMS; Grulke et al. 2006, Baker et al. 2002); ein Selbstbeurteilungsbogen zur Erfassung emotionaler Befindenszustände wie Niedergeschlagenheit/Angst, Müdigkeit, Tatendrang und Missmut.
- Der *Fragebogen zur Belastung von Krebskranken* (FBK; Herschbach et al. 2003); ein Selbstbeurteilungsbogen zur Erfassung und Quantifizierung psychosozialer Belastungsaspekte von Krebspatienten aller Diagnosen und Behandlungszusammenhänge.
- Das *Hornheider Screening-Instrument* (HSI; Rumpold et al. 2001); ein Verfahren zur Beurteilung unterschiedlicher Dimensionen der Betreuungsbedürftigkeit onkologischer Patienten.
- Die *Psychoonkologische Basisdokumentation* (PO-Bado; Herschbach et al. 2008); eine Fremdeinschätzungsskala, mit deren Hilfe das subjektive Befinden von Tumorpatienten beschrieben sowie eine differenzierte Indikationsstellung erfolgen kann (Herschbach et al. 2008).
- Die *Psychoonkologische Anforderungsliste* (POA; CMP 2007); ein Fremdbeurteilungsinstrument zum Monitoring körperlicher, psychosozialer und emotionaler Belastungen im Verlauf der stationären Krebsbehandlung.
- Die *Evidenz gestützte Checkliste* zur Erhebung ausgewählter, konkreter Probleme und Bedürfnisaspekte der Patienten (CMP 2007, UAG 2006). In der Checkliste werden mit Hilfe einfacher Fragen und Ja-Nein-Antwortalternativen Aspekte wie Informiertheit, vorhandene, vertrauensvolle Beziehun-

gen, Belastungen in Partnerschaft, Ehe und Familie, negative Krankenhauserfahrungen, berufliche und finanzielle Probleme oder ein bestehender Wunsch nach weitergehenden Hilfen und Gesprächen erfasst. Die Checkliste ist von der Unterarbeitsgruppe Psychoonkologische Versorgung der Konzertierten Aktion gegen Brustkrebs des Landes NRW (UAG 2006) entwickelt worden und Teil des strukturierten onkologischen Versorgungsprogrammes in den zertifizierten Brustzentren NRW.

- Die *Checkliste zur Einschätzung somatischer Beschwerden* (*38-Symptom Checklist*; Walsh u. Rybicki 2006) zur Beurteilung von Symptomclustern bei Krebspatienten in fortgeschrittenen Krankheitsstadien.
- Die *Fatigue-Symptomkriterien* von Rüffer und Flechtner (2006) zur diagnostischen Beurteilung einer vorliegenden Symptomatik des chronischen Fatigue Syndroms.
- Der *Deutsche Schmerzfragebogen* (DSF; Nagel et al. 2002) bzw. Verfahren zur Beurteilung von Schmerzqualität und -intensität bei älteren Patienten (vgl. auch RCPBGS u. BPS 2007).
- Der *Uhr-Zeichnen-Test* (*Clock-drawing-test*, CDT; Zama et al. 2008); ein Früherkennungsverfahren zur Diagnose von Demenz, Hirnleistungsstörungen und Verwirrtheitszuständen.
- Die *CAGE*-Fragen nach Ewing (1984; Parsons et al. 2008); ein Interview- und Screeningansatz zur Identifikation einer vorliegenden Alkoholproblematik.

Obwohl es kein hinreichend evidenzbasiertes Screening auf Suizid oder das Risiko für Suizidversuche gibt (Gaynes et al. 2004) und vorliegende Instrumente in der Onkologie keine hinreichende Sensitivität und Spezifität hinsichtlich der Vorhersage eines Suizides aufweisen (Anguiano et al. 2012), scheint ein strukturiertes Patientengespräch anhand vorgegebener Screeningfragen geeignet zu sein, Patienten mit Suizidvorstellungen frühzeitig zu identifizieren (Taur et al. 2012).

4.5 Indikation in der psychoonkologischen Versorgung

Indikationsentscheidungen betreffen die Frage, welche Krebspatienten welcher Form der psychosozialen oder psychotherapeutischen Versorgung bedürfen und von dieser profitieren, welche psychosozialen und psychotherapeutischen Interventionen bei einem versorgungsbedürftigen Patienten konkret angezeigt sind, und wann und wie die vorgehaltenen psychosozialen und psychotherapeutischen Versorgungsangebote an seine Bedürfnisse und Probleme zu adaptieren sind. Konkrete Regelungen zu Fragen der Indikation in der Psychoonkologie sind erforderlich, um sowohl dem richtigen Patienten die richtige Versorgung zur richtigen Zeit anbieten zu können als auch die Zusammenarbeit der an der Patientenversorgung beteiligten Leistungserbringer zielbringend zu steuern.

Diesen Anforderungen wird etwa entsprochen, wenn in einem strukturierten Versorgungsprogramm dargelegt ist,

- ab welchem in einem Screeningverfahren ermittelten Schwellenwert oder bei welchen in Checklisten identifizierten Problemen und Bedürfnissen eines Krebspatienten welche Fachkräfte welche psychoonkologische Versorgung anbieten, und
- wenn entsprechende, wirksame psychoonkologische Leistungsinhalte beschrieben sowie die Verantwortungen und Befugnisse der Leistungserbringung festgelegt sind (Bultz et al. 2011, Fann et al. 2012, Loscalzo et al. 2010, NCCN 2011a, UAG 2006).

Für die Einleitung psychoonkologisch-psychotherapeutischer Interventionen genügt es nicht, dass auf Seiten eines Krebspatienten ein entsprechender Versorgungsbedarf besteht, es darf zudem nichts gegen ihre Durchführung einer Intervention (Kontraindikation) sprechen, und die verwendeten Interventionsverfahren der psychoonkologischen Psychotherapie müssen sich als wirksam (Jacobsen u. Jim 2008) und nach Möglichkeit auch als wirtschaftlich erwiesen haben (Carlson u. Bultz 2004).

4.5.1 Indikation und Kontraindikation

Die erste zu klärende Frage vor Einleitung einer psychoonkologisch-psychotherapeutischen Versorgung bei einem Krebspatienten ist, ob diese aus Sicht der psychoonkologischen Psychotherapie überhaupt indiziert ist.

Das National Comprehensive Cancer Network (2011a) hat für viele Fragen der Indikation zur psychoonkologischen Versorgung umfangreiche, störungsspezifische Algorithmen des *Distress Management* konsentiert. Indikationsregeln der psychoonkologischen Versorgung, die in Abhängigkeit unterschiedlicher Ausprägungen des psychosozialen Distress gelten, hat auch das Department of Health in Australien vorgelegt (DH 2008, Hutchison et al. 2006).

Eine über belastungsreduzierende Interventionen hinausgehende, an den konkreten Problemen und Bedürfnissen von Krebspatienten orientierte Ausrichtung psychoonkologischer Interventionen haben Deshield und Nanna (2010) vorgelegt. Die Autoren beziehen sich dabei explizit auf die vom Institute of Medicine (2008) geforderte Ausrichtung der psychoonkologischen Versorgung an dem psychosozialen Versorgungsbedarf von Krebspatienten.

Indikationen, die speziell für die psychotherapeutische Versorgung entwickelt wurden, sind im Konzept eines »strukturierten psychosozialen Begleitungs- und Beratungsangebotes für Krebspatientinnen mit Brustkrebs« (UAG 2006) formuliert. Hier ist eine Indikation

a. zur Psychotherapie bei vorwiegend krankheitsunabhängiger Symptomatik i.S. einer psychischen Störung gegeben, die als Einzel- oder Gruppentherapie durchgeführt werden kann,
b. zu spezifischen, umgrenzten psychotherapeutischen Interventionen bei vorwiegend krankheitsbedingter Symptomatik gegeben, die als Einzel- oder Gruppentherapie durchgeführt werden können, und
c. zur Psychotherapie oder zu psychotherapeutischen Interventionen gegeben, wenn auftretende psychische Symptome, die durch Ereignisse in der Krebserkrankung und -therapie bedingt sind (insb. eine Rezidiverkrankung), diese erforderlich machen.

Zu den Indikationen für eine psychoonkologisch ausgerichtete Psychotherapie zählen

- komorbide, d. h. neben der Krebserkrankung vorliegende psychische Störungen (vorwiegend Depression, Angst, Anpassungs- und Belastungsstörungen i.S. des ICD-10),
- anhaltende somato-psychische Folgen der Krebserkrankung und -therapie (insb. starke oder chronische Schmerzen, massive Übelkeit, starkes Erbrechen, chronisches Fatigue-Syndrom),
- risikobehaftetes Krankheitsverhalten (i.S. gravierender Complianceprobleme) und
- akute Belastungsreaktionen in erkrankungs- und behandlungsbedingten Krisensituationen (z. B. Palliativsituationen, ungünstige operative oder therapeutische Verläufe).

Im Folgenden sind Indikationen und Kontraindikation zur psychoonkologisch-psychotherapeutischen Versorgung von Krebspatienten aufgeführt, die sich aus publizierten Leitlinien und Empfehlungen (DH 2008, Holland et al. 2010a,b, IOM 2008, NCCI 2011a) sowie dem dargestellten psychoonkologisch-psychotherapeutischen Versorgungsmodell ergeben:

- Nicht erforderlich ist eine psychoonkologische Psychotherapie bei Krebspatienten mit geringer emotionaler Belastung und psychosozialen Problemen und Funktionsbeeinträchtigungen, die typischerweise bei Krebspatienten zu erwarten und Ausdruck der normalen Anpassungsreaktion an eine Krebserkrankung und Krebstherapie sind (Klinischer Schweregrad I, vgl. Kasten VI). Dies ist zumeist bei einem Schwellenwert von <4 im Distress Thermometer oder <15 in der HADS gegeben. Neben der psychoonkologischen Basisversorgung mit Maßnahmen der Patienteninformation und -aufklärung können spezifische psychosoziale Versorgungsmaßnahmen der Patientenunterstützung und -anleitung angezeigt sein (▶ Kap. 5).

- Geeignet sind psychoonkologisch-psychotherapeutische Interventionsmethoden bei Krebspatienten, die hohen seelischen Leidensdruck, jedoch keine klinisch relevante Belastung oder psychische Störung aufweisen (Klinischer Schweregrad II, vgl. Kasten VI). Dies kann bei einem Schwellenwert von ≥4 im Distress Thermometer oder ≥15 in der HADS gegeben sein, bzw. wenn der Krebspatient zwar deutlich emotional belastet ist, aber keine psychopathologische Problematik aufweist. Entscheidend ist, dass der Krebspatient zusätzlich in seiner funktionalen bzw. psychosozialen Anpassung an die Krebserkrankung und Krebstherapie oder seine veränderte Lebenssituation beeinträchtigt ist. Ist dies der Fall, sind zusätzlich zur psychoonkologischen Basisversorgung spezifische psychosoziale Versorgungsmaßnahmen angezeigt. Eine psychotherapeutische Versorgung ist dagegen nicht zwingend erforderlich.
- Klar indiziert sind psychoonkologisch-psychotherapeutische Interventionsverfahren und -methoden bei Krebspatienten mit klinisch relevanten emotionalen Belastungen bzw. subsyndromalen Störungen und zusätzlichen psychosozialen Problemen oder Funktionseinschränkungen (Klinischer Schweregrad III, vgl. Kasten VI). Dies kann bei Patienten mit einem Schwellenwert von ≥15 in der HADS gegeben sein, bzw. dann, wenn bei einem hoch belasteten Patienten zwar keine syndromale psychische Störung, jedoch ein hoher subjektiver Leidensdruck mit Symptomen einer psychischen Störung und mit Störungen der psychosozialen Funktionalität und Anpassung an die Krebstherapie oder an seine Lebenssituation vorliegt (▶ Abschn. 4.8). Eine Indikation besteht insbesondere dann, wenn von Seiten des Behandlungsteams Probleme der aktiven Mitarbeit des Patienten an seiner Krebsbehandlung berichtet werden. Diese Patienten erfüllen nicht alle der geforderten diagnostischen Kriterien des DSM-IV (Saß et al. 2003) oder des ICD-10-F (Dilling et al. 2011, DIMDI 2012), weisen aber einige oder mehrere der Kernsymptome einer Anpassungs- und Belastungsstörung (Andrykowski u. Kangas 2010, Li et al. 2010), einer Angststörung (Levin u. Alici 2010) oder depressiven Störung auf (Massie et al. 2011), bzw. leiden unter Zuständen der Demoralisierung mit Hilf- und Hoffnungslosigkeit (Clarke 2011). Bei Patienten mit subsyndromaler psychischer Störung muss nicht zwingend eine vorbestehende psychopathologische Problematik zugrunde liegen. Liegen zusätzliche psychosoziale Probleme vor, die nicht Folge der psychischen Belastung oder subsyndromalen psychischen Störung des Patienten sind, etwa berufliche oder finanzielle Probleme, eine Berentung oder ein Umzug in ein Pflegeheim, so sind weitere psychosoziale Maßnahmen angezeigt.
- Klar indiziert sind psychoonkologisch-psychotherapeutische Interventionsverfahren und -methoden bei Krebspatienten, die das Vollbild einer psychischen Störung nach DSM-IV (Saß et al. 2003) oder ICD-10 (Dilling et al. 2011) aufweisen (Klinischer Schweregrad III, vgl. Kasten VI). Dies kann bei ei-

nem HADS Gesamtschwellenwert von 15–21 gegeben sein, ist jedoch vor allem bei einem HADS Schwellenwert von ≥21 zu erwarten. Es handelt sich zumeist um Patienten, die in ihrer biographischen Anamnese bereits vor Beginn ihrer Krebserkrankung psychisch erkrankt waren, deren psychische Störung zu chronifizieren und unabhängig von der Krebserkrankung und Krebstherapie zu verlaufen droht. Diese Krebspatienten weisen meist einen komplexen Versorgungsbedarf auf, der neben der psychischen Problematik auch mit vielfältigen somatischen und psychosozialen Problemen und Funktionsbeeinträchtigungen einhergeht. Eine Indikation besteht insbesondere dann, wenn von Seiten des Behandlungsteams Probleme der aktiven Mitarbeit des Patienten an seiner Krebsbehandlung berichtet werden. Diese Patienten bedürfen einer psychotherapeutischen Begleitung über einen längeren Zeitraum, d. h. sowohl während der akuten Phase der Krebstherapie als auch während der onkologischen Nachsorge. In den meisten Fällen sind bei dieser Patientengruppe zusätzliche psychosoziale Maßnahmen angezeigt.
- Psychoonkologisch-psychotherapeutische Interventionsmethoden sind nur in Kombination mit anderen neuropsychologischen, geriatrischen oder psychiatrischen, insbesondere aber mit onkologischen Supportivmaßnahmen angezeigt, wenn die emotionale und psychosoziale Problematik Folge eines organischen medizinischen Krankheitsfaktors ist. Hierzu gehören gewisse Nebenwirkungen und Begleiterscheinungen der Krebserkrankung und Krebstherapie (► Kap. 1), aber auch psychische Störungen bei multimorbid erkrankten älteren Krebspatienten (IOM 2008).
- Nicht geeignet ist die psychoonkologisch-psychotherapeutische Versorgung bei Krebspatienten mit speziellen organischen psychischen Störungen, mit Psychosen, Schizophrenie oder schweren affektiven Störungen sowie mit Persönlichkeitsstörungen oder Substanzmissbrauch. In Kombination mit psychiatrischen Interventionen werden spezielle psychosoziale und psychotherapeutische Interventionen dennoch empfohlen (NCCN 2011a).

Die dargestellten Aspekte der Indikation zur psychotherapeutischen Versorgung in der Onkologie sollen dem Psychotherapeuten Anhaltspunkte für seine Indikationsentscheidungen geben.

4.5.2 Wirksamkeit psychoonkologischer Versorgung

Die zweite zu klärende Frage vor Einleitung einer psychoonkologischen Versorgung eines Krebspatienten ist, ob es psychotherapeutische Interventionen gibt, mit denen die Probleme und Bedürfnisse des Patienten effektiv und effizient behandelt werden können.

Seit Bestehen der Psychoonkologie gibt es einen steten Diskurs über die Notwendigkeit, Krebspatienten psychoonkologisch bzw. zusätzlich zur psychosozialen Beratung und Begleitung auch psychotherapeutisch zu behandeln (Andersen 2002, IOM 2008). Die Gründe für diese Debatte sind im Wesentlichen die Fragen, ob
- Krebspatienten überhaupt psychische Störungen oder psychische Belastungen mit Krankheitswert aufweisen,
- psychoonkologische Interventionen wirksam bzw. psychotherapeutische Interventionen wirksamer sind als psychosoziale oder andere Interventionsformen,
- psychotherapeutische Interventionen bei speziellen psychischen Problemen bzw. Störungen und unter speziellen Bedingungen der Krebserkrankung und Krebstherapie wirksam durchgeführt werden können und
- psychoonkologische Interventionen wirtschaftlich sind, d. h. in einem angemessenen Kosten-Nutzen-Verhältnis stehen.

Auch wenn eine definitive Antwort der psychoonkologischen Therapieforschung auf diese Fragen noch aussteht (Brothers et al. 2010, Coyne et al. 2007, 2009, Jacobsen 2010, Watson u. Kissane 2011), ist die Frage, ob die psychosozialen, emotionalen oder psychischen Belastungen von Krebspatienten mit Hilfe psychoonkologischer Interventionen zu lindern sind, definitiv beantwortet (Holland u. Weiss 2010a, IOM 2008).

Fragen der Wirksamkeit psychosozialer und psychotherapeutischer Interventionen gelten ebenfalls als hinreichend beantwortet (Brothers et al. 2010, Jacobsen u. Jim 2008, Kissane 2010a). In mehreren Meta-Analysen und Übersichtsarbeiten konnten mittlere (Cohen's *d* bzw. Hedge's $g = 0.5–0.7$) bis hohe (*d* bzw. $g = 0.8–2.0$) Effektstärken (ES) psychosozialer und psychotherapeutischer Interventionen belegt werden, etwa zu/r:

- Edukation und Psychoedukation bei Ängsten (ES bis 1.59), Depressionen (ES bis 0.94) sowie emotionalem Distress bzw. psychosozialer Anpassung (ES bis 0.96), geringem Krankheitswissen (bis 1.20), bei Übelkeit und Erbrechen (ES bis 0.92) sowie bei Schmerzzuständen (ES bis 0.69, Devine u. Westlake 1995, Sheard u. Maguire 1999, Rhese u. Purkop 2003),
- Entspannungsverfahren bei Ängsten (ES bis 0.66), Depressionen (ES bis 0.54), innerer Anspannung (ES = 0.52), Feindseligkeit (ES = 0.34), Schmerz (ES = 0.44), Übelkeit (ES = 0.45) und bei körperlichen Symptomen wie erhöhtem Blutdruck und Puls (ES bis 0.55; Devine u. Westlake 1995, Luebbert et al. 2001),
- Verhaltenstherapie bei Ängsten (ES bis 1.99), Depression (ES bis 1.22) sowie emotionalem Distress bzw. Problemen der psychosozialen Anpassung (Osborn et al. 2006).

Weitere Ergebnisse der psychoonkologischen Therapieforschung belegen, dass

- verhaltenstherapeutische Interventionen bei ängstlichen und depressiven Krebspatienten vor allem als Einzelinterventionen hoch wirksam sind (ES bis 2.41 bei Ängsten und bis 1.44 bei Depressionen, Osborn et al. 2006),
- Therapeuten mit höherer Qualifikation und längerer Therapieerfahrung wirksamer als solche mit geringerer Qualifikation und Erfahrung arbeiten ($p = .0375$; Sheard u. Maguire 1999),
- sich Interventionszeiträume von unter bzw. über sechs Wochen hinsichtlich der Wirksamkeit nicht wesentlich voneinander unterscheiden (ES = 0.60 bzw. 0.52; Sheard u. Maguire 1999), wobei ein Interventionszeitraum von über 12 Wochen mit einer höheren Wirksamkeit einhergehen soll (Rhese u. Purkop 2003),
- verhaltenstherapeutische Interventionen in der onkologischen Nachsorge bei Ängsten und Depressionen in einem Zeitraum von 8 Monaten noch hohe Wirkeffekte aufweisen (ES = 2,87 bei Ängsten bzw. 1.81 bei Depressionen; Osborn et al. 2006) und mit einer
- Intensität der Patientenversorgung von unter vier Stunden eine geringere Wirksamkeit (ES = 0.21) erreicht wird als mit einer Intensität von 4–7 (ES = 0.41) bzw. über 7 Stunden (ES = 1.01; Sheard u. Maguire 1999).

Insgesamt werden in qualitativ guten Studien mit Randomisierung und hoher Stichprobengröße bessere Wirkeffekte gefunden als in Studien mit unzureichendem Design (ES = 0.63 vs. 0.24; Sherad u. Maguire 1999).

Nach Jacobsen u. Jim (2008) sind folgende evidenzbasierte Interventionen für die psychoonkologische Versorgung ängstlicher und depressiver Krebspatienten je nach Erkrankungs- und Behandlungsphase angezeigt:

- Entspannungsverfahren, allein oder mit edukativen und übenden Verfahren, in der

Prävention oder Linderung von Ängsten und Depressionen bei erstdiagnostizierten Patienten, Patienten unter Chemotherapie, Bestrahlung, begleitend zu operativen Eingriffen, nach der akuten Therapiephase sowie in terminaler Erkrankungsphase;
- Psychoedukative Interventionen in der Prävention oder Linderung von Ängsten und Depressionen bei erstdiagnostizierten Patienten begleitend zu operativen Eingriffen sowie bei Patienten unter Chemotherapie;
- Supportive und supportiv-expressive Therapien in der Prävention oder Linderung von Ängsten und Depressionen bei Patienten mit metastasierten Tumoren, Patienten unter Chemotherapie oder Bestrahlung sowie bei Depressionen begleitend zu operativen Eingriffen;
- Paarberatung in der Prävention oder Linderung von Depressionen bei Patienten begleitend zu operativen Eingriffen;
- Kognitiv-behaviorale Therapie in der Prävention oder Linderung von Ängsten bei Patienten begleitend zu operativen Eingriffen und Depressionen bei Patienten mit metastasierten Tumoren;
- Kognitive Therapie in der Prävention oder Linderung von Depressionen bei Patienten unter Chemotherapie.

Neben einem Nachweis der Wirksamkeit spezifischer psychotherapeutischer Interventionen bei Krebspatienten mit spezifischen psychischen Belastungen bzw. Störungen, die sich in spezifischen Phasen ihrer Krebserkrankung und Krebstherapie befinden, sind psychotherapeutische Interventionen auch angezeigt, um Krebspatienten über längere Phasen oder ihren gesamten Erkrankungs- und Behandlungsverlauf psychotherapeutisch zu begleiten (Lederberg u. Holland 2011).

Kusch und Stecker (2005a) gehen davon aus, dass die ubiquitären Wirkfaktoren der Psychotherapie sowohl in den verschiedenen psychoonkologisch-psychotherapeutischen Interventionsformen ihre Wirkung erzielen als auch der psychotherapeutischen Beratung und Begleitung von Krebspatienten zugrunde liegen (vgl. auch Manne et al. 2010b). Die ubiquitären Wirkfaktoren der Psychotherapie sind Faktoren, die in jeder Art von Psychotherapie eine Rolle spielen, also nicht spezifisch für eine bestimmte Therapieform sind. Zu den allgemeinen Wirkfaktoren der Psychotherapie nach Grawe (1997) zählen die Klärung (*clarification of meanings/motives*), Problembewältigung (*problem actuation and experience/mastery and coping*), Ressourcenaktivierung (*personal resource activation*) und die Therapeut-Patient-Variablen (*therapist and patient variables*).

Allgemeine Wirkfaktoren der Psychotherapie finden in der psychoonkologischen Therapieforschung zunehmende Berücksichtigung (Manne et al. 2010b, Schnur u. Montgomery 2010). Sie liefern eine Begründung dafür, warum die psychotherapeutische Versorgung von Krebspatienten nicht allein einer besonderen Indikation bedarf, sondern auch allgemein angezeigt ist, wenn ein Krebspatient klinisch relevant belastet ist oder unter einer psychischen Störung leidet. Zudem werden von der psychoonkologischen Therapieforschung kaum genügend Interventionsstudien durchführbar sein, um für jede Tumorentität, jede psychische Belastungsform und jede Phase im Erkrankungs- und Behandlungsverlauf genügend wissenschaftliche Evidenz zur Wirksamkeit psychotherapeutischer Interventionen vorzulegen (Kusch 2003). Schließlich ist die Indikation zu einer spezifischen psychotherapeutischen Intervention im akutmedizinischen Setting des Krankenhauses letztlich kaum allein wissenschaftlich zu begründen, sondern eine psychotherapeutische Kunst, die von der Kompetenz und Erfahrung des individuellen Therapeuten abhängig ist bzw. deren Einsatz sich vor dem Hintergrund eines psychoonkologischen Versorgungskonzeptes bzw. übergeordneter Ziele der Patientenversorgung begründen lässt (► Kap. 3.4, ► Kap. 3.5,

► Abschn. 4.6.2; Deshields u. Nanna 2010, DH 2008, IOM 2008, Lederberg u. Holland 2011).

Kosten-Nutzen Untersuchungen sind in der Psychoonkologie bislang kaum durchgeführt worden (Carlson u. Bultz 2004). Bei körperlich erkrankten Patienten konnte anhand von über 90 Studien gezeigt werden, dass mit Hilfe psychologischer Interventionen eine Kostenreduktion von etwa 20 % oder 1.759 US$ pro Patient durch die Reduktion der Inanspruchnahme medizinischer Leistungen erzielt werden kann (Chiles 1998). Bei Frauen mit Brustkrebs kann durch verhaltenstherapeutische Interventionen im Zeitraum von zwei Jahren eine Kostenreduktion in Höhe von bis zu 50 % erreicht werden, was bis zu 317 US$ pro Patientin entspricht (Simpson et al. 2001). Rosenberg und Mitarbeiter (2002) berichten bei Prostatakarzinompatienten, dass es im Zeitraum von 6 Monaten nach psychologischer Intervention zu einer reduzierten Inanspruchnahme von 10 auf 4,4 Arztbesuchen kommt, im Vergleich zu keiner reduzierten Inanspruchnahme bei nicht psychoonkologisch betreuten Patienten. Lemieux und Mitarbeiter (2006) fanden nach supportiv-expressiver Gruppenintervention bei emotional hoch belasteten Patientinnen mit metastasiertem Brustkrebs eine knapp nicht signifikante ($p = .066$) Kostenreduktion von 3.911 US$ in der Gruppe der behandelten Frauen. Schließlich konnte gezeigt werden, dass die Kosten psychosozialer und psychotherapeutischer Versorgung nur einen sehr geringen Teil der gesamten Kosten einer Krebstherapie ausmachen (CMP 2007, Jacobsen et al. 2002), der letztlich kaum zu Buche schlägt (Arving 2007). Obwohl die Kosten pro Minute für psychosoziale Interventionen im Vergleich zur Standardintervention nur marginal höher sind, ist diese deutlich günstiger, wenn auch der Nutzwert der Intervention aus Patientensicht, d. h. die Reduktion der emotionalen Belastungen berücksichtigt wird (Bares et al. 2002).

Bislang sind die meisten Interventionen und Kosten-Nutzen-Studien in der Onkologie nicht bei Krebspatienten mit klinisch relevanten subsyndromalen oder syndromalen Störungen durchgeführt worden. Psychotherapeutische Interventionen bei derart schwer beeinträchtigten Krebspatienten versprechen jedoch deutlich wirksamer und wirtschaftlicher zu sein (Andersen 2002, Brothers et al. 2010). Es ist etwa davon auszugehen, dass bei Vorliegen subsyndromaler bzw. syndromaler posttraumatischer Belastungsstörungen bis zu 104 % höhere Gesundheitskosten anfallen als bei unbeeinträchtigten Patienten (Walker et al. 2003). Zudem berichtet Arving (2007), dass höher belastete Patienten (HADS SW >7) von kognitiv-behavioralen Interventionen nicht nur stärker profitieren, sondern deren Gesundheitskosten auch um bis zu 30 % reduziert werden könnten.

4.6 Psychoonkologisch-psychotherapeutische Untersuchungsgespräche

Psychoonkologische Leitlinien empfehlen eine vertiefte psychoonkologische Untersuchung bei Krebspatienten mit besonderem Versorgungsbedarf (► Abschn. 4.2; DH 2008, NCCN 2011a, Weis et al. 2008). Der psychoonkologisch-psychotherapeutischen Untersuchung kommt dabei die Aufgabe zu, gemeinsam mit dem Krebspatienten ein genaues Bild seiner individuellen Problem- und Bedürfnislage zu erarbeiten (Lederberg u. Holland 2011) und sowohl die Notwendigkeit als auch die Art weitergehender psychoonkologisch-psychotherapeutischer Maßnahmen zu überprüfen und mit ihm festzulegen. Die Beschreibung des klinisch-psychologischen Zustands (klinischer Schweregrad, ► Abschn. 4.2; s. Kasten VI) und seine diagnostische Beurteilung und Klassifikation gemäß ICD-10 (ICD-10 GM 2012; ► Abschn. 4.7 und ► Abschn. 4.8) ist nicht allein erforderlich, damit psychosoziale und psychotherapeutische Interventionen zeitnah eingeleitet und koordiniert werden können, sondern auch, um das onkologische Behandlungsteam über die psychische und psychosoziale Situation des Patienten rechtzeitig zu informieren und damit ein gemeinsam getragenes Verständnis seines Erlebens und Verhaltens zu ermöglichen.

Die Untersuchung erfolgt in mehreren Schritten und besteht aus der

- Erhebung der individuellen Problem- und Bedürfnislage unter den Bedingungen der Krebserkrankung und -therapie, verbunden mit der Beurteilung der psychischen und psychosozialen Verfassung und Ressourcen,
- Erhebung, Bewertung und ggf. Klassifikation vorliegender Funktionsbeeinträchtigungen,
- anamnestischen Erhebung unter Berücksichtigung lebensgeschichtlicher Aspekte mit besonderem Schwerpunkt auf den Umgang mit Krankheit, ggf. Tod und Sterben, und anderen schwerwiegenden Belastungssituationen,
- Erhebung, Bewertung und ggf. Klassifikation psychopathologischer Symptommuster oder Störungsbilder und der
- Klärung ätiopathogenetischer Aspekte zum Zwecke der Differentialdiagnostik und Therapieplanung.

Diese Untersuchung stellt die Bewältigung vergangener Belastungssituationen mit den Aspekten der krankheitsbedingten Anforderungen und Belastungen des Patienten in Beziehung und beleuchtet auch den Zusammenhang zwischen diesen und seiner aktuellen Lebenssituation (▶ Abschn. 4.6.1; s. Kasten III und Kasten IV).

Die Durchführung einer intensiven psychoonkologisch-psychotherapeutischen Untersuchung ist bei Krebspatienten mit einem erhöhten Risiko für eine psychische Störung angezeigt (▶ Abschn. 4.2, ▶ Abschn. 4.4), weil sie eine Klärung der Ursachen klinisch relevanter Belastungen und psychischer Störungen und Aussagen über ihren möglichen Verlauf gestattet. Dabei sollte eine zunächst gestellte Diagnose oder Verdachtsdiagnose im Verlaufe nachfolgender psychotherapeutischer Interventionen überprüft und als adaptive Diagnose gegebenenfalls angepasst werden. In der psychoonkologischen Versorgungspraxis wird die Untersuchung nicht von der Behandlung zu trennen sein, weil sich die Anforderungen und Belastungen des Krebspatienten und seine soziale Lebenssituation von Gespräch zu Gespräch verändern können. Die enge Verknüpfung von Diagnostik und Intervention soll diesem Umstand Rechnung tragen und eine jeweils an die aktuelle Verfassung des Patienten angemessene psychoonkologisch-psychotherapeutische Versorgung sicherstellen.

4.6.1 Anamnestische Aspekte des Untersuchungsgespräches

In der psychoonkologisch-psychotherapeutischen Untersuchung dient die Anamnese der Exploration von Informationen aus dem Lebenszusammenhang des Patienten vor Ausbruch seiner Krebserkrankung und vor Therapiebeginn. Die Informationen beziehen sich z. B. auf

- *den Lebensverlauf des Krebspatienten:* Zu identifizieren sind u. a. zurückliegende, als belastend empfundene Lebenskrisen oder Krankheiten, psychische Störungen, Persönlichkeitsmerkmale einhergehend mit positiven oder negativen Affekten, soziale Probleme, eingeschränkte soziale Unterstützung, belastende Lebensumstände aufgrund von Allein- oder Getrenntleben, Scheidung, Tod eines Angehörigen, soziale Isolation, wirtschaftliche Not oder ungünstige Wohnverhältnisse;
- *die Alltagsgestaltung des Patienten:* Zu identifizieren sind etwa Besonderheiten im persönlichen Engagement des Patienten in Haushalt, Beruf, Gemeinde usw., das Gesundheitsverhalten mit Gewohnheiten wie Rauchen, Alkoholkonsum, Essgewohnheiten

oder körperlichen Aktivitäten (Bewegungsmangel, Passivität, Erschöpfung, Belastbarkeit) oder die empfundenen Altersbelastungen (Stress, Gleichförmigkeit, Monotonie);
- *persönlich relevante Erfahrungen, Empfindungen und Handlungen in Situationen:* Hierzu zählen Situationen, die mit dem Tod eines An- oder Zugehörigen, mit traumatischen Erfahrungen in Kindheit, Jugend oder Erwachsenenalter, mit Kriegserfahrungen, Erlebnissen in Zusammenhang mit Trennung, Scheidung, Arbeitsplatzverlust, Auszug der Kinder aus der elterlichen Wohnung usw. zusammenhängen.

Aufgabe und Ziel des anamnestischen Teils des Untersuchungsgespräches bestehen darin, relevante krankheitsunabhängige Risiko- und Vulnerabilitätsfaktoren zu ermitteln (▶ Kap. 3.3) und Hypothesen oder Erklärungen für das von einem Patienten berichtete oder anhand der Screeninguntersuchung ermittelte psychische Belastungsniveau zu finden (▶ Abschn. 4.2, ▶ Abschn. 4.4) Ein weiteres Ziel ist jedoch auch, Anhaltspunkte für psychosoziale Ressourcen zu erkennen, die im sozialen Kontext des Betroffenen (protektive Faktoren) sowie im Patienten selbst (Resiliance) begründet sein können und seine psychosoziale Anpassung erleichtern (Hou et al. 2010).

Fragen zum persönlichen Leiden, zu Sterben und Tod oder zur Verleugnung und zum Umgang mit Unsicherheit und Ambiguität werden im ersten psychoonkologischen Anamnesegespräch nur dann aufgegriffen und verfolgt, wenn der Patient diese konkret anspricht oder wenn sich die Fragen aus der Lebens- und Leidensgeschichte des Patienten konkret ergeben (Lederberg u. Holland 2011).

Im Untersuchungsgespräch geht es nicht darum, ein erschöpfendes Bild der Lebensumstände eines Krebspatienten zu gewinnen, sondern zu klären, inwieweit er aufgrund seines Lebenshintergrundes in der Lage ist,

- sich selbständig und kritisch mit seiner Erkrankung und Behandlung auseinander zu setzen,
- seine eigenen Lebensvorstellungen und -pläne, seinen Glauben sowie Hoffnung und Zuversicht zu erhalten und an seine neue Lebenssituation anzupassen,
- sein Leben als krebserkrankter und behandelter Mensch selbstbestimmt und selbstwirksam zu gestalten und
- sich an die körperlichen, kognitiven und emotionalen Anforderungen und Belastungen im Verlauf seiner Krebserkrankung und Krebstherapie anzupassen, diese zu bewältigen und einer möglichen körperlichen wie psychischen Erschöpfung vorzubeugen.

Gezielt zu explorieren sind Aspekte einer möglichen und unabhängig von der aktuellen psychischen Belastung bestehenden psychischen Störung, weil diese dauerhafte emotionale Belastungen und Probleme in der psychosozialen Anpassung an die Krebserkrankung und -therapie nach sich zieht. Darüber hinaus sind weitere Kompetenzen des Patienten zu explorieren, die für seine Krankheitsbewältigung und eine optimale Durchführung der Krebstherapie bedeutsam sind, wie etwa
- *kulturelle Kompetenzen* (Lesen, Schreiben, soziale Umgangsformen), weil sie das Verständnis von Anforderungen der Erkrankung und Behandlung sowie von sozialen Konventionen im Krankenhaus, im Wartezimmer oder von kooperativer Zusammenarbeit während medizinischer und pflegerischer Untersuchungs- und Behandlungsmaßnahmen (Adhärenz) beeinflussen;
- *sozial-kommunikative Kompetenzen* (insb. Regeln der Gesprächsführung wie die Planung eines Gespräches, zuhören, aussprechen lassen, nachfragen, Vereinbarungen treffen, körperliche und psychische Symptome mitteilen, bei Verständnisproblemen Fragen stellen können usw.), weil diese

Kompetenzen des sozialen Umgangs zentral für eine tragfähige Arbeitsbeziehung mit dem Behandlungsteam sind und die Voraussetzung für adäquate Interaktionen bei auftretenden körperlichen Beschwerden, Nebenwirkungen und Sorgen und Nöten des Krebspatienten bilden.
- *organisatorische Kompetenzen* (z. B. Organisation von Haushalt und Beruf, von sozialen Verpflichtungen, Krankenhausaufenthalten oder die Planung und Einhaltung von Arztterminen und Absprachen), weil diese zentral für einen reibungslosen Ablauf der Krebsbehandlung und aller mit der Krebserkrankung in Verbindung stehenden lebenspraktischen Veränderungen sind.

In einem psychotherapeutischen Gespräch berichtete oder beobachtete Ängste oder depressive Verstimmungen, Gefühle von Hilf- und Hoffnungslosigkeit, unterdrückte oder offen geäußerte negative Gedanken und Gefühle von Verärgerung, Schuldgefühle oder -zuweisungen, Vermeidungs- und Verleugnungstendenzen oder eine illusionäre Verkennung der aktuellen Lebenssituation können Ausdruck einer situationsabhängigen psychischen Belastung sein und somit eine vorübergehende adaptive Reaktion auf die akute extreme Belastungssituation darstellen. Dieselben negativen Emotionen können jedoch auch eine momentan extreme Ausprägung einer zugrunde liegenden, situationsunabhängigen Neigung oder Disposition darstellen (► Kap. 3.4).

Der Neigung zu situationsüberdauerndem negativen Befinden ist in dem anamnestischen Teil eines Untersuchungsgespräches besondere Aufmerksamkeit zu schenken, da sie mit bestehenden oder mit der Entwicklung von Angststörungen und Depressionen, mit einer deutlichen Reduktion der Lebensqualität und mit einer ungünstigen psychosozialen Anpassung an die Krebserkrankung und -therapie verbunden ist (► Kap. 3.5).

Die Exploration der individuellen Strategie eines Patienten, sein emotionales Befinden zu regulieren, hilft, günstige und situationsgebundene von ungünstigen und situationsübergreifenden Befindenszuständen zu unterscheiden:
- Situationsgebundene Befindenszustände, gleich ob positiv oder negativ, ergeben sich für den Patienten im Zusammenhang mit seinen konkreten Krankheits- und Behandlungserfahrungen und müssen in diesem Kontext betrachtet und bewertet werden. So kann ein Krebspatient von einer gereizten oder gedrückten Stimmung in Verbindung mit Schmerzen berichten oder einem Gefühl der Freude im Zusammenhang mit einer kurzfristigen Beurlaubung vom stationären Aufenthalt. Im Gespräch sollte der Patient beide situationsgebundenen Stimmungszustände auf eine konkrete Situation oder ein Ereignis beziehen. Dabei entspricht die Stimmung einem situationsabhängigen Befindenszustand, wenn der Patient diese Gefühle nicht als dauerhaften Zustand bei sich kennt. Er wird etwa berichten, dass er momentan traurig und gereizt ist, jedoch ansonsten eine zufriedene und ausgeglichene Person sei.
- Situationsübergreifendes positives oder negatives Befinden erlebt ein Krebspatient auch unabhängig von konkreten Situationen und Anlässen und betrachtet es als normalerweise zu sich gehörend. Er kennt diese Befindenszustände aus seiner Biographie und der Bewältigung vergangener Belastungssituationen her. Er wird sich etwa als emotional stabil, häufig gut gelaunt, optimistisch eingestellt, anderen Menschen gegenüber offen und zugewandt und eher vertrauensselig beschreiben oder als labil, aufbrausend, nervös und gereizt oder schlecht gelaunt und verstimmt, als in sich gekehrt, sozial wenig engagiert und häufig von anderen Menschen enttäuscht. Der stets negativ gestimmte Patient wird dabei posi-

tive Befindenszustände nur selten bei sich beobachten und nur selten über entsprechende, zurückliegende positive Ereignisse und Erlebnisse berichten.

Eine Kombination aus speziellen situationsunabhängigen oder Persönlichkeitsmerkmalen und speziellen situationsbezogenen Bewältigungsstilen gilt als eine besonders ungünstige Konstellation, die mit ungünstigen Effekten im Verlauf der Krankheitsbewältigung einhergeht (Aarstad et al. 2011, Grov et al. 2009, Lai et al. 2010, Shimizu et al. 2012, Tamagawa et al. 2012, van der Steeg et al. 2010, van Esch et al. 2012). Zu den ungünstigen situationsunabhängigen Merkmalen gehören emotionale Labilität und Nervosität, schnell auftretende Gefühle der Unsicherheit, der Angst oder des Ärgers, häufige und lang anhaltende Stressreaktionen und Zustände von Traurigkeit sowie häufige körperliche Beschwerden. Zu den ungünstigen situationsbezogenen Bewältigungsstilen zählen Vermeidungsreaktionen, die ängstliche Beschäftigung und die Unterdrückung emotionaler Äußerungen sowie Gefühle der Hilf- und Hoffnungslosigkeit und ein gering ausgeprägter Kampfgeist (*low fighting spirit*).

Die psychotherapeutische Untersuchung in der Psychoonkologie legt nicht in erster Linie und gezielt den Fokus auf die Vergangenheit des Patienten und sein Leben im Allgemeinen. Sie erfolgt häufig im Rahmen eines psychotherapeutischen Beratungs- oder Behandlungsgesprächs, in dem zunächst konkrete Situationen, Erfahrungen und Erlebnisse des Patienten im Zusammenhang mit der Bewältigung seiner Erkrankung und Behandlung thematisch im Vordergrund stehen (sog. *Versorgungssituationen*; ► Abschn. 4.6.3) und dann exploriert wird, ob diese Bewältigungstendenzen eine situationsbezogene oder eine grundlegende Bewältigungsstrategie des Patienten darstellen und ob sie Ausdruck einer bestimmten Disposition oder eines Persönlichkeitsmerkmals des Patienten sind.

4.6.2 Besonderheiten des Untersuchungsgespräches

Die Begegnung mit einem Psychotherapeuten ist vielen Krebspatienten fremd und in ihrem bisherigen Leben nicht nötig gewesen. Insofern ist auch die Bereitschaft zu einem psychotherapeutischen Gespräch sehr unterschiedlich. Sie reicht vom eigenen Erkennen, dass eine Unterstützung nötig ist, über die Angst, im Gespräch von Gefühlen überflutet zu werden, bis hin zu klarer Ablehnung, die nicht selten in mangelndem Wissen über Psychotherapie oder der Angst, sich selbst damit als schwach und *gestört* festzuschreiben, begründet liegt. Lässt sich ein Patient auf Empfehlung seines Arztes oder aus eigenem, wenn vielleicht auch zögerlichem Antrieb auf einen psychotherapeutischen Kontakt ein, so lassen sich angesichts der ihn bedrängenden Gefühle und Gedanken vorhandene Bedenken und Unsicherheiten in der Regel gut überwinden.

Jeder Patient hat etwas, was ihn bedrängt und quält und aus ihm heraus möchte (Lederberg u. Holland 2011). Der individuelle Bericht des Patienten über seine Gedanken und Gefühle bspw. bei der Diagnoseeröffnung (»Ich war plötzlich wie leer und habe nichts mehr verstanden«. »Ich wollte nur, dass der Arzt aufhört«), der Mitteilung seiner Erkrankung gegenüber den Menschen in seinem Umfeld (»Was sollen die bloß denken, ich will nicht, dass das einer erfährt!«) oder seiner jetzigen Lebensgestaltung im Vergleich zur bisherigen (»Ich lass mich nicht unterkriegen, ich plane alles wie bisher!«) bietet ausreichend Inhalte, die dem Therapeuten einen Einstieg in ein patientenzentriertes Gespräch erlauben.

Diese und ähnliche Äußerungen von Krebspatienten haben sich in Studien als beobachtbarer Ausdruck zugrunde liegender Bewältigungsstrategien erwiesen. Sie bieten dem Therapeuten genügend Inhalte für ein Verständnis der aktuellen Lebenssituation und des persönlichen Lebenshintergrundes des Patienten und verweisen bereits auf eine gelingende oder misslingende Anpassung an die Erkrankung und Therapie. Eine Krebserkrankung bedeutet für jeden Patienten einen massiven Lebenseinschnitt und stellt ihn vor die Aufgabe, zu einem neuen Verständnis seines eigenen Lebens zu gelangen. Da jedoch nur die wenigsten Patienten über persönliche Erfahrungen mit derart massiven Lebenseinschnitten verfügen, suchen sie in ihrer kognitiv-emotionalen Auseinandersetzung mit der neuen Lebenssituation nach verfügbaren kognitiven Schemata aus ihrer Vergangenheit (Vorstellungen, Erfahrungen, Erinnerungen), die ihnen bei der Bewältigung hilfreich sein könnten. Die ersten Reaktionen eines Patienten auf konkrete Erfordernisse im Zusammenhang mit seiner Erkrankung und Behandlung in Verbindung mit seinen in der Vergangenheit erworbenen Bewältigungsstrategien eröffnen dem Psychotherapeuten einen Einblick darin, über welche aktuellen Kompetenzen der Krankheitsbewältigung der Patient verfügt. Dies gilt im Übrigen auch für den ganzen weiteren Verlauf, in dem jeweils aktuelle Versorgungssituationen wie anstehende Untersuchungen, operative Eingriffe, Arztgespräche oder Erlebnisse im stationären Ablauf den Einstieg in ein exploratives Patientengespräch erleichtern.

In einem solchen Gespräch ist die Exploration verschiedener weiterer Aspekte der individuellen Problem- und Bedürfnislage des Patienten in Betracht zu ziehen (Lederberg u. Holland 2011). Hierzu gehören

- emotionale und psychische Belastungen, zu denen neben den Sorgen, Ängsten, Depressionen und traumatischen Belastungen auch Aspekte der Verleugnung, Selbstbestimmung und Autonomie, des Kontrollbedürfnisses und der Hoffnungen oder des Körperbildes und der Sexualität gehören,
- körperliche Symptome, Therapienebenwirkungen, Krankheits- und Therapiefolgen wie Schmerzen, Erschöpfungszustände oder kognitive Beeinträchtigungen,
- familiäre und sonstige soziale Beziehungen im Hinblick auf Kommunikationsprobleme, die Reaktionen der An- und Zugehörigen oder Auswirkungen veränderter sozialer Rollen und Aufgaben,
- finanzielle und berufliche Belastungen wie Probleme am Arbeitsplatz, vorzeitige Berentung oder finanzielle Mehraufwendungen infolge der Erkrankung und Therapie,
- existentielle Fragen zu Sinn und Bedeutung der eigenen Lebenssituation oder zur Endlichkeit des Lebens und
- Fragen zum Krankheitsverständnis, zur Patientenbeteiligung oder zum Versorgungssystem, etwa zum Wissen über die Erkrankung, die Therapieformen und die Prognose, zu Arbeits- und Vorgehensweisen des Behandlungsteams, der Therapieadhärenz oder zu bestehenden psychosozialen und Selbsthilfeangeboten.

Im stationären Setting kann ein umfassendes psychoonkologisches Untersuchungsgespräch und somit auch eine vertiefte Exploration des Lebenshintergrundes eines Patienten aufgrund einer etwaigen, schlechten körperlichen Verfassung des Patienten oder schwierigen Bedingungen der stationären Akuttherapie oftmals nicht in gleicher Intensität wie im ambulanten Setting und meist nur in mehreren Etappen durchgeführt werden. Der Therapeut muss im Hinblick auf weitere Interventionen dann zunächst auf seinen *ersten Eindruck* vertrauen.

Dieser *erste Eindruck* bildet sich nicht allein aufgrund der Befragung und der Äußerungen des Krebspatienten selbst, sondern auch auf der Basis weiterer Informationsquellen wie etwa der Verhaltensbeobachtung, der Aktenlage oder den Informationen von Ärzten, Pflegekräften sowie An- und Zugehörigen. Im Sinne einer ganzheitlichen Versorgung von Krebspatienten ist das vor jedem Patientengespräch zeitnahe Einholen von Vorabinformationen ebenso erforderlich, um ihnen in ihrer Situation gerecht werden zu können, wie eine anschließende Rückmeldung an das Behandlungsteam im Hinblick auf die professionelle Einschätzung der aktuellen psychischen Belastung und Bewältigungsmöglichkeiten.

Ein besonderes Merkmal der psychoonkologisch-psychotherapeutischen Arbeit ist, dass sie einem erheblich häufigeren Wandel im emotionalen Befinden eines Patienten Rechnung tragen muss, als dies üblicherweise in der Psychotherapie der Fall ist. Ein erster Eindruck kann deshalb oft keine längerfristig gültige Einschätzung begründen. Es muss davon ausgegangen werden, dass

- die emotionale Verfassung eines Krebspatienten von Kontakt zu Kontakt verändert sein kann,
- medizinische Faktoren wie Fatigue und Schmerz eine psychische Symptomatik verursachen, überlagern oder aufrecht erhalten können,
- psychische Faktoren wie antizipatorische Angst oder Depressionen körperliche Symptome verstärken oder ihr Erleben verändern können,
- situative Faktoren wie die Ankündigung einer Kontrolluntersuchung eine akut-traumatisierende Belastung darstellen können.

Die psychotherapeutische Haltung sollte deshalb von größtmöglicher Offenheit gegenüber diesen sich immer wieder verändernden Ursachen und Hintergründen der beobachtbaren emotionalen Belastungen und den damit einhergehenden Problemen und Bedürfnissen der Patienten getragen sein.

4.6.3 Das diagnostische Untersuchungsgespräch als Intervention

In der psychoonkologisch-psychotherapeutischen Versorgungspraxis ist ein Patientenkontakt angesichts der sich häufig und schnell verändernden Bedingungen im Befinden des Patienten oftmals Diagnostik und Intervention zugleich. Der psychodiagnostische Anteil des psychotherapeutischen Gespräches dient dabei der Beurteilung des aktuellen emotionalen Befindens und der psychosozialen Situation des Patienten und führt gegebenenfalls zur Adaptation der klinisch-psychologischen Diagnose und Intervention. Angesichts der regelhaft belasteten kognitiv-emotionalen Verfassung des Patienten mit spezifischen, mehr oder minder akuten Problemen und Bedürfnissen, ist der diagnostische Aspekt des Gesprächs eingebettet in unmittelbare interventive Maßnahmen. Sie sollen den Patienten entlasten, seine akuten Probleme lindern und ein für den weiteren Verlauf als günstig eingestuftes Befinden fördern. Insofern werden diagnostische, beratende oder therapeutische Ziele eines Gesprächs kaum voneinander trennbar sein (u. a. Wen u. Gustafson 2004).

Die psychotherapeutische Diagnostik ist in diesem Sinne als *assessment as intervention* zu betrachten (Prochaska u. Prochaska 2004), da sowohl diagnostisch verwertbare Informationen gewonnen als auch psychotherapeutische Interventionen durchgeführt werden (Finn u. Tonsager 1997). Erfolgt die Untersuchung während der Übergänge im Behandlungsverlauf (*transition points*), steigt deren Nutzen, da sich die Patienten hier in einer speziellen emotionalen Verfassung befinden (*teachable moments*), die sie therapeutischen Interventionen gegenüber besonders empfänglich macht (Burkhalter 2011, Carlos u. Fendrick 2004, Demark-Wahnefried et al. 2005, McBride et al. 2008). Der interventive Anteil eines psychotherapeutischen Gespräches besteht in der

- Klärung der Motivationslage des Patienten oder der gemeinsamen Bedeutungs- und Sinnfindung für wahrgenommene Belastungen, Probleme und Bedürfnisse,
- Beratung und gemeinsamen Planung von Maßnahmen zur Bewältigung wahrgenommener Probleme und Belastungen,

- Identifikation und Beratung hinsichtlich vorhandener persönlicher Stärken und psychosozialer Ressourcen für die Krankheitsbewältigung oder der
- Empathie und Anteilnahme zur Linderung des emotionalen und affektiven Befindens und der Beruhigung und Entlastung bei akut vorliegenden Belastungszuständen.

Die Intervention ist dabei sehr abhängig von der inneren Bereitschaft des Patienten sich zu verändern (Bricker u. Tollison 2011, Prochaska u. Prochaska 2004), die sich etwa in einem inneren Bedürfnis zur Selbsteröffnung äußert (Forgas 2011, Keijsers et al. 2000).

Die professionelle psychotherapeutische Begleitung von Krebspatienten stellt den Psychotherapeuten vor besondere Herausforderungen. Die meisten Krebspatienten sind durch die Auswirkungen der Erkrankung und therapeutischen Maßnahmen und die erlebte Veränderung ihrer Lebensumstände bereits sehr sensibilisiert, so dass zielgerichtete Fragen im Rahmen des diagnostischen Gesprächs zwar grundsätzlich hilfreich wirken, aber auch zu einer zusätzlichen emotionalen Belastung beitragen können. Besonderes Augenmerk ist daher auf die Balance zwischen explorativen Notwendigkeiten, Belastungsgrenzen und emotionalem Unterstützungsbedarf zu legen.

Krebspatienten entwickeln eine eigene, sich sehr differenziert äußernde Form der kognitiv-emotionalen Auseinandersetzung mit ihrer Erkrankung und mit den sie umgebenden Personen. In positiver Hinsicht haben sie *gelernt*, ihre Emotionen, ihre Freude und ihr Unbehagen und ihre Wünsche offen und unmissverständlich zu äußern. In negativer Hinsicht haben sie *gelernt*, passiv und abwartend zu sein und die Äußerung ihrer Emotionen, Wünsche und Bedürfnisse zurückzuhalten. Dabei gilt die Expression des emotionalen Befindens als eine günstige Strategie der Emotionsregulation, auch wenn die Konsequenzen für den Patienten und sein Umfeld oft nicht nur positiv, sondern häufig auch konfliktreich sein können. Dies kann bei Patienten der Fall sein, deren Unmut über die Gesamtsituation in ärgerliche Kritik an ärztlichen Entscheidungen oder eine Verweigerung bzw. Forderung bestimmter Maßnahmen mündet. Die bewusste Suppression des emotionalen Befindens ist dagegen in jedem Fall eine ungünstige Regulationsstrategie, zumal sie sowohl den Patienten selbst von seinem emotionalen Erleben distanziert als auch seine personale Umwelt und den Therapeuten über seine Gefühle und Bedürfnisse im Unklaren lässt. Dies sind Gründe, warum die therapeutische Haltung in der Psychoonkologie non-direktiv, empathisch und supportiv ausgerichtet ist (Lederberg u. Holland 2011, Strada u. Sourkes 2010).

Jedes Patient-Therapeut-Gespräch und die Art und Weise, wie ein Patient ein Gespräch führt, sind sowohl Ausdruck seiner individuellen Krankheitsverarbeitung und -bewältigung als auch ein Bemühen, sein emotionales Befinden zu regulieren. Auch bei deutlicher Unterdrückung des eigenen Befindens ist davon auszugehen, dass es sich um die beste Regulationsstrategie handelt, die dem Krebspatienten momentan zur Verfügung steht.

Auf konzeptueller Ebene sind die Gespräche im Rahmen der psychotherapeutischen Untersuchungs-, Beratungs-, Begleit- oder Behandlungsgespräches stets durch grundlegende Faktoren charakterisiert (vgl. Abb. 4.2). Hierzu zählen nach Kusch und Stecker (2005a,b):

- *Die Versorgungssituation*: Jedes Gesprächsthema bezieht sich auf Ereignisse und Erlebnisse, die letztlich in einem Zusammenhang mit der Krebserkrankung, einer aktuellen Behandlungsphase oder konkret erlebten Behandlungssituation stehen. Dies ist selbst dann der Fall, wenn diese Ereignisse den *normalen* Lebensalltag des Patienten betreffen.

- *Der Ausgangszustand*: In jedes Gespräch kommt der betroffene Patient in einem Zustand, der durch
  a. körperliche Erregung mit erhöhter oder reduzierter Erregung (*arousal*) oder mit psychophysiologischer Ausgeglichenheit,
  b. negative oder positive Affekte und Emotionen wie Furcht, Angst, Ärger oder Freude und durch
  c. spezifische Absichten und Motive wie Wünsche, Bedürfnisse oder Hoffnungen,

  gekennzeichnet ist und der mit den Ereignissen und Erlebnissen während einer Versorgungssituation mehr oder minder korrespondiert (vgl. Gross 2007, Russell 2003). Dieser Befindenszustand des Krebspatienten wird als Ausgangszustand beschrieben, da er all das »Material« enthält, von dem der Psychotherapeut in seinem Gespräch ausgehen muss. Der Befindenszustand kann auch die innere Bereitschaft, Absicht oder Motivation des Patienten enthalten sich zu verändern. Beeinflusst wird der Ausgangszustand durch distale und proximale Faktoren:
  - Distale Faktoren sind weiter zurück liegende Lebenserfahrungen oder Versorgungssituationen, die die kognitiv-emotionale (Krankheits-)erfahrung sowie die körperliche und psychische Beanspruchung/Erschöpfung des Patienten ausmachen.
  - Proximale Faktoren sind solche der nah zurückliegenden oder momentanen Versorgungssituation, die das aktuell im Vordergrund stehende Befinden ausmachen.

  Der Ausgangszustand des Krebspatienten ist weiter durch regulative Mechanismen charakterisiert, die darauf abzielen, nach einer Belastungssituation in sein individuelles emotionales Grundbefinden zurückzukehren (Kuppens et al. 2010, Russell 2003).
- *Die sozial-kognitive Informationsverarbeitung*: In jedem Gespräch eröffnet der Krebspatient dem Therapeuten seine individuelle, kognitiv-emotionale Auseinandersetzung mit der Erkrankung und Behandlung (Carmack et al. 2011, Forgas 2011, Hamilton et al. 2007). Unabhängig von den Inhalten der Selbsteröffnung berichtet der Patient dabei stets über Aspekte seiner Wahrnehmung der proximalen oder distalen Versorgungssituationen (Enkodierung), seiner Bewertung der Ereignisse und Erfahrungen (Interpretation) und individuellen Bewältigungsmöglichkeiten (Reaktionssuche), der Bewertung seiner Handlungsalternativen (Reaktionsbewertung; erlebte Selbstwirksamkeit) und der Auswahl und Planung seiner beabsichtigten Aktionen und Reaktionen (Handlungsplanung). Deutlich gefärbt ist die Krankheitsverarbeitung durch den Ausgangszustand des Krebspatienten (*initial appraisal; attentional bias; mood congruency*; Joormann u. Siemer 2011) und seine erlebte Selbstwirksamkeit (Bandura 1997) hinsichtlich der verfügbaren Kompetenzen zur Bewältigung und Anpassung.
- *Der Folgezustand:* Jedes Gespräch resultiert unmittelbar in einem Befindenszustand, mit dem der Krebspatient aus der psychotherapeutischen Konsultation geht. Hierzu gehören sein Erregungszustand, seine Affekte und Emotionen sowie seine Absichten und Motive, die er gewissermaßen aus der aktuellen Gesprächssituation mitnimmt. Dieser Befindenszustand wird als Folgezustand beschrieben, da er all das »Material« enthält, auf dessen Grundlage der Patient seine weiteren Bemühungen der Krankheitsbewältigung ausführen mag.

Beeinflusst wird der Folgezustand durch den Ausgangszustand, die emotionale Selbstregulation des Krebspatienten im Gesprächsverlauf und schließlich auch durch die Interventionen des

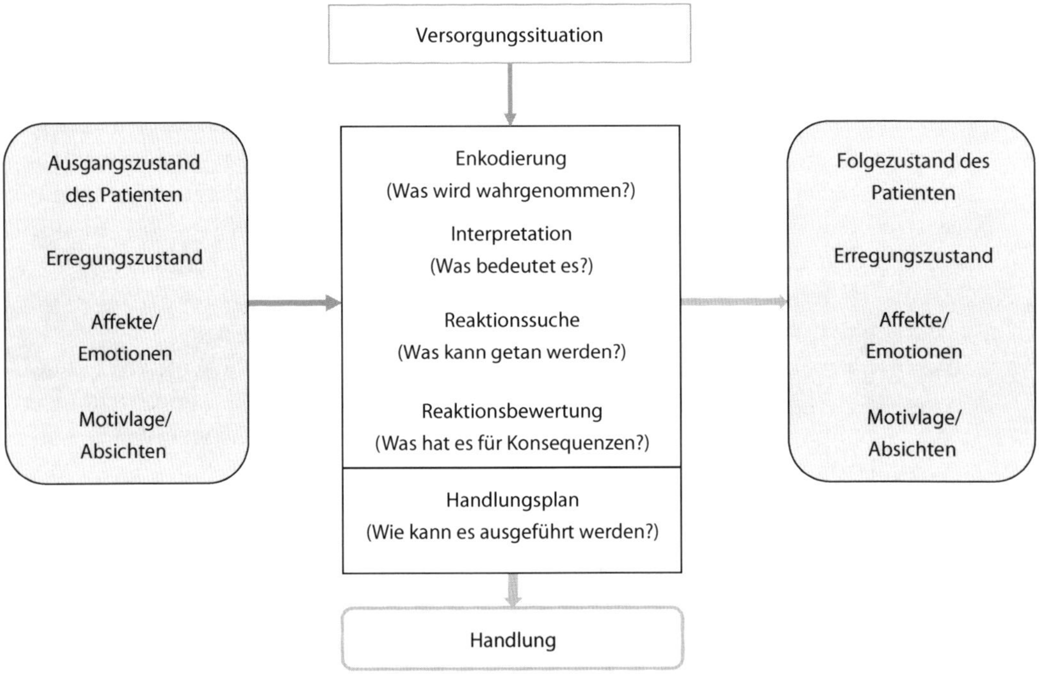

Abb. 4.2 Prozess der kognitiv-emotionalen Auseinandersetzung mit Krebs (Adaptiert nach Kusch et al. 1996, Kusch u. Stecker 2005a,b. Mit freundlicher Genehmigung des Beltz Verlags und des Hogrefe Verlags)

Psychotherapeuten. Diese Interventionen können dabei alle vier Aspekte der kognitiv-emotionalen Auseinandersetzung zum Thema haben, die Versorgungssituation selbst, den Ausgangs- und Folgezustand sowie die sozial-kognitive Informationsverarbeitung des Patienten (Abb. 4.2).

Nicht immer ist das Ausmaß der körperlichen und psychischen Belastung eines Krebspatienten so ausgeprägt und seine Wahrnehmung der Versorgungssituation so selektiv, dass eine krisenhafte Zuspitzung vorliegt, in der der Befindenszustand des Patienten seine rationale sozial-kognitive Informationsverarbeitung beeinträchtigt. Zumeist sind einem Krebspatienten alle der genannten Aspekte der sozial-kognitiven Krankheitsverarbeitung zugänglich, und er kann im psychotherapeutischen Gespräch auf entsprechendes Nachfragen kompetent Antwort geben und alle Aspekte seiner Informationsverarbeitung bei Erfordernis bewusst reflektieren.

Das Gespräch und die Verhaltensbeobachtung sind die einzige zuverlässige Quelle des Psychotherapeuten, die ihm alle relevanten Informationen zur Einschätzung der aktuellen emotionalen Belastung und psychosozialen Problem- und Bedürfnislage des Krebspatienten gibt (▶ Kap. 3) und ihm zugleich die Strategien der emotionalen und Selbstregulation (▶ Kap. 3.5) des Patienten in der Krankheitsbewältigung aufzeigen kann.

Der interventive Anteil des psychotherapeutischen Gespräches richtet sich stets an den von dem Patienten berichteten Absichten und Motiven aus (im Sinne der Patientenorientierung) und zielt darauf ab, gemeinsam mit ihm nach Möglichkeiten zu suchen,

- als schädlich erlebte äußere oder innerpsychische Einflüsse zu identifizieren, zu beseitigen oder ihre Auswirkungen abzuschwächen (Bewältigung),

- die Bedingungen seiner Genesung zu verbessern und sich an der Behandlung zu beteiligen (Adhärenz/Mitarbeit),
- unvermeidbare negative krankheits- und behandlungsbedingte Folgen zu tolerieren und sich gegebenenfalls an diese anzupassen (Adaptation),
- sein emotionales Gleichgewicht bei aufkommenden krankheits- und behandlungsbedingten negativen Gefühlen aufrechtzuerhalten (Regulation des emotionalen Befindens),
- ein positives Selbstbild zu erhalten und krankheitsbedingte Veränderungen in das Selbstbild zu integrieren (Integration) sowie
- befriedigende und unterstützende soziale Beziehungen zu erhalten oder neu zu gestalten (Soziabilität).

Die Strategien der Emotionsregulation des Krebspatienten können aus der Art seiner kognitiv-emotionalen Auseinandersetzung mit seinen Problemen und Belastungen erschlossen werden (▶ Kap. 3.4.3, ▶ Kap. 3.5.1).

Beispiele der kognitiv-emotionalen Auseinandersetzung mit eher günstigen Auswirkungen auf die Krankheitsbewältigung sind:

- Problemorientierung: z. B. »Ich muss zuerst mal sehen, was hier passiert, was überhaupt los ist!« mit einer dem Problem zugewandten Ausrichtung der Wahrnehmung (Enkodierung).
- Problemanalyse: z. B. »Ich muss erst mal verstehen, was das alles für mich bedeutet!« mit Berücksichtigung der Bandbreite möglicher Einflüsse seitens der Erkrankung und Behandlung (Interpretation).
- Handlungsalternativen: z. B. »Was ich tun kann, und wie ich mich verhalten werde, weiß ich jetzt noch nicht!« mit internaler Attribuierung und Flexibilität der Alternativen (Reaktionssuche).
- Handlungskonsequenzen: z. B. »Wenn jetzt Brust erhaltend operiert wird, dann …!« mit gleichzeitiger Abwägung positiver wie negativer Effekte (Reaktionsbewertung).
- Handlungsplanung: z. B. »Was ich in meiner jetzigen Situation mache, davon wird vieles abhängen!« mit zielgerichteter Ausrichtung des eigenen Verhaltens (Handlung).

Beispiele der Selbstregulation des emotionalen Befindens mit eher günstigen Auswirkungen auf die emotionale Anpassung sind:

- Minimierung: z. B. »Das wird schon gut gehen … alles nicht so schlimm, wie es auf den ersten Blick erscheint!«
- Begrenzung: z. B. »Ich bin momentan nur aufgeregt, weil …!«
- Stoisches Akzeptieren: z. B. »Was man nicht ändern kann, muss man halt ertragen!«
- Optimismus: z. B. »Man muss voraus schauen … da ist immer ein Licht am Ende des Tunnels!«
- Selbst-Entlastung: z. B. »Dann wein' ich halt mal … und dann ist's wieder gut!«
- Soziale-Entlastung: z. B. »Nur gut, dass ich meinen Mann habe, das ist ein Herzensguter!«
- Affekttoleranz: z. B. »Das regt mich halt auf, so reagier' ich eben erst einmal?«

Die eher günstigen Formen der kognitiv-emotionalen Auseinandersetzung sind insbesondere dann mit positiven Konsequenzen verbunden, wenn eine günstige Konstellation funktionaler Strategien der Emotionsregulierung vorliegt, bestehend aus Erfahrungsannäherung, kognitiver Neuorientierung und Neubewertung sowie emotionaler Expression (▶ Kap. 3.5):

- Annäherung an emotionale Erfahrungen: »Ich will nicht nur alles wissen, ich will fühlen, was es mit mir macht!«; »Ich kenne so etwas bei mir nicht, … dieses Entsetzen … wie lange das wohl noch anhält?«; »Eigentlich bin ich ganz froh, dass mich meine Freundin immer wieder fragt, wie es mir geht!«,

- Kognitive Neuorientierung/Neubewertung: »Ich bin schon ein anderer Mensch geworden … !«; »Direkt nach der Diagnose habe ich gedacht, dass ich jetzt endlich Ernst mache und mein Leben tatsächlich verändere … nicht wie früher, als ich nur darüber geredet habe!«; »…, und dann frag' ich mich immer wieder, was eigentlich der Sinn von alldem ist!«,
- Expression emotionaler Äußerungen: »Sie hatten Recht, … ich hab' einfach nur geflennt, und sie hat es ertragen müssen!«; »Es reicht, wenn ich mir sage, dass ich mich ärgere, wenn etwas schief läuft, ich muss das nicht gleich raus lassen!«; »Zuerst hab' ich es ja nicht glauben wollen, aber wenn ich mir Zeit für meine Trauer nehme, dann kommt sie ganz intensiv, sie geht aber auch wieder und ich fühle mich dann ruhiger!«.

Beispiele der kognitiv-emotionalen Auseinandersetzung mit eher ungünstigen Auswirkungen auf die Krankheitsbewältigung des Krebspatienten sind:

- Problemorientierung: z. B. »Ich will gar nicht erst wissen, was …!« mit der Strategie einer abgewandten Ausrichtung der Wahrnehmung von Informationen (Enkodierung).
- Problemanalyse: z. B. »Allein wenn ich darüber nachdenke, wird mir schon ganz anders!« mit Vermeidung der kognitiven Auseinandersetzung (Interpretation).
- Handlungsalternativen: z. B. »Bei Krebs hast du doch sowieso keine Alternative als das zu tun, was dir gesagt wird!« mit stabiler, externaler Attribuierung (Reaktionssuche).
- Handlungskonsequenzen: z. B. »Es ist eigentlich egal, wofür ich mich entscheide!« mit gleichzeitiger Vermeidung, über die Konsequenzen nachzudenken (Reaktionsbewertung).
- Passives Verhalten (z. B. »Ich muss das alles über mich ergehen lassen, ob ich will oder nicht!«… »Was soll ich denn selbst tun?«) mit Anzeichen von Hilflosigkeit (Handlung).

Beispiele der Selbstregulation des emotionalen Befindens mit eher ungünstigen Auswirkungen auf die emotionale Anpassung:

- Dissimulierung: z. B. »Ist doch gar nicht so schlimm … im Grunde geht es mir doch richtig gut«
- Isolierung: z. B. »Das berührt mich nicht …, deswegen rege ich mich nicht auf!«
- Fatalistisches Akzeptieren: z. B. »Es bleibt einem nichts anderes übrig, als alles zu ertragen!«
- Pessimismus: z. B. »Ich glaube, das macht alles keinen Sinn!«
- Demoralisierung: z. B. »Ich kann nicht mehr … ich will auch nicht mehr!«
- Selbst-Beschuldigung: z. B. »Ich habe es halt nicht besser verdient!«
- Soziale-Belastung: z. B. »Nicht nur, dass ich die Krankheit ertragen muss, ich muss mich auch noch um meinen Mann kümmern … wie immer!«
- Affektisolierung: z. B. »Angst kenne ich nicht und will sie auch nicht erleben müssen!«

Die eher ungünstigen Formen der kognitiv-emotionalen Auseinandersetzung gehen nicht in jedem Fall mit negativen Konsequenzen einher. Erst wenn es zu einer ungünstigen Konstellation dysfunktionaler Strategien der Emotionsregulierung, bestehend aus Erfahrungsvermeidung, Rumination und expressiver Suppression kommt, sind negative Folgen zu erwarten (▶ Kap. 3.5):

- Vermeidung emotionaler Erfahrungen: »Ich mach' dann einfach zu … bin dann irgendwo anders!«; »Am liebsten würde ich in eine Narkose versetzt und erst nach der Krebstherapie wieder aufwachen!«; »Wir reden schon lange nicht mehr darüber!«

Tab. 4.3 Formen der kognitiv-emotionalen Auseinandersetzung des Krebspatienten mit konkreten Versorgungssituationen sowie mögliche psychotherapeutische Versorgungsangebote im akutmedizinischen Setting.

Aspekte der kognitiv-emotionalen Auseinandersetzung	Prozesse der kognitiv-emotionalen Auseinandersetzung (▶ Kap. 3.4, ▶ Kap. 3.5)	Psychoonkologisch-psychotherapeutisches Versorgungsangebot
Ausgangszustand:		
Erregungszustand	Übererregt – untererregt	Entspannung – Aktivierung
Grundlegender Affektzustand	negativ-positiv	Als positiv bewertete Situationen/Erlebnisse aufsuchen, herstellen, erhalten
Emotionen	Sorge, Furcht, Angst, Ärger, Verstimmung, Trauer usw.	Beachtung und Anteilnahme, Ansprache, Reflexion und Erklärungssuche
Motivlage	disengagiert-engagiert	Beachtung und Anteilnahme, Reflexion und Erklärungssuche, ggf. Klärung von Fragen des Sinns und der Bedeutung
Absichten	unrealistisch-realistisch	Klärung des Bezuges eigener Ziele zur aktuellen Versorgungssituation
Sozial-kognitive Informationsverarbeitung:		
Enkodierung	Negative – positive selektive Aufmerksamkeit (*attentional bias*)	Aufmerksamkeitslenkung und Klärung positiver und negativer Aspekte der aktuellen Versorgungssituation
Interpretation	Stimmungsabhängigkeit des Denkens (*mood congruency*)	Klärung der Zusammenhänge zwischen dem aktuellen emotionalen Befinden und der Interpretation des Wahrgenommenen
Reaktionssuche	Verfügbare – wahrgenommene Kompetenzen (*self efficacy*)	Klärung der kulturellen, sozialen und organisatorischen Selbstkompetenzen, ggf. Klärung wahrgenommener sozialer Ressourcen
Reaktionsbewertung	illusionäre und realistische Konsequenzen (*appraisal, denial etc.*)	Klärung und ggf. Anpassung der Annahmen über die Folgen gewählter Handlungsalternativen

- Rumination: »Ich hab' immer wieder vor Augen, wie ich mich bei der Visite über meine Inkontinenz nach der Operation geschämt habe … ich komm' davon einfach nicht los!«; »Und dann steigt wieder die Panik in mir auf und ich denke schon wieder daran, was alles schief gehen kann!«; »…, das ist wie ein innerer Film, Erinnerungen, die mich nur runter ziehen und einfach nicht enden wollen!«,
- Suppression emotionaler Äußerungen: »Wenn ich meiner Frau sagen würde, wie es in mir wirklich aussieht ….!«; »Da ist niemand, dem ich zeigen will, wie es mir geht!«; »Den Ärger in mir schlucke ich immer wieder runter … man muss sich doch beherrschen können!«

In psychotherapeutischen Gesprächen mit Krebspatienten lassen sich unabhängig von den einzelnen Hinweisen auf günstige oder ungünstige Auseinandersetzungsprozesse oder Regulationsstrategien zwei grundlegende, motivational ausgerichtete Strategien des Engagements bzw. eingeschränkten Engagements an der Krebserkrankung und Krebstherapie ausmachen (»*engagement and disengagement coping*«; Schroevers et al. 2011, Thornton et al. 2011, Yang et al. 2008). Bei Patienten, die trotz ihrer Belastungen ein Interesse und Engagement zeigen, an ihrer Lebenssituation etwas Positives zu sehen und etwas verändern zu wollen, sich an ihrer Krebstherapie beteiligen und an ihrem sozialen Leben teilhaben wollen, werden sich leichter Ansätze für psychotherapeutische Interventionen finden lassen als bei Krebspatienten, die ihr Engagement aufgegeben haben und resigniert und demoralisiert erscheinen (Clarke 2011).

Steht einem Psychotherapeuten im akutmedizinischen Setting nur begrenzte Zeit zur Verfügung und ist er gefordert, sich innerhalb eines Kontaktes sowohl einen Eindruck über die emotionale Verfassung eines Patienten zu verschaffen als auch eine Intervention durchzuführen, so kann ihm das Prozessmodell der kognitiv-emotionalen Auseinandersetzung mit Krebs sowohl bei seiner diagnostischen Einschätzung als auch bei der Planung seiner Maßnahmen der Akutversorgung helfen (■ Tab. 4.3).

4.7 Klassifikation der Funktionsfähigkeit, Aktivitäten und Teilhabe

Die Diagnose und Klassifikation psychischer Störungen in der ambulanten und stationären Versorgung beruht auf der *Internationalen statistischen Klassifikation der Krankheiten und verwandter Gesundheitsprobleme* (ICD-10) der Weltgesundheitsorganisation (DIMDI 2012). Die ICD-10 ist auch Grundlage der Diagnostik und Klassifikation psychischer Störungen im psychoonkologischen Versorgungsalltag. Sie ist einer krankheitsbezogenen Sichtweise verpflichtet und damit nicht geeignet, die emotionalen Belastungen von Krebspatienten vor dem Hintergrund des dimensionalen Ansatzes in der Psychoonkologie zu erfassen, der auch nicht pathologische emotionale Belastungen und damit verbundene psychosoziale Probleme berücksichtigt (▶ Kap. 3.4; Bultz u. Carlson 2005, Holland et al. 2010b). Die Auswirkungen einer körperlichen oder psychischen Krankheit auf die Funktionsfähigkeit eines Krebspatienten oder seine Mobilität, Kommunikation, Selbstversorgung, sein häusliches Leben, seine Interaktionen mit anderen Menschen oder sein Berufs- und Erwerbsleben können mit der ICD nicht beschrieben werden. Zwar gehen gemäß ICD-10 psychische Störungen sowohl mit erheblichem Leid als auch sozialen Funktionseinschränkungen oder Einschränkungen der Leistungsfähigkeit einher, diese werden jedoch in dem Klassifikationssystem nicht hinreichend abgebildet.

Eine Störungsdiagnose (Mitchell et al. 2011a,b), Screeninginstrumente und Problembeschreibungen (Bidstrup et al. 2011, NCCN 2011a) sind in der Onkologie und Psychoonkologie aber auch nicht hinreichend, um die tatsächliche Funktionsfähigkeit von Patienten abzubilden und um zu beschreiben, was Patienten selbständig tun können und was sie benötigen, um trotz ihrer Erkrankung ein selbstbestimmtes Leben führen zu können. In der onkologischen Versorgung wird daher die ICD-10 Klassifikation zunehmend durch die *Internationale Klassifikation der Funktionsfähigkeit, Behinderung und Gesundheit* (*ICF*; DIMDI 2005) der Weltgesundheitsorganisation (WHO) ergänzt (Becker et al. 2010, Brach et al. 2004). Die ICF dient der Beschreibung des funktionalen Gesundheitszustandes, der Behinderung und der sozialen Beeinträchtigung bei vorliegenden körperlichen oder psychischen Erkrankungen. In der Onkologie soll sie die Informationen über Krebserkrankungen um Informationen über die mit einer Krebserkrankung einhergehende Funktionsfähigkeit, die Aktivitäten sowie die Teilhabe ergänzen und darüber ein breiteres und angemesseneres Bild der Gesundheit von Krebspatienten abgeben sowie der Entscheidungsfindung im therapeutischen Prozess dienen (Brach et al. 2004).

Dem bio-psycho-sozialen Modell der ICF (DIMDI 2005) entsprechend sind in der Diagnostik und Klassifikation zusätzlich zu den bio-medizinischen Aspekten einer körperlichen oder psychischen Krankheit auch Aspekte des menschlichen Handelns (Aktivitäten) und der selbstbestimmten und gleichberechtigten Teilhabe an der Gesellschaft und Umwelt (Partizipation) zu berücksichtigen. Nach diesem Modell führen Gesundheitsprobleme, die im Rahmen der ICD-10 als Gesundheitsstörungen und Krankheiten kodiert werden, zu Beeinträchtigungen oder Behinderungen

- der *Körperfunktionen und -strukturen*, wie etwa der mentalen Funktionen oder dem Haarverlust bei Chemotherapie,
- der *Aktivitäten*, wie etwa einer reduzierten Leistungsfähigkeit bei chronischer Fatigue oder der eingeschränkten körperlichen Aktivität und Selbstversorgung während einer Krebstherapie und
- der *Partizipation*, wie etwa der eingeschränkten Mitarbeit von Patienten mit Depressionen an ihrer Behandlung oder von Patienten mit Rezidivängsten an Nachsorgeuntersuchungen.

Umweltfaktoren, wie z. B. die Stigmatisierung von Krebspatienten mit Kopf- und Halstumoren oder Probleme der beruflichen Wiedereingliederung post-traumatisierter Krebspatienten haben auf die Intensität der krankheitsbedingten Beeinträchtigungen oder Behinderungen ebenso einen Effekt wie *person(en)bezogene Faktoren*, d. h. Eigenschaften und Attribute der Person wie z. B. das Alter und Geschlecht, die Ausbildung, der Lebensstil, die Motivation oder die genetische Prädisposition. Bis auf die personbezogenen Faktoren sind in der ICF (DIMDI 2005) für sämtliche Formen der Beeinträchtigungen oder Behinderungen Kodierungsmöglichkeiten gegeben.

Das Konzept der funktionalen Gesundheit ist nicht neu (DMDI 2005). Allerdings wurden bisher vor allem sehr allgemeine oder teilweise hoch spezifische Funktionsbeeinträchtigungen gemessen, wie die allgemeine oder gesundheitsbezogene Lebensqualität oder Schmerzzustände und neuropsychologische Beeinträchtigungen, die jedoch nicht den gesamten Bereich der funktionalen Gesundheit abdecken (van der Mei et al. 2011).

Auf der Grundlage des Konzeptes der Internationalen Klassifikation der Funktionen können bis zu 1.454 Diagnosen der Funktionsfähigkeit und Behinderung verschlüsselt werden (DMDI 2005). Um den Einsatzbereich der ICF zu erleichtern und zu erweitern, wurden sogenannte *core-sets* für bislang 12 große Krankheitsgruppen geschaffen (Cieza et al. 2004). Unter einem *core-set* versteht man ausgewählte Items der ICF, die in einem wissenschaftlichen Konsensusverfahren zur Beschreibung der funktionalen Gesundheit von Patienten mit spezifischen Krankheiten zusammengestellt wurden.

In der Onkologie ist ein erstes *ICF-Core-Set* für Frauen mit Brustkrebs von Brach und Mitarbeitern im Jahre 2004 konsentiert worden. Zu den international anerkannten Bereichen der Funktionsfähigkeit, in denen bei Frauen mit Brustkrebs Beeinträchtigungen vorliegen können, zählen insgesamt 80 ICF-Kategorien, von denen 26 auf die ICF-Komponente der Körperfunktionen, 9 auf die ICF-Komponente der Körperstrukturen, 22 auf die ICF-Komponente der Aktivität und Teilhabe und 23 Kategorien auf die ICF-Komponenten der Umweltfaktoren entfallen (Brach et al. 2004). Ein weiteres ICF-Core-Set liegt für Patienten mit Kopf-Hals-Tumoren vor (Becker et al. 2010).

Die konsentierten Kategorien eines tumorspezifischen ICF-Core-Sets können in der psychoonkologischen Versorgung die Inhaltsbereiche des psychoonkologischen Untersuchungsgespräches sowie des psychosozialen *needs assessment* darstellen und in einem vertieften Assessment gezielt erfragt werden, sollte ein Patient in einer Problem- oder Checkliste spezielle Probleme und Bedürfnisse benennen (► Abschn. 4.2; ► Abschn. 4.4).

Die im ICF-Core-Set aufgelisteten Komponenten der funktionalen Gesundheit sollten bereits in der Akut- und frühen Nachsorgephase der Krebserkrankung und Krebstherapie beschrieben und klassifiziert werden. Dies erlaubt es nicht nur, den betroffenen Patienten begleitend zu seiner Krebstherapie gezielt zu unterstützen und negativen Erkrankungsfolgen bereits in der Akutphase möglichst vorzubeugen, sondern auch frühzeitig erforderliche rehabilitative Maßnahmen einzuleiten. Dem Psychotherapeuten kommt hierbei die Aufgabe zu, die relevanten mentalen und psychosozialen Funktionseinschränkungen und Behinderungen des Krebspatienten sowie die damit verbundenen Umwelt- und personenbezogenen Faktoren zu untersuchen. Darüber hinausgehende Maßnahmen der Versorgungsplanung und -koordination müssen im multidisziplinären Behandlungsteam umgesetzt werden.

4.8 Diagnostik und Klassifikation psychischer Störungen bei Krebs

Die Diagnostik und Klassifikation psychischer Störungen bei Krebspatienten erfolgt vor dem Hintergrund der unterschiedlichen Ausprägungsformen des emotionalen Distress, der sich auf einem Kontinuum entlang von gemeinhin normalen Gefühlen von Verletzbarkeit, Traurigkeit und Furcht bis hin zu Problemen erstreckt, die sich behindernd auswirken können, wie Depression, Ängste, Panik, soziale Isolation und existentielle und spirituelle Krisen (»… *extends along a continuum, ranging from common normal feelings of vulnerability, sadness, and fears to problems that can become disabling, such as depression, anxiety, panic, social isolation, and existential and spiritual crisis*«; NCCN 2011a; p. DISS-2).

Die Anordnung psychischer Belastungen auf einem Kontinuum von einer normalen bis hin zu einer psychopathologischen Reaktion bzw. Störung basiert auf einem dimensionalen Ansatz, der die Verwendung psychometrischer Verfahren in der Identifikation psychischer Störungen rechtfertigt. Im Unterschied dazu erfordert die Diagnostik und Klassifikation psychischer Störungen nach DSM-IV (Saß et al. 2003) oder ICD-10 (Dilling et al. 2011, DIMDI 2012) eine Zuordnung der vorgefundenen psychischen Belastungen und Störungen eines Patienten zu unterschiedlichen Kategorien einer psychischen oder Verhaltensstörung. Der kategoriale Ansatz gilt in der Psychoonkologie als problematisch, weil nicht alle Krebspatienten die Kriterien einer voll ausgeprägten psychischen Störung erfüllen bzw. nicht angemessen in den Kategorien von DSM-IV und ICD-10 zu beschreiben sind (► Kap. 3.5.2; Andrykowski u. Kangas 2010, Clarke 2011, Grassi et al. 2007, Li et al. 2010, Massie et al. 2011).

Die Identifikation psychischer Störungen ist in der *klinisch-psychoonkologischen Diagnostik* dennoch aus verschiedenen Gründen erforderlich:

- Sowohl biologische als auch psychosoziale Faktoren können an der Entstehung und dem Verlauf psychischer Störungen beteiligt sein (Burgess et al. 2005, Henselmans et al. 2010, Lam et al. 2012, Li et al. 2010, Musselman et al. 2011).
- Patienten, die unter psychischen Störungen leiden, sind besonderen zusätzlichen biologischen und psychosozialen Risiken ausgesetzt (Carr et al. 2002, Breitbarth et al. 2008, Thornton et al. 2010, Yang et al. 2008).
- Die mit einer psychischen Störung einhergehenden Probleme der psychosozialen Funktionsfähigkeit können den Verlauf und Erfolg der Krebstherapie gefährden (Akechi

et al. 2009, DiMatteo u. Haskard-Zolnierek 2011, Kissane 2009, Lloyd-Williams et al. 2009).
- Klinisch relevant belastete Krebspatienten und solche mit psychischen Störungen profitieren von einer psychoonkologischen Versorgung in besonderer Weise (Andersen 2002, Jacobsen u. Jim 2008, Kost et al. 2009).

Betrachtet man die Studien zur Diagnostik und Klassifikation psychischer Störungen bei Krebspatienten (Andrykowski u. Kangas 2010, Miller u. Massie 2010, Mitchell et al. 2011a, Levin u. Alici 2010, Li et al. 2010), so wird immer wieder darauf hingewiesen, dass es notwendig, aber auch schwierig ist, bei Krebspatienten zwischen verschiedenen Ausprägungsformen und Ursachen psychischer Störungen zu unterscheiden, etwa zwischen
- den noch als normal geltenden, aber klinisch relevanten Belastungen, den subsyndromalen Symptombildern und den voll ausgeprägten syndromalen Störungen,
- den psychischen Störungen, die nach einer Krebsdiagnose neu aufgetreten sind, und solchen, die bereits vor Beginn der Krebserkrankung und Krebstherapie bestanden haben, oder
- den psychischen Störungen infolge der psychosozialen Belastungen aufgrund der Krebserfahrung oder der Auseinandersetzung mit den Anforderungen einer Krebserkrankung und Krebsbehandlung, und solchen, bei denen ein organischer oder medizinischer Faktor wesentlich beteiligt ist.

Die psychoonkologische Forschung geht davon aus, dass mit diesen Differenzierungen sowohl verschiedene Ursachen als auch unterschiedliche Verläufe einer psychischen Störung einhergehen und die einzelnen Störungen einer spezifischen Form der psychoonkologischen Versorgung bedürfen.

Die Anordnung psychischer Belastungen und Störungen auf einem Kontinuum ist somit nicht nur für die zeitnahe Identifikation psychisch hoch belasteter Krebspatienten sinnvoll, sondern auch für die Diagnostik und Klassifikation psychischer Störungen und ihre Behandlung.

4.8.1 Dimensionaler Ansatz der Diagnostik und Klassifikation

In der Diagnostik und Klassifikation psychischer Belastungen oder Störungen bei Patienten mit Krebserkrankungen ist einer Stigmatisierung des Patienten unbedingt entgegen zu wirken (Holland u. Weis 2010a). Die Diagnose und Klassifikation einer psychischen Störung sollte daher einer besonderen Sorgfalt unterliegen. Sie ist im Hinblick auf die Schwierigkeit erforderlich, bei körperlich schwerstkranken Patienten zwischen erheblichen, jedoch gemeinhin zu erwartenden, vorübergehenden psychischen Belastungen sowie klinisch relevanten Belastungen zu differenzieren, die in eine psychische Störung münden können, und diese von psychischen Störungen zu unterscheiden, die bereits voll ausgeprägt sind oder eine unterschwellige bzw. subsyndromale psychische Störung darstellen. Die Sorgfalt ist zudem erforderlich, damit sich einerseits psychisch gesunde, aber vielen Belastungen ausgesetzte Patienten nicht als psychisch gestört stigmatisiert erleben, und andererseits, um Patienten mit besonderem Risiko oder mit psychischen Störungen gezielt beraten und behandeln zu können. Im psychoonkologischen Versorgungsalltag kann es dabei mitunter längere Zeit benötigen, normale von klinisch relevanten emotionalen Belastungen und unterschiedliche Schweregrade und Formen psychischer Störungen voneinander zu unterscheiden. Die vorgeschlagene Einteilung klinischer Schweregrade (► Abschn. 4.2, Kasten VI) dient in dieser Hinsicht dazu, eine erste psychoonkologisch-psychotherapeutische Einschätzung zu formulieren und dabei einer vorzeitigen diagnostischen Festlegung entgegen zu wirken.

Die Differenzierung unterschiedlicher klinischer Schweregrade emotionaler Belastungen von Krebspatienten unterscheidet den *Zustand bei Krebserkrankung ohne zusätzliche Belastung*, den *Zustand bei Krebserkrankung mit zusätzlichen emotionalen und psychosozialen Belastungen* und den *Zustand bei Krebserkrankung mit zusätzlichen klinisch relevanten Belastungen oder psychischen Störungen*. Die drei klinischen Schweregrade stellen dar, dass mit einer Krebserkrankung und Krebstherapie

- psychische Belastungen einhergehen (*Zustand bei Krebserkrankung*), diese jedoch nicht immer gravierend sind und mit erheblichem emotionalen Leid und psychosozialen Problemen und Funktionsbeeinträchtigungen einhergehen müssen (*... ohne zusätzliche Belastung*);
- hohe emotionale Belastungen einhergehen, die mit psychosozialen Problemen verbunden sind und die daher einer speziellen psychosozialen Versorgung und der weiteren Beobachtung bedürfen (*...mit zusätzlichen emotionalen und psychosozialen Belastungen*);
- gravierende emotionale Belastungen einhergehen sowie psychische Störungen vorliegen können, die einer psychotherapeutischen Abklärung und Versorgung bedürfen (*... mit zusätzlichen klinisch relevanten Belastungen oder psychischen Störungen*).

Die klinische Schweregradeinteilung erlaubt es, bereits vor einer differenzierteren Diagnose und Klassifikation eine erste Einschätzung vorzunehmen und im klinischen Alltag zu kommunizieren (► Abschn. 4.2). In der Gruppe der Patienten mit *klinisch relevanten Belastungen oder psychischen Störungen* wird eine weitergehende diagnostische Differenzierung nicht unmittelbar gefordert, sondern kann so lange ausgesetzt werden, bis eine klare Diagnose und Klassifikation möglich wird. Im Verlaufe ihrer Erkrankung können Krebspatienten zwischen den drei klinischen Schweregraden wechseln und sowohl schwerwiegendere Belastungen und Probleme entwickeln als auch ein zurückgehendes Leiden und eine wieder zunehmende psychosoziale Funktionsfähigkeit aufweisen. Die Notwendigkeit einer psychoonkologisch-psychotherapeutischen Abklärung der bei einem Krebspatienten vorliegenden klinischen Problematik ist daher sowohl zu Beginn als auch im Verlauf einer Krebserkrankung und Krebstherapie angezeigt und schützt ihn vor einer diagnostischen Festlegung, die die unterschiedlichen Verläufe der emotionaler Belastungen unberücksichtigt lässt.

In der Betrachtung klinischer Schweregrade bei Krebspatienten ist ein dimensionaler Ansatz angebracht, bei dem an dem einen Ende psychische Belastungen ohne Krankheitswert und an dem anderen Ende subsyndromale und syndromale Formen einer psychischen Störung angesiedelt sind. Dabei können die psychischen Störungen sowohl unabhängig von der Krebserkrankung und Krebstherapie bestehen als auch situationsbedingt in Reaktion auf die Krebserfahrung entstehen (► Kap. 3.4, ► Kap. 3.5).

Psychische Störungen von Krebspatienten können darüber hinaus auch die unmittelbare Folge einer speziellen Tumorerkrankung und Tumortherapie darstellen und im Unterschied zu primären psychischen Störungen substanzinduziert oder organisch bedingt sein (Levin u. Alici 2010, Li et al. 2010, Musselman et al. 2011). So kann etwa einer *organisch affektiven Störung* (ICD-10: F06.3) eine Tumorerkrankung, bspw. ein Hirn- oder ein ins Hirn metastasierter Lungentumor zugrunde liegen, oder eine medikamentöse Krebstherapie mit Corticosteroiden, Interferon oder Tamoxifen (Miller u. Massie 2010). Entsprechendes gilt auch für das sogenannte *sickness behavior* oder *cytokine-induced sickness syndrome*, bei dem neben einer vorübergehenden Lustlosigkeit und Erschöpfung auch kognitive Störungen, Ängste und Depressionen vorliegen können (Musselman et al. 2011, Myers 2008, Pasquini u. Biondi 2007). Im Fall einer Krebserkrankung mit affektiver, depressiver und angstbestimmter Symptomatik sind daher stets auch medizinische und organische Faktoren als ursächlich für das Symptombild zu erwägen. In solchen Fällen können die biologischen Faktoren gemeinsam mit psychosozialen Einflüssen gegebenenfalls auch zu einer voll ausgeprägten psychischen Störung führen (Li et al. 2010).

4.8.2 Subsyndromale und syndromale psychische Störungen bei Krebs

Psychoonkologische Diagnosen werden meistens im Zusammenhang mit subsyndromalen oder syndromalen psychischen Störungen gestellt, die in engem Zusammenhang mit den Erlebnissen und Erfahrungen der Krebserkrankung und Krebstherapie stehen. Obwohl generell sämtliche Formen psychischer Störungen bei Krebspatienten anzutreffen sind (Holland et al. 2010a, NCCN 2011a), wird hier das Hauptaugenmerk auf Anpassungs- und Belastungsstörungen sowie Angststörungen und Depressionen gelegt.

Anpassungs- und Belastungsstörungen

Anpassungsstörungen und Belastungsstörungen sind in der Psychoonkologie zwar Gegenstand zahlreicher Untersuchungen, jedoch liegen nur wenige Studien vor, die diese Störungen auf der Grundlage von DSM-IV und ICD-10 definiert und zum Untersuchungsgegenstand gemacht haben (Andrykowski u. Kangas 2010, Li et al. 2010, Mitchell et al. 2011a). Auch wenn die Anpassungsstörungen und die akute wie posttraumatische Belastungsstörung bei Krebspatienten die grundlegenden Merkmale und Kriterien dieser Störungen nach ICD-10 (DIMDI 2012) erfüllen, bleibt offen, ob eine vorliegende Symptomatik

- Ausdruck einer Psychopathologie ist, der etwa eine Störung der Regulation des emotionalen Befindens zugrunde liegt, oder
- Ausdruck einer Dysregulation von Emotionen als Reaktion auf die Krebserfahrung, ohne dass dabei von einer zugrundeliegenden Psychopathologie ausgegangen werden muss; gleichwohl sich diese noch entwickeln kann (▶ Kap. 3.5).

Im ersten Fall wären die dysfunktionalen Regulationsbemühungen der Patienten als unabhängig von deren belastender Lebenssituation zu betrachten und auch vorliegend, wenn sie nicht an Krebs erkrankt wären. Im zweiten Fall wären die Patienten klinisch relevant belastet, sofern sie versuchen würden, ihr emotionales Befinden durch Strategien der Vermeidung, Rumination und/oder Suppression zu regulieren, ihre dysfunktionalen Strategien jedoch eine Reaktion auf die Anforderungen und Belastungen der Krebserkrankung und Krebstherapie darstellen würden.

In der ICD-10 werden die Anpassungs- und Belastungsstörungen von den übrigen Störungen nicht nur aufgrund der Symptomatologie und des Verlaufs, sondern auch durch die Angabe von ein oder zwei ursächlichen Faktoren unterschieden:

- ein außergewöhnlich belastendes Lebensereignis, das eine akute Belastungsreaktion hervorruft, oder
- eine besondere Veränderung im Leben, die zu einer anhaltend unangenehmen Situation geführt hat und eine Anpassungsstörung hervorruft.

Als Ursache einer krebsbezogenen Belastungsstörung (*cancer-related PTSD*) kann die Tatsache einer vorliegenden lebensbedrohlichen Erkrankung (*life threatening illness*; Andrykowski u. Kangas 2010) betrachtet werden. Als Ursache der Anpassungsstörung lassen sich neben der Krebsdiagnose selbst vor allem die, mit der

Erkrankung und Behandlung wiederholt auftretenden oder permanent bestehenden emotionalen Belastungen und Anforderungen an die Krankheitsbewältigung des Krebspatienten benennen (Li et al. 2010).

Wie belastbar sich ein Patient im Zusammenhang mit seiner Krebserkrankung und Krebstherapie erweist, hängt dabei von seiner individuellen Prädisposition und Vulnerabilität, aber auch von dem zu bewältigenden Ereignis selbst ab. Tatsache ist jedoch, dass es ohne einen Stressor im Vorfeld nicht zu einer Anpassungs- oder Belastungsstörung kommen würde (DIMDI 2012).

Als mögliche prädisponierende Faktoren für Anpassungs- oder Belastungsstörungen können die *situationsunabhängige Angst*, die *negative Affektivität* oder das wenig glücklich bezeichnete Persönlichkeitsmerkmal des *Neurotizismus* betrachtet werden (► Kap. 3.4, ► Kap. 3.5). In jedem Falle sind die auslösenden Bedingungen hinsichtlich ihrer *objektiven* Schwere und ihrer Bedeutung für den einzelnen Patienten zu beleuchten. Bei der Anpassungsstörung sind dies neben den krankheitsbezogenen Belastungen wie z. B. Erkrankungsschwere, Prognose, ein körperlicher Zustand mit Leistungsverfall, ein unerwartetes Frührezidiv, das eine weitere Behandlung erforderlich macht, oft auch psychosoziale Faktoren wie Sorgen hinsichtlich der Belastung von An- und Zugehörigen, eine zunehmende soziale Isolierung oder fehlende soziale Unterstützung (Li et al. 2010). Im Gegensatz zu dem dauerhaften Stressempfinden ohne hinreichende Bewältigungsmöglichkeiten bei den Anpassungsstörungen, liegen die auslösenden Stressoren einer Belastungsstörung in der akuten und besonders bedrohlichen Wirkung, die ein Ereignis oder eine Situation auf den Patienten hat und für die ihm keine oder kaum Bewältigungsmechanismen zur Verfügung stehen. Dies kann die Diagnose »Krebs« an sich sein, aber auch krisenhafte Entwicklungen wie z. B. die plötzliche Verlegung auf die Intensivstation, eine trotz einer Behandlung nicht vermeidbare Amputation oder das Miterleben einer gravierenden Verschlechterung im Zustand eines Mitpatienten. Ebenso können vermeintlich unscheinbare, aber subjektiv als bedrohlich empfundene Veränderungen im Krankheitsverlauf traumatische Auswirkungen haben und zu Symptomen einer akuten Belastungsreaktion oder mit Verzögerung zu einer posttraumatischen Belastungsstörung führen. Objektive Faktoren, wie das Krankheitsstadium oder die Art der Krebstherapie, sind dagegen nicht in besonderer Weise mit Belastungsstörungen verbunden (Andrykowski u. Kangas 2010).

In der Diagnostik und Klassifikation von Anpassungs- und Belastungsstörungen ist es allgemein erforderlich, die konkreten ursächlichen Ereignisse und Situationen zu identifizieren und zu benennen, den Zusammenhang dieser Ursachen mit der individuellen Wahrnehmung und Bewertung durch den Patienten zu spezifizieren, und die Auswirkungen auf das Bewältigungsverhalten und die damit verbundene psychosoziale Funktionsfähigkeit des Patienten zu berücksichtigen.

▪ Anpassungsstörungen

Nach ICD-10 sind *Anpassungsstörungen* (ICD-10: F43.2) Zustände von subjektiver Bedrängnis und emotionaler Beeinträchtigung, die im Allgemeinen soziale Funktionen und Leistungen behindern und während des Anpassungsprozesses nach einer entscheidenden Lebensveränderung oder nach belastenden Lebensereignissen auftreten (DIMDI 2012). In der Psychoonkologie ist die Diagnose und Klassifikation einer Anpassungsstörung gerechtfertigt, wenn eine erhebliche emotionale Belastung als Folge der Erfahrung einer Krebserkrankung, insbesondere aber der mit einer Krebserkrankung und Krebstherapie verbundenen Anforderungen vorliegt, und wenn diese die psychosoziale Anpassungsfähigkeit des Krebspatienten an diese Anforderungen beeinträchtigt. Da es bislang keine hinreichenden, als Norm dienenden Erkenntnisse über emotionale und psychosoziale Reaktionen auf Krebs und einen typischen Verlauf der emotionalen und psychosozialen Anpassung gibt (Henselmans et al. 2011, Lam et al. 2012, Li et al. 2010), ist auch eine klinisch relevante Abweichung davon derzeit kaum klar zu benennen.

Während bei der Klassifikation von Anpassungsstörungen nach ICD emotionale Belastungen und Anpassungsprobleme gefordert sind, muss ein solcher Zusammenhang im DSM nicht zwingend vorliegen. Hier können eine deutliche Belastung (DSM-IV: Kriterium B1) oder eine signifikante Funktionsbeeinträchtigung (DSM-IV: Kriterium B2) gegeben sein. Eine schwere Belastung mit erhöhtem Distress lässt sich allerdings im Zusammenhang mit einer Krebserkrankung häufig vorfinden, sodass entsprechend viele Krebspatienten das Kriterium B1 nach DSM-IV erfüllen. Deshalb erscheint es sinnvoller, für die Diagnostik und Klassifikation der Anpassungsstörungen bei Krebspatienten sowohl eine deutliche Belastung als auch eine signifikante Funktionsbeeinträchtigung gemäß ICD-10 vorauszusetzen. Dabei sollen die Funktionsbeeinträchtigungen als Folge der emotionalen Belastungen auftreten und nicht unabhängig davon vorliegen. Spielen dagegen psychosoziale Funktionseinschränkungen bei einem deutlichen emotionalen Belastungszustand eines Krebspatienten eine zu vernachlässigende Rolle, dann ist die Diagnose einer subsyndromalen Belastungsstörung zu prüfen (s. unten).

Die akute Anpassungsstörung soll sich nach DSM-IV (Saß et al. 2003) innerhalb von drei Monaten nach Auftreten des Stressors entwickeln und nicht länger als sechs Monate andauern, bei chronischem Verlauf kann sie jedoch länger als sechs Monate bestehen. Dieses Kriterium ist im ICD-10 (DIMDI 2012) nicht gefordert bzw. wird auf einen Zeitraum von einem Monat reduziert (Dilling et al. 2011). Im akutmedizinischen onkologischen Setting, aber auch während der Krebsnachsorge ist der genaue Zeitraum zwischen einem spezifischen Stressor und dem Störungsbeginn schwer zu bestimmen. Manche Krebstherapien sind bereits vor dem 3. Monat beendet, und manchmal kommt es schon kurz nach Beginn der Akutbehandlung zu Anpassungsproblemen und Störungen (Stark et al. 2002). Zudem treten im gesamten Verlauf der Krebserkrankung und Krebstherapie Anforderungen und Belastungen auf, die Anpassungsprobleme begünstigen, sich kumulieren und zu Anpassungsstörungen führen können (Li et al. 2010). Bei Krebspatienten können Anpassungsstörungen daher sowohl vor als auch nach einem Zeitraum von drei Monaten entstehen. Sie können zudem durch immer wieder neu auftretende oder auch anhaltende Belastungen über einen Zeitraum von sechs Monaten hinaus wiederholt hervorgerufen oder aufrechterhalten werden, ohne dass sie als chronisch zu bezeichnen wären. Anpassungsstörungen bei Krebspatienten können spontan remittieren, chronisch werden oder in voll ausgeprägte Angststörungen oder Depressionen übergehen.

Li und Mitarbeiter (2010) geben zudem zu bedenken, dass den psychosozialen Funktionseinschränkungen von Krebspatienten mit Anpassungsstörungen eine organische oder medizinische Ursache zugrunde liegen kann. Treten etwa Schmerzzustände, Übelkeit oder chronische Müdigkeit auf, so kann dies zu erhöhtem Leidempfinden und psychosozialen Funktionseinschränkungen in Familie, Haushalt, Beruf und Freizeit führen, die als Anpassungsstörung erscheinen oder eine Anpassungsstörung bedingen.

Eine genaue Differenzierung der verschiedenen Formen einer Anpassungsstörung sowie des Unterschieds zwischen Anpassungsstörungen, dysthymen Störungen und leichten depressiven Episoden ist schwierig. Zu den verschiedenen Formen der Anpassungsstörung zählen:

- die *kurze depressive Reaktion* (ICD-10: F43.20), bei der ein vorübergehender leichter und auf eine spezifische Belastung zurück zu führender depressiver Zustand

vorliegt, der nicht länger als einen Monat dauert. Dabei können Unlust und Interessensverlust in Kombination mit Funktionseinschränkungen in psychosozialen Bereichen vorherrschend sein. Zeigen sich die Funktionsbeeinträchtigungen nicht als Reaktion auf einen konkreten Stressor, sondern als eine Folge der depressiven Verstimmung, etwa des Interessensverlustes, so ist wahrscheinlich eine »leichte depressive Episode« (ICD-10: F32.0) gegeben;
- die *längere depressive Reaktion* (ICD-10: F43.21) mit einem leichten depressiven Zustand als Reaktion auf eine länger anhaltende Belastungssituation, die aber die Dauer von zwei Jahren nicht überschreitet. Auch hier sollten die psychosozialen Funktionsbeeinträchtigungen nicht unmittelbare Folge der Depression sein. Besteht der depressive Zustand über mehrere Jahre, so kann eine dysthyme Störung vorliegen (ICD-10: F34.1, *Dysthymia*);
- die Anpassungsstörung *mit Angst und depressive Reaktion, gemischt* (ICD-10: F43.22), bei der Angst als auch depressive Symptome vorliegen. Hier treten neben der leichten depressiven Symptomatik auch leichte Ängste auf, die nicht exzessiv sind oder als unkontrollierbar erlebt werden. Eine Unterscheidung zwischen situationsunabhängigen oder unspezifischen Sorgen und Befürchtungen und spezifischen, auf konkrete Aspekte der Krebserkrankung und Krebstherapie bezogenen Ängsten, ist zu beachten, da die ersteren eher Ausdruck einer zugrundeliegenden Angststörung sind und die anderen eine Reaktion auf die Belastung darstellen.
- die Anpassungsstörung *mit vorwiegender Beeinträchtigung von anderen Gefühlen* (ICD-10: F43.23) ist bei Krebspatienten vor allem bei vorliegenden Affektzuständen der Angst, des Ärgers und der Feindseligkeit in Kombination mit psychosozialen Funktionseinschränkungen gegeben. Treten Anpassungsstörungen gemeinsam mit Ängsten auf, so ist die Frage zu klären, ob die Ängste auch ohne die Belastungssituation vorliegen würden, was dann eher für eine *Generalisierte Angststörung* (ICD-10: F41.1) sprechen würde.

In seltenen Fällen kann eine über Jahre anhaltende, lebensbedrohliche Situation eines Krebspatienten auch zu einer *andauernden Persönlichkeitsveränderung nach Extrembelastung* (ICD-10: F62.0) führen. Hier sollte die Persönlichkeitsstörung nicht Ausdruck einer bereits vor der Extrembelastung bestehenden Persönlichkeitsstörung oder Residualsymptom einer vorangegangenen psychischen Störung sein.

▪ Belastungsstörungen

Belastungsstörungen treten entweder akut innerhalb von Minuten nach einem belastenden Ereignis auf (*Akute Belastungsreaktion*; ICD-10: F43.0) und können innerhalb von Stunden oder wenigen Tagen zurückgehen oder bis zu einem Monat bestehen bleiben. In ihrer Symptomatik unterscheidet sich die akute kaum von der Wochen bis Monate nach einem belastenden Ereignis auftretenden *Posttraumatischen Belastungsstörung* (ICD-10: F43.1), die bis zu 6 Monate, selten auch noch länger bestehen bleiben kann.

Gemäß ICD-10 lässt sich die *post-traumatische Belastungsstörung* von Krebspatienten in all den Fällen unter F43.1 kodieren, in denen konkrete traumatisierende Ereignisse im Zusammenhang mit der Krebserkrankung und Krebstherapie (*cancer experience*; Andrykowski u. Kangas 2010) identifizierbar sind und weitere typische Störungsmerkmale vorliegen. Zu diesen Merkmalen gehört das wiederholte Erleben des Traumas in sich aufdrängenden Erinnerungen (Nachhallerinnerungen, Flashbacks), Träumen oder Alpträumen, die vor dem Hintergrund eines andauernden Gefühls von Betäubtsein und emotionaler Stumpfheit auftreten. Ferner finden sich Gleichgültigkeit gegenüber anderen Menschen, Teilnahmslosigkeit gegenüber der Umgebung, Freudlosigkeit sowie Vermeidung von Aktivitäten und Situationen, die Erinnerungen an das Trauma wachrufen könnten. Aber auch ein Zustand von vegetativer Übererregtheit mit Vigilanzsteigerung, einer übermäßigen Schreckhaftigkeit und Schlafstörungen passt zum Störungsbild. Damit assoziiert finden sich häufig Angst und Depression, und auch Suizidgedanken sind nicht selten. Der Beginn folgt dem Trauma mit einer Latenz, die wenige Wochen bis Monate dauern kann (DIMDI 2012).

Nach DSM-IV liegt eine syndromale posttraumatische Belastungsstörung vor, wenn sowohl ein traumatisches Ereignis (Kriterium A1) als auch eine intensive Belastungsreaktion mit Furcht, Hilflosigkeit oder Entsetzen (Kriterium A2) gegeben sind. Aus den Symptomgruppen *beharrliches Wiedererleben des Ereignisses* (Kriterium B) muss mindestens eines von fünf Kriterien, aus der Symptomgruppe *anhaltendes Vermeidungsverhalten bzgl. traumaassoziierter Reize oder Abflachung der allgemeinen Reagibilität* (Kriterium C) müssen drei von sieben Kriterien und aus der Symptomgruppe der *erhöhten Erregung* (Hyperaktivität; Kriterium D) sollen zwei der fünf Kriterien erfüllt sein. Zudem soll das Störungsbild länger als einen Monat bestehen (Kriterium E) und mit klinisch signifikantem Leid und Funktionsbeeinträchtigungen einhergehen (Kriterium F).

Im ICD-10 werden die Belastungsstörungen den *Reaktionen auf schwere Belastungen und Anpassungsstörungen* (ICD-10: F43.-) zugeordnet, im DSM-IV zählen sie zu den Angststörungen (DSM-IV: 309.81). Mit der *Reaktion auf schwere Belastungen* sind nach ICD-10 (Dilling et al. 2011) Belastungsreaktionen auf ein objektives, kurz oder lang anhaltendes traumatisierendes Ereignis oder eine Situation außergewöhnlicher Bedrohung oder katastrophenartigen Ausmaßes gemeint, die bei fast jedem Menschen eine tiefe Verzweiflung hervorrufen würden. Bei der Belastungsstörung als eine Form der Angststörung nach DSM-IV (Saß et al. 2003) steht neben dem objektiven Ereignis auch das persönliche Erleben und die individuelle Reaktion des Krebspatienten auf dieses Ereignis im Mittelpunkt (Kriterium A).

Andrykowski und Kangas (2010) unterscheiden in Bezug auf das Kriterium A zwischen den objektiven, potentiell bedrohlichen Ereignissen einer Krebserkrankung und Krebstherapie (*cancer experience*, Kriterium A1) und der Belastungsreaktion auf das subjektive Erleben der Krebserfahrung (Kriterium A2). Nur bei post-traumatisch belasteten Krebspatienten, die auf ihre Krebserkrankung mit intensiver Furcht, Hilflosigkeit oder Entsetzen reagieren, liegt eine *krebs-bezogene Post-traumatische Störung* vor (*cancer-related* PTSD; Andrykowski u. Kangas 2010, Palmer et al. 2004, Rodin et al. 2011, Shelby et al. 2005). Diese krebs-bezogene Belastungsstörung erweist sich als weitgehend unabhängig von dem Krankheitsstadium oder einer speziellen Form der Krebstherapie und steht im Zusammenhang mit der erlebten Intensität der Lebensbedrohung und der wahrgenommenen Schwere der Krebstherapie (Andrykowski u. Kangas 2010).

Ein erheblicher Teil der traumatisierten Krebspatienten reagiert auf die Erfahrung einer Krebserkrankung nicht mit intensiver Furcht, intensiver Hilflosigkeit oder intensivem Entsetzen (Kriterium A2: Palmer et al. 2004) bzw. weist nicht alle geforderten Kriterien einer syndromalen post-traumatischen Störung nach DSM-IV auf (Shelby et al. 2008). Bei diesen Patienten kann eine subsyndromale post-traumatische Belastungsstörung vorliegen, für deren diagnostische Beschreibung und Klassifikation drei Vorgehensweisen vorgeschlagen werden (Breslau u. Alvarado 2008, Marschall et al. 2001, Schützwohl u. Maercker 1999):

Erstens. Marshall und Mitarbeiter (2001) fordern einen zweistufigen Prozess der Diagnose und Klassifikation der subsyndromalen posttraumatischen Belastungsstörung, der zunächst aus einem traumatischen Ereignis besteht, auf das mit Furcht, Hilflosigkeit oder Entsetzen reagiert wird (Kriterium A), und dem dann vier weitere Symptome folgen: Das Wiedererleben des Ereignisses, der Rückzug und Interessensverlust sowie die Schlaflosigkeit und Vermeidung. Die subsyndromale Störung kann sowohl ein Residuum einer voll ausgeprägten Belastungsstörung als auch die direkte Folge eines Traumas darstellen.

Zweitens. Nach Schützwohl und Maercker (1999) sollen aus den DSM-IV Symptomkriterien B bis D zwei statt drei Symptome des Kriteriums C vorliegen und das F-Kriterium des klinisch signifikanten Distresses oder der Funktionsbeeinträchtigung erfüllt sein. Die entsprechenden Symptomkriterien bei Krebspatienten wären nach Palmer und Mitarbeiter (2004):

- *Wiederkehrende, eindringliche belastende Erinnerungen an das Ereignis* (Kriterium B1), und *körperliche Reaktionen bei der Konfrontation mit internalen oder externalen Hinweisreizen, die einen Aspekt des traumatischen Ereignisses symbolisieren oder an Aspekte desselben erinnern* (Kriterium B4),
- *Bewusstes Vermeiden von Gedanken, Gefühlen oder Gesprächen, die mit dem Trauma in Verbindung stehen* (Kriterium C1) und *Gefühl einer eingeschränkten Zukunft* (Kriterium C7) sowie
- *Schwierigkeiten, ein- oder durchzuschlafen«*, (D1) *Konzentrationsschwierigkeiten«* (D3) oder *Reizbarkeit bzw. Wutausbrüche* (D2).

Drittens. Nach Shelby und Mitarbeitern (2008) sollen Krebspatienten neben dem diagnostischen Kriterium A zusätzlich Symptomkriterien der Symptomgruppen Vermeidung (Kriterium C) und Hyperaktivität (Kriterium D) erfüllen oder, wenn dies nicht der Fall ist, mindestens fünf Symptome aus allen Symptomgruppen aufweisen. Das Symptomkriterium einer klinisch signifikanten Funktionsbeeinträchtigung sehen sie dagegen als nicht zwingend erforderlich an, um die Diagnose einer subsyndromalen post-traumatischen Störung stellen zu können. Krebspatienten mit subsyndromalen Belastungsstörungen unterscheiden sich in ihren Funktionsbeeinträchtigungen nicht von Patienten ohne, dagegen sehr von solchen mit einem voll ausgeprägten Störungsbild.

Wird in der Versorgungspraxis eine subsyndromale post-traumatische Belastungsstörung erkannt, so kann sie in der ICD-10 als *Sonstige Reaktionen auf schwere Belastung* (ICD-10: F43.8) kodiert werden. Leidet ein Patient unter einer subsyndromalen post-traumatischen Belastungsstörung, ohne jedoch Symptome der Furcht, Hilflosigkeit oder des Entsetzens zu zeigen, oder zeigt er diese Symptome, ohne die weiteren Symptomkriterien der Belastungsstörung zu zeigen, so wird empfohlen, die Diagnose und Klassifikation einer Anpassungsstörung zu prüfen (Andrykowski u. Kangas 2010).

Angststörungen und Depressionen

Syndromale psychische Störungen der Angst und Depression werden diagnostiziert und klassifiziert, wenn bei einem Krebspatienten alle der geforderten Kriterien für diese psychischen oder Verhaltensstörungen nach ICD-10 oder DSM-IV gegeben sind. Klare Kriterien für die Diagnose und Klassifikation subsyndromaler Angst- und depressiver Störungen liegen derzeit jedoch nicht vor (Fils et al. 2010, Volz et al. 2011). Subsyndromale oder unterschwellige (*subthreshold*) Angst- und depressive Störungen sind dann klassifizierbar, wenn

a. weniger Symptome vorliegen, als für die Diagnose und Klassifikation der jeweiligen Störung vorgesehen sind,
b. die vorgefundene psychische Belastung (Leiden) oder die Funktionsbeeinträchtigung ausschlaggebend für die Störungsdiagnose sind und

c. das Symptombild selbst keinen schweren pathologischen Zustand wiedergibt (u. a. Karsten et al. 2010, 2011a, Volz et al. 2011).

Patienten mit zurückliegenden Episoden einer depressiven Störung weisen ein größeres Risiko dafür auf, auch zukünftig unter einer depressiven Episode zu leiden als Patienten, die nicht alle geforderten Kriterien einer Depression, sondern eine subsyndromale Depression aufweisen. Gleiches gilt für Patienten mit voll ausgeprägten Angststörungen. Aber auch Episoden einer zurückliegenden subsyndromalen Depression oder eine in der Vergangenheit aufgetretene subsyndromale Angststörungen gehen mit vermehrten zukünftig auftretenden depressiven bzw. Angststörungen einher (Kessler et al. 2011b). Subsyndromale psychische Störungen stellen demnach eine klinisch relevante psychische Störung dar (Cuijpers u. Smit 2008, Volz et al. 2011), die zudem mit dem Ziel wirksam zu behandeln ist, das Auftreten einer voll ausgeprägten psychischen Störung zu verhindern (Aune u. Stiles 2009, Cuijpers et al. 2007).

Ruscio und Mitarbeiter (2007) konnten in einer epidemiologischen Untersuchung zeigen, dass für eine vorliegende *subsyndromale generalisierte Angststörung* die Hauptkriterien gelockert werden können, etwa die Kriterien:

- Zeit; und zwar von einem mindestens 6-monatigem Bestehen der Symptomatik auf mindestens einen Monat,
- Sorgen; und zwar von einem Vorliegen unkontrollierbarer Sorgen auf das Vorliegen von Sorgen und
- Anzahl assoziierter körperlicher Symptome; und zwar von mindestens drei auf mindestens zwei Symptome.

Nach Lyness (2008) stellt die *minor depression* eine subsyndromale Form der *major depression* dar und ist auf dem Kontinuum depressiver Störungen zwischen der normalen depressiven Verstimmung und der unterschwelligen (*subthreshold*) Depression sowie der schweren depressiven Episode ohne bzw. mit psychotischen Symptomen einzuordnen (vgl. auch: Fils et al. 2010, Meeks et al. 2011). Gemäß der DSM-IV-Kriterien liegt eine *minor depression* vor, wenn die

- Symptomatik mindestens zwei, aber weniger als fünf Symptome einer Depression aufweist, von denen eines entweder das einer depressiven Verstimmung oder des Interessensverlustes darstellt,
- Zeitdauer mindestens zwei Wochen beträgt und in der
- Pathogenese keine Episode einer Major Depression oder dysthymen Störung vorzufinden ist.

Die Diagnose einer subsyndromalen psychischen Störung erlaubt kein Abweichen von der Kernsymptomatik, etwa der Sorge bei Ängsten (Karsten et al. 2011a, Ruscio et al. 2007) oder der depressiven Verstimmung oder Freud- und Interesselosigkeit bei der Depression (Fils et al. 2010, Karsten et al. 2010), wohl aber, was die Anzahl der Symptome und/oder die Zeitdauer ihres Vorliegens anbelangt.

Um die klinische Schwere einer subsyndromalen psychischen Störung beurteilen zu können, gilt es vor allem, die Intensität des emotionalen oder seelischen Leidens und der Beeinträchtigungen in relevanten Funktionsbereichen zu gewichten (Karsten et al. 2010, Wakefield u. Spitzer 2002). Liegen syndromale psychische Störungen vor, bei denen alle geforderten diagnostischen Kriterien gegeben sein müssen, trägt die Intensität des Leidens und der Funktionsbeeinträchtigung nicht wesentlich zur Bestimmung der klinischen Bedeutsamkeit der Störung bei, auch wenn diese ausgeprägt sein sollte (Wakefield u. Spitzer 2002). Dies bedeutet, dass bei subsyndromalen Angststörungen und Depressionen die Intensität des empfundenen Leidens und das Vorliegen von Funktionsbeeinträchtigungen wesentlich für die Diagnosestellung und Klassifikation sind, während bei syndromalen Störungen bereits das Vorliegen der diagnosebestimmenden Symptome ausreichend ist.

Bei Krebspatienten ist das Vorliegen einer subsyndromalen psychischen Störung zu prüfen, wenn die vorliegenden Symptome nicht ausreichen, um die Kriterien einer syndromalen Störung zu erfüllen (Shelby et al. 2005, 2008). Auch hier gelten modifizierte und reduzierte Kriterien sowohl für die Zeitdauer, in der eine Störung vorliegt (Li et al. 2010), als auch für assoziierte körperliche Symptome, die als Kriterium wegfallen oder durch andere Symptome substituiert werden, weil ihr originärer Zusammenhang mit der psychischen Störung aufgrund der häufigen psychischen Auswirkungen körperlicher oder pharmakologischer Vorgänge nicht immer zu belegen ist (s. unten; Akechi et al. 2009, Massie 2004, Musselman et al. 2011).

Im klinischen Alltag, insbesondere im akutmedizinischen Bereich, steht dem Psychotherapeuten zunächst nicht immer die notwendige Zeit zur Verfügung, um die von ihm geforderte Stellungnahme zur emotionalen Verfassung eines Patienten mit einer fundierten Diagnose abzugeben, oder aber er braucht mehrere Konsultationen dafür. Um vorliegende emotionale Probleme des Patienten dennoch bezeichnen und kommunizieren zu können, ohne verfrüht und evtl. unbegründet eine psychische Störung zu diagnostizieren, steht ihm die Beschreibung des klinischen Schweregrades eines vorliegenden Symptombildes (▶ Abschn. 4.2), und in der ICD-10 etwa die Klassifikation *nicht näher bezeichneter* Störungen (ICD-10: Fxx.x9) oder von *Symptomen, die das Erkennungs- und Wahrnehmungsvermögen, die Stimmung und das Verhalten betreffen* (ICD-10: R40-R46) zur Verfügung. Im letztgenannten Fall können in der Gruppe der *Symptome, die die Stimmung betreffen* (ICD-10: R54,-) einzelne Symptome bezeichnet werden, die oftmals bei Krebspatienten vorliegen, die emotional sehr belastet sind. Hierzu gehören Nervosität oder ein nervöser Spannungszustand (R45.0), Ruhelosigkeit und Erregung (R45.1), Unglücklichsein im Zusammenhang mit Sorgen (R45.2), Demoralisierung und Apathie (R45.3), Reizbarkeit und Wut (R45.4), Feindseligkeit (R45.5), nicht näher bezeichneter emotioneller Schock oder Stress (R45.7) oder sonstige Symptome, die die Stimmung betreffen, wie Suizidgedanken oder Suizidalität (R45.8).

■ **Angststörungen**

Voll ausgeprägte Angststörungen sind bei Krebspatienten nicht typischerweise zu erwarten. Häufiger liegen Angststörungen als subsyndromale Störungen vor, bei denen zwar die Kernsymptome der Angst, wie intensive Sorgen und Befürchtungen, kombiniert mit dem Problem, diese zu kontrollieren, sowie Symptome der Nervosität und Unruhe gegeben sind, andere Kriterien jedoch nicht eindeutig zu beurteilen sind. Hierzu gehören z. B. die ungewöhnliche Intensität der Angst, die Zeitdauer ihres Bestehens oder deren eindeutige Zuordnung zu spezifischen Situationen bzw. das Fehlen eines solchen Bezuges. Die Risikofaktoren in Bezug auf Angststörungen sind bei Krebspatienten und in der Allgemeinbevölkerung identisch: Junges Alter, weibliches Geschlecht, vorliegende Trennung, Scheidung, Verwitwung oder ein geringerer sozialer Status. Eine Verschlechterung der Krebserkrankung oder der nahe Tod scheinen nicht mit einem erhöhten Risiko für eine Angststörung verbunden zu sein. Vulnerabilitätsfaktoren werden in geringen Selbstwirksamkeitserwartungen oder einem geringen Vertrauen in die Bewältigung einer potentiellen Bedrohung gesehen. Auch medizinische Gegebenheiten wie metabolische Faktoren, kardiovaskuläre Störungen, neurologische Faktoren wie Schmerz oder medikamentöse Faktoren wie Kortikosteroide oder Interferon können mit Angststörungen und ihren körperlichen Symptomen verbunden sein (Levin u. Alici 2010), ▶ Kasten VII.

Kasten VII: Angststörungen bei Patienten mit Krebserkrankungen (Adaptiert nach Levin u. Alici 2010)

Zu den relevanten Angststörungen bei Krebspatienten gehören Phobien, Panikstörungen und die generalisierte Angststörung.

Phobische Ängste (ICD-10: F40) sind stets durch einen klar herstellbaren Zusammenhang der Angst mit spezifischen und im Gegensatz zum Erleben des Patienten nicht als gefährlich zu beurteilenden Situationen gekennzeichnet, die der Patient unbedingt zu vermeiden sucht oder nur unter größten, zum Teil panischen Ängsten durchstehen kann. Die phobischen Ängste von Krebspatienten richten sich oft auf medizinische Maßnahmen. Zu nennen sind hier z. B. eine Klaustrophobie als *spezifische (isolierte) Phobie* (ICD-10: F40.2) im Zusammenhang mit CT- oder MRT-Untersuchungen, die deshalb oftmals erst verspätet und nur unter Zuhilfenahme von Beruhigungsmitteln durchgeführt werden können. Ebenso Spritzenphobien, die zwingend erforderliche und häufige Maßnahmen wie Blutentnahmen, Verabreichung von Medikamenten über Spritzen oder das Legen von Blutzugängen wie Vigo, ZVK (zentraler Venenkatheter) oder Portkatheter (dauerhafter Zugang zum Blutkreislauf) für die Chemotherapiegaben zu kaum überwindbaren Hindernissen für den Patienten und zu einer großen Belastung des Behandlungsteams werden lassen. *Soziale Phobien* (ICD-10: F40.1) beziehen sich auf die Furcht vor der Bewertung durch andere Menschen etwa Ärzte, Pflegekräfte oder andere Personen im sozialen Umfeld des Patienten oder in kleinen Gruppen, etwa im Wartezimmer oder auf der Station eines Krankenhauses. Die Zustände der Angst sind auf diese Situationen begrenzt und zeichnen sich durch die Vermeidung dieser Situationen aus.

Die Angst kann sich dabei auf sehr konkrete Situationen im Behandlungsalltag des Patienten beziehen, etwa auf den Arzt- oder Krankenhausbesuch, den Kontakt mit Mitpatienten oder mit Selbsthilfegruppen, oder in fast allen öffentlichen Situationen auftreten, etwa beim Einkaufen oder bei Amtsgeschäften. Bei den Patienten liegen neben der Furcht vor der Bewertung und Kritik durch andere Personen, Erröten, Vermeidung von Blickkontakt, Symptome wie Schwitzen, Zittern, Herzrasen oder Übelkeit vor. Die Gedanken können sich zunehmend auf die eigenen Ängste fokussieren, die Angst vor Kontrollverlust betreffen und bis hin zu völligem sozialen Rückzug oder zur Panik reichen.

Panikstörungen (ICD-10: F41.0) zeichnen sich durch spontan auftretende Angstattacken aus, die nicht auf ein spezifisches Objekt oder eine spezifische Situation bezogen sind. Sie beginnen abrupt, erreichen innerhalb weniger Minuten einen Höhepunkt und dauern mindestens einige Minuten an. Die meist wiederkehrenden Panikattacken gehen mit vielfältigen Begleitsymptomen einher, wie z. B. Hyperventilation, Herzrasen, Beklemmungsgefühlen, Zittern, Schweißausbrüchen oder auch Depersonalisationsgefühlen, und sind nicht auf eine spezifische Situation oder besondere Umstände beschränkt. Die Situationen werden von dem Patienten als nicht vorhersehbar, ihn überwältigend und nicht kontrollierbar erlebt. Die Ängste des Patienten kreisen als Angst vor der Angst zunehmend um die Befürchtung einer wiederholten Panikattacke und davor, die Kontrolle über sich und den Verstand zu verlieren.

▼

Die *generalisierte Angststörung* (ICD-10: F41.1) ist anhaltend, nicht auf konkrete Situationen und Ereignisse bezogen, sondern *frei flottierend*. Ihre kognitiven Symptome sind Befürchtungen, die über einen Zeitraum von mehreren Wochen an den meisten Tagen auftreten und aus situationsunangemessenen Sorgen über alltägliche Ereignisse, die Zukunft, oder aktuelle und zukünftige im Erleben nicht bewältigbare Probleme und Schwierigkeiten bestehen und die mit Nervosität und Konzentrationsstörungen und dem Gefühl mangelnder Kontrolle einhergehen. Hinzu kommen körperliche Symptome der Muskelverspannung, die Unfähigkeit sich zu entspannen, innere Unruhezustände und Zittern sowie vegetative Übererregbarkeit mit Schwindel, Schwitzen, Benommenheit, Mundtrockenheit, Oberbauchbeschwerden, Herzrasen und Kurzatmigkeit. Die Probleme und Belastungen dieser angstgestörten Krebspatienten halten über sechs Monate an.

Nach Levin und Alici (2010) kann bei Krebspatienten mit generalisierter Angststörung das DSM-IV Kriterium einer über sechs Monate bestehenden exzessiven Angst und Sorge auf zwei Wochen reduziert werden. Ihrer Ansicht nach kann die Angststörung auch mit Symptomen einer Depression einhergehen und eine entsprechende differentialdiagnostische Abklärung erfordern. Ebenso kann die exzessive, unkontrollierbare und nicht auf bestimmte situative Gegebenheiten bezogene Angst bei Patienten mit *Generalisierter Angststörung* (ICD-10: F41.1) verdeckt oder überlagert sein, indem sie sich vordergründig mit einer situationsbezogenen Angst verbindet und damit als situationsangemessen erscheint.

Krebserkrankungen bringen grundsätzlich vielfältige, potentiell angstauslösende Situationen mit sich, auf die auch viele Patienten ohne Angststörung mit wiederkehrender Sorge und Beunruhigung und dem Gefühl, diese nicht beherrschen zu können, reagieren. Diagnostische Sicherheit ist diesbezüglich nur über eine anamnestische Abklärung zu gewinnen, in der bei dem Vollbild einer Generalisierten Angststörung eine bereits deutlich ausgeprägte, oft auch schon jahrelang vor der Erkrankung bestehende syndromale Störungssymptomatik bestätigt wird, die der Patient selbst bei sich kennt und als Belastung in der Bewältigung seines normalen Lebens empfindet.

Werden die Angstsymptome dagegen von dem Patienten als für ihn neu bewertet, kennt er diese auch aus seiner Vergangenheit nicht und sieht er seine Angst und Sorge als im Zusammenhang mit seiner Krebserkrankung stehend, so kann seine Angststörung als subsyndromal bzw. *nicht näher bezeichnet* (ICD-10: F41.9) bestimmt werden. Das Bild einer subsyndromalen Angststörung sollte dabei mit unspezifischen Ängsten und typischen, aber weniger als den geforderten körperlichen Symptomen einhergehen. Sind zusätzlich einzelne Symptome einer Depression vorhanden, wie gedrückte Stimmung, verminderter Antrieb oder Interesse- und Lustlosigkeit, so ist die Diagnose einer *Angst und depressive Störung, gemischt* (ICD-10: F41.2) zu prüfen. Hierbei sollte keines der beiden Störungsbilder eindeutig vorherrschend sein. Differentialdiagnostisch sollte dieses gemischte Störungsbild über die fehlende Spezifität der zugrunde liegenden Angstthematik von der *Anpassungsstörung mit Angst und Depression* (ICD-10: F 43.2) unterschieden werden, bei der etwa anhaltende Sorge um die Familie oder Angst vor den Folgen einer misslingenden Therapie geäußert und auch als Grund für die Niedergeschlagenheit benannt werden.

Auch *Paniktattacken* (ICD-10: F41.0) und *phobische Störungen* (ICD-10: F40) können bei Krebspatienten bereits vor Beginn einer Erkrankung bestanden haben. Bei anderen können sie erstmals im Verlaufe der Krebserkrankung und

-therapie auftreten. Bei einem hohen Anteil der Patienten mit diesen Angststörungen ist eine beeinträchtigte kognitive Bewertung der körperlichen Begleiterscheinungen ihrer Erkrankung und Therapie als ursächlich für deren katastrophierende Gedanken anzunehmen. Wird der Patient wiederholt mit den spezifischen, vermeintlich angstauslösenden Situationen konfrontiert, können sich seine Sorgen und Befürchtungen auf diese Situationen konzentrieren und phobische Ängste entstehen. Die Konfrontation mit den angstauslösenden Situationen geht dann zunehmend mit erkennbaren Anzeichen von Vermeidung oder auch Panik einher. Zeigt der Patient dabei antizipatorische Angst mit deutlichem Vermeidungsverhalten und deutlicher körperlicher Symptomatik, so ist eine syndromale Störung wahrscheinlich. Zeigt der Krebspatient phobische Angst, ohne die angstauslösende Situation aktiv zu vermeiden und ohne offensichtliche Symptome einer Panik, so kann eine subsyndromale, d. h. *nicht näher bezeichnete* Phobie (ICD-10: F40.9) oder Panikstörung (ICD-10: F401.9) vorliegen.

▪ Depressionen

Unter den verschiedenen Formen einer Depression, zählen vor allem die *schwere depressive Episode ohne psychotische Symptome* (*major depression*; ICD-10: F32.2), die *mittelgradige depressive Episode* (ICD-10: F32.1) und die *leichte depressive Episode* (*minor depression;* ICD-10: F32.0) zu den hauptsächlichen affektiven Störungen bei Krebspatienten (Massie et al. 2011, Mitchell et al. 2011a).

Nach ICD-10 (DIMDI 2012) leidet der betroffene Patient unter einer zeitlich andauernden gedrückten Stimmung und einer Verminderung von Antrieb und Aktivität. Die Fähigkeit, Freude und Interesse zu empfinden, sowie die Konzentrationsfähigkeit sind deutlich reduziert. Als körperliche Symptome imponieren in der Regel eine ausgeprägte Müdigkeit schon nach kleinsten Anstrengungen, ein gestörtes Schlaf- und Appetitmuster, Libidoverlust und oft auch Unruhe oder psychomotorische Verlangsamung. Selbstwertgefühl und Selbstvertrauen sind fast immer beeinträchtigt, Gefühle von Wert- und Hoffnungslosigkeit sind oft gepaart mit Schuldgefühlen und münden, insbesondere bei den schweren depressiven Episoden, nicht selten in Todes- und Suizidgedanken. Charakteristischerweise verändert sich die gedrückte Stimmung von Tag zu Tag wenig und reagiert auch nicht auf sich positiv verändernde Lebensumstände.

Sämtliche Formen einer depressiven Episode können wiederholt auftreten und werden dann als *rezidivierende depressive Störung, gegenwärtig leichte Episode* (ICD-10: F33.0), *rezidivierende depressive Störung, gegenwärtig mittelgradige Episode* (ICD-10: F33.1) bzw. *rezidivierende depressive Störung, gegenwärtig schwere Episode ohne psychotische Symptome* (ICD-10: F33.2) bezeichnet. Sind bei einer leichten oder mittelgradigen depressiven Episode oder leichten und mittelgradigen rezidivierenden depressiven Störung keine oder nur wenige somatische Symptome bzw. vier oder mehr somatische Symptome vorhanden, so kann dies im ICD-10 an der fünften Stelle gekennzeichnet werden (z. B. *leichte depressive Episode ohne somatische Symptome*, ICD-10: F32.00).

Nach Miller und Massie (2010) stehen folgende bio-psycho-soziale Risikofaktoren in Verbindung mit einer Depression bei Krebs. Zu den biologischen Faktoren zählen ein jüngeres Alter, eine Depression in der Eigen- oder Familienanamnese, krankheitsbezogene Faktoren wie ein fortgeschrittenes Krankheitsstadium, ein reduzierter körperlicher Leistungsstatus, körperliche Beschwerden wie Schmerzzustände oder Fatigue sowie spezielle Tumorerkrankungen wie Pankreas-, Lungen- und Hirntumoren, Kopf- und Halstumoren und Hodgkin-Erkrankungen. Zu den psychologischen Faktoren zählen eine als gering erlebte soziale Unterstützung und ängstliche oder vermeidende Beziehungsmuster, Faktoren der Einstellung wie ein geringes

Selbstwertgefühl, geringer Optimismus und Unsicherheit in der Äußerung negativer Emotionen. Zu den sozialen Faktoren zählen eine geringe Unterstützung, ein geringes soziales Funktionsniveau, Verlusterlebnisse, belastende Lebensereignisse, Trauma- oder Missbrauchserlebnisse oder Substanzmissbrauch. Zu den medizinischen Risikofaktoren gehört die Behandlung mit bestimmten Krebsmedikamenten, die sowohl eine Depression als auch das vorübergehende *sickness syndrome* auslösen können, welches vielen der somatischen Symptome einer Depression gleicht (Musselman et al. 2011, Pasquini u. Biondi 2007).

Die Zuordnung zu den Schweregraden der Depression erfolgt anhand der Anzahl der bei einem Patienten vorliegenden psychischen und somatischen Symptome sowie des Ausmaßes seines Leidempfindens und der Funktionsbeeinträchtigungen. Gemäß der ICD-10 (2012) liegen bei einer leichten Form (ICD-10: F.32.0) lediglich zwei oder drei der Kernsymptome vor, bestehend aus einer gedrückten Stimmung und einer Verminderung von Antrieb und Aktivität sowie verminderter Freude, Interesse und Konzentration. Bei der mittelgradigen Form (ICD-10 F32.1) liegen vier oder mehr Symptome vor. Bei beiden Formen ist ein Vorliegen somatischer Symptome nicht zwingend, ein deutliches Leidempfinden ist dagegen erkennbar, und auch deutliche psychosoziale Funktionseinschränkungen sollten vorliegen (Flis et al. 2010, Karsten et al. 2010). Dagegen weist eine *schwere depressive Episode ohne psychotische Symptome* (ICD-10: F32.2) alle drei Kernsymptome einer depressiven Episode und meist auch einige der beschriebenen somatischen Symptome auf. Sie geht mit einem Verlust des Selbstwertgefühls und Gefühlen von Wertlosigkeit und Schuld und oftmals auch mit Todeswünschen einher. Eine vorliegende körperliche Symptomatik kann bei Krebspatienten mit schwerer depressiver Episode sowohl Ausdruck der Depression als auch Ausdruck oder Nebenwirkung der Krebserkrankung und -therapie sein. Inwieweit dieser Tatsache differentialdiagnostisch Rechnung getragen wird, hängt von dem zugrunde gelegten Ansatz ab (▶ Kap. 3.5).

Werden auf der Basis des inklusiven Ansatzes sowohl die psychischen als auch die somatischen Symptome bei der Diagnose und Klassifikation einer Depression berücksichtigt, so ist es nicht erforderlich, ihren Ursprung zu spezifizieren. Der ätiologische Ansatz fordert dagegen eine klare Aussage zur Entstehungsgrundlage der psychischen und somatischen Symptome einer Depression. Diese können krankheits- und behandlungsbedingt sein, d. h. Folge eines organischen oder medizinischen Krankheitsfaktors, eine Reaktion auf die Krebsdiagnose oder auf Ereignisse der Krebstherapie darstellen oder unabhängig davon vorliegen. In einem exklusiven Ansatz basiert die Depressionsdiagnose allein auf den psychischen Symptomen, und im substitutiven Ansatz können neben den geforderten psychischen Symptomen einer Depression weitere, krebsbezogene Symptome hinzugefügt werden. Als weitere krebsbezogene Symptome einer Depression gelten

- Gefühle der Hilf- und Hoffnungslosigkeit oder der Demoralisierung, sofern von dieser nicht differentialdiagnostisch unterschieden werden soll (Clarke 2011),
- eine fehlende aktive Mitarbeit an der Krebstherapie trotz einer körperlichen Verfassung, die dies ermöglichen würde, keine Verbesserung der Depression trotz verbesserter körperlicher Bedingungen oder ein geringeres Funktionsniveau, als es die medizinischen Bedingungen erwarten lassen würden (Akechi et al. 2009),
- ein besorgter oder depressiver Gesichtsausdruck oder eine entsprechende körperliche Haltung, sozialer Rückzug und ein reduziertes Mitteilungsbedürfnis, stetes Grübeln, Selbstmitleid oder Pessimismus, nur schwer mögliche Aufmunterung, fehlendes Lächeln, keine Reaktionen auf gute Nachrichten oder lustige Situationen (Akechi et al. 2009).

Erfolgt die Diagnose der Depression auf der Grundlage des substitutiven Ansatzes, so kann diese als *sonstige depressive Episode* (ICD-10: F32.8) klassifiziert werden, da die substituierten Symptome als *atypisch* für eine klassische Depressionsdiagnose gelten.

Um Hinweise auf die Notwendigkeit der diagnostischen Abklärung einer Depression im onkologischen und psychoonkologischen Versorgungsalltag zu gewinnen, werden zwei Screeningansätze vorgeschlagen (Miller u. Massie 2010):

Erstens. Mit der 1-Item Frage »Wie depressiv waren sie heute und während der vergangenen Woche?« und der Aufforderung, die depressive Verstimmung auf einer Skala von 0–100 einzuschätzen, wobei 100 den normalen entspannten Zustand des Patienten repräsentieren soll. Eine weitergehende diagnostische Abklärung ist ab einem Wert von unter 60 angezeigt (Akizuki et al. 2003).

Zweitens. Mit einem 2-Item Screening, das die positive Beantwortung der folgenden Fragen erfordert:

- »Fühlten Sie (z. B. im letzten Monat/während der vergangenen zwei Wochen/in letzter Zeit) sich häufig niedergeschlagen, traurig, bedrückt oder hoffnungslos?« und
- »Hatten Sie (z. B. im letzten Monat/während der vergangenen zwei Wochen/in letzter Zeit) häufiger wenig Lust und Freude an Dingen, die Sie sonst gerne tun?« (Whooley et al. 1997).

Liegen bei einem als depressiv identifizierten Krebspatienten die typischen somatischen Symptome einer Depression vor und wird diesen ein entscheidendes Gewicht in der Depressionsdiagnose zugesprochen, so ist zu prüfen, ob diese Symptome Folgen der Krebserkrankung und Krebstherapie sind (Miller u. Massie 2010, Massie et al. 2011). Werden dabei Faktoren der Krebserkrankung wie etwa ein Hirntumor oder Kopf- und Halstumoren, Faktoren der Krebstherapie wie etwa eine Behandlung mit Kortikosteroiden, Interferon-alpha, Interleukin 2, Tamoxifen, Vincristin, Asparaginase oder Cyproteron oder Therapienebenwirkungen wie Schmerz und Fatigue als ursächlich für die somatischen Symptome einer Depression gesehen, so ist die Diagnose einer *organischen affektiven Störung* (ICD-10: F06.3) begründet. Kommt es mit Linderung der körperlichen Symptome auch zu einer Linderung der Depression, so kann die Diagnose einer *organisch affektiven Störung* bestätigt werden. Bleiben die Symptome einer Depression bestehen, so kann der *organisch affektiven Störung* entweder eine andere *affektive Störung* zugrundegelegen haben oder sie kann von dieser gefolgt sein.

Liegen bei einem als depressiv identifizierten Krebspatienten die typischen somatischen Symptome einer Depression nicht oder nur in sehr geringem Maße vor, so kann von einer *depressiven Episode* (ICD-10: F32,-) oder einer *rezidivierenden depressiven Episode* (ICD-10: F33,-) *ohne* somatische Symptomatik (ICD-10: F32.x0 bzw. F33.x0) gesprochen werden. Ist eine weitere Spezifizierung der Diagnose und Klassifikation einer depressiven Störung vorgesehen, so ist zu unterscheiden, ob die Depression

- chronisch ist und bereits mehrere Jahre andauert, die vorliegende depressive Verstimmung aber nicht sehr schwer ist und zudem die Kriterien einer leichten rezidivierenden depressiven Störung erfüllt sind (ICD-10: F34.1, *Dysthymia*),
- bereits vor Beginn der Krebserkrankung vorlag und jetzt eine erneut auftretende depressive Episode darstellt (ICD-10: F33,-, *rezidivierende depressive Störung*, mit der Anmerkung, dass die Depression *bereits vor Ausbruch der Krebserkrankung vorliegend* war) oder
- eine Reaktion auf die Erfahrung der Krebserkrankung darstellt und erstmals (ICD-10: F32,-, *depressive Episode*) oder

zum wiederholten Male nach der Krebsdiagnose aufgetreten ist (ICD-10: F33,-, *rezidivierende depressive Störung*, mit der Anmerkung, dass die Depression *nach Ausbruch der Krebserkrankung vorliegend* war).

In der *klinisch-psychoonkologischen Diagnostik* lassen sich die Diagnosen anhand strukturierter Interviews stellen (Schneider u. Margraf 2011), die operationalen Kriterien der DSM-IV (Saß et al. 2003) zugrunde legen oder das ICD-10 (Dilling et al. 2011) zur Diagnosefindung und Klassifikation heranziehen. Zur Verschlüsselung der Diagnosen ist in der ambulanten und stationären Versorgung die jeweils aktuelle Version der ICD-10-GM anzuwenden (DIMDI 2012). Das vom *Deutschen Institut für Medizinische Dokumentation und Information* (DIMDI) herausgegebene System der *Internationalen statistischen Klassifikation der Krankheiten und verwandter Gesundheitsprobleme* (ICD), liegt aktuell in der Version 2012 der 10. ICD-Revision vor (DIMDI 2012). Weitaus die meisten publizierten wissenschaftlichen Studien zur Diagnostik und Klassifikation psychischer und Verhaltensstörungen bei Krebspatienten basieren jedoch auf den diagnostischen Kriterien des *Diagnostischen und statistischen Manuals Psychischer Störungen* (Saß, et al. 2003) in seiner dritten oder vierten Auflage (Andrykowski u. Kangas 2010, Miller u. Massie 2010, Levin u. Alici 2010, Li et al. 2010), die nicht mit der aktuellen ICD-10 Version deckungsgleich sind. Die Hinweise und Anmerkungen zur klinisch-psychoonkologischen Diagnostik dienen daher lediglich der Unterstützung des Psychotherapeuten in seiner diagnostischen Entscheidungsfindung.

Gestufte psychoonkologische Versorgung

5.1 Einleitung

»*Psychosocial needs are embedded in features and qualities of life and social relationships that, from the viewpoint of patients and informal cares, are necessary, important, or critical to their psycho-emotional ability to live with the knowledge and social consequences of cancer, and thus to their ability to hold themselves and their social worlds together*« (Thomas u. Morris 2001, S. 20). Psychosoziale Bedürfnisse sind eingebunden in die spezifische Lebenssituation und die jeweiligen Eigenschaften der sozialen Beziehungen. Aus der Perspektive des Patienten und der ihn umgebenden oder auch nahestehenden Personen sind sie notwendig, wichtig oder zentral für seine psychische und emotionale Fähigkeit, mit dem Wissen und den sozialen Konsequenzen einer Krebserkrankung leben zu können, und folglich für seine Fähigkeit, sich selbst und sein soziales Umfeld zu bewahren (Übersetzt vom Verfasser).

Die onkologische Versorgung des an Krebs erkrankten Patienten trägt in zunehmendem Maße diesem psychosozialen Grundbedürfnis von Krebspatienten Rechnung (Hewitt et al. 2004). Spätestens seit 2008 werden neue Versorgungsstandards (*new standard of care*; IOM 2008, S. ix) eingefordert und entwickelt, die den ganzen Patienten und nicht länger allein seine Krebserkrankung in den Fokus der onkologischen Versorgung stellen (CAPO 2010, Fann et al. 2012, Holland et al. 2011, IOM 2008). Übergeordnetes Ziel ist es, die psychosoziale Versorgung in die bio-medizinische Krebstherapie zu integrieren und darüber

- die emotionale Belastung der Patienten zu lindern und
- den Patienten darin zu unterstützen, Verhaltensweisen zu erwerben, mit denen er seine Krankheitssymptomatik minimieren und seinen allgemeinen Gesundheitszustand verbessern kann (IOM 2008, S. 5).

Die Psychoonkologie hat in diesem Zusammenhang sieben Bereiche des psychosozialen Versorgungsbedarfs von Krebspatienten identifiziert (Holland u. Weis 2010b):

- Informationsbedarf,
- Unterstützung in der Krankheitsbewältigung,
- Unterstützung im Management der Erkrankung,
- Veränderung von Verhaltensweisen, die sich auf die Erkrankung auswirken,
- Bedarf an materiellen Ressourcen,
- Unterstützung in der Familie und im Beruf und
- Beratung in finanziellen Angelegenheiten.

In jedem dieser Bereiche hat die Psychoonkologie effektive Interventionsformen benannt oder entwickelt, mit denen den psychosozialen Bedürfnissen von Krebspatienten entsprochen werden kann (Holland u. Weis 2010b):

- Kommunikation zwischen dem Leistungserbringer und dem Patienten,
- Psychotherapie und Beratung,
- Psychopharmakologische Interventionen,
- Selbst-Management,
- Gesundheitsförderung sowie
- Unterstützung für Familienangehörige.

Die vorliegende Evidenz zum psychoonkologischen Versorgungsbedarf von Krebspatienten sowie zu wirksamen Versorgungsangeboten wird als hinreichend bewertet, um den neuen Versorgungsstandard in der Onkologie zu begründen und die psychoonkologische Versorgung in die onkologische Routineversorgung zu integrieren (▶ Kap. 4.1; Holland u. Weis 2010b, Holland et al. 2011, IOM 2008). Die hierfür erforderlichen klinischen Praxisleitlinien und organisatorischen Rahmenbedingungen lokaler Versorgungseinrichtungen sollen dabei so entwickelt werden, dass eine einrichtungsinterne Implementierung und Umsetzung des neuen Versorgungsstandards Realität wird

(Fann et al. 2012, Jacobsen 2010, Loscalzo et al. 2010). Vorgesehen ist, dass lokale Versorgungseinrichtungen dem begründbaren psychosozialen Versorgungsbedarf eines Krebspatienten ein angemessenes psychoonkologisches Versorgungsangebot gegenüberstellen (IOM 2008). Dabei könnte dem

- Informationsbedarf des Krebspatienten eine angemessene Patienteninformation und -aufklärung gegenüber gestellt werden, die u. a. auch über psychosoziale Versorgungsangebote aufklärt und den Patienten zudem darin unterstützt, die Informationen zu verstehen und zu nutzen,
- Unterstützungsbedarf in der Krankheitsbewältigung dadurch entsprochen werden, dass konkrete Hilfen bei spezifischen psychosozialen Problemen und Bedürfnissen des Patienten angeboten werden,
- Unterstützungsbedarf im Management der Erkrankung mit materieller oder logistischer Unterstützung oder mit versorgungskoordinierenden Maßnahmen begegnet werden und
- die Unterstützung in der Verhaltensänderung durch Maßnahmen der Patientenedukation, der Kurzzeitberatung sowie durch gesundheits-, verhaltensbezogene und psychoonkologisch-psychotherapeutische Interventionen umgesetzt werden.

Zentrale Voraussetzungen für die Realisierung der psychoonkologischen Versorgung von Krebspatienten sind

- die versorgungsbegleitende effektive Kommunikation aller Leistungsanbieter (*provider*; IOM 2008, S. 7), die definiert ist als *»fostering healing relationships, exchanging information, responding to emotions, managing uncertainty, making decisions and enabling self management«* (Street u. Epstein 2007, S. 17) sowie
- das routinemäßige Screening des emotionalen Distress und des psychosozialen Versorgungsbedarfs zu einem möglichst frühen Zeitpunkt der Krebstherapie (Dabrowski et al. 2007, NCCN 2011a).

Auf der Basis der Intensität der emotionalen Belastung und des spezifischen psychosozialen Versorgungsbedarfs des einzelnen Krebspatienten soll ein Versorgungsprogramm entwickelt und umgesetzt werden, das

- die bio-medizinische mit der psycho-sozialen Versorgung des Patienten koordiniert,
- den Patienten darin unterstützt, mit seiner Erkrankung und Gesundheit im Allgemeinen kompetent umgehen zu können und
- ihm einen Zugang zu weitergehenden psychoonkologischen Versorgungsangeboten ermöglicht, die seinem individuellen Versorgungsbedarf entsprechen.

Es liegt dabei letztlich in der Verantwortung des Leistungserbringers sicherzustellen, dass jeder Krebspatient seiner Einrichtung die Versorgung erhält, die dem neuen psychosozialen Versorgungsstandard entspricht (Fann et al. 2012, IOM 2008).

In Ländern wie Australien (DH 2008), Kanada (CAPO 2010), Irland (Coleman et al. 2011), Großbritannien (Absolom et al. 2011) oder Deutschland (BMG 2010, 2012; Weis et al. 2003, 2008) wird an psychoonkologischen Versorgungsstandards gearbeitet, die denen des Institute of Medicine (2008) vergleichbar sind. In Deutschland wird etwa im Nationalen Krebsplan (BMG 2010, 2012) in Handlungsfeld 2 »Weiterentwicklung der onkologischen Versorgungsstrukturen und der Qualitätssicherung« unter dem Ziel 9 gefordert: »Alle Krebspatienten erhalten bei Bedarf eine angemessene psychoonkologische Versorgung«. Diese basiert darauf, psychosozialen Unterstützungsbedarf als auch behandlungsbedürftige psychische Störungen bei Krebspatienten und Angehörigen besser zu erkennen und die notwendige psychoonkologische Versorgung im stationären und ambulanten

Bereich sicherzustellen. Die *Psychoonkologische Versorgung* umfasst dabei »gestufte psychosoziale und psychotherapeutische Interventionen für Krebskranke und ihre Angehörigen« (BMG 2010, S. 4):

- die »psychosoziale Versorgung beinhaltet insbesondere Information, Beratung, Psychoedukation, Krisenintervention und supportive Begleitung«,
- die »psychotherapeutische Versorgung beinhaltet insbesondere Diagnostik, Krisenintervention und psychotherapeutische Behandlung von Patienten mit ausgeprägten psychischen Beeinträchtigungen oder komorbiden psychischen Störungen.«

Um die neuen Versorgungsformen effektiv und effizient in der Versorgungspraxis umsetzen zu können, sollen neben der therapeutischen Kompetenz des Leistungserbringers fünf erweiterte Komponenten der Leistungserbringung gegeben sein (IOM 2004, S. 4):

- *Patientenzentrierte Versorgung*, insbesondere mit dem Respekt vor dem Patienten, dem Beachten der individuellen Besonderheiten, Wertvorstellungen, Präferenzen und Bedürfnisse von Patienten sowie der gemeinsamen Entscheidungsfindung und dem gemeinsamen Behandlungsmanagement.
- *Umsetzung einer evidenzbasierten Praxis*, mit der Verknüpfung von der bestverfügbaren Evidenz aus der Forschung, der klinischen Expertise der Leistungserbringer und den Wertvorstellungen der Krebspatienten, um eine optimale Versorgung zu gewährleisten.
- *Arbeiten in interdisziplinären Teams*, d. h. die Kooperation, Integration und Koordination der Versorgungsangebote in einem Teamansatz, um sicherzustellen, dass die Versorgung kontinuierlich ist und zuverlässig erbracht wird.
- *Anwendung der Qualitätsverbesserung*, d. h. die Identifikation von Fehlern und Gefahren in der Versorgung und dementsprechend ein Verständnis für die grundlegenden Prinzipien der Patientensicherheit und ihre Umsetzung, wie etwa die Standardisierung und Vereinfachung komplexer Versorgungsformen, die kontinuierliche Überprüfung und Reflexion der Versorgungsqualität in Bezug auf die Versorgungsstrukturen, -prozesse und -ergebnisse sowie die Erarbeitung und Prüfung von Maßnahmen zur kontinuierlichen Verbesserung der Patientenversorgung.
- *Nutzung der Informationstechnologie*, d. h. die technologische Unterstützung von Kommunikation, Wissensmanagement, Fehlerkontrolle und Entscheidungsfindungsprozessen.

Die neuen Versorgungsformen und ihr Anspruch an eine umfassende, den ganzen Menschen berücksichtigende Onkologie werden in ihren einzelnen Bestandteilen bereits erprobt und evaluiert (vgl. Fann et al. 2012, Holland et al. 2010b, IOM 2008).

Welchen Beitrag die psychoonkologisch-psychotherapeutische Versorgungspraxis zu einer umfassenden und strukturierten Versorgung in der Onkologie leisten und welchen Stellenwert sie in den neuen bio-psycho-sozialen Versorgungsformen einnehmen kann, wird gegenwärtig intensiv diskutiert (Koch u. Weis 2009, Singer et al. 2010, Watzke et al. 2008).

5.2 Der »Stepped Care«-Ansatz

Die psychoonkologische Versorgung richtet sich an Krebspatienten mit unterschiedlichen Formen der Krebserkrankung und Krebstherapie, die in unterschiedlichem Ausmaß emotional belastet sind und unterschiedliche Probleme und Bedürfnisse aufweisen. Eine uniforme Betrachtung der psychosozialen Verfassung von Krebspatienten ist dabei ebenso nicht zu begründen und nicht zeitgemäß wie eine unterschiedslose psychoonkologische Versorgung

(Stanton 2005, Steginga et al. 2006). Aber auch eine auf alle speziellen Probleme und Bedürfnisse des Einzelfalls zentrierte psychoonkologische Versorgung ist nicht zu begründen, weil sie praktisch nicht zu realisieren und wissenschaftlich kaum zu prüfen wäre (Kusch 2003). Vielmehr werden neue Interventionsansätze so konzipiert, dass sie sowohl eine strukturierte als auch weitgehend individualisierte Patientenversorgung ermöglichen (Davies u. Batehup 2010, Ell et al. 2010, Kanth u. Kusch 2011, Wagner u. McCorkle 2010).

In der Versorgungspraxis wird der Psychoonkologe mit emotionalen Belastungen und psychosozialen Problemen und Bedürfnissen konfrontiert, die in gewisser Weise typisch für Patienten in bestimmten Krebserkrankungen, Behandlungsformen und Patienten mit unterschiedlichen Erkrankungsphasen und Therapieverläufen sind. Bei Krebspatienten bestehen zwar Unterschiede in der Komplexität ihres Versorgungsbedarfs, dieser ist jedoch weitgehend auf umschriebene Gruppen emotionaler Belastungen und psychosozialer Probleme und Bedürfnisse bezogen (CAPO 2010, DH 2008, Holland u. Weis 2010b). Die Notwendigkeit, diesem umschriebenen Versorgungsbedarf zu entsprechen, steigt in dem Maße, in dem eine unterlassene Versorgung mit ungünstigen oder sogar negativen Folgen für den Krebspatienten verbunden ist (► Kap. 3.5) und die angebotenen Hilfen nachweislich einen positiven Effekt hätten (► Kap. 4.5).

Für die psychoonkologische Praxis werden strukturierte bzw. auf Versorgungsstandards basierende Versorgungsprogramme entwickelt und erprobt, mit denen sowohl dem Bedarf von Krebspatienten entsprochen als auch die Leistungserbringung (*care delivery*; IOM 2008, S. 133) in einer Form organisiert werden kann, die jedem Patienten im Verlauf seiner Erkrankung und Behandlung eine auf seine Situation abgestimmte psychoonkologische Versorgung zukommen lässt (u. a. Bultz et al. 2011, CAPO 2010, DH 2008, Hewitt et al. 2004, NCCN 2011a, Turnbull et al. 2010). Strukturierten Versorgungsprogrammen liegen Absprachen und Vereinbarungen zugrunde, die regeln sollen, welche Partner innerhalb der ambulanten, stationären oder gemeindenahen Versorgung auf welche Weise miteinander kooperieren und welcher Leistungserbringer für welche Form der Versorgung verantwortlich ist (*care management*; Fann et al. 2012).

Ein weitgehend akzeptiertes Modell, das der Entwicklung und Umsetzung strukturierter Versorgungsformen dient, ist das *stepped care*-Modell (Von Korff u. Tiemens 2000). Es besteht aus zwei wesentlichen Merkmalen, aus

- der Bereitstellung von bedarfsgerechten Interventionsformen, die in einem angemessenen Kosten-Nutzen-Verhältnis stehen, und aus
- einem begleitenden Versorgungsmonitoring, das bei einem sich verändernden Versorgungsbedarf einen Wechsel in den Versorgungsstufen ermöglicht.

Die gestufte Versorgung ist anfangs für chronisch und schwerstkranke Menschen konzipiert (Von Korff u. Tiemens 2000) und in der Folge auf die psychologische (Bower u. Gilbody 2005) und psychoonkologische Versorgung übertragen worden (Fann et al. 2012, Ell et al. 2010, Hewitt et al. 2004, Kommer 2005, Kusch et al. 2002). Sie wird im *Nationalen Krebsplan* auch zur Umsetzung der psychoonkologischen Versorgung in Deutschland empfohlen (BMG 2010, 2012).

Der *stepped care*-Ansatz gilt als ein sehr praxisnahes und effizientes Verfahren, mit dem ein multidisziplinär ausgerichtetes Behandlungsteam den Problemen und Bedürfnissen eines umschriebenen Patientenkollektivs effizient begegnen kann (DH 2008, Bower u. Gilbody 2005). Das Modell erlaubt es, Versorgungsmaßnahmen an den individuellen Bedarf der Patienten so anzupassen, dass eine intensive Versorgung und komplexere Leistungen erst dann zum Einsatz kommen, wenn diese für den Einzelfall angezeigt sind oder sich weniger aufwendige und weniger komplexe Leistungen als ungeeignet erwiesen haben (Hutchison et al. 2006; Kusch et al. 2002, 2004). Dabei werden in einem *gestuften Vorgehen der Versorgung* die psychosozialen und psychotherapeutischen Maßnahmen in einer Form zusammengestellt, in der z. B. für

- milde Belastungsformen (emotionale Belastungen u/o. leichte Formen der psychosozialen Funktionsbeeinträchtigung) einfachere und für
- gravierende Belastungsformen (subsyndromale oder syndromale psychische Störungen u./o. multiple und schwere Formen der psychosozialen Funktionsbeeinträchtigung) komplexere Interventionen vorgehalten werden.

Hutchison und Mitarbeiter (2006, Steginga et al. 2006) haben einen *stepped care*-Ansatz für die Organisation der psychoonkologischen Versorgung auf kommunaler oder gemeindenaher Ebene entwickelt. Ihr Ansatz sieht insgesamt fünf Ebenen oder Korridore der psychoonkologischen Versorgung vor, beginnend mit der

- universellen oder Standardversorgung für alle Krebspatienten, die aus der Patienteninformation, umschriebenen emotionalen und praktischen Hilfestellungen durch das Behandlungsteam sowie einer *cancer-helpline* besteht,
- supportiven Versorgung für Patienten mit milden bis moderaten Belastungen, die aus emotionalen, praktischen sowie spirituellen Versorgungsangeboten, der Psychoedukation, der Unterstützung in der Entscheidungsfindung sowie einer *cancer-helpline* besteht und durch speziell ausgebildetes Fachpersonal oder geschulte Selbsthilfegruppenvertreter erbracht wird,
- erweiterten Versorgung für Patienten mit moderaten Belastungen, die aus der Beratung und umschriebenen Behandlung, aus Fertigkeitstrainings sowie einer Krebsberatung besteht und durch Psychologen oder Sozialarbeiter erbracht wird,
- spezialisierten Versorgung für Patienten mit moderaten bis schweren Belastungen, die aus einer spezifischen Therapie für Depressionen, Ängste, Beziehungsprobleme sowie einer Krebsberatung besteht und durch Psychotherapeuten und ggf. Psychiater erbracht wird und einer
- Akutversorgung für Patienten mit schweren Belastungen, die aus einer intensiven oder umfassenden Therapie für akute und komplexe Probleme besteht und durch ein psychologisches Team mit Psychotherapeuten und Psychiatern erbracht wird.

Der Ansatz ist an der individuellen Belastung des Patienten ausgerichtet und berücksichtigt sowohl den Einsatz psychometrischer Verfahren als auch klinischer Interviews zur Ermittlung des Versorgungsbedarfs. Steginga und Mitarbeiter (2006) konnten zeigen, dass 78 % aller Krebspatienten bei der Erstuntersuchung moderate bis schwere Belastungen aufweisen, 9 % milde bis moderate und 13 % schwere Belastungen.

Kusch und Mitarbeiter (2002, 2004; CMP 2007, Kusch u. Kanth 2006) haben einen drei stufigen *stepped care*-Ansatz für die Organisation der psychoonkologischen Versorgung auf der Ebene kommunaler Krankenhäuser entwickelt. Der Ansatz sieht vor, einzelne Maßnahmen in Abhängigkeit von definierten Kriterien der emotionalen oder psychischen Belastungsintensität und der Komplexität der vorliegenden Problem- und Bedürfnislage des Patienten anzubieten (► Kap. 4.2), und wird als risikogruppenbezogener stepped-care Ansatz bezeichnet (Kusch u. Kanth 2006). Die psychosoziale Versorgung soll dabei durch das gesamte Behandlungsteam mit klarer Zuordnung der Versorgungsleistungen zu den jeweiligen Leistungserbringern erbracht werden (◘ Tab. 5.1; Kommer 2005; Kusch et al. 2002, 2004).

Tab. 5.1 Risikogruppenbezogener stepped-care Ansatz in der Psychoonkologie

Klinische Risikogruppe	Berufsgruppe	Maßnahmen
Risikogruppe I: *Zustand bei Krebserkrankung ohne zusätzliche Belastungen*	Arzt/Pflegeberufe	Patienteninformation Patientenaufklärung
Risikogruppe II: *Zustand bei Krebserkrankung mit zusätzlichen emotionalen und psychosozialen Belastungen*	Pflegeberufe/Seelsorger/ Psychosoziale Fachkräfte/ Klinischer Psychologe	Patientenunterstützung Patientenanleitung
	Sozialarbeiter	Sozialrechtsberatung
Risikogruppe III: *Zustand bei Krebserkrankung mit zusätzlichen klinisch relevanten Belastungen oder psychischen Störungen*	Psychotherapeuten	Psychotherapeutische Beratung und Behandlung

Der risikogruppenbezogene *stepped care*-Ansatz sieht vor, dass

- alle Krebspatienten Maßnahmen der *Patienteninformation und -aufklärung* (▶ Abschn. 5.3) erhalten, die durch den behandelnden Arzt und/oder die Pflegekräfte während spezieller Untersuchungs-, Behandlungs-, und Beratungsanlässe (*point of care*) oder behandlungsbegleitend (*phase of care*) erbracht werden,
- diejenigen Krebspatienten mit zusätzlichen Belastungen (ca. 50–70 % aller Krebspatienten) zusätzlich zur Information und Aufklärung auch Maßnahmen der *Patientenunterstützung und -anleitung* (▶ Abschn. 5.4) erhalten, die von geschulten Pflegekräften und/oder psychosozialen Fachkräften wie Sozialarbeitern oder Psychologen während spezieller Behandlungssituationen sowie begleitend zur jeweiligen Behandlungsphase erbracht werden, und dass
- Krebspatienten mit zusätzlichen klinisch relevanten Belastungen oder psychischen Störungen (entspricht ca. 30 % aller Krebspatienten) über die Information und Aufklärung und ggf. eine erforderliche konkrete Unterstützung und Anleitung hinausgehende Maßnahmen der *psychotherapeutischen Beratung und Behandlung* (▶ Abschn. 5.5) erhalten, die von Psychotherapeuten während spezieller Behandlungssituationen sowie begleitend zur jeweiligen Behandlungsphase durchgeführt werden. Zur weiteren Aufgabe des Psychotherapeuten zählt die Teamsupervision/-betreuung, deren Ziel darin besteht, psychologische und psychosoziale Aspekte in der Patientenversorgung mit den Teammitgliedern zu reflektieren und sie diesbezüglich begleitend zu beraten.

Der risikogruppenbezogene *stepped care*-Ansatz basiert auf einem zweistufigen Vorgehen in der Zuweisung eines Patienten zu psychoonkologischen Maßnahmen. In einem ersten Schritt wird anhand psychometrischer Verfahren und Checklisten das Ausmaß der emotionalen Belastung erhoben, im zweiten werden die so ermittelten Patienten mit hohem Risiko für schwere emotionale Belastungen (*Indexpatienten*) zur weiteren Abklärung an den Psychotherapeuten überwiesen (▶ Kap. 4.2, ▶ Kap. 4.4).

Eine erste Erprobung hinsichtlich der Angemessenheit dieses Vorgehens fand im Rahmen des Projektes *Case Management Psychoonkologie* (CMP) in sechs Akutkrankenhäusern statt (CMP 2007). Bei 1.686 Krebspatienten konnte im Verlauf der Krebstherapie und -nachsorge gezeigt werden, dass bei Patienten mit einem geringen psychometrischen Risiko (▶ Kap. 4.2; HADS-G <15) eine ICD-10 F Diagnose in 13,8 % der Fälle, bei Patienten mit mittlerem Risiko (HADS-G 15–21) in 37 % der Fälle und bei Patienten mit hohem Risiko (HADS-G >21) in 58 % der Fälle gestellt wurde. In der Gruppe der Indexpatienten (HADS-G ≥15) konnte bei 9 % ein *Zustand bei Krebserkrankung ohne zusätzliche Belastungen* (klinischer Schweregrad, SWG I), bei 31,8 % ein *Zustand mit zusätzlichen emotionalen und psychosozialen Belastungen* (SWG II) und bei 59,2 % mit klinisch relevanten Belastungen festgestellt werden (SWG III; CMP 2007). Die Schweregradbeurteilung und ICD-Diagnose wurde durch einen Psychotherapeuten im Rahmen seiner psychoonkologischen Untersuchungsgespräche gestellt.

In der Erprobungsphase des gestuften Ansatzes erfolgte die psychoonkologische Versorgung aller Krebspatienten neben der Begleitung durch Ärzte, Pflegekräfte und Sozialarbeiter durch einen Psychotherapeuten. Dabei erhielten von den 2.052 Krebspatienten, bei denen ein psychoonkologisches Untersuchungsgespräch und die Schweregradbeurteilung durchgeführt wurden, 1.716 Patienten spezifische psychoonkologische Versorgungsleistungen.

- Auf Patienten mit *Zustand bei Krebserkrankung ohne zusätzliche Belastungen* (SWG I) entfielen insgesamt 3,05 Leistungen je Patient, wobei konkrete psychoonkologische Hilfen mit 0,54 und die Katamneseerhebung (Psychoonkologisches Monitoring) mit 1,08 Leistungen das Gros der Leistungen je Patient ausmachten. Als Einzelinterventionen wurden vorwiegend unterstützende Einzelgespräche mit 0,62 Gesprächen je Patient durchgeführt.
- Auf Patienten mit *Zustand bei Krebserkrankung und zusätzlichen emotionalen und psychosozialen Belastungen* (SWG II) entfielen insgesamt 4,58 Leistungen je Patient, wobei konkrete psychoonkologische Hilfen mit 1,06 und die Katamneseerhebung mit 0,98 Leistungen das Gros der Leistungen je Patient ausmachten. Als Einzelinterventionen wurden unterstützende Einzelgespräche mit 1,29 und psychotherapeutische Interventionen mit 0,44 Gesprächen je Patient durchgeführt.
- Auf Patienten mit *Zustand bei Krebserkrankung und zusätzlichen klinisch relevanten Belastungen oder psychischen Störungen* (SWG II) entfielen insgesamt 8,15 Leistungen je Patient, wobei die stationäre psychoonkologische Psychotherapie mit 2,54 und die Katamneseerhebung mit 0,98 Leistungen das Gros der Leistungen je Patient ausmachten. Als Einzelinterventionen wurden unterstützende Einzelgespräche mit 1,63 und psychotherapeutische Interventionen mit 2,55 Gesprächen je Patient durchgeführt.

Die durch den Psychotherapeuten sicherzustellende Kontinuität der Versorgung bei Krebspatienten im akutmedizinischen Setting zeigte sich darin, dass der Psychotherapeut bei Patienten mit klinischem Schweregrad III 2,23 mal je Patient den Kontakt zu ihm initiierte, bei Patienten mit klinischem Schweregrad II 0,69 mal und bei Patienten mit klinischem Schweregrad I lediglich 0,47 mal.

Zum ersten Katamnesezeitpunkt im Rahmen des Versorgungsmonitorings, der im Mittel 4,5 Monate nach stationärer Aufnahme erfolgte, kam es nach Beurteilung des klinischen Schweregrades durch den Psychotherapeuten bei 9,4 % der Patienten zu einer Verschlechterung und bei 46,8 % zu einer Verbesserung der psychischen und psychosozialen Verfassung. Die psychometrische Untersuchung zum Katamnesezeitpunkt anhand der *Hospital Anxiety and Depression*

Scale zeigte bei 88 % der zu Beginn der stationären Krebstherapie gering belasteten Patienten keine Verschlechterung der Symptomatik und bei 26 % der hoch ängstlichen bzw. 31 % der hoch depressiven Patienten eine klinisch signifikante Symptomreduktion (▶ Kap. 4.3; CMP 2007). Bei einer Subgruppe der psychoonkologisch versorgten Krebspatienten konnte ein Jahr nach ihrer stationären Aufnahme eine Follow-Up Erhebung durchgeführt werden. Dabei zeigten über 45 % der anfangs hoch ängstlichen und depressiven Krebspatienten eine klinisch signifikante Symptomreduktion (Kost et al. 2009).

Die im Projekt *Case Management Psychoonkologie* erprobte gestufte Versorgung von Krebspatienten während der akuten Phase der Krebstherapie konnte somit erste Hinweise auf die Angemessenheit und Wirksamkeit des *stepped-care*-Ansatzes in der Psychoonkologie geben (CMP 2007).

5.3 Patienteninformation und -aufklärung

Die Patienteninformation und -aufklärung ist, sofern sie behandlungsbegleitend erfolgt, eine Form der psychoonkologischen Basisversorgung, die auf die emotionale und psychosoziale Verfassung eines Krebspatienten eingeht, seinen individuellen Versorgungsbedarf berücksichtigt, bei gegebenem Versorgungsbedarf entsprechende psychoonkologische Versorgungsleistungen empfiehlt, den Patienten zur Inanspruchnahme motiviert und die entsprechende Versorgung einleitet. In einer gestuften psychoonkologischen Versorgung gilt sie als die grundlegende Versorgungsform, die alle Krebspatienten einschließt und zumeist auf der Ebene der Patient-Arzt-Beziehung umgesetzt wird (IOM 2008).

Die Patienteninformation ist die zumeist mündliche Form der Auskunft zu Aspekten der individuellen Erkrankung, Gesundheit und Gesundheitsförderung des Patienten, zu angezeigten und alternativen Untersuchungs- bzw. Behandlungsmöglichkeiten sowie zu weiteren bzw. ergänzenden Versorgungsangeboten. Sie verfolgt das Ziel, dem Patienten neues Wissen zu vermitteln. Dabei soll sie sachlich korrekt und sprachlich verständlich, jedoch nicht wertend erfolgen. Die Bewertung der Informationen obliegt dem Krebspatienten, der die erhaltenen Informationen je nach seinen Möglichkeiten und Fähigkeiten interpretiert und entsprechende Fragen stellt. Die Patienteninformationen sollen den Krebspatienten in die Lage versetzen, seine Krankheit und ihre Symptome zu verstehen und einzuordnen, den Nutzen sowie die Risiken und Nebenwirkungen einer Behandlung und gegebenenfalls sich als nutzlos erweisende, überflüssige oder gar schädliche Maßnahmen zu erkennen. Ärztlicherseits ist dabei durch gezieltes Nachfragen das Verständnis des Patienten zu prüfen und gegebenenfalls mit weitergehenden Informationen sicher zu stellen.

Die Patienteninformation geht der Patientenaufklärung zumeist voraus. Die Patientenaufklärung soll den Patienten befähigen, durch den Erwerb neuen Wissens eine eigene Perspektive bezüglich seiner Erkrankung zu entwickeln, seine Bedürfnisse zu erkennen, Fragen zu stellen, um Unklarheiten zu beseitigen und um begründbare Entscheidungen treffen zu können. Die Aufklärung geht somit über die reine Informationsvermittlung hinaus und intendiert, dem Patienten zu selbstbestimmtem Urteilen und Handeln zu verhelfen.

Die Patientenaufklärung ergibt sich notwendigerweise aus dem Prinzip des Selbstbestimmungsrechts eines Patienten. Aufgrund des Selbstbestimmungsrechts kann von einer wirksamen Einwilligung in eine Untersuchungs- und Behandlungsmaßnahme nur dann ausgegangen werden, wenn dieser eine Aufklärung zugrunde liegt, die vor Beginn einer Behandlung erfolgt und zu Indikation, Art der Behandlung, Therapieplan, gegebenenfalls zu Behandlungsalternativen, möglichen Behandlungsrisiken sowie den Rahmenbedingungen der Behandlung, etwa der Häufigkeit und Dauer einer Behandlungsmaßnahme informiert. Die Aufklärung sollte in einer auf das Befinden und die Aufnahmefähigkeit des Patienten abgestimmten Form erfolgen und auch die während der Behandlung auftretenden erheblichen Veränderungen in der Befindlichkeit des Patienten berücksichtigen (vgl. BÄK 1990, PTK-NRW 2008).

Information und Aufklärung sind Bestandteile der *partizipativen Entscheidungsfindung* in der Onkologie (Bergelt u. Härter 2010). Hier soll eine Vereinbarung und Umsetzung von Entscheidungen über verschiedene Schritte herbeigeführt werden (Härter 2004). Zu diesen Handlungsschritten zählen:

- Mitteilen, dass eine Entscheidung ansteht,
- Gleichberechtigung der Partner formulieren,
- über Wahlmöglichkeiten informieren,
- über Vor- und Nachteile der Optionen informieren,
- Verständnis, Gedanken und Erwartungen erfragen,
- Präferenzen ermitteln,
- Entscheidungen aushandeln,
- eine gemeinsame Entscheidung herbeiführen und
- Vereinbarungen zur Umsetzung der Entscheidung treffen.

Um die kommunikativen Kompetenzen für eine Umsetzung der gemeinsamen Entscheidungsfindung zu erlangen, ist ein Training der onkologisch tätigen Ärzte Voraussetzung (Kissane 2010b, Langendörfer et al. 2011).

Etwa zwei Drittel aller Krebspatienten wollen aktiv in die Therapie mit einbezogen werden und mehr als die Hälfte gemeinsam mit dem Arzt entscheiden (Caspari et al. 2007). Darüber hinaus wollen Krebspatienten wie auch ihre behandelnden Ärzte eine weitere, behandlungsbegleitende Teilhabe des Patienten am Behandlungsprozess (Caspari et al. 2007, Hubbard et al. 2008). Caspari und Mitarbeiter (2007) ermittelten 4 Modelle der Einbeziehung von Krebspatienten in den Prozess ihrer Krebstherapie:

Modell der Vermittlung von Informationen. Dieses erste Modell bezieht sich auf die reine Vermittlung von Informationen als Voraussetzung für eine gemeinsame Entscheidungsfindung. Neu erkrankte Krebspatienten unterscheiden sich von bereits länger erkrankten in ihrem Wissensstand erheblich. Der Wissensstand in Bezug auf die mit einer Krebserkrankung und Krebstherapie verbundenen Konsequenzen und Erfordernisse ist bei neu erkrankten Krebspatienten zumeist gering, so dass hier der Aufbau erkrankungs- und behandlungsbezogenen Wissens im Vordergrund steht. Die kognitive Auseinandersetzung mit Informationen steht dabei im Spannungsfeld zwischen »Wissen beruhigt« und »Wissen beunruhigt« und ist in einem Wechsel zwischen Informationssuche und Informationsvermeidung des Patienten zu beobachten. Dieser Zustand dauert an, bis ein Patient die medizinische Terminologie, seinen allgemeinen und erkrankungsspezifischen Zustand sowie die angezeigten Untersuchungs- und Behandlungsmaßnahmen verstanden hat (*health literacy*, Epstein u. Street 2007). Die rationale Informationsverarbeitung und Entscheidungsfindung des Krebspatienten werden durch seine aktuelle emotionale Verfassung allerdings sehr beeinflusst (Peters et al. 2008). Der Befindenszustand färbt das Denken des Patienten (▶ Kap. 3.4). So neigen Patienten in depressiven Stimmungszuständen leichter dazu, mit erhaltenen Informationen negative Erinnerungen und Vorstellungen zu verbinden, als Patienten in neutralen oder positiven Stimmungszuständen. Auch die Urteilsfindung negativ gestimmter Patienten beruht nicht allein auf den verfügbaren Informationen, sondern wird durch die aktuelle Stimmung beeinflusst. Die individuelle kognitive und emotionale Verfassung eines Krebspatienten ist daher in der Patienteninformation und -aufklärung zu berücksichtigen (Kusch et al. 2002, 2004; Peters et al. 2008). Ihr Einfluss erklärt nicht nur, warum viele Informationen von den Patienten zunächst nicht erfasst werden, obwohl sie von den aufklärenden Ärzten ausführlich erläutert wurden, sondern auch, warum eine behandlungsbegleitende Patienteninformation und -aufklärung von Krebspatienten unbedingt erforderlich ist.

Modell des konkreten Handelns. Das zweite Modell geht über die kognitiv-rationale Entscheidungsebene hinaus und bezieht den Patienten auch auf der konkreten Handlungsebene ein. Nicht allein die partizipative Entscheidung über Therapieoptionen, sondern die konkrete Einbeziehung des Patienten in seine Krebstherapie wird betont. Ziel ist es, den Krebspatienten als *Mithandelnden* zu betrachten und ihn zu befähigen, sich aktiv an seiner Behandlung zu beteiligen (*patient adherence*; IOM 2008, WHO 2003). Die reine Information und Aufklärung erleben viele Patienten als zu rational und eindimensional. Sie ist zwar erforderlich, um die Notwendigkeit einer bevorstehenden Untersuchung oder Behandlung zu verstehen, jedoch genügt sie nicht, um den Ablauf einer Maßnahme antizipieren und sich darauf einstellen zu können. Die Relevanz von Informationen und Erklärungen zu konkreten Handlungen und Abläufen onkologischer Untersuchungs- und Behandlungsmaßnahmen wird von vielen Onkologen zwar gesehen, sie ist jedoch häufig ein eher vernachlässigter Aspekt der ärztlichen Aufklärung (Epstein u. Street 2007).

Modell der vertrauensvollen Beziehung. Nach diesem Modell wird die gemeinsame Entscheidungsfindung von Arzt und Patient mit einer vertrauensvollen Beziehung gleichgesetzt (Bodenheimer u. Grumbach 2007). Diese Form der Beziehung hat eine bio-psycho-soziale Basis (Adler 2007). Auch hier unterscheiden sich die akut erkrankten Krebspatienten von Patienten, die bereits längere Zeit in Behandlung sind. Erstere bringen ihrem behandelnden Arzt zumeist ein hohes Maß an Vertrauensvorschuss entgegen, wohingegen letztere einen Arzt bevorzugen, der ihren individuellen Partizipationspräferenzen entspricht. Das Vertrauen in den Arzt und eine damit einhergehende Delegation der Entscheidung an diesen stehen dabei dem Wunsch nach Beteiligung und aktiver Einbeziehung nicht prinzipiell entgegen. Eine partnerschaftliche Beziehung zwischen Arzt und Patient ist u. a. durch Empathie und Anteilnahme, aktives Zuhören, das Erfassen von Unsicherheit beim Patienten und das Bestreben des Arztes gekennzeichnet, seinen Patienten bei der Informationsaufnahme und dem Verständnis so gut zu unterstützen, wie es der Zustand des Patienten erlaubt. Es ist daher erforderlich, nicht allein den Wunsch, sondern auch die Möglichkeiten einer aktiven Teilhabe des Patienten an der Entscheidungsfindung zu erfassen (Street u. Epstein 2007).

Modell der Verhandlung von Ungewissheiten. Dieses Modell basiert auf dem Umstand, dass Krebs eine Erkrankung ist, in der medizinische Entscheidungen fast nie mit vollständiger Sicherheit getroffen werden können. Die Vermittlung evidenzbasierter Informationen reduziert die informationelle Unsicherheit eines Krebspatienten, verringert aber nicht zwangsläufig seine emotionale Unsicherheit. Die Ungewissheiten, die mit Behandlungsoptionen einhergehen können, werden selbst durch evidenzbasierte Informationen nicht immer reduziert. Vielmehr können sie auf den akut erkrankten Krebspatienten als eine Bedrohung wirken und mit emotionalen Belastungen und sehr unterschiedlichen körperlichen und psychischen Anpassungsreaktionen einhergehen (Street u. Epstein 2007). Krebspatienten, die bereits längere Zeit in Behandlung oder in der Krebsnachsorge sind, erweisen sich häufig als Experten ihrer Erkrankung, haben sich vielfältig informiert, erleben sich in zunehmendem Maße als selbstkompetent und zeigen sich in Situationen der Ungewissheit als kritisch hinterfragend. Neu erkrankte Krebspatienten kompensieren dieses Defizit durch die Herstellung einer Vertrauensbeziehung gegenüber dem Behandlungsteam.

Nach Holmberg (2005, S. 70) muss »*Vertrauen da existieren, wo es dem Einzelnen unmöglich ist, alle Informationen zu haben, um ein eigenes Urteil zu bilden, bzw. wo das Handeln der Anderen nicht überwacht werden kann. Das Vertrauen wird in dem Bewusstsein gegeben, dass es Alternativen gibt und dass damit Risiken verbunden sind. [...] Die Bedingungen, die Vertrauen nötig machen, sind nicht Macht, sondern das Fehlen von Informationen*«. In diesem Sinne interpretieren Caspari und Mitarbeiter (2007) den enormen Vertrauensvorschuss der Krebspatienten als eine Strategie zur Entscheidungsfindung, wobei auch neu erkrankte Krebspatienten ihre Situation und ihre Beziehung und ihr Vertrauen zum Arzt sehr genau reflektieren (vgl. auch Epstein u. Street 2007).

Beruhen die Patienteninformation und -aufklärung (als psychoonkologische Basisversorgung) auf einem Modell, in welchem der Krebspatient als aktiver Teil seiner Krebstherapie berücksichtigt oder gar als Partner betrachtet wird, so werden emotionale und psychosoziale Aspekte zu einem wesentlichen Bestandteil des ärztlichen Handelns, und der ganze Patient wird in den Mittelpunkt der bio-medizinischen Krebstherapie gestellt (IOM 2008). Diese Modelle gehen in systematischer Weise auch auf die emotionale Verfassung des Patienten ein und nutzen psychometrische Verfahren (► Kap. 4.3), um den Bedarf einer psychosozialen oder psychotherapeutischen Mitbehandlung zu ermitteln und diese einzuleiten (► Kap. 4.2).

Die Möglichkeiten für psychoonkologisch tätige Fachkräfte und Psychotherapeuten, sich an der behandlungsbegleitenden Patienteninformation und -aufklärung des Behandlungsteams zu beteiligen, haben Kusch und Mitarbeiter (1996) im Rahmen des *semantisch-pragmatischen Informationsvermittlungsmodelles* aufgezeigt. Das Informationsvermittlungsmodell steht im Zusammenhang mit dem Modell des konkreten Handelns nach Caspari und Mitarbeitern (2007). Die semantische Informationsvermittlung bezieht sich auf die sachlich korrekte und verständliche Information des Patienten über den Hintergrund, die Durchführung und die Begleiterscheinungen einer Untersuchungs- oder Behandlungsmaßnahme und beantwortet entsprechende Fragen:

- *Hintergrundinformationen* mit Fragen wie »Warum ist eine Maßnahmen erforderlich?«; »Wozu dient die Maßnahme?« oder »Was soll mit der Maßnahme erreicht werden?«.
- *Prozedurale Informationen* mit Fragen wie »Wie wird eine Maßnahme durchgeführt?«, »Wann und wo wird die Maßnahme durchgeführt?« und »Was ist zur Durchführung erforderlich?«.
- *Sensorische Informationen* mit Fragen wie »Welche Empfindungen und Belastungen treten während der Maßnahme auf?« und »Welche Reaktionen zeigen Patienten gewöhnlich?«.

Die pragmatische Informationsvermittlung bezieht sich auf den Bedeutungs- und Handlungsaspekt der Informationen, die ein Patient von seinem behandelnden Arzt oder einer Pflegekraft erhält. Ziel hierbei ist die kognitiv-emotionale Einordnung und Bewertung der Informationen vor dem Lebenshintergrund des Patienten, die Entwicklung eines Handlungsplans zur aktiven Partizipation an der Durchführung der Maßnahmen sowie die Abklärung, inwieweit eine kontinuierliche Begleitung des Patienten vor, während und nach der Durchführung einer Maßnahme erforderlich ist. Die pragmatische Informationsvermittlung wird durch eine psychoonkologisch tätige Fachkraft oder den

Psychotherapeuten erbracht und ist in Intensität und Dauer abhängig von der kognitiv-emotionalen Verfassung des Patienten.

5.4 Patientenunterstützung und -anleitung

Die Patientenunterstützung und -anleitung beschreibt psychosoziale und psychologische Maßnahmen und Interventionen, die insbesondere für Patienten mit einem *Zustand bei Krebserkrankung mit zusätzlichen emotionalen und psychosozialen Belastungen* von Bedeutung sind, von denen aber auch Krebspatienten mit klinisch relevanten Belastungen und psychischen Störungen profitieren. Während die Maßnahmen der Patientenunterstützung und -anleitung bei der ersten Gruppe in der Regel hinreichend sind, stellen sie bei den hoch belasteten Patienten ausschließlich eine Ergänzung zu der primär notwendigen psychoonkologisch-psychotherapeutischen Versorgung dar.

Die Patientenunterstützung und -anleitung orientiert sich an dem psychosozialen Versorgungsbedarf eines Krebspatienten, wie er sich in den einzelnen Bereichen der Problem- und Bedürfnislage von Krebspatienten dargestellt hat (► Kap. 4.4; NCCN 2011a, Richardson et al. 2007). Zu den Bereichen, die eine begründbare psychosoziale Patientenversorgung erforderlich machen, gehören:

- *Krankheitssymptome und behandlungsbedingte Nebenwirkungen*: Schmerz, Müdigkeit, Dyspnoe, Appetitmangel, Übelkeit und Erbrechen, Verstopfung.
- *Körperliche Funktionsfähigkeit*: Behinderungen und Mobilitätseinschränkungen, Einschränkungen in der Selbstpflege, Selbstversorgung und dem Verrichten notwendiger Hausarbeiten.
- *Psychisches Wohlbefinden*: Furcht, Ängstlichkeit, Depressivität, Probleme der Anpassung an die Erkrankung, der Krankheitsbewältigung, des Selbstwertgefühls, mit dem Körperbild, der Sexualität, Unzufriedenheit mit dem Leben.
- *Geistiges oder spirituelles Wohlbefinden*: Fragen nach der Bedeutung und dem Sinn des Lebens, Fragen zum Tod und dem »Jenseits«, Glaubenskonflikte, kulturelle Fragen und Probleme.
- *Kognitive Beeinträchtigungen*: Konfusion und Zustände von Verwirrtheit, Gedächtnis- und Konzentrationsstörungen.
- *Soziale Probleme und Belastungen*: Partnerschafts- oder familiäre Probleme, Fragen im Umgang mit den eigenen Kindern, Einschränkungen in der Durchführung von Freizeitaktivitäten, Hobbys oder eigenen Interessen, Isolation.
- *Berufstätigkeit*: tatsächlicher oder drohender Arbeitsplatzverlust, eingeschränkte Arbeitsfähigkeit, Probleme mit Vorgesetzten oder Kollegen, finanzielle Belastungen und Sorgen.
- *Allgemeine Belastungen*: Allgemeiner Gesundheitszustand und Lebensqualität.

Liegen bei einem Krebspatienten keine überschwelligen emotionalen oder psychischen Belastungen vor, die unter Verwendung des *Distress Thermometer* oder der *Hospital Anxiety and Depression Scale* ermittelt werden (► Kap. 4.4), so ist eine psychosoziale Versorgung mit Maßnahmen der Patientenunterstützung und -anleitung ausreichend. Werden dagegen überschwellige emotionale Belastungen ermittelt, so ist eine psychoonkologisch-psychotherapeutische Untersuchung angezeigt (► Kap. 4.6). Dabei besteht die Aufgabe des Psychotherapeuten nicht allein darin, einem Patienten mit klinisch relevanten Belastungen oder psychischen Störungen eine angemessene psychotherapeutische Behandlung anzubieten, sondern auch seinen weiteren psychosozialen Versorgungsbedarf zu erkennen und entsprechende psychosoziale Maßnahmen einzuleiten (► Kap. 4.1, ► Kap. 4.2, Versorgungskoordination).

Die Patientenunterstützung umfasst beratende und konkrete funktionale oder technisch-instrumentelle Maßnahmen. Hierzu gehören z. B. die Begleitung eines verwirrten Patienten, Hilfestellung bei der Beantragung eines Schwerbehindertenausweises, eines Rentenantrages oder einer Haushaltshilfe, die Organisation eines häuslichen Pflegedienstes oder die Aufnahme in einem Hospiz, aber auch die Vermittlung von Selbsthilfegruppen, Krebsberatungsstellen oder spezifischen Rehabilitationsmaßnahmen. Die Patientenanleitung bezieht sich auf beratende, übende oder edukative Maßnahmen, etwa auf die Beratung des Patienten im Hinblick auf die Bewältigung körperlicher Symptome und Behandlungsnebenwirkungen sowie bei Problemen in der psychosozialen Anpassung an die Krankheits-, Behandlungs- oder Lebenssituation des Patienten. Sie bezieht sich auch auf Aspekte des Selbstmanagements, des Stressmanagements oder umfasst die Vermittlung von Entspannungstechniken sowie Maßnahmen der Gesundheitsförderung oder der Förderung von Krankheitsverständnis und Therapieadhärenz.

Während die Intention unterstützender Maßnahmen darin besteht, Behinderungen und Einschränkungen des Patienten zu kompensieren und bei der Überwindung konkreter Probleme zu helfen, zielt die Patientenanleitung auf die Befähigung des Patienten ab,

- sich weitestgehend selbstkompetent zu pflegen (*Selbstpflegekompetenz*),
- sich kompetent bei der Durchführung medizinisch-pflegerischer Untersuchungs- und Behandlungsmaßnahmen zu engagieren (*Behandlungsadhärenz*),
- seine psychosozialen Angelegenheiten weitestgehend selbständig zu bewältigen (*Selbstfürsorge*) und
- sich selbständig mit den Anforderungen und Belastungen seiner Krebserkrankung auseinander zu setzen (*Selbstregulation*).

Selbstpflegekompetenz beschreibt die Fähigkeit des Krebspatienten, seinen Bedarf an und die Notwendigkeit zur Selbstpflege richtig einzuschätzen, sie angemessen durchzuführen und ihre Wirksamkeit zu überprüfen. Die Selbstpflegekompetenz bezieht sich nicht allein auf körperliche, sondern auch auf psychosoziale Aspekte im Zusammenhang mit den Selbstpflegehandlungen. Bedeutsam sind hierbei z. B. Aspekte des Körperbildes, der Sexualität und Intimität oder des Gesundheitsverhaltens. Fremde Hilfe und unterstützende Maßnahmen sind nur in dem Maße anzubieten, in dem die Selbstpflegekompetenz des Patienten durch seine Krankheit, sein emotionales Befinden oder seine Funktionsbehinderungen eingeschränkt oder verloren gegangen ist (Carroll-Johnson et al. 2006). Die Pflege eines Krebspatienten kann

- vollständig kompensatorisch sein und eine Übernahme der gesamten Selbstpflege-Handlungen durch eine Pflegekraft erfordern;
- teilweise kompensatorisch sein, weil der Patient in der Lage ist, einige Selbstpflegehandlungen auch selbst durchzuführen;
- unterstützend-erzieherisch sein, indem sich die Pflege- oder psychosoziale Fachkraft nur auf die Motivation, Anleitung und Ermutigung zur Durchführung der Selbstpflege-Handlungen beschränkt.

Die Befähigung zu selbstkompetentem Handeln in der Selbstpflege kann als eine Form der psychoonkologischen Versorgung betrachtet werden, die vor allem von Pflegekräften ausgeführt wird und sich vor allem auf die Bereiche der Krankheitssymptomatik sowie der körperlichen oder psychosozialen Funktionsfähigkeit bezieht. Treten im Zusammenhang mit erforderlichen Selbstpflegemaßnahmen emotionale Belastungen auf, so kann eine Mitversorgung durch psychoonkologische Fachkräfte oder auch Psychotherapeuten angezeigt sein. Zur globalen Beurteilung der emotionalen Belastung sind hier das *Distress Thermometer* oder ähnliche *Ein-Item-Skalen* (Mitchell 2010b), spezifische Instrumente (Richardson et al. 2007) oder Verfahren wie die *NCCN-Problemliste* (NCCN 2011a) oder die *Psychoonkologische Anforderungsliste* geeignet (POA; CMP 2007, ▶ Kap. 4.4.3).

Behandlungsadhärenz (*adherence*; Therapietreue, aktive Mitarbeit) bezeichnet das aktive Zusammenwirken von Patient und jeweiligem Leistungserbringer im Hinblick auf die gemeinsam gesetzten Therapieziele (WHO 2003). Sie ist insofern von zentraler Bedeutung, als die aktive Mitarbeit des Krebspatienten an seiner Therapie notwendig ist, um die regelgerechte Durchführung der Behandlung gewährleisten und damit die Chancen für einen Therapieerfolg optimal nutzen zu können (IOM 2008). Eine mangelnde Therapietreue bzw. -untreue kann sich in drei Formen äußern, in der

- *unregelmäßigen Therapietreue*, in der der Patient zwar die Therapienotwendigkeit einsieht und den durchzuführenden Behandlungsmaßnahmen zustimmt, jedoch praktische Probleme hat, sich an der Therapiedurchführung zu beteiligen.
- *unbeabsichtigten Therapieuntreue*, in der Patient und Leistungserbringer fälschlicherweise davon ausgehen, dass der Patient sich angemessen an der Therapieumsetzung beteiligt.
- *willentlichen Therapieuntreue*, in der der Patient seine Therapie oder bestimmte Behandlungs- und Untersuchungsmaßnahmen absichtlich verändert, unterbricht oder abbricht.

Bei den ersten beiden problematischen Formen ist eine psychoonkologische Unterstützung und Anleitung des Krebspatienten nur dann erforderlich, wenn eine vertiefte Patienteninformation und -aufklärung nicht den gewünschten Erfolg hat. Immer ist hierbei zu klären, in wieweit möglicherweise auch geriatrische, neuropsychologische oder medizinisch bedingte Faktoren wie Demenz, kognitive Beeinträchtigungen, Schmerzen, Fatigue oder psychologische Faktoren wie Ängste und Depressionen ein konsistentes Mitwirken des *bemühten* Patienten erschweren. Im Fall einer unbeabsichtigten Therapieuntreue handelt es sich um ein Problem des kontinuierlichen Versorgungsmonitorings. Bei komplexen Therapieregimen können Missverständnisse nicht immer vermieden werden, jedoch primär durch einen kontinuierlichen Austausch zwischen Leistungserbringer und Patient im Hinblick auf sein individuelles Krankheits- und Therapieverständnis (*health literacy*) behoben werden (▶ Abschn. 5.3; Epstein u. Street 2007). Die willentliche oder intentionale Therapieuntreue beruht auf einer bewussten Entscheidung des Patienten, auch wenn diese nicht immer rational nachzuvollziehen ist. Sie kann vom Patienten offen bekundet werden oder ohne Kenntnis des Behandlungsteams erfolgen. Diese Form der Therapieuntreue ist allein über ein kontinuierliches Versorgungsmonitoring durch das Behandlungsteam zu erkennen, erfordert stets eine vertiefte Abklärung der Hintergründe und die weitergehende Information und Aufklärung des Patienten. Letztere setzt allerdings nicht nur das *Entgegenkommen* des Patienten, sondern ebenso die Bereitschaft des Behandlungsteams zur *Akzeptanz und Annahme* seiner Beweggründe voraus. Unter Umständen kann infolge eines Informations- und Aufklärungsgespräches auch eine Neu-Anpassung des Behandlungsregimes erforderlich werden.

Allen drei Formen der Therapieuntreue können emotionale und psychosoziale Belastungen auf Seiten des Patienten und komplexe Problemkonstellationen auf Seiten des Versorgungssystems zugrunde liegen (DiMatteo u. Haskard-Zolnierek 2011; WHO 2003). So kann die Therapietreue eines Patienten durch krankheits- oder behandlungsbezogene Ängste sowohl gefördert als auch behindert werden, je nachdem wie spezifisch und ausgeprägt seine Ängste und Sorgen sind (Magai et al. 2007). Auch eine depressive

Verstimmung oder Depression kann eine aktive Mitarbeit an der Krebstherapie erschweren oder verhindern (DiMatteo u. Haskard-Zolnierek 2011, Manning u. Bettencourt 2011). Liegen Ängste und Depressionen vor, und sind diese ursächlich für die Probleme der aktiven Mitarbeit des Patienten, so kann von einer *belastungsbedingten Therapieuntreue* gesprochen werden. Aber auch die arbeitsteilig ausgerichtete Patientenversorgung in einem multidisziplinären Behandlungsteam kann der Förderung der Therapietreue dienen, etwa wenn diese Bestandteil der Versorgungskoordination ist oder das Engagement des Patienten behindern, wenn entsprechende kommunikative Strukturen fehlen (Ell et al. 2009, Kissane 2010b, WHO 2003).

Bei Krebspatienten mit klinisch relevanten Belastungen ist eine umfassende psychosoziale und psychotherapeutische Versorgung durch das Behandlungsteam auch im Hinblick auf die Therapietreue und aktive Mitarbeit der Patienten erforderlich (IOM 2008, Kissane 2010b). Bezogen auf Patienten mit Depressionen haben DiMatteo und Haskard-Zolnierek (2011) folgende Aspekte der umfassenden Versorgung formuliert:

- Vertiefte Patienteninformation und -aufklärung, wenn der depressiv verstimmte Patient krankheits- und behandlungsbezogene Informationen nur schwer miteinander verknüpfen kann,
- Motivation und Unterstützung in der Selbstpflege, wenn der Patient wenig motiviert und körperlich mobil ist, um seine Selbstpflege zu planen und auszuführen.
- Supportive Therapie und Pflegemaßnahmen, wenn der Patient auf seine Krebstherapie mit vermehrten Nebenwirkungen oder Symptomclustern reagiert.
- Direkte Förderung der Therapietreue, wenn der Patient einem Behandlungsregime zwar zugestimmt hat, sein Interesse und seine Kooperation an der Therapiedurchführung jedoch nicht aufrechterhalten kann.
- Förderung des Krankheitsverständnisses, wenn der Patient negative Gesundheitsüberzeugungen und eine pessimistische Einstellung bezüglich des Therapieerfolges hat.
- Förderung günstigen Gesundheitsverhaltens, wenn der Patient an ungünstigem Gesundheitsverhalten wie etwa Rauchen, Alkoholkonsum, Bewegungsmangel, ungesunder Ernährung festhält.
- Psychosoziale Unterstützung, wenn der Patient sich sozial isoliert oder Unterstützungsangebote seines sozialen Umfeldes nicht annimmt.

Neben diesen informierenden und unterstützenden Maßnahmen sollte eine psychoonkologisch-psychotherapeutische Beratung und Behandlung des depressiv verstimmten Krebspatienten dazu beitragen, die Ursachen der depressiven Verstimmung zu identifizieren (Kissane et al. 2011). Dies ist insbesondere erforderlich, um eine Depression aufgrund eines organischen oder medizinischen Krankheitsfaktors von einer Depression zu differenzieren, die Ausdruck der kognitiv-emotionalen Auseinandersetzung des Patienten mit seiner Krebserkrankung und Krebstherapie ist, und um entsprechende Interventionen zu empfehlen (NCCN 2011a). Entsprechendes gilt wahrscheinlich auch für Patienten mit Angststörungen (Fontenelle u. Santana 2011; Levin u. Alici 2010).

Selbstfürsorge und Selbstregulation bezeichnen zum einen die Fähigkeit des Krebspatienten, die mit seiner Erkrankung und Therapie einhergehenden Anforderungen selbständig zu bewältigen (instrumentelle oder problemorientierte Krankheitsbewältigung), und zum anderen die Fähigkeit, sich selbständig mit den durch die Anforderungen hervorgerufenen Belastungen auseinander zu setzen (kognitiv-emotionale Krankheitsbewältigung). Gelingt dem Patienten eine problemorientierte und kognitiv-emotionale Krankheitsbewältigung, so wird er die Bewältigung auch seiner übrigen Lebensbereiche aktiv betreiben und sich sowohl um seine persönlichen, sozialen, beruflichen und finanziellen Belange als auch um sein psychisches und geistig-spirituelles Wohlergehen kümmern. Auch hier lassen sich auftretende Probleme und damit einhergehende emotionale Belastungen mit Einsatz des *Distress Thermometer* sowie der dazugehörigen *NCCN-Problemliste* erfassen und entsprechende Maßnahmen einleiten (NCCN 2011a).

Viele der verfügbaren psychosozialen und psychologischen Interventionsformen der Beratung, Unterstützung und Anleitung von Krebspatienten gelten als evidenzbasiert, sind jedoch oftmals nicht hinreichend aufgearbeitet, um in der strukturierten psychoonkologischen Versorgungspraxis eingesetzt werden zu können (Anderson et al. 2009, Hodges et al. 2011, Jacobsen 2010, Moyer et al. 2009). Zu den psychoonkologischen Interventionen, für die eine hinreichende Evidenzbasis vorliegt, gehören u. a.:

- Behaviorale (Mundy et al. 2003) und kognitiv-behaviorale Techniken (Tatrow u. Montgomery 2006).
- Bibliotherapie als Expressives Schreiben (Zakowski et al. 2011).
- Emotionsregulierende Interventionen (Cameron u. Jago 2008).
- Entspannungsverfahren (Luebbert et al. 2001, Yoo et al. 2005).
- Kognitiv-behaviorale Stress-Management-Interventionen (Antoni et al. 2009).
- Künstlerisch ausgerichtete Interventionen wie Musik- und Kunsttherapie (Bradt et al. 2011, Geue et al. 2010).
- Meditative und imaginative Verfahren (Biegler et al. 2009, Roffe et al. 2005).
- Problemlöse-orientierte Interventionen (Lee et al. 2011).
- Psychoedukation (Angenendt et al. 2011, Weis et al. 2006).
- Selbst-Management-Interventionen (Cimprich et al. 2005, Davies u. Batehup 2010, McCorkle et al. 2011).
- Sport- und Bewegungstherapie (McMillan u. Newhouse 2011).
- Supportiv-expressive Interventionen (Classen u. Spiegel 2011, Giese-Davis et al. 2011, Lederberg u. Holland 2011).

Um diese psychoonkologischen Interventionsformen im Rahmen der gestuften Patientenversorgung nutzen zu können, ist es erforderlich, die Voraussetzungen ihres Einsatzes zu spezifizieren. Aus klinisch psychoonkologischer Perspektive können diese Interventionen im Rahmen der psychosozialen Versorgung mit dem Ziel der Patientenbefähigung erbracht werden, wenn ein Patient nicht klinisch relevant belastet oder psychisch gestört ist (Patienten mit *Zustand bei Krebserkrankung und zusätzlichen emotionalen und psychosozialen Belastungen*). Manche dieser Interventionen können begleitend zur psychoonkologisch-psychotherapeutischen Versorgung oder unter Supervision durch den Psychotherapeuten erbracht werden, wenn sie sich an einen Patienten mit *Zustand bei Krebserkrankung mit zusätzlichen klinisch relevanten Belastungen oder psychischen Störungen* richten. Bei diesen Patienten sollten jedoch die supportiv-expressiven, behavioralen und kognitiv-behavioralen Interventionen dem Psychotherapeuten vorbehalten bleiben (► Abschn. 5.5).

Es ist davon auszugehen, dass die aufgeführten evidenzbasierten Interventionen in ihrer praktischen Umsetzung aufgrund der komplexen Erkrankung und Behandlung vieler Krebspatienten und aufgrund der unzureichenden Integration der psychoonkologischen Versorgung in die medizinisch-pflegerische bislang nicht in der Form erbracht werden, in der ihre Wirksamkeit geprüft wurde. Solange die psychoonkologischen Leistungserbringer *vor Ort* jedoch nicht über die erforderlichen organisatorischen und versorgungstechnischen Rahmenbedingungen verfügen, die für eine evidenzbasierte Psychoonkologie erforderlich sind, kann diese nicht eingefordert werden (vgl. Kusch et al. 2004). Die Entwicklung hin zu einer evidenz- und leitlinienbasierten psychoonkologischen Praxis ist jedoch unverkennbar (vgl. Fann et al. 2012).

5.5 Psychoonkologisch-psychotherapeutische Interventionen

Die psychoonkologisch-psychotherapeutische Beratung und Behandlung richtet sich an Krebspatienten mit klinisch relevanten Belastungen sowie subsyndromalen und syndromalen psychischen Störungen. Hierbei handelt es sich um Patienten mit *Zustand bei Krebserkrankung mit zusätzlichen klinisch relevanten Belastungen oder psychischen Störungen.* Die psychoonkologische Psychotherapie basiert auf der Annahme, dass diese Patientengruppe zwar von aufklärenden, beratenden oder anleitenden Maßnahmen profitiert, darüber hinaus aber weitergehender psychotherapeutischer Maßnahmen bedarf (Kusch u. Stecker 2005a). Die psychoonkologische Therapieforschung befasst sich erst seit wenigen Jahren eingehend mit der Entwicklung und gezielten Erforschung geeigneter Interventionen für diese hoch belastete Patientengruppe und der Frage, welche Interventionen für diese Patienten besonders geeignet sind und wann, wie und durch wen diese Interventionen zu erbringen sind (Brothers et al. 2010; Moyer et al. 2009, Stanton 2005; Strada u. Sourkes 2010).

Für die psychoonkologisch-psychotherapeutische Patientenversorgung und die Organisation der psychoonkologischen Versorgungspraxis sind drei Aspekte besonders relevant, die

- Unterscheidungsmerkmale psychosozialer, psychologischer und psychoonkologisch-psychotherapeutischer Interventionen,
- Besonderheiten der psychoonkologischen Psychotherapie und die
- Verfahren und Methoden der psychoonkologischen Psychotherapie.

5.5.1 Psychosoziale, psychologische und psychotherapeutische Interventionen

Welche Aspekte die psychosozialen, psychologischen und psychotherapeutischen Interventionen voneinander unterscheiden und welchen speziellen Beitrag die unterschiedlichen Interventionsformen in der psychoonkologischen Versorgung leisten, ist bislang nicht hinreichend geklärt und Gegenstand der Diskussion (Andersen et al. 2009; Hodges et al. 2011; IOM 2008). In vielen Publikationen wird nicht klar, ob die Begriffe psychosoziale, psychotherapeutische, behaviorale oder supportive Intervention tatsächlich Unterschiedliches bezeichnen und ob diese Begriffe konsistent verwendet werden (Hodges et al. 2011). Das Institute of Medicine (2008) fordert in diesem Zusammenhang die Entwicklung einer standardisierten, die Disziplinen übergreifenden Taxonomie und Nomenklatur für psychoonkologische Versorgungsleistungen. Ohne eine genaue Definition und Beschreibung psychoonkologischer Interventionen und Managementleistungen werden von der Klinischen und Versorgungsforschung kaum Erkenntnisse bereitgestellt, die eine rationale Entscheidung im Hinblick auf die Auswahl und das Erbringen bedarfsgerechter psychoonkologischer Versorgungsleistungen erlauben.

Hodges und Mitarbeiter (2011) befassen sich mit der Frage, was mit dem Begriff »psychologische Intervention« in der Psychoonkologie gemeint ist. Sie fanden in ihrer Analyse von 66 Übersichtsarbeiten, dass als Bezeichnung für psychoonkologische Interventionen zumeist der Begriff »psychosozial« (43 Übersichtsarbeiten) verwendet wird, gefolgt von den Begriffen »psychologisch« (28 Arbeiten), »psychotherapeutisch« (6 Arbeiten), »nicht-pharmakologisch« (4 Arbeiten), »behavioral« (3 Arbeiten), »supportiv« (3 Arbeiten), »psychoedukativ« (2 Arbeiten), »psychosomatisch«, »psychiatrisch« bzw. »nicht-invasiv« (je 1 Arbeit). In den Übersichtsarbeiten werden vor allem die Begriffe psychologisch und psychosozial inkonsistent und austauschbar verwendet. Eine explizite Definition dessen, was eine psychologische Intervention ausmacht, konnten die Autoren nicht finden. Vielmehr verwendeten die Übersichtsarbeiten allgemeine Beschreibungen der Interventionen, die sich auf ihren Inhalt, auf die Prozesse oder Mechanismen der Intervention, ihre Effekte oder die Durchführungsweise bezogen. In den Übersichtsarbeiten werden zudem Interventionsverfahren oder -methoden wie »Entspannungsverfahren« (53 Arbeiten), »Edukation« (45 Arbeiten), »Kognitiv-Behaviorale Therapie« (44 Arbeiten), »Beratung« (42 Arbeiten), »Supportive Gruppentherapie« (41 Arbeiten), »Psychotherapie« (34 Arbeiten), »Hypnose« (34 Arbeiten), »Imaginative Verfahren« (31 Arbeiten), »Krankheitsbewältigung« (28 Arbeiten) oder die »Problemlösung« (22 Arbeiten) dargestellt, ohne dass immer klar wird, ob diese als psychosoziale, als psychologische oder als psychotherapeutische Interventionen zu betrachten sind, was die einzelnen Interventionsformen ausmacht oder welche Qualifikation für ihre Anwendung vorausgesetzt wird.

Hodges und Mitarbeiter (2011) bestätigen mit ihrer Untersuchung die Kritik des Institute of Medicine (2008) bezüglich der inkonsistenten und unpräzisen Bezeichnung psychoonkologischer Interventionen. Sie fordern ebenfalls eine explizite Definition der Begriffe »psychosozial« und »psychologisch« sowie der in diesem Zusammenhang dargestellten psychoonkologischen Interventionsformen. Die Autoren haben die sogenannte *COMPASS Checklist* zur Charakterisierung psychologischer Interventionen in der Onkologie erarbeitet (Hodges et al. 2011). Auf der Basis der COMPASS Checkliste lassen sich psychoonkologische Interventionen wie folgt charakterisieren:

- *Kontext*; mit den Aspekten der Indikation, d. h. den Bedingungen, unter denen die Intervention durchgeführt wird (z. B. bei Patienten mit unterschiedlichen Diagnosen oder Symptomen psychischer Störungen) oder der Population, d. h. den Auswahlkriterien für Personen, die eine Intervention erhalten;
- *Inhalt*; mit den essentiellen Komponenten (z. B. Beratung oder Entspannung) und Techniken (z. B. Neubewertung oder Atemübungen) sowie den Materialien einer Intervention und der Anpassung der Komponenten und -techniken an die individuelle Symptomatik des Patienten,
- *Wirkmechanismen*; mit der Art und Weise, in der die Komponenten einer Intervention Veränderungen bewirken und zu ihren Ergebnissen führen, bzw. mit Hypothesen über Wirkeffekte;
- *Methode der Leistungserbringung*; mit den Aspekten des therapeutischen Settings und der Vorgehensweise, des Umfangs und der Dauer der Intervention, der therapeutischen Qualifikation oder der Notwendigkeit der Supervision der Leistungserbringung und
- *Therapieeffekte*; primäre Faktoren, die durch die Intervention verbessert werden sollen (z. B. Angst, Depression, Distress).

Ähnlich wie Hodges und Mitarbeiter (2011) hat auch die Arbeitsgruppe um Andersen (Andersen 2002, Andersen et al. 2009) die wesentlichen Elemente ihrer multimodalen biobehavioralen/psychologischen Intervention für Krebspatienten mit emotionalen Belastungen (Andersen 2002) oder biobehavioralen/kognitiven Verhaltenstherapie für Patienten mit psychischen Störungen (Brothers et al. 2011) spezifiziert und für Zwecke der Replikation ihrer Studien und der Dissemination ihrer Intervention offengelegt.

Die biobehaviorale Intervention richtet sich nach Andersen (2002, Brothers et al. 2011) an Krebspatienten mit klinisch relevanten psychischen Belastungen sowie subsyndromalen und syndromalen psychischen Störungen. Hierzu gehören

- Patienten in akuten und chronischen Stresssituationen sowie Patienten mit akuten Belastungsreaktionen und post-traumatischen Störungen (O'Connor et al. 2011, Golden-Kreutz et al. 2005, Shelby et al. 2005),
- Patienten mit Angststörungen, Depressionen und emotionalen Zuständen mit Hilf- und Hoffnungslosigkeit sowie Demoralisierung (Brothers et al. 2010, 2011, Brothers u. Andersen 2009) oder
- Patienten mit Symptomclustern aus Fatigue, Depression und Schmerz (Thornton et al. 2009).

Die multimodal ausgerichtete biobehaviorale Intervention berücksichtigt als Ansatzpunkte, Komponenten und Techniken (Andersen et al. 2009)

- den psychischen Stress und emotionalen Distress, der als komplexes psychologisches, physiologisches und behaviorales Phänomen konzipiert ist und primär mit Hilfe kognitiv-behavioraler Interventionen behandelt wird,
- die Therapietreue (Adhärenz), für deren Behandlung aufklärende sowie edukative und bei vorliegenden körperlichen Symptomen auch Techniken der Krankheitsbewältigung eingesetzt werden,
- die Veränderung des Gesundheitsverhaltens mit Hilfe von diätetischen Maßnahmen zur Förderung einer gesunden Ernährung, aktivitätsfördernden Maßnahmen sowie Maßnahmen zur Minderung negativen Gesundheitsverhaltens (insb. Tabak- und Alkoholkonsum) und
- die Verbesserung der sozialen Anpassung und Integration mit Maßnahmen zur Identifikation des vorhandenen sozialen Netzwerkes des Patienten und seines Bedarfs an emotionaler und sozialer Unterstützung, mit Maßnahmen zur Förderung seines Sozialverhaltens sowie zur Unterstützung seines individuellen Veränderungsprozesses.

Die zugrundeliegenden Wirkmechanismen ihrer Intervention haben Andersen und Mitarbeiter in ihrem biobehavioralen Modell dargelegt (► Kap. 1.8; Andersen et al. 1994, 2009). Primäre Wirkeffekte sehen Andersen und Mitarbeiter (2008, 2010) in einem

- verlängerten rezidivfreien Intervall bzw.
- einer reduzierten Mortalität nach Krebs.

Diese Effekte sind aber keinesfalls gesichert und bedürfen einer weitergehenden Replikation (Stefanek et al. 2009). Weitere und für die psychoonkologische Versorgungspraxis besonders relevante Effekte sehen die Autoren (Andersen et al. 2007, 2010; Thornton et al. 2009; Yang et al. 2008) in der

- Reduktion der emotionalen Belastungszustände,
- einem verbesserten Gesundheitszustand der Patienten,
- Verbesserungen im Gesundheitsverhalten und der Therapietreue sowie
- der sozialen Anpassung und Lebensqualität.

Die biobehaviorale Intervention ist als Gruppentherapie konzipiert, die in wichtigen Komponenten an die individuellen Bedürfnisse und Probleme der Teilnehmer angepasst wird (Andersen et al. 2004, 2009). Die Intervention kann jedoch auch im einzeltherapeutischen Ansatz für Krebspatienten mit klinisch relevanten emotionalen Belastungen durchgeführt werden und soll dabei wirksamer sein als der gruppentherapeutische Ansatz (Andersen et al. 2009; Brothers et al. 2011).

Ob in der psychoonkologischen Versorgung psychosoziale, psychologische oder psychotherapeutisch ausgerichtete Interventionen zum Einsatz kommen, sollte davon abhängig gemacht werden, worin die Ursache der emotionalen Belastungen und psychosozialen Probleme der Patienten gesehen werden (u. a. Brown u. Barlow 2009, Faller u. Lang 2010, Heron 2009). Liegen die Ursachen in der kognitiv-emotionalen Auseinandersetzung des Krebspatienten mit den Anforderungen und Belastungen seiner Krebserkrankung und Krebstherapie und ist der Auseinandersetzungsprozess selbst beeinträchtigt, wären dabei primär psychotherapeutische Interventionen erforderlich. Eine vertiefte Abklärung der Ursachen und Folgen dieser emotionalen Belastungen und der damit einhergehenden psychosozialen Probleme obliegt dabei der psychotherapeutischen Untersuchung (▶ Kap. 4.6)

Das emotionale Befinden sowie die psychosozialen Probleme und Bedürfnisse von Krebspatienten resultieren aus einem Zusammenwirken von auf den Patienten einwirkenden krankheits- und behandlungsbedingten Faktoren, sozialen sowie ökologischen Faktoren und in dem Patienten selbst wirkenden, intrapersonalen Faktoren (▶ Kap. 3.3; s. Kasten III und Kasten IV). Sowohl die externalen als auch die internalen Faktoren können emotionale Belastungen und psychische Störungen auslösen und aufrechterhalten (▶ Kap. 3.5). Die einzelnen psychoonkologischen Interventionen setzen an diesen Faktoren an. Gehen die Interventionsansätze davon aus, dass Krebserkrankung, Chemotherapie, Progression, Therapienebenwirkungen oder die erkrankungs- und behandlungsbedingten kognitiven Behinderungen den Befindenszustand des Krebspatienten beeinflussen und seine Belastungen hervorrufen, so liegt den Ansätzen ein bio-medizinisches Modell zugrunde. Wirken sich durch die Krebserkrankung und Krebstherapie hervorgerufene oder unabhängig davon bestehende Probleme des partnerschaftlichen, familiären, beruflichen oder sozialen Lebens belastend auf den Patienten aus, so liegt den Interventionen ein soziologisches oder sozialpsychologisches Modell zugrunde. In beiden Fällen wären Maßnahmen der Patienteninformation, -aufklärung, -unterstützung und -anleitung ausreichend, um einen Krebspatienten angemessen psychoonkologisch zu begleiten. Liegen die Ursachen für die emotionalen Belastungen und psychosozialen Probleme im Patienten selbst oder verursachen die einwirkenden Faktoren erhebliches emotionales Leid oder psychische Störungen, so wäre von einem psychologischen Krankheits- oder Vulnerablitätsmodell auszugehen. In diesen Fällen würden psychotherapeutische oder psychiatrische Interventionen zum Einsatz kommen.

Erst bio-psycho-soziale Ansätze, die neben den bio-medizinischen und den psycho-sozialen auch intrapersonale Faktoren berücksichtigen und dabei in den intrapersonalen Faktoren die zentrale Ursache für die Entstehung und Aufrechterhaltung der psychischen Belastungen und Störungen eines Krebspatienten sehen, rechtfertigen den Einsatz psychotherapeutischer Interventionen in der psychoonkologischen Versorgung. Intrapersonale Faktoren wie etwa Persönlichkeitsmerkmale, Einstellungen und Erwartungen haben sich in der Psychoonkologie als diejenigen Faktoren erwiesen, denen eine besondere Rolle in der Entstehung und Aufrechterhaltung der Ängste, Depressionen, Anpassungs- und Belastungsstörungen vieler Krebspatienten zukommt (Andrykowski u. Kangas 2010, Levin u. Alici 2010, Li et al. 2010, Massie et al. 2011). Auch wenn bio-medizinische, psychosoziale und ökologische Risikofaktoren mitunter einen deutlichen Anteil an den Problemen und Belastungen von Krebspatienten haben, so scheinen es vor allem die im Patienten wirkenden Faktoren zu sein, die eine hohe emotionale Belastung bewirken oder aufrecht erhalten (vgl. Bradwell et al. 2006, Scheier u. Helgeson 2006, Schneider et al. 2010).

Vor dem Hintergrund eines bio-psycho-sozialen Ansatzes der psychoonkologischen Versorgung lassen sich psychosoziale, psychologische und psychotherapeutische Interventionen wie folgt unterscheiden:

- Psychosoziale und psychologische Interventionen sind bei psychosozialen Problemen und emotionalen Belastungen angezeigt, deren Ursache in Faktoren der Krebserkran-

kung und Krebstherapie, in sozialen und ökologischen Faktoren oder in kognitiv-emotionalen Auseinandersetzungsprozessen gesehen wird und die nicht mit erheblichen emotionalen Belastungen des Krebspatienten einhergehen.
- Psychotherapeutische Interventionen sind bei erheblichen emotionalen Belastungen und damit verbundenen psychosozialen Problemen angezeigt, die Ausdruck und Folge der psychischen Vulnerabilität oder der fehlenden Widerstandskraft des Patienten sind und die bereits vor Beginn der Krebserkrankung bestanden haben oder sich in ihrem Verlauf entwickeln.

Wesentlich für den Erfolg oder Misserfolg psychologischer und psychotherapeutischer Interventionen sind intrapersonale Faktoren, also die Faktoren, die der Krebspatient gewissermaßen in eine psychoonkologische Versorgung mit einbringt (Schneider et al. 2010, Sheard u. Maguire 1999, Heron 2009). Zu den intrapersonalen Faktoren, die in der psychoonkologischen Therapieforschung als moderierende Variablen identifiziert wurden, zählen die Wahrnehmung des eigenen Gesundheitszustands, internale und externale Kontrollüberzeugungen, die Kompetenz der Krankheitsbewältigung, die Verleugnung, die wahrgenommene Selbstwirksamkeit, das Selbstvertrauen, Persönlichkeitsfaktoren, das Krankheitsverständnis und der Wissensstand über die Erkrankung und Behandlung, der Sinn und die Bedeutung der Krebserkrankung für den Patienten, die Isolation oder Entfremdung des Patienten sowie seine subjektive Lebenszufriedenheit (Heron 2009; Moyer et al. 2009, Owen et al. 2001, Tamagawa et al. 2012). In der neueren psychoonkologischen Therapieforschung werden zudem die Strategien der Regulation emotionaler Befindenszustände wie der erlebensbezogenen Vermeidung bzw. Annäherung, der Rumination bzw. Neubewertung und der Suppression bzw. Expression des emotionalen Befindens untersucht (Campbell et al. 2012, Morris u. Shakespeare-Finch 2011, Weinrib 2011, Zakowski et al. 2011).

Die psychoonkologische Interventionsforschung hat sich bislang kaum gezielt mit der Gruppe der emotional hoch belasteten Krebspatienten befasst (Brothers et al. 2010; Moyer et al. 2009; Stanton 2005), obwohl es vor allem die hoch belasteten Krebspatienten sind, die von der psychoonkologischen Versorgung profitieren sollen; »*once again, the rich did not get richer, but rather those most in need experienced the greatest improvements*« (Sherman et al. 2004, S. 356). Lässt die psychoonkologische Forschung das Ausmaß der emotionalen Belastung eines Krebspatienten unberücksichtigt, so werden hoch belastete Patienten kaum Gegenstand der Therapieforschung, und die Therapieeffekte fallen dementsprechend gering aus (Coyne et al. 2006, Devine u. Westlake 1995). Werden Krebspatienten mit klinisch relevanten Ängsten und Depressionen gesondert betrachtet, so sind die Effekte psychologischer Interventionen deutlicher ausgeprägt als bei gering belasteten Patienten (Brothers et al. 2010, 2011, Hofmann et al. 2010, Jacobsen u. Jim 2008, Osborn et al. 2006, Schneider et al. 2010). Bislang ist die Wirksamkeit psychologischer und psychotherapeutischer Interventionen bei Krebspatienten mit klinisch relevanten Belastungen und psychischen Störungen jedoch nicht hinreichend belegt (Akechi et al. 2008, Heron 2009, Rodin et al. 2007, Sherman et al. 2004).

5.5.2 Besonderheiten der psychoonkologischen Psychotherapie

Psychoonkologisch-psychotherapeutische Interventionen unterscheiden sich in mehrfacher Hinsicht von der traditionellen Psychotherapie. Dies ist insbesondere in der stationären psychoonkologischen Psychotherapie der Fall

(CMP 2007; Kusch u. Stecker 2005a). Hier werden sich z. B. die Häufigkeit und der zeitliche Umfang der Interventionen ebenso an der aktuellen erkrankungs- und behandlungsbedingten körperlichen Verfassung des Patienten orientieren müssen, wie die zu bearbeitende Thematik oder die Interventionen selbst. Mit einem bettlägerigen Patienten in einem Zweibettzimmer wird sich nur schwer eine für die Entfaltung psychischer Problemthemen notwendige intime Gesprächssituation ergeben, noch wird ein von den körperlichen Auswirkungen der Therapie hoch belasteter und erschöpfter Patient in der Lage sein, sich vertieft und zeitlich umfassend mit seinen Sorgen und Ängsten auseinanderzusetzen. Patienten profitieren in diesen Situationen mehr von der emotional-personalen Verfügbarkeit und supportiven Unterstützung des Psychotherapeuten. Gleichermaßen werden sich die psychotherapeutischen Interventionen flexibel in die jeweils notwendigen klinischen Abläufe mit den erforderlichen Untersuchungen und medizinischen sowie pflegerischen Maßnahmen integrieren müssen, wollen sie dem Bedarf des Patienten und seiner aktuellen Lebenssituation gerecht werden. Das heißt nicht selten, dass Termine aufgrund des medizinischen Versorgungsbedarfs verschoben werden müssen oder dass sich die für die Intervention vorgesehene Zeit minimiert (vgl. auch Lederberg u. Holland 2011, Strada u. Sourkes 2010).

Auch die psychotherapeutischen Interventionen selbst sind in der onkologischen Versorgungspraxis flexibel handzuhaben und in jedem Fall an den jeweils aktuellen körperlichen, aber auch psychischen Belastungsgrenzen des Patienten auszurichten. Vor dem Hintergrund der spezifischen und realen existentiellen Bedrohung des Krebspatienten und einer oftmals erlebten massiven Kraftlosigkeit als Folge der Behandlung ist bei jeder psychonkologisch-psychotherapeutischen Intervention die Stabilisierung des Patienten vorrangiges Ziel. Eine grundsätzliche Orientierung der Maßnahmen an vorhandenen oder verstärkt zu suchenden Ressourcen des Patienten und die Bereitschaft des Therapeuten, bei einem hoch belasteten Patienten auch ein eher ungünstiges emotionsregulierendes Verhalten, wie z. B. die Verleugnung (▶ Kap. 3.5.1), über einen gewissen Zeitraum zu stützen, ist dabei hilfreich, wenn es dem Erhalt von Selbstkontrolle, Selbstwirksamkeit und Lebensqualität dient. Die Bearbeitung innerpsychischer Konflikte oder eine therapeutisch forcierte Auseinandersetzung mit den Hintergründen einer vorliegenden psychischen Störung ist zunächst nur sinnvoll, wenn sie entweder eine unmittelbar entlastende oder die Compliance fördernde Wirkung hat und somit der besseren Bewältigung der als bedrohlich erlebten Krankheits- und Behandlungssituation dient oder die entsprechenden Themen von dem Patienten selbst eingebracht werden (▶ Abschn. 5.5.3). Es bleibt aber auch im letztgenannten Fall die Aufgabe und Verantwortung des Therapeuten, angesichts der häufigen meist behandlungsbedingten Schwankungen in der körperlichen und damit auch emotionalen Verfassung immer die Belastbarkeitsgrenzen des Patienten zu beachten und die Bearbeitung der Themen entsprechend auszurichten. Eine begleitende Beobachtung des Krankheits- und Behandlungsverlauf und des Verhaltens eines Patienten, wie es stationär besonders im Liaisondienst mit Visitenteilnahmen und regelmäßigem Austausch mit Ärzten und Pflegeteam möglich ist, bietet hierfür eine gute Grundlage und kann für Zwecke der Anpassung der Interventionen an den aktuellen Bedarf des Patienten handlungsleitend sein. Damit erfolgt die psychotherapeutische Versorgung jedoch nicht unstrukturiert. Sie basiert auf einer Vereinbarung zwischen dem Patienten und seinem Therapeuten hinsichtlich der Therapieziele und -inhalte (s. unten, Fallformulierung), wobei diese je nach Verlauf der Erkrankung wieder neu formuliert und festgelegt werden müssen.

Die therapeutische Haltung sollte grundsätzlich von emotionaler Zugewandtheit gekennzeichnet sein und unter Berücksichtigung des notwendigen professionellen, inneren Abstands optional auch körperliche Zuwendungen (z. B. in den Arm nehmen oder die Hand halten) als Ausdruck mitmenschlicher Anteilnahme umfassen, wenn sie dem Patienten entsprechen und sein für ihn erforderlicher körperlicher Sicherheitsabstand dies zulässt.

Im Hinblick auf die Frequenz und ihre Dauer weichen psychoonkologisch-psychotherapeutische Interventionen/Sitzungen oft von der üblichen psychotherapeutischen Verfahrensweise mit meist einem festen Termin pro Woche und einer regelhaften Sitzungsdauer von 50 Minuten ab. Schon allein aufgrund der akutmedizinischen Versorgungsbedingungen ist ein solches Setting für eine stationäre psychoonkologische Psychotherapie häufig nicht zu realisieren. Erforderliche medizinische Maßnahmen und die körperliche Verfassung des Patienten lassen nicht selten verabredete psychotherapeutische Termine nicht oder nur in zeitlich begrenztem Umfang zu. Bei hoch belasteten Krebspatienten in akutmedizinischer Behandlung zeigt sich im psychotherapeutischen Liaisondienst während einer mittleren Versorgungszeitspanne von 25 Wochen eine mittlere Dauer je Gespräch von etwa 35 Minuten, die Gesprächsanzahl liegt bei 5,7 bis über 8,5 Gesprächen pro Patient und die Gesamtversorgungsintensität bei über drei bis knapp fünf Stunden (CMP 2007). Dabei kann es durchaus Krankheitsbilder und -verläufe geben, bei denen die genannten Angaben die Versorgungsrealität und den Versorgungsbedarf eines Patienten nicht abbilden. Auch im Rahmen von akuten Kriseninterventionen oder existentiellen Lebenskrisen kann und muss die Sitzungsdauer oftmals deutlich verlängert sein. Grundsätzlich ist eine möglichst zeitnahe Verfügbarkeit der psychoonkologischen Versorgung bei gravierenden Veränderungen im Krankheits- und Behandlungsverlauf und im psychischen Befinden des Patienten wünschenswert.

Auch die ambulant durchgeführte Psychotherapie wird in einer regelmäßigen, im wöchentlichen Turnus stattfindenden Sitzungsfrequenz den Bedürfnissen des Krebspatienten nicht immer gerecht. In psychoonkologischen Studien werden zumeist einzeltherapeutische Sitzungen wöchentlich über zwei Monate bis zu einem Jahr und Gruppensitzungen wöchentlich mit bis zu drei monatiger Dauer durchgeführt (Kusch u. Stecker 2005a,b). In der ambulanten Versorgungspraxis wird der überwiegende Teil der Krebspatienten jedoch mit wenigen Beratungsgesprächen als ausreichend versorgt betrachtet und in etwa 10 % der Fälle eine Richtlinienpsychotherapie als indiziert angesehen (Singer et al. 2010). Psychotherapeutische Behandlungen von Krebspatienten im ambulanten Setting erfordern auch vom niedergelassenen Therapeuten ein höheres Maß an zeitlicher Flexibilität. Eine Anpassung der psychotherapeutischen Behandlungstermine an notwendige medizinische Behandlungstermine und die Rücksichtnahme auf körperliche Begleiterscheinungen wie z. B. Übelkeit, Schwäche und verstärkte Müdigkeit, die dem Patienten das Wahrnehmen eines Termins und den Weg zum Psychotherapeuten erschweren, sind notwendige Voraussetzungen, um einem Krebspatienten überhaupt die Möglichkeit einer kontinuierlichen Unterstützung bieten zu können. Hier sind gegebenenfalls auch stützende Telefonate zur Stabilisierung geboten.

Der Ort, an dem die psychoonkologisch-psychotherapeutische Versorgung stattfindet, kann sich je nach Versorgungs- und Lebenssituation des Krebspatienten erheblich von dem traditionellen Setting unterscheiden (Strada u. Sourkes 2010). Befindet sich der Patient zwischen stationären onkologischen Behandlungsphasen oder in der Krebsnachsorge und ist er mobil, so kann dieser den Psychotherapeuten und die psychotherapeutische Praxis aufsuchen. Ist der Patient dagegen wenig mobil, in akuter stationärer Krebstherapie oder in palliativer Versorgung, so ist eine aufsuchende Psychotherapie erforderlich, die an jedem Ort stattfinden kann, der grundlegende Erfordernisse an Ruhe und Ungestörtheit psychotherapeutischer Arbeit erfüllt. Die Kontinuität und zeitnahe Verfügbarkeit psychotherapeutischer Versorgung, die im Liaisondienst auch am Krankenbett stattfindet, hat in vielen Versorgungssituationen oberste Priorität. Um dies zu gewährleisten, können vertragliche Vereinbarungen mit niedergelassenen Psychotherapeuten erforderlich werden, die eine zeitnahe und den Patienten im Krankenhaus aufsuchende Versorgung ermöglichen (UAG 2006).

In der psychoonkologischen Versorgungspraxis besteht eine der wesentlichen Aufgaben des Psychotherapeuten darin, Krebspatienten mit besonderen psychischen Belastungen und Störungen zu identifizieren und für ihre Behandlung geeignete psychologische und psychotherapeutische Interventionen auszuwählen (▶ Kap. 4). Nicht immer muss er die Intervention dabei selbst durchführen, wie etwa bei Krebspatienten mit *Zustand bei Krebserkrankung und zusätzlichen emotionalen Belastungen*. Immer aber sollte seiner psychoonkologischen Untersuchung eine fundierte Therapieempfehlung folgen. Die Indikation zu unterschiedlichen psychosozialen, psychologischen und psychotherapeutischen Interventionen basiert dabei auf der Fallformulierung (Strada u. Sourkes 2010). Hierbei handelt es sich um die Entwicklung von Annahmen über die Ursachen der psychischen Belastungen eines Patienten und über die Faktoren, die die vorliegenden Symptome aufrechterhalten und moderieren, um gemeinsam mit dem Patienten Therapieziele und einen Behandlungsplan zu erarbeiten oder an den Behandlungsverlauf anzupassen. Die Fallformulierung berücksichtigt die

- Integration der vorliegenden Symptomatik zu einem klinischen Bild, etwa die Auflistung und Wertung der berichteten und beobachtbaren Probleme und Belastungen des Patienten,
- Erklärung der Verursachung und Entwicklung der Symptomatik, etwa die Identifikation erkrankungs- und behandlungsbedingter oder psychosozialer Risikofaktoren oder einer bereits vorbestehenden Vulnerabilität des Patienten,
- möglichen Interventionsansätze, mit denen den Problemen und Belastungen begegnet werden kann, etwa symptomorientierte, supportive oder sinnzentrierte Verfahren und Methoden, und die
- Bewertung und Anpassung der Behandlung, die sowohl unter Einsatz psychometrischer Verfahren als auch psychoonkologischer Untersuchungsgespräche erfolgen kann.

Die einzelnen Rahmenbedingungen, Anforderungen und Erfordernisse der psychoonkologisch-psychotherapeutischen Versorgung gehen über die hier angesprochenen Aspekte hinaus. Sie sind jedoch in vielen Publikationen zur psychoonkologischen Versorgung näher dargestellt (vgl. u. a. Angenendt et al. 2011, Koch u. Weis 2009, Singer et al. 2010).

Psychologische Interventionen werden von den Krebspatienten im Allgemeinen akzeptiert und angenommen (Andrykowski u. Manne 2006, Manne u. Andrykowski 2006). Höher belastete und Krebspatienten mit einem komplexen psychoonkologischen Versorgungsbedarf nehmen psychologische Versorgungsangebote eher in Anspruch als Krebspatienten mit geringen emotionalen Belastungen. Nach Merckaert und Mitarbeitern (2010) wünscht unabhängig von der emotionalen Belastung eine von vier Krebspatientinnen und einer von 10 Krebspatienten psychologische Hilfe. Baker-Glenn und Mitarbeiter (2011) fanden, dass 36 % der hoch belasteten Krebspatienten psychologische Hilfen wünschen. Die Autoren berichten weiterhin, dass 50 % der Krebspatienten, bei denen eine Indikation zur psychoonkologischen

Versorgung vorliegt, diese nicht in Anspruch nehmen, und annähernd ebenso viele Patienten mit psychoonkologischer Indikation diese wünschen wie Patienten ohne eine entsprechende Indikation. Hilfsangebote werden eher von belasteten, ängstlichen und depressiven, jüngeren oder allein lebenden Patienten und von denen mit Gefühlen der Hoffnungslosigkeit, mit Beziehungsangst, mit geringer sozialer Unterstützung oder mit geringem Selbstvertrauen angenommen. Die meisten Patienten, die Hilfen ablehnen, suchen oder erhalten diese bei ihren Angehörigen oder glauben, dass sie nicht von professionellen Hilfsangeboten profitieren oder das Behandlungsteam zu beschäftigt ist.

Die einfache Frage, ob ein hoch belasteter Krebspatient die angebotenen psychoonkologischen Hilfen auch wünscht, kann die Erkennungsrate derjenigen Patienten deutlich erhöhen, die eine angebotene Versorgung auch tatsächlich in Anspruch nahmen (Baker-Glenn et al. 2011, Mitchell 2010b). So lange eine psychoonkologische Versorgung jedoch nicht fester Bestandteil einer onkologischen Behandlung ist und so lange nicht die Zufriedenheit der Patienten mit der erhaltenen psychoonkologischen Versorgung berücksichtigt wird, kann das Inanspruchnahmeverhalten von Krebspatienten nicht abschließend bewertet werden, (Andersen 2002, CMP 2007, Steginga et al. 2006).

5.5.3 Verfahren und Methoden der psychoonkologischen Psychotherapie

Psychoonkologische Interventionen werden danach charakterisiert, in welchem Kontext sie einzusetzen sind, aus welchen Komponenten und Techniken sie bestehen, welche Wirkmechanismen ihnen zugrundeliegen, auf welche Wirkeffekte sie abzielen und wie sie zu erbringen sind (Andersen et al. 2009, Hodges et al. 2011). Derzeit lassen sich noch nicht alle publizierten Interventionen in der Psychoonkologie auf Basis der von Hodges und Mitarbeitern (2011) entwickelten COMPASS Checkliste zur Charakterisierung psychologischer Interventionen in der Onkologie beschreiben, so dass hier auf die Unterscheidung psychotherapeutischer Verfahren und Methoden des Wissenschaftlichen Beirates Psychotherapie Bezug genommen wird (vgl. PTJ 2008). Gemäß des Wissenschaftlichen Beirates (PTJ 2008) sollen psychotherapeutische Verfahren auf einer Theorie der Entstehung und Aufrechterhaltung von Krankheiten und ihrer Behandlung, einer darauf bezogenen psychotherapeutischen Behandlungsstrategie oder mehreren Behandlungsmethoden für ein breites Spektrum von Anwendungsbereichen beruhen und darauf bezogene Konzepte zur Indikationsstellung, zur individuellen Behandlungsplanung und zur Gestaltung der therapeutischen Beziehung berücksichtigen. Eine Psychotherapiemethode ist durch eine Theorie der Entstehung und der Aufrechterhaltung dieser Störung bzw. Störungen und eine Theorie ihrer Behandlung, Indikationskriterien einschließlich deren diagnostischer Erfassung, die Beschreibung der Vorgehensweise und die Beschreibung der angestrebten Behandlungseffekte gekennzeichnet (PTJ 2008).

Psychotherapeutische Verfahren und Methoden der Psychoonkologie, die diese Anforderungen erfüllen können, sind verhaltenstherapeutisch ausgerichtete konfrontative, operante, kognitive und kombinierte Interventionen, zu denen etwa *Behaviorale und Kognitiv-Behaviorale Verfahren* (Brothers et al. 2010; Horne u. Watson 2011), die *Achtsamkeitsbasierte Kognitive Therapie* (Payne 2011), *Entspannungs- und Imaginative Verfahren* (Lewis u. Sharp 2011), das *Stress-Management* (Antoni et al. 2009) und *Selbst-Management* (Wagner u. Corckle 2010) oder die *Problemlöse-orientierte Therapie* (Hopko et al. 2011) gehören. Zur Gruppe psychoanalytisch oder tiefenpsychologisch ausgerichteter Verfahren und Methoden können in der Psychoonkologie die *Kognitiv-Analytische Therapie* (Pitceathly et al. 2011), die *supportive Psychotherapie* (Lederberg u. Holland 2011), die *supportiv-expressive Gruppenpsychotherapie* (Classen u. Spiegel 2011, Giese-Davis et al. 2011) oder die *Therapie des expressiven Schreibens* (Zachariae u. Jensen-Johansen 2011) gezählt werden. Zur Gruppe humanistisch-existentiell geprägter Therapien lassen sich Interventionsformen wie die *Achtsamkeitstherapie*, das *Motivational Interviewing* bzw. *Motivational Counseling* (Burkhalter 2011) die *Würde-Therapie* (Chochinov u. McKeen 2011), die *sinn- oder bedeutungszentrierte Gruppenpsychotherapie* (Breitbart u. Applebaum 2011) oder die *Intimität und bedeutungsstiftende Paartherapie* (Zaider u. Kissane 2011) rechnen. Allgemeine psychotherapeutische Interventionen, die integraler Bestandteil aller psychoonkologisch-psychotherapeutischer Therapieformen sind, stellen die *Supportive Psychotherapie* (Lederberg u. Holland 2011) oder die *Psychoonkologische Psychotherapie* dar (Kusch u. Stecker 2005a,b).

Die meisten Autoren legen ihren psychoonkologischen Interventionen mehrere theoretische oder Therapiemodelle zugrunde, so dass eine eindeutige Zuordnung der einzelnen Psychotherapiemethoden zu psychotherapeutischen Verfahren kaum möglich ist. Im Folgenden wird auf grundlegende Aspekte kognitiv-behavioraler, supportiv-expressiver, humanistischer Interventionsformen sowie der Selbst-Management Interventionen in der Psychoonkologie eingegangen.

Kognitiv-behaviorale Interventionen

Behaviorale und kognitiv-behaviorale Interventionen der psychoonkologisch-psychotherapeutischen Versorgung haben ihren Ursprung in der Verhaltens- oder Lerntheorie (Hopko et al. 2008, 2011; Horne u. Watson 2011). Der Verhaltenstherapie liegen Annahmen zugrunde, die auch im Bereich der psychotherapeutischen Behandlung von Krebspatienten Bestätigung finden (u. a. Moorey u. Greer 2007, 2012; Rist et al. 2010). Demnach können Patienten im Verlaufe ihrer Krebserkrankung und Krebstherapie sowohl funktionale als auch dysfunktionale Strategien der Krankheitsbewältigung und Selbstregulation erwerben, die Ergebnis adaptiver Lernprozesse sind und durch positive oder negative Verstärkung, assoziatives Lernen sowie Modell- und Erwartungslernen geformt werden. Problematisches Verhalten ist das Ergebnis einer kurzfristig adaptiven, langfristig aber dysfunktionalen Bewältigung. Es kann über die Analyse der vorausgehenden internen und externen Bedingungen des Verhaltens soweit verständlich gemacht werden, dass zielgerichtete Interventionen eingeleitet und die individuelle Vulnerabilität für eine dysfunktionale Anpassung verändert wird (Rist et al. 2010).

In Situationen realer Bedrohung und Belastung können auftretende Vermeidungstendenzen und negative Affektzustände, die mit krebsbezogenen Sorgen und Befürchtungen assoziiert werden, zu Ängsten führen, die in der Folge mit anderen, kaum bedrohlichen Situationen oder Informationen verknüpft werden. Durch häufige Konfrontation mit aversiven Untersuchungs- und Behandlungssituationen oder wiederholt auftretendem Bedrohungsempfinden können sich die Angstzustände intensivieren und komplexe Vermeidungsstrategien entstehen. Einer anfänglich empfundenen Linderung der Angstgefühle, die mit einer verhaltensbezogenen, kognitiven oder themenbezogenen Vermeidung einhergeht (▶ Kap. 3.5.1), folgt eine Intensivierung der Angst, da der realen Bedrohung durch Krebs und den notwendigen medizinischen Maßnahmen nicht dauerhaft ausgewichen werden kann. Längerfristig gelingt es dem Patienten nicht, irreale von realen Aspekten seiner Angstempfindungen zu unterscheiden, und aufkommende Ängste zu minimieren, kurzfristig auszublenden oder zu verleugnen, um sich mit den Anforderungen der Krebserkrankung auseinander zu setzen und Kontrolle über seine Ängste zu erlangen.

Situationen realer Bedrohung und Belastung können ebenso mit einer deutlichen Einschränkung und Reduktion des beobachtbaren Verhaltens und mit Stimmungszuständen einhergehen, die mit negativen Gedanken über sich selbst, die Welt im Allgemeinen, über andere Personen oder die persönliche Zukunft verbunden sind und zu depressiven Stimmungszuständen führen. Die Verhaltenseinschränkungen und die negativen Gedankengänge bewirken, dass es kaum zu Situationen oder Erlebnissen kommt, in denen die eigenen Verhaltensweisen, Gedanken und Gefühle mit positiven Konsequenzen einhergehen. Da im Verlauf einer Krebserkrankung und Krebstherapie bedrohliche und belastende Situationen zudem wiederholt auftreten, kumulieren sich negativ verstärkende Erfahrungen, etwa die Übernahme von Aufgaben durch Pflegekräfte oder An- und Zugehörige, und führen zur weiteren Passivität des Patienten. Ebenso reduzieren sich positiv verstärkende Erfahrungen, etwa Freizeitaktivitäten oder der Austausch mit Freunden und Berufskollegen. Hinzu kommt, dass die lange Zeit bestehen bleibende Bedrohung durch Krebs die negativen Gedankengänge aufrecht erhalten und über assoziative Lernprozesse oder ausbleibende positive Erfahrungen (Erwartungslernen) zu Gefühlen der Hilf- und Hoffnungslosigkeit beitragen kann. Werden die negativen Gedankengänge aufgrund der Verhaltensreduktion anderen Personen gegenüber nicht geäußert, so können negative Kognitionen wie das *depressive Grübeln* nicht aufgelöst werden.

Die Unterschiede zwischen den behavioralen und kognitiv-behavioralen Methoden und Techniken der Verhaltenstherapie sind fließend (Rist et al. 2010). An dem einen Ende befindet sich die systematische Erfassung und Änderung beobachtbarer, vorausgehender und nachfolgender Bedingungen eines Problemverhaltens und dessen Reduktion durch operante oder klassische Konditionierungstechniken, am anderen Ende werden Gedanken, Bewertungen und Einschätzungen als vorausgehende und nachfolgende Bedingungen eines problematischen Verhaltens erfasst und mit Techniken imaginativer und kognitiver Therapien behandelt. Horne und Watson (2011) empfehlen, immer dann behaviorale Techniken einzusetzen, wenn die Probleme eines Krebspatienten einen realistischen Ursprung haben, wie etwa bei Schmerzzuständen, realen Verlusterlebnissen oder körperlichen Erschöpfungszuständen. Den Einsatz kognitiver Techniken empfehlen die Autoren in den Fällen, in denen nicht nachvollziehbare oder von dem Krebspatienten selbst als unangemessen empfundene Gedanken und Verhaltensweisen vorliegen, wie etwa katastrophierende Gedanken, Selbstvorwürfe, nicht nachvollziehbare pessimistische Zukunftserwartungen oder unlogisches Denken (Horne u. Watson 2011, Kissane et al. 2011). In den meisten Fällen werden behaviorale und kognitive Techniken der Verhaltenstherapie jedoch gemeinsam eingesetzt und mit Elementen anderer Therapiemethoden kombiniert (Moorey u. Greer 2012).

Moorey und Greer (2007, 2012) haben ein kognitives Modell der Anpassung an die mit einer Krebserkrankung einhergehende Bedrohung des Überlebens oder des Selbst erarbeitet, das die Grundlage ihrer kognitiven Verhaltenstherapie oder adjuvanten Psychotherapie bildet. In ihrem Modell wird die Anpassung an Krebs durch Kognitionen, Emotionen und physiologische Prozesse bestimmt. Zu den Anpassungsstilen zählen die Autoren den Kampfgeist, die Vermeidung oder Verleugnung, den Fatalismus, Hilf- und Hoffnungslosigkeit sowie die ängstliche Beschäftigung. Zu den automatischen oder dysfunktionalen Kognitionen zählen sie das Alles-Oder-Nichts-Denken, die selektive Verallgemeinerung, willkürliche Schlussfolgerungen, die Übergeneralisierung, die Etikettierung sowie die Über- und Untertreibung. Zu den emotionalen Reaktionen auf Krebs zählen sie Gefühlszustände, die mit physiologischen Prozessen, vor allem aber mit kognitiven Bewertungen verbunden sind, wie

- *Ängste*, die mit Bewertungen der »Gefahr und Verwundbarkeit« einhergehen, etwa mit der Einschätzung einer Situation als Bedrohung des körperlichen oder sozialen Wohlbefindens, und die mit dem Erleben verbunden ist, mit dieser Bedrohung nicht umgehen zu können;
- *Wut*, die mit Bewertungen des »ungerechtfertigten Angriffs« einhergehen, etwa der Vorstellung durch gewisse Umstände oder durch andere Personen ungerecht behandelt zu werden, nicht notwendige körperliche Schmerzen erleiden zu müssen, in seinem Selbstwert verletzt worden zu sein oder seine Werte und Überzeugungen verletzt zu sehen;
- *Schuldgefühle*, die mit Bewertungen der »Selbstbeschuldigung« einhergehen, wie der Zuschreibung von Verantwortung für Handlungen, Gefühle oder Gedanken, die eine Person selbst ausgeführt oder unterlassen hat, und die nicht den geltenden Regeln oder den eigenen bzw. den Erwartungen anderer Personen entsprechen;
- *Traurigkeit und Depression*, die mit Bewertungen von »Verlust und Niederlage« einhergehen, wie etwa dem Verlust von Körperteilen, von Kraft und Vitalität, von einer positiv bewerteten Rolle oder positiven Zukunft.

Die Emotionen und kognitiven Bewertungen sind einerseits mit Meinungen über sich selbst und über das eigene Überleben verbunden, sogenannten Selbst- und Überlebensschemata, und andererseits mit Verhaltensweisen und bestimmten Formen der Bestätigung. Selbstschemata sind Meinungen über sich selbst, über die Welt und über andere Personen, Überlebensschemata sind Meinungen über die Krankheit, den Grad der Kontrolle über die Erkrankung und die Krankheitsprognose. Die Verhaltensweisen sind beobachtbare Formen der Krankheitsbewältigung, zwischenmenschlicher Interaktionen und des Vermeidungsverhaltens. Mit Bestätigung werden Verstärkungsprozesse beschrieben, etwa, wenn die Vermeidung des Kontaktes zu Mitpatienten, Ärzten oder Freunden den depressiven Patienten darin bestätigen, wertlos und hilflos zu sein, oder wenn zurückliegende Erfahrungen der Verletzung in potentiell verletzenden Situationen während der Krebstherapie wiedererlebt werden.

Das kognitive Modell der Anpassung an Krebs bildet die theoretische Grundlage der kognitiven Verhaltenstherapie nach Moorey und Greer (2012). Zu den Komponenten der Therapie zählen emotional expressive, behaviorale und kognitive Techniken. Zu den insgesamt 10 Techniken, die den emotionalen Ausdruck fördern sollen, zählen Informationen über üblicher Weise auftretende emotionale Reaktionen bei Krebs, das Stellen offener statt geschlossener Fragen, die Konzentration auf das Hier und Jetzt oder die Achtsamkeit gegenüber emotionalen Äußerungen des Patienten in Mimik und Gestik. Eine Indikation zur Förderung emotional expressiven Verhaltens besteht, wenn

- kurz zurückliegende Versorgungssituationen emotional belastend waren (z. B. Diagnose, Rezidiv, Nachuntersuchung usw.),
- der Patient primäre Emotionen äußert, etwa Traurigkeit statt Depression oder Furcht statt Angst,
- dysfunktionale Kognitionen fehlen oder berichtete Gedankeninhalte zwar negativ, aber angemessen sind oder
- der Patient annimmt, dass die Expression seiner Gefühle mit negativen Konsequenzen verbunden ist.

Eher problemorientiert ausgerichtete Interventionen sind angebracht, wenn der Patient von seinen Affekten überwältigt wird, er unter lang anhaltenden negativen Affekt- und Stimmungszuständen mit Angst, Depression und Wut leidet oder die Emotionen im Zusammenhang mit dysfunktionalen Kognitionen wie Schuldgefühlen, Selbstvorwürfen oder ausgeprägter Hoffnungslosigkeit auftreten.

Zu den behavioralen Techniken der adjuvanten Psychotherapie zählen Moorey und Greer (2012) Entspannungstrainings wie die Progressive Muskelrelaxation und Atemübungen, die Planung von Aktivitäten wie etwa das Sammeln von Informationen, Ablenkungsstrategien, die Zukunftsplanung, die Förderung von Motivation und Selbstkompetenz oder die Verhaltensexperimente. Verhaltensexperimente bestehend aus den Schritten a) Gedanken oder Annahmen erfragen, b) Vorhersagen darüber machen, was passieren würde, wenn diese Annahmen richtig wären, c) einen Versuch entwickeln, um diese Vorhersagen zu prüfen, d) den Versuch durchführen und e) das Ergebnis des Versuchs bewerten.

Eine Indikation zu behavioralen Techniken ist vor allem dann gegeben, wenn konkrete krankheits- und behandlungsbedingte Anforderungen oder Belastungen vorliegen, die der Patient bewältigen muss. Hierzu gehören etwa Situationen erhöhter Belastung wie Diagnose- und Befundgespräche, die Wartezeiten auf oder während der Strahlen- oder Chemotherapie oder die Durchführung aversiver Untersuchungsmaßnahmen wie etwa Punktionen, die Computer- (CT) oder Magnetresonanztomografie (MRT oder Kernspintomografie). Entspannungstechniken helfen dem Patienten während dieser Situationen aufkommende Unruhezustände, Emotionen oder negative Kognitionen zu kontrollieren. Maßnahmen der Aktivitätsplanung sind bei Krebspatienten vor allem in den Phasen der Inaktivität, Erschöpfung oder Lethargie nach einzelnen Behandlungsperioden, nach Entlassung aus dem Krankenhaus oder nach Ende der Krebstherapie angezeigt. Die Maßnahmen sollen den Patienten helfen, zu ihrem gewohnten oder zu einem neu ausgerichteten Leben nach einer Krebstherapie zurück zu finden oder (be-)lohnende und positive Aktivitäten zu entwickeln. Mit Hilfe der Aktivitätsplanung sollen die Patienten Phasen aufkommender Angst und Depression überwinden, ein Gefühl der Kontrolle ihres Lebens, ihrer Leistungsfähigkeit oder aufkommender Zustände von Hilf- und Hoffnungslosigkeit erlangen. Verhaltensexperimente sind angezeigt, wenn Patienten spezifische negative Überzeugungen und Annahmen über sich selbst, die Welt oder die Zukunft haben, und diese aufgrund von Inaktivität oder Vermeidungstendenzen nicht überprüfen. Diese verhaltensaktivierenden Interventionen stellen in Kombination mit kognitiven Techniken eine effiziente Behandlungsmethode im akutmedizinischen onkologischen Setting dar (Hopko et al. 2008, 2011).

Zu den kognitiven Techniken der adjuvanten Psychotherapie gehören Strategien, mit denen automatische oder dysfunktionale Gedanken und Annahmen gemeinsam mit dem Patienten ermittelt und bewertet werden, und Techniken, diese Kognitionen zu verändern, wie etwa die Selbstbeobachtung, Realitätsprüfung, Umbewertung, Selbstinstruktion, Problemlösung oder Imaginationstechniken (vgl. hierzu: Moorey u. Watson 2007, 2012). Indiziert sind kognitive Techniken bei Krebspatienten, deren verzerrte Vorstellungen, Gedanken und Annahmen ursächlich für ihre negativen Selbst- und Überlebensschemata sind (s. oben, ► Kap. 3.4.2).

In der Versorgungspraxis werden die kognitiven mit den emotional expressiven und behavioralen Interventionstechniken kombiniert, um Krebspatienten in unterschiedlichen Versorgungssettings effizient behandeln zu können. Eine dieser praxisnahen Vorgehensweisen besteht darin, den Patienten zu bitten, ein speziell gestaltetes Tagebuch zu führen (vgl. Horne u. Watson 2011, Moorey u. Greer 2007), in dem er über einen gewissen Zeitraum festhält,

- in welchen Versorgungs- oder Lebenssituationen er was oder mit wem er was getan hat, z. B. die Betrachtung einer Sendung über Krebs,

- welche Gedanken (Kognition) er in dieser Situation hatte, z. B. »Was, wenn die Krankheit wieder kommt?« oder »So gut wie die Patienten im Fernsehbericht kann ich mit meiner Krankheit nicht umgehen, ich taug halt nichts!«,
- welche Gefühle (Emotion) er erlebt hat und wie stark diese auf einer zehn-stufigen Skala waren, etwa Angst – 9 von 10 – und Traurigkeit – 6 von 10 –, und
- welche Reaktionen (Verhalten) er gezeigt hat bzw. was er getan hat, z. B. »Ich hab mich ins Bett verkrochen!«.

Moorey und Greer (2007, 2012; Horne u. Watson 2011) führen verschiedene Praxisbeispiele auf, die verdeutlichen, wie die kognitiv-behavioralen Techniken der Verhaltenstherapie einem Krebspatienten anhand der von ihm zusammengetragenen Aufzeichnungen nahe gebracht und eingesetzt werden, um dem Patienten dabei zu helfen, seine emotionalen Belastungen zu lindern, seine Gedanken neu einzuordnen oder neue Verhaltensstrategien zu erwerben.

Die adjuvante Psychotherapie ist eine bewährte strukturierte kognitiv-behaviorale Kurzzeittherapie (6–12 Sitzungen) für hoch ängstliche und depressive Krebspatienten, die als Einzel-, Paar- oder Gruppentherapie durchgeführt werden kann (Moorey u. Greer 2012). Sie stellt eine Modifikation der kognitiven Therapie nach Aaron T. Beck (2011) dar, die darauf abzielt, affektive Störungen zu reduzieren und einen aktiven, optimistisch ausgerichteten Bewältigungsstil der Patienten zu fördern. Als allgemeine Therapieziele nennen die Autoren die Reduktion des emotionalen Distress, die Förderung eines Gefühls persönlicher Kontrolle, die psychische Anpassung des Krebspatienten an seine Krebserkrankung und seine aktive Teilnahme an der Krebsbehandlung, die Entwicklung wirksamer Krankheitsbewältigungsstrategien, um mit krebsbezogenen Problemen besser umgehen zu können, die Verbesserung der Kommunikation zwischen dem Patienten und seinem Partner sowie des offenen Ausdrucks von Gefühlen, insbesondere von Wut und anderen negativen Gefühlen in einer sicheren Umgebung. Die Wirksamkeit der strukturierten adjuvanten Psychotherapie ist vielfach bestätigt worden (Rodin et al. 2007), und ihr wird in der Psychoonkologie der gleiche Stellenwert zugesprochen wie adjuvanten onkologischen Interventionen (Cunningham 2000). Die Therapie führt bereits nach acht Wochen zu einer deutlichen Linderung von Gefühlen der Angst und Hilflosigkeit, zur anhaltenden Verbesserung der aktiven Krankheitsbewältigung und zur Bewältigung persönlicher Probleme (Moorey u. Greer 2012).

Die psychoonkologische Interventionsforschung entwickelt und prüft in der überwiegenden Zahl eine Kombination aus verschiedenen behavioralen und kognitiv-behavioralen, edukativen, supportiven und supportiv-expressiven Interventionsformen.

Entspannungsverfahren. Andersen und Mitarbeiter (2009) kombinieren z. B. Entspannungsverfahren wie die Progressive Muskelrelexation mit Übungen zur positiven Krankheitsbewältigung und den effektiven Gebrauch sozialer Unterstützung sowie Maßnahmen zur Gesundheits- (Diät, Bewegung, Raucherentwöhnung) und Adhärenzförderung. In 18 je 1½-stündigen, wöchentlich stattfindenden Therapiesitzungen über die ersten 4 Monate der Intensivtherapie und 8 je 1½-stündigen monatlichen Sitzungen während 8 Monaten der Erhaltungsphase konnten sie eine deutliche Reduktion der emotionalen Belastung und die Verbesserung des Gesundheitszustandes belegen.

Kurzzeitintervention. Pitceathly und Mitarbeiter (2009) entwickelten eine psychologische Kurzzeitintervention zur Prävention von Ängsten und Depressionen bei neuerkrankten Patienten mit geringem und erhöhten Risiko für diese psychischen Belastungen/Störungen. In ihrer Studie konnten sie 12 Monate nach der Intervention keine Unterschiede zwischen der behandelten und nicht behandelten Gruppe feststellen. Bei Patienten mit geringem Risiko zeigten sich ebenfalls keinerlei Effekte. Bei den Hochrisikopatienten, die die Kurzzeitintervention erhielten, zeigte sich dagegen die präventive Wirkung der Intervention, die somit speziell für Hochrisikopatienten geeignet ist (Kasten VIII).

Kasten VIII: Sitzungen und Interventionsmaßnahmen der präventiven Kurzzeitintervention (Adaptiert nach Pitceathly und Mitarbeiter 2009).

Sitzung I: Face-to-Face-Interventionen (1,5 h)

- Krankheitsanamnese zu zentralen Ereignissen zwischen der Identifikation der Krebserkrankung und dem Beginn der Krebstherapie.
- Erkundung der primären Bewertung: Krankheitsbezogene Anliegen und zugrundeliegende Gedanken und Überzeugungen.
- Zusammenfassung hilfreicher und nicht hilfreicher Denkmuster, Erkundung der sekundären Bewertung: Bewältigungsstrategien, vorhandene und genutzte Unterstützungsangebote (medizinische/Familie und Freunde).
- Zusammenfassung hilfreicher und nicht hilfreicher Bewältigungsstrategien und Unterstützung aktivierenden Verhaltens.
- Angebot von Informationsmaterial: Broschüre zur durchgeführten psychologischen Intervention, Erinnerungshilfen zu Verbindungen zwischen den persönlichen Gedanken und Gefühlen und dem, was eine Person zur Bewältigung von Problemen unternimmt.
- Beispiele für hilfreiches und nicht hilfreiches Denken.

▼

- Problemlösung: Identifikation eines wichtigen aktuellen Problems, Bestimmung des Ausmaßes der mit dem Problem verbundenen Sorge (0–100), »Brainstorming« von Bewältigungsstrategien, Bestimmung des Ausmaßes, in dem die Person Vertrauen in die eigene Kompetenz der Problembewältigung hat (0–100).

Sitzung II: Telefongespräch 2 Wochen nach der ersten Sitzung (45 min)

- Rückblick auf die Problemlösebemühungen seit der letzten Sitzung: Bestimmung der Wirksamkeit durchgeführter Bewältigungsstrategien, Gespräch über hilfreiche und weniger hilfreiche Strategien.
- Zusammenfassung.
- Erkundung neuer Probleme und Belastungen, die seit der ersten Sitzung aufgetreten sind.
- Zusammenfassung hilfreicher und nicht hilfreicher Strategien, Auflistung von Unterstützungsressourcen.
- Edukation mit Fragen über die Verwendung und Relevanz der Broschüre, Einübung der Strategie zur Bewältigung eines aktuellen Problems, analog zur ersten Sitzung, ggf. Wiederholung am Beispiel der ersten Sitzung.

Sitzung III: Telefongespräch 4 Wochen nach der zweiten Sitzung (45 min)

- Rückblick auf die Problemlösebemühungen seit der letzten Sitzung.
- Erkundung neuer Probleme, Belastungen und Bewältigungsbemühungen, die seit der zweiten Sitzung aufgetreten sind.
- Auflistung von Unterstützungsressourcen.
- Fragen zu den allgemeinen Überlegungen des Patienten im Hinblick auf seine Krankheitsbewältigung.

▼

- Fragen zu jeder Form der Veränderung in den Ansichten des Patienten über die Krankheit seit Diagnosestellung.
- Überprüfen dessen, was für den Patienten hilfreich in der Bewältigung gewesen ist und welche Auswirkungen seiner Ansicht nach die Intervention hatte.

Problemlösetherapie. Nezu und Mitarbeiter (2003; Allen et al. 2002) entwickelten die Problemlösetherapie für emotional hoch belastete und Krebspatienten mit Depressionen. Die Intervention erfolgt in wöchentlichen 90-minütigen Sitzungen über 10 Wochen. Der Patient wird darin geschult, 4 grundlegende Strategien zur Bewältigung seiner aktuellen Lebensumstände einzusetzen. Die Strategien sind:

- Angemessenheit der Definition eigener Probleme;
- Erweiterung des Spektrums möglicher Problemlösungen;
- Systematische Bewertung der potentiell verfügbaren Problemlösungen und Selektion der als beste beurteilten Problemlösestrategie;
- Beobachtung und Bewertung der gewählten Problemlösestrategie nach ihrer Ausführung.

Die Problemlösetherapie kann sowohl von dem Patienten allein als auch mit ihm und seiner Bezugsperson gemeinsam durchgeführt werden. Die Wirksamkeit der Problemlösetherapie in der Reduktion depressiver Symptome konnte 6–12 Monate nach Therapieende nachgewiesen werden.

Selbstgeleitete Intervention. Das Stress-Management-Training von Jacobsen und Mitarbeitern (2002) ist als eine selbstgeleitete Intervention speziell für Patienten unter Chemotherapie entwickelt worden. Die Intervention verwendet Print- und audiovisuelle Medien, um die Patienten in drei allgemeinen Stress-Management-Techniken zu unterrichten:

- Schrittweise Bauchatmung;
- progressive Muskelentspannung und geleitete Imagination;
- bewältigungsorientierte Selbstverbalisation.

Im Rahmen der Intervention erhalten Patienten, für die eine ambulante Chemotherapie geplant ist, ein ca. 10 Minuten dauerndes Gespräch mit ihrem behandelnden Arzt, der ihnen das Interventionspaket über didaktische Mittel wie Broschüre, Tonband und Video anbietet und ihnen die Verwendung der Materialien bei auftretenden körperlichen und psychischen Belastungen während der Chemotherapie erläutert. Die Patienten erhalten Instruktionen zum Einsatz der Techniken bezogen auf die Behandlungszeitpunkte vor dem Beginn der Chemotherapie und während der Chemotherapiezyklen. Der behandelnde Arzt trifft seine Patienten nochmals fünf Minuten vor Beginn des ersten Chemotherpiezyklus, beantwortet offen gebliebene Fragen und bestärkt nochmals den Patienten im Einsatz der Techniken während der bevorstehenden Therapiezyklen. Patienten, die das Stress-Management-Training durchführten, zeigen unter Chemotherapie deutlich weniger Symptome der Angst und Depression als Patienten ohne ein entsprechendes Training. Das Stress-Management-Training kann in zwei Versionen durchgeführt werden, wie dargestellt als Selbst-Instruktionstraining oder als professionell geleitetes Training. Die Kostenunterschiede der zwei Versionen liegen dabei bei 57 % zu Gunsten des selbstinstruierten Trainings.

Multidisziplinäre Interventionsstrategie. Rummans und Mitarbeiter (2006) entwickelten eine manualisierte, multidisziplinäre Interventionsstrategie zur Förderung der Lebensqualität von Patienten mit fortgeschrittener Krebserkrankung unter Radiotherapie. Die Intervention bestand aus acht Sitzungen, die von einem Psychiater oder Psychologen geleitet und je nach Interventionsthema von einer Pflegekraft, einem Seelsorger oder einem Sozialarbeiter begleitet wurden. Jede Sitzung begann mit 20-minütigen körperlichen Übungen und wurde mit 10–20-minütigen Entspannungsübungen beendet. Jede Sitzung berücksichtigte Interventionsthemen zu zentralen Bereichen der Lebensqualität.

Die Intervention führte bei den teilnehmenden Patienten zu einer Aufrechterhaltung der Lebensqualität über die gesamte Phase der Radiotherapie, während die Lebensqualität der Patienten der Kontrollgruppe sich signifikant verschlechterte. (◘ Tab. 5.2)

Symptom-Management Intervention. Given und Mitarbeiter (2008) entwickelten eine kognitiv-behaviorale Symptom-Management Intervention, die durch Pflegekräfte erbracht wurde, und vergleichen diese mit einer Telefon Symptom-Management (ATSM) Intervention, die über ein automatisches Spracherkennungssystem gesteuert wurde und bei berichteten Hinweissymptomen auf Informationen in einem Symptom-Management Handbuch verwies. Die Studie kommt zu dem Ergebnis, dass Krebspatienten während ihrer Chemotherapie mehr von der ATSM-Intervention profitierten als von der pflegegeleiteten Intervention.

Die hier dargestellten und weitere, kognitiv-behaviorale Techniken berücksichtigende Interventionen sind Gegenstand der neueren psychoonkologischen Therapieforschung. Diese Interventionen werden in der psychoonkologischen Versorgungswirklichkeit jedoch derzeit nicht in der Form und Intensität erbracht, die notwendig ist, um die in Studien belegten Wirkeffekte in der Praxis zu erzielen. Die Entwicklung psychoonkologischer Praxisleitlinien, die Weiterbildung von Psychotherapeuten in der Psychoonkologie, aber auch die geleistete Versorgung psychoonkologisch tätiger Psychotherapeuten in Kliniken der onkologischen Akutversorgung befördern jedoch die Dissemination und Implementierung kognitiv-behavioraler Methoden und Techniken in der Onkologie.

Supportive und supportiv-expressive Interventionen

Supportiv-expressive Interventionen beruhen auf theoretischen und Behandlungsmodellen, wie etwa der Psychoanalyse, der Objektbeziehungs-, der Bindungstheorie. Sie lassen sich auf einem Kontinuum von supportiven (stützenden) bis zu expressiven (deutenden) Interventionsmethoden einordnen (Winston et al. 2004). Expressive Interventionen zielen darauf ab, dem Patienten zu einem besseren Verständnis seiner unbewussten Gedanken und Gefühle zu verhelfen. Supportive Interventionen sollen dagegen den Patienten stärken und stabilisieren und ggf. unterstützen, seine aktuellen Probleme und Belastungen zu reflektieren oder zu verändern.

Die *Supportive Psychotherapie* ist eine Behandlung, die im Rahmen einer dyadischen Beziehung direkt darauf abzielt, die Symptome eines Patienten zu lindern sowie sein Selbstwertgefühl, seine Ich-Funktionen und seine adaptiven Fähigkeiten zu erhalten, wiederherzustellen oder zu verbessern (»*Supportive psychotherapy is a dyadic treatment that uses direct measures to ameliorate symptoms and maintain, restore, or improve self-esteem, ego function, and adaptive skills*«; Winston et al. 2004, S. 4). *Selbstwert* bezeichnet das Gefühl der Wirksamkeit, des Vertrauens, der Hoffnung und Selbstachtung, *Ich-Funktionen* den Bezug des Patienten zur Realität, seine Denkprozesse, Abwehrfunktionen und Affektregulation und *adaptive Fähigkeiten* die Handlungen des Patienten, die ihm eine effektive Bewältigung seines Lebens ermöglichen. Die supportive Psychotherapie ist von anderen Formen der supportiven Beziehung oder des unterstützenden Kontaktes zu unterscheiden, in denen auch Interesse, Aufmerksamkeit, Ermutigung, Optimismus und konkrete Unterstützung zum Tragen kommen.

Tab. 5.2 Sitzungen, Elemente und Inhalte der Strukturierten Multidisziplinären Intervention. (Adaptiert nach Rummans und Mitarbeitern 2006)

Sitzung	Strukturierte Multidisziplinäre Intervention				
	kognitiv	emotional	körperlich	sozial	spirituell
1	Edukation in der Anpassungsphase	Problemlösung	Körperliche Übungen	Empathie, positive Verstärkung	Trauer
2	Priorisierung	Zielsetzung	Körperliche Übungen	Quellen der Unterstützung	Schuld
3	Aktive Bewältigung und Nutzung von Unterstützung	Stress Management	Körperliche Übungen	Aktivierung von Unterstützung und Kommunikation	Hoffnung
4	Verantwortung übernehmen	Stress Management	Körperliche Übungen	Emotionale Expression	Tod und »Leben danach«
5	Lebensveränderungen	Selbstsicherheit	Körperliche Übungen	Rollenspiel	Bedrohung des eigenen Glaubens
6	Gesunder Lebensstil	Irrationale Gedanken	Körperliche Übungen	Interpersonelle Beziehungen	Religiöse Überzeugungen
7	Wiederholung von Bewältigungsübungen	Herausfordernde Gedanken	Körperliche Übungen	Körperbild und Sexualität	Rituale
8	Zielsetzung	Rückfallprävention	Körperliche Übungen	Abschlussgespräch	Sinn und Bedeutung

In der Psychotherapie bezeichnet *supportiv*, den Einsatz dieser und weiterer therapeutischer Mittel (insb. Beratung, Entlastung, Grenzsetzung und Stützung), die auf einer diagnostischen Einschätzung der Problemlage des Patienten basieren, bewusst eingesetzt werden und einem festgelegten, spezifischen Ziel dienen (Winston et al. 2004).

In der Psychoonkologie wird mit dem Begriff »Supportive Psychotherapie« eine therapeutische Intervention bezeichnet, die zeitweise oder begleitend zur Krebstherapie, den Patienten in seiner Belastungsbewältigung unterstützt, seine bestehenden Stärken verdeutlicht und Bewältigungskompetenzen fördert. Die supportive Psychotherapie erkundet im Rahmen einer auf wechselseitigem Respekt und Vertrauen basierenden Beziehung das Selbst des Patienten, sein Körperbild und seine Rollenveränderungen (Lederberg u. Holland 2011, S. 3). Zu den Techniken der supportiven Psychotherapie zählt insbesondere die Kompetenz des Therapeuten (Lederberg u. Holland 2011),

- hoch relevante Informationen anzusprechen und zu diskutieren, die mit den Patienten überwältigenden und damit seine Informationsverarbeitung beeinflussenden Emotionen einhergehen, und ihn darin zu unterstützen, einen konstruktiven Umgang mit seinen Emotionen zu finden,

- dem Patienten in jeder Phase seiner Erkrankung Lernanstöße und Problemlösungen anbieten zu können und kognitive und behaviorale Techniken einzusetzen,
- mit Techniken der Krisenintervention und emotionalen Verfügbarkeit Patienten zu unterstützen, die zu aufgewühlt oder zu schwach sind, um ihre seelischen Probleme vertieft zu explorieren,
- einem Patienten die Inanspruchnahme erforderlicher psychosozialer Versorgungsangebote zu ermöglichen, oder die Kompetenz,
- mit dem medizinisch-pflegerischen Behandlungsteam zum Wohle des Patienten zu kooperieren und dieses über die emotionale Verfassung und die Bewältigungskompetenzen des Patienten zu informieren, ohne den Patienten zu kompromittieren oder sein Vertrauen zu missbrauchen.

Supportive Interventionen in der Psychoonkologie zielen nicht primär darauf ab, vorliegendes Problemverhalten abzubauen, dysfunktionales Erleben und Verhalten durch kompetentes zu ersetzen oder dieses durch Schulungs- oder Trainingsmaßnahmen zu verändern. Sie erreichen ihre therapeutische Wirkung über eine *hilfreiche Beziehung*, in welcher die Haltung des Therapeuten, d. h. seine Sprache und sein Verhalten, Wertschätzung, Verständnis, Akzeptanz und Sympathie ausdrückt und sich der Patient dadurch unterstützt fühlt, seine persönlichen Ziele zu erreichen.

In der supportiven Psychotherapie werden Zustände der Verleugnung als eine, die emotionale Belastung abmildernde Bewältigungsform akzeptiert, Zustände der Ambivalenz, Mehrdeutigkeit und Unvorhersehbarkeit in Bezug auf die Krebserkrankung und Krebstherapie gemeinsam getragen oder emotionale Belastungen und psychische Symptome der Angst und Depression des Patienten, auch wenn sie Ausdruck einer psychischen Störung sein sollten, nicht gezielt und vordringlich thematisiert. Vielmehr wird den Erzählungen des Patienten Raum gegeben, seinem Bedürfnis nach Kontrolle, Sinn und Bedeutung Rechnung getragen und gemeinsam nach einem möglichen Verständnis und einer Einordnung seiner Erlebnisse und Erfahrungen vor dem Hintergrund seiner Lebensgeschichte gesucht. Auch Fragen der Schuld, der Religiosität und Spiritualität sowie der Furcht vor dem Versterben oder dem Tod werden thematisiert, sollte sich dies aus dem therapeutischen Gespräch heraus ergeben.

Die *wohlwollende Beratung* soll dem Patienten dabei helfen, sich selbst zu öffnen und einen neuen Kontakt zu sich und seiner Gefühlswelt zu erleben, seine Lebenssituation anzunehmen, zu einer Akzeptanz oder Bewältigung real bestehender, von dem Patienten befürchteter oder zukünftig auf ihn zukommender Probleme und Belastungen zu gelangen (Lederberg u. Holland 2011). Die Möglichkeit des Patienten, seine ihn belastenden Emotionen, Gedanken, Vorstellungen und Erinnerungen ohne äußeren Druck in der therapeutischen Beziehung entfalten und ausdrücken zu können, ist vermutlich eine zentrale Wirkkomponente supportiver und supportiv-expressiver Interventionen (Carmack et al. 2011, Falagas et al. 2007, Forgas 2011, Heron 2009, Park et al. 2011, Porter et al. 2009, Rosenberg et al. 2002, Zakowski et al. 2011). So gehen etwa Anagnostopoulos und Mitarbeiter (2010) davon aus, dass emotionale Äußerungen eines Krebspatienten im Rahmen einer supportiven Beziehung mit nur minimal einschränkender Gesprächsführung eine gesteigerte Selbst-Akzeptanz, ein verbessertes Selbst-Verständnis oder verbesserte Sozialbeziehungen nach sich ziehen können, wenn das emotionale Befinden den Patienten nicht überlastet und wenn negative von positiven emotionalen Äußerungen begleitet werden. Gelingt es dagegen nicht, eine derart unterstützende Beziehung herzustellen, so können auf Seiten des Patienten Gefühle des Missverständnisses, der Ablehnung, Verlegenheit oder gar des Verrats aufkommen.

Supportive Interventionen erfordern daher ein bewusstes Vorgehen und den gezielten Einsatz entsprechender Interventionstechniken, um die gewünschten Interventionseffekte zu erzielen (vgl. auch: Spiegel u. Classen 2000; Heron 2009; Tamagawa et al. 2012).

Expressive Interventionsansätze der Psychotherapie zielen darauf ab, Defizite in der Persönlichkeitsentwicklung eines Patienten über die Analyse der Therapeut-Patient-Beziehung (Übertragungs- und Gegenübertragungsaspekte) zu bearbeiten und ihm so zu ermöglichen, bislang nicht bewusste Gefühle, Gedanken, Bedürfnisse und Konflikte zu erkennen, in sein Bild von sich selbst zu integrieren und auftretende Probleme besser zu bewältigen (Winston et al. 2004). Entsprechende Interventionstechniken sind die Klärung, Konfrontation und Interpretation sowie die Ausrichtung und Aufrechterhaltung des therapeutischen Fokusses auf ein wichtiges Beziehungsthema oder einen wichtigen Konflikt im Leben des Patienten. Die *Klärung* fasst zusammen, umschreibt oder organisiert die Mitteilungen und Gesprächsinhalte eines Patienten, sie vermittelt dem Patienten das Interesse des Therapeuten an seinen Äußerungen und ein Verständnis für ihn und seine Situation (Beziehungsaspekt) und erweitert seine Wahrnehmung und Problemperspektive (Inhaltsaspekt). Die Technik der *Konfrontation* bezeichnet die Aufmerksamkeitslenkung auf Verhaltensweisen, Vorstellungen oder Gefühle, die dem Patient bislang nicht oder kaum zugänglich waren, die er zwar empfunden hat, aber nicht vor sich oder anderen zugeben konnte oder die er bislang vermieden hat. Die therapeutische *Interpretation* kann sowohl eine Erklärung für die Bedeutung der Gedanken eines Patienten oder für die Absichten seines Handelns sein als auch eingesetzt werden, um aktuelle Gefühle, Gedanken und Handlungen mit zurückliegenden oder aktuellen Beziehungsmustern des Patienten zu verbinden.

Im Rahmen supportiver Interventionsformen werden diese expressive Techniken in dem Wissen eingesetzt, dass sie den laufenden therapeutischen Prozess oder eine aktuell stattfindende emotionale Mitteilung unterbrechen und den gebotenen supportiven Charakter der Intervention gefährden können. In der Psychoonkologie sollten expressive Interventionstechniken daher nur im Rahmen einer supportiv ausgerichteten Therapie eingesetzt werden und wenn eine Fokussierung oder Erweiterung innerpsychischer Auseinandersetzungsprozesse erzielt werden soll.

Expressive Interventionsansätze in der supportiven Psychotherapie (Lederberg u. Holland 2011) und supportiv-expressiven Gruppenpsychotherapie (Classen u. Spiegel 2011, Spiegel u. Classen 2000) beruhen auf der Annahme, dass Krebspatienten

- ihre Vorstellung über sich selbst und ihre Welt häufig fundamental in Frage stellen, zugleich aber das Gefühl haben, stark sein zu müssen, und ihre »wahren« Gefühle unterdrücken oder sich so verhalten, als ob sie ihr Leben im Griff hätten,
- kritische Themen (Krebsdiagnose, Tod und Sterben, krebsbezogene Gespräche mit Angehörigen, Äußerungen über negative Gefühle, wie Scham, Schuld, Angst oder Wut) als Bedrohung erleben, diese Themen oftmals vermeiden oder ihrer Diskussion ausweichen, und sie
- während eines Gespräches das diskutierte Thema eher abstrakt halten und sich wiederholt, zuweilen auch zwanghaft mit Aspekten befassen, die keinen direkten Bezug zu ihrer Krebserfahrung haben.

Die Berücksichtigung expressiver Techniken im Rahmen supportiver Interventionen bei Krebspatienten verfolgt das Ziel, belastende Themen anzusprechen, ohne überwältigende Emotionen oder gar eine Dekompensation des Patienten hervorzurufen, einen Zugang zu verborgenen oder zurückgehaltenen Emotionen zu eröffnen, ohne das Selbstwertgefühl, hilfreiche Abwehrmechanismen oder emotionale Bewältigungsstrategien des Patienten zu schwächen oder ein Gespräch auf konkrete Aspekte der Krebserfahrung zu lenken, ohne regulierend, reglementierend oder limitierend zu sein.

Dem Krebspatienten soll mit Hilfe expressiver Interventionstechniken zu einer neuen Selbsterfahrung, einem neuen Selbstverständnis oder einem kohärenten Verständnis seiner Krebserfahrungen verholfen werden. Aufgabe des Psychotherapeuten ist es nicht allein, einen geistigen Auseinandersetzungsprozess anzuregen, sondern diesen zu begleiten und den Patienten bei seiner individuellen Bewertung, Einordnung und Bedeutungszuschreibung zu unterstützen.

In der begleitenden supportiven und supportiv-expressiven Psychotherapie von Krebspatienten trifft der Psychotherapeut auf Patienten mit emotionalen Belastungen oder psychischen Störungen, die zudem an einer Krebserkrankung leiden, unterschiedliche Formen der Krebstherapie erhalten und sich in unterschiedlichen Situationen und Phasen der Krebserkrankung und Krebstherapie befinden. Nicht zuletzt aufgrund der vielfältigen Versorgungssituationen, in denen sich Krebspatienten befinden, sind die Interventionen daher non-direktiv ausgerichtet, d. h. sie geben dem Krebspatienten nicht vor, wann und welche Versorgungsthemen er ansprechen soll. Immer sind es seine eigenen aktuellen Erlebnisse und Erfahrungen (▶ Kap. 4.6.3, Prozess der kognitiv-emotionalen Auseinandersetzung mit Krebs) und die supportiv ausgerichtete Haltung des Psychotherapeuten, die ihn anregen, aktuell belastende und ihn beschäftigende Themen auszuwählen und anzusprechen. Die einzeltherapeutischen als auch gruppentherapeutischen Ansätze supportiver und supportiv-expressiver Interventionen sehen daher eine freie Themenwahl der Patienten vor, auch wenn ihnen ein thematisch strukturiertes oder manualisiertes Vorgehen zugrunde liegt (Classen u. Spiegel 2011, Kissane et al. 2011, Haselbacher et al. 2010). Zu den psychoonkologischen Frage- und Problemstellungen, die im Rahmen dieser Interventionen thematisiert werden, zählen:

- *Themen existentieller Sorgen und Bedenken*, wie etwa fundamentale Fragen der Einsamkeit und Isolation, von Sinn(-losigkeit) und Bedeutung(-slosigkeit), der Freiheit und Verantwortung sowie des Lebens und Todes.
- *Themen der Krankheits- und Traumabewältigung*, wie etwa die Verleugnung der Erkrankung oder der Prognose, der Bedeutung von Krebs sowie dem Umstand, erkrankt zu sein und behandelt zu werden, sowie Fragen der (Mit-)Schuld an der Krebserkrankung oder der Angst vor dem Sterben.
- *Themen der persönlichen Kompetenz und Inkompetenz*, wie etwa der eigenen emotionalen Verletzlichkeit, der eigenen Angst und Trauer, der vermeintlichen persönlichen Unfähigkeit zur emotionalen Bewältigung und psychosozialen Anpassung.
- *Themen des Verlusterlebens*, die den eigenen Körper betreffen oder den Verlust persönlicher, sozialer oder beruflicher Positionen, Kompetenzen und Beziehungen.
- *Themen der Partnerschaft und Sozialbeziehung*, wie etwa der Rolle als Partner und Elternteil, der Nähe, Intimität und Sexualität sowie der Beziehungen zu Freunden, Nachbarn oder Berufskollegen.
- *Themen der Rolle als Krebspatient und als Partner des Behandlungsteams*, etwa der Möglichkeit, Fragen zu stellen und eigene Wünsche zu äußern, des Mitwirkens an Untersuchungs-, Behandlungs- und Pflegemaßnahmen, der Selbstpflege oder Themen der Alternativ- und Komplementärtherapie.

Zu den psychotherapeutischen Interventionen, die supportiv-expressiv ausgerichtet sind, bzw. supportiv-expressive Komponenten enthalten, gehören neben der *Supportiven Psychotherapie* (Lederberg u. Holland 2011):

Die Therapie des Expressiven Schreibens (*written emotional disclosure*; Zachariae u. Jensen-Johansen 2011): In der expressiven Schreibtherapie wird mit einem Patient vereinbart, seine tiefsten und anderen Personen gegenüber bislang nicht geäußerten Gedanken und Gefühle in Bezug auf traumatische Ereignisse und Erlebnisse niederzuschreiben. Die Intervention kann in unterschiedlichen Formen durchgeführt werden. Im Rahmen einer »*face-to-face*«-Intervention besteht sie aus drei oder mehreren 15-minütigen Niederschriften, deren Inhalte Patient und Therapeut diskutieren und in welcher der Patient die Phasen der Selbstkonfrontation, der Neubewertung und des Abschieds von der Vergangenheit durchläuft.

Die Supportiv-Expressive Gruppenpsychotherapie (*supportiv-expressive group psychotherapy*; Classen u. Spiegel 2011; Spiegel u. Classen 2000): Eingesetzt werden verschiedene Techniken der Fokussierung auf Aspekte der Krebserkrankung und Krebstherapie, der Förderung unterstützender Gruppeninteraktionen und des Ausdrucks von Gefühlen sowie der Konzentration auf persönlich relevante, konkrete Thematiken und auf das aktive Bewältigungsverhalten. Das in manualisierter Form vorliegende Interventionskonzept berücksichtigt die Herstellung von Bindung (*building bonds*), den Ausdruck von Gefühlen (*expressing emotions*), die Entgiftung von Tod und Sterben (*detoxifying death and dying*), die Neubewertung von Lebensprioritäten (*redefining life priorities*), die Verbesserung der familiären Unterstützung (*fortifying families*) sowie der Arzt-Patient-Beziehung (*improving doctor-patient relationship*) und der Bewältigungsstrategien (*improving coping skills*). Die Gruppengröße besteht aus 10–12 Patienten sowie 12 einmal pro Woche stattfindenden Sitzungen à 90 Minuten.

Die dargestellten Psychotherapieformen haben sich in Studien als wirksam erwiesen, emotionale Belastungen, Ängste und Depressionen sowie traumatische Belastungen zu lindern und die Lebensqualität oder die Bewältigung körperlicher Belastungen der Erkrankung zu verbessern (Kissane et al. 2011, Watson u. Kissane 2011). Die Wirksamkeit der supportiven Psychotherapie als Einzelintervention, obwohl in der psychoonkologischen Praxis verbreitet, ist bislang nicht hinreichend untersucht (Holland u. Lederberg 2011).

Humanistisch-existentiell geprägte Interventionen

Zu den psychoonkologischen Psychotherapiemethoden, die auf der humanistischen bzw. existentialistischen Psychologie (Jacobsen 2008, Rowan 2005) und den humanistischen Psychotherapieverfahren (vgl. Butollo et al. 2010) basieren oder wesentliche Elemente dieser theoretischen und Behandlungsmodelle berücksichtigen, gehören neuere Interventionsformen, wie etwa die achtsamkeitsbasierten Interventionen (Payne 2011), die motivationsorientierten Interventionen (u. a. Burkhalter 2011; Thomas et al. 2012) oder die sinn- und bedeutungszentrierten Interventionen (Breitbart u. Applebaum 2011, LeMay u. Wilson 2008, Zaider u. Kissane 2011).

Achtsamkeitsbasierte Interventionsformen zielen darauf ab, die Aufmerksamkeit des Patienten absichtsvoll auf die Erfahrung des gegenwärtigen Augenblicks zu lenken und dabei aufkommende Vorstellungen, Gedanken oder Emotionen nicht vorschnell zu bewerten oder zu beurteilen (Kabat-Zinn 2003; Meibert et al. 2010, 2011). Zentrales Bezugselement zur humanistischen Psychologie ist die *phänomenologische Reduktion* nach Husserl, d. h. die Wahrnehmung der Welt, wie sie uns im Fluss der Phänomene erscheint, ohne von diesen wie gewohnt kognitiven Gebrauch zu machen, sondern zu erfahren, wie sie sind, wenn sie erlebt und nicht in Frage gestellt werden (Brown u. Cordon 2009). Elemente der humanistischen Therapie sind die »Grundhaltung des Therapeuten, das, was der Patient sagt und von sich zeigt, zunächst einmal wertfrei und akzeptierend anzunehmen und nicht gleich verändern zu wollen« sowie die »Betonung der Hier-und-Jetzt-Erfahrung« (Meibert et al. 2010, S. 100).

In der Psychoonkologie sind achtsamkeitsbasierte Interventionen zumeist im gruppentherapeutischen Setting bei Frauen mit Brustkrebs und Männern mit Prostatakrebs durchgeführt worden und sollen durchweg positive Effekte auf die psychische Anpassung, Stressreduktion, die Krankheitsbewältigung und das Wohlbefinden haben (Ott et al. 2006). In jüngster Zeit werden in der Psychoonkologie vor allem die achtsamkeitsbasierten Therapieformen der *Mindfulness-Based Stress Reduction* (MBSR) nach Kabat-Zinn (Payne 2011) sowie die *Mindfulness-Based Cognitive Therapy* (MBCT) nach Segal und Mitarbeitern (2001; van der Lee u. Grassen 2010) geprüft.

Die Achtsamkeitsbasierte Stressreduktion (MBSR) ist ein strukturiertes Gruppenprogramm, in dem die grundlegenden Elemente der Achtsamkeitsmeditation mit dem Ziel vermittelt werden, das mit körperlichen oder psychischen Beschwerden verbundene seelische Leid zu lindern. In achtwöchigen MBSR-Kursen mit einem klar strukturierten Ablauf, werden formale Übungen durchgeführt, die der Patient mittels Übungen in seinen normalen Lebensalltag integrieren soll. Zu den Übungen zählen u. a. der sogenannte »*body-scan*«, die Sitz- oder Gehmeditation und die Atemübungen sowie Achtsamkeitsübungen, die der Patient in seinem Alltag durchführen soll (vgl. Meibert et al. 2010). Die empirisch überprüfbaren Wirkmechanismen, über die Achtsamkeitsübungen zu Symptomreduktion und Verhaltensänderungen führen können, beschreiben Shapiro und Mitarbeiter (2006) in Anlehnung an Kaban-Zinn als

- die klare Vorstellung davon, dass die Übungen mit dem Ziel der Selbstregulation, Selbst-Exploration oder Selbstzufriedenheit durchgeführt werden sollen,
- eine Aufmerksamkeit, die durch die Beobachtung der eigenen Moment-zu-Moment-Erfahrung ohne Interpretation, vertiefte Beschäftigung oder inhaltliche Analyse erzielt wird, und
- eine Form der (An-)Teilnahme, die durch eine Haltung des Mitgefühls, der Akzeptanz, Freundlichkeit, Offenheit, Geduld, Gelassenheit, Neugier und Nicht-Bewertung des Patienten gekennzeichnet ist.

Diese Komponenten sollen in einem einzigen Prozess zur Wirkung kommen, der zu einer fundamentalen Veränderung der persönlichen Beziehung zu den eigenen Erfahrungen (*re-perceiving/Nach-Empfindung*) führt und mit Begriffen der Dezentrierung, Distanzierung oder Defusion (*Entschärfung*) in Bezug auf die wahrgenommenen Erfahrungen beschrieben werden kann. Eine empirische Prüfung der Wirkannahmen konnte zeigen, dass sich sowohl die Achtsamkeit als auch die Nach-Empfindung sowie Maße der Selbstregulation, der emotionalen, kognitiven und behavioralen Flexibilität, der Werthaltung und der Auseinandersetzung mit den inneren Erfahrungen nach Durchführung der Achtsamkeitsbasierten Stressreduktion deutlich verbesserten (Carmody et al. 2009).

Die MBCT ergänzt die MBSR um kognitiv-behaviorale Elemente und wurde als Intervention zur Rückfallprophylaxe bei Depression entwickelt (Segal et al. 2001). Dabei soll durch die Ausrichtung der Aufmerksamkeit auf das »Hier-und-Jetzt« ein »Wegdriften« in Erinnerungen, Gedanken und Grübeleien (*rumination*) eingedämmt und zugleich der Kontakt des Patienten mit den lebendigen Erfahrungen des gegenwärtigen Augenblicks ermöglicht werden. Ziel der Intervention ist es, eine akzeptierende und offene Haltung des Patienten gegenüber den eigenen aufkommenden positiven wie negativen geistigen Befindenszuständen zu entwickeln, damit er dadurch negative Veränderungen seines Befindens frühzeitig erkennen und der Neigung zum depressiven Grübeln entgegenwirken kann (Meibert et al. 2010, Michalak et al. 2011). Die Wirksamkeit der *Mindfulness-Based Cognitive Therapy* in der Prävention von Rückfällen bei Patienten mit rezidivierenden depressiven Störungen ist bestätigt (Piet u. Hougaard 2011) und zeigt sich auch bei Krebspatienten mit depressiven Störungen (Sharplin et al. 2010).

Motivationsorientierte Interventionen zielen darauf ab, die Veränderungsbereitschaft von Patienten zu erhöhen, damit sie als problematisch erkanntes Verhalten tatsächlich verändern. Es handelt sich um einen direktiven, patientenzentrierten Beratungsstil, der Verhaltensänderungen hervorruft, indem er den Patienten darin unterstützt, seine ambivalente Haltung hinsichtlich der Notwendigkeit einer Veränderung zu erkunden und aufzulösen (Miller u. Rollnick 2002). Der Interventionsansatz geht davon aus, dass es nicht so sehr die fehlende Motivation des Patienten ist, sondern seine Unsicherheit und Ambivalenz einer Verhaltensänderung im Wege stehen. Die therapeutische Reduktion von Ambivalenz verstärkt beim Patienten seine intrinsische Motivation, sich tatsächlich verändern zu wollen, und führt schließlich zu einer bewussten selbstbestimmten Entscheidung und einem konkreten Handlungsplan (Miller u. Rollnick 2002).

Die grundlegenden Wirkkomponenten des *Motivational Interviewing* sind eine Beziehungskomponente, die aus einer empathischen Haltung des Therapeuten und einem interpersonalen Geist (*spirit*) der Therapeut-Patient-Beziehung besteht, sowie eine technische Komponente, die nicht nur das Wachrufen oder Hervorbringen differenzierter Vorstellungen und Gedanken (*differential evocation*) umfasst, sondern auch die gezielte Verstärkung der wachgerufenen, veränderungsbezogenen Äußerungen des Patienten (*change talk*; Miller u. Rose 2009). Die zugrundeliegenden psychologischen Theorien sind die bereits in ▶ Kap. 2 dargestellte *Selbst-Determinationstheorie* (Deci u. Ryan 2002); die *Theorie des geplanten Verhaltens* (Ajzen 2006) und das *Transtheoretische Modell* (Prochaska u. DiClemente 1984) sowie

- Rogers' (1959) *gesprächspsychotherapeutische Theorie*, wonach eine spezifische interpersonale Beziehung völlig genügt, um Veränderung zu bewirken,
- Festingers *Dissonanztheorie* (1957), wonach ein Patient, der eigene Argumente für eine Verhaltensänderung äußert oder diese durch andere Personen bestätigt findet, die von ihm bezeichnete Veränderung höher wertet, als wenn die selben Argumente von anderen vorgetragen werden, und
- Austins' *Sprachakt Theorie* (1962), wonach eine spezifische Form der Verstärkung (z. B. offene Fragen stellen, Zustimmung, Bitte um Erlaubnis, bevor ein Ratschlag gegeben wird, den Patienten mehr sprechen und ausreden lassen) spezifischer verbaler Äußerungen des Patienten (»ich sollte doch versuchen, es anders zu machen«, »Es wäre für meine Familie besser, wenn …!«, »…, und letztlich würde ich mich wohler fühlen!«) zu vermehrten Argumenten für eine Verhaltensänderung des Patienten führt (vgl. Bricker u. Tollison 2011, Miller u. Rose 2009).

In der Psychoonkologie werden motivationsorientierte Interventionen in besonderen Versorgungssituationen eingesetzt, wie etwa der Krebsfrüherkennung (Wahab et al. 2008), nach einer Krebsdiagnose (Burkhalter 2011; Campbell et al. 2009; Gritz et al. 2006), in der Krebsnachsorge (Bennett et al. 2007), in der Förderung der Therapietreue (ONS 2010) und Symptombewältigung (Thomas et al. 2012) oder in der palliativen Versorgung (Pollak et al. 2011). Diese Versorgungssituationen zeichnen sich durch eine real bestehende oder konkret empfundene Bedrohung sowie eine erhöhte emotionale Belastung und Bereitschaft des Patienten aus, sich verändern zu wollen. Sie werden als »*teachable moments*« bezeichnet (McBride et al. 2000, 2008) und im Rahmen der motivationsorientierten Interventionen gezielt genutzt, weil der Patient in diesen Momenten sehr empfänglich für eine Veränderung seiner Lebensgewohnheiten oder seines Gesundheitsverhaltens ist oder eine weitere Bedrohung seiner Gesundheit vermeiden möchte (Burkhalter 2011, Campbell et al. 2009, Demark-Wahnefried et al. 2005, Gritz et al. 2006).

Sinn- und bedeutungsorientierte Interventionen zielen darauf ab, den Krebspatienten in seiner Konfrontation mit seinem seelischen Leid oder existentiellen Belastung und seiner Auseinandersetzung mit Fragen des Sinns und der Bedeutung des Lebens zu begleiten (LeMay u. Wilson 2008, Lehto 2012). Die zugrundeliegenden humanistischen und existentialistischen Theorien konzipieren die Krebserfahrung als eine existentielle oder Sinnkrise und die mit einer Krebserkrankung und Krebstherapie einhergehenden körperlichen und psychischen Symptome als Zustände, die es durch aktives Handeln zwar zu überwinden, zu bewältigen, zu kontrollieren oder zu verändern gilt, die stets aber auch mit Gefühlen der Unsicherheit, Unvorhersehbarkeit, Begrenztheit, Abhängigkeit und Ohnmacht einhergehen (Hogue u. Sugiyama 2011, Sand 2008, Yalom 1980). Existentielles oder seelisches Leid von Krebspatienten wird von Holland (2001, p 465) als »*suffering of the mind*« bezeichnet, »*a specific state of distress that occurs when the intactness or integrity of the person is threatened or disrupted*« (▶ Kap. 1.7.9; Cassell 1999, S. 531). Seelisches Leid kann Transzendenz oder Veränderungen hervorbringen, die zu einer größeren Wertschätzung der eigenen Lebenssituation und eigenen Beziehungen beiträgt (Hogue u. Sugiyama 2011, Rehnsfeldt u. Eriksson 2004). Befasst sich der Patient nicht mit seinem seelischen Leid, so kann dies in existentielle Angst, Depression und Demoralisierung münden (▶ Kap. 3.5.2; Clarke 2011, Kissane et al. 2011), gelangt er zu Sinn und Bedeutung, so bietet dies einen gewissen Schutz gegen Depression, Hoffnungslosigkeit und einen vorzeitigen Todeswunsch (*desire for hastened death*; Breitbarth u. Applebaum 2011).

Seelisches Leid ist Bestandteil des Menschseins und Ausdruck existentieller Lebenskrisen (Yalom 1980). Es bewegt den Patienten dazu, sich mit Themen des Todes, der Freiheit, der Isolation und der Bedeutungslosigkeit zu befassen. Dies sind Themen, die einen existentiellen Kernkonflikt darstellen, der seine seelische Dynamik aus zwei polaren Gegensätzen erfährt, dem unausweichlichen Tod und dem Wunsch fortzubestehen, der Freiheit, die unbedingte Selbstverantwortung mit sich bringt, der existentiellen Isolation und Zugehörigkeit sowie dem Sinn und der Bedeutungslosigkeit. Die Zustände des seelischen Leids sind die treibende Kraft, die beim Patienten ein Bedürfnis nach Erklärung bewirken, die seine aktive Suche und die sein Finden von persönlichem Sinn und Bedeutung hervorbringen können (Frankl 1976).

Die psychoonkologischen Interventionen, die die Auseinandersetzung mit existentiellen Fragen thematisieren, zielen nicht so sehr darauf ab, Veränderungen im Patienten zu bewirken, sondern Rahmenbedingungen zu schaffen, die eine persönliche Veränderung möglich machen.

- Die *cognitive-existential psychotherapy* für Krebspatienten in frühen Krankheitsstadien nach Kissane und Mitarbeitern (2007, 2011). Die Gruppenintervention berücksichtigt drei Phasen, in denen zuerst die Selbsteröffnung der Patienten gefördert, das Zusammengehörigkeitsgefühl gestärkt und persönliche Erfahrungen ausgetauscht werden, um Gefühle der Isolation zu überwinden. In der zweiten Phase werden existentielle Themen und Aspekte des Umgangs mit Unsicherheit sowie der Krankheitsbewältigung und psychosozialen Anpassung bearbeitet. Die dritte Therapiephase befasst sich mit der Trauer bezüglich eigener Verlusterlebnisse und der Neudefinition eigener Prioritäten für die Zukunft. Die Gruppengröße besteht aus 10 bis 12 Patienten, sowie 12 wöchentlich stattfindenden Sitzungen a 90 Minuten.

- Die *meaning-centered group psychotherapy* (Breitbart u. Applebaum 2011) ist eine auf der Logotherapie von Viktor Frankl (2007) basierende Therapie der Sinnfindung, die im Rahmen der Palliativversorgung von Krebspatienten durchgeführt wird. Die strukturierte Gruppentherapie besteht aus Diskussionen, konkreten Übungen und Hausaufgaben zu verschiedenen Themen der Sinnfindung, wie den individuellen Konzepten und Quellen von Sinn und Sinnhaftigkeit, der individuellen Bedeutung der Krebserfahrung, bedeutsamen individuellen Lebenskonzepten und Aspekten der persönlichen Lebensgeschichte, Verantwortung, Kreativität und individuellen Rolle in Familie, Arbeit und Gesellschaft sowie zu Fragen des Abschieds, des Endes und der Hoffnungen für die eigene Zukunft. Die Gruppentherapie besteht aus acht wöchentlich stattfindenden Sitzungen à 90 Minuten.
- Die *dignity therapie* (*Würde-Therapie*; Chochinov u. McKeen 2011) basiert auf einem Konzept der Würde von Sterbenden. In der Therapie werden Krebspatienten in terminaler Therapiephase nach den zentralen und bedeutsamsten Ereignissen ihres Lebens befragt. Die Gespräche werden aufgenommen, transkribiert und den Patienten selbst bzw. ihren Familien zur Verfügung gestellt. Der Fokus der Würde-Therapie liegt darin, den Patienten zu helfen, Sinn in ihrem Leben zu finden und einen Zustand des eigenen Wert-Seins, der persönlichen Wertschätzung und Selbstachtung trotz existentieller Unsicherheit und Todesangst zu wahren.

Selbst-Management Interventionen und Programme

Selbst-Management bezeichnet die Fähigkeit des Individuums, die Symptome, die Behandlung und deren körperliche und psychosoziale Folgen, sowie die Veränderungen in seinem Lebensstil handzuhaben, die Teil des Lebens mit einer chronischen Erkrankung sind. Ein wirksames Selbst-Management umfasst Fähigkeiten, den eigenen Befindenszustand zu beachten und die kognitiven, emotionalen und Verhaltensreaktionen zu zeigen, die notwendig sind, um eine zufrieden stellende Lebensqualität zu erhalten (»*Self management is the individual's ability to manage the symptoms, treatment, physical and psychosocial consequences and lifestyle changes inherent in living with a chronic condition. Efficacious self-management encompasses ability to monitor one's condition and to effect the cognitive, behavioral, and emotional responses necessary to maintain a satisfactory quality of life*«; Barlow et al. 2002, S. 178).

Selbst-Management Interventionen verfolgen drei Ziele,

- sich um seinen Körper und seine Erkrankung zu kümmern,
- seine normalen Aktivitäten und sozialen Rollen auszuüben und
- sein emotionales Befinden und die Unsicherheit bezüglich der eigenen Zukunft zu regulieren.

Selbst-Management Interventionen basieren auf einer Vielzahl an theoretischen Modellen, auf behavioralen und kognitiven Theorien, Theorien zur Selbstwirksamkeit und Selbstregulation, auf der Selbstdetermination sowie dem Transtheoretischen Modell oder auf Theorien zur Selbstpflegekompetenz (► Kap. 2; Newman et al. 2009). Die zentrale Wirkkomponente von Selbst-Management Programmen wird in der Förderung der Patientenselbstwirksamkeit gesehen, d. h. des Vertrauens der Krebspatienten darin, dass sie Selbst-Management Kompetenzen erwerben und erfolgreich einsetzen können (Davies u. Batehup 2010, Newman et al. 2009). Das Konzept der Selbstwirksamkeit basiert auf Bandura's Sozial-Kognitiver Theorie (▶ Kap. 2.7) und geht davon aus, dass

- konkrete Erfahrungen der Problembewältigung das Vertrauen der Krebspatienten fördert, auch in zukünftigen Situationen selbstwirksam sein zu können (*Selbsterfahrungen*),
- die Beobachtung selbst-kompetenten Verhaltens bei anderen Krebspatienten die empfundene eigene Selbstwirksamkeit fördert (*stellvertretende Erfahrung oder Modelllernen*),
- der persönliche Austausch zu positiven Formen der Bewältigung die erlebte Selbstwirksamkeit der Gesprächspartner fördert (*soziale Überzeugung*) und
- das subjektive Erleben körperlicher Reaktionen die erlebte Selbstwirksamkeit beeinflussen kann (*physiologisches Feedback*).

Selbst-Wirksamkeit wird im Rahmen von Selbst-Management Programmen vor allem durch die klare Definition und Festlegung von Absichten und erreichbaren Handlungszielen, durch die schrittweise Einübung von Problemlösestrategien und schließlich das Erleben des Patienten aufgebaut, selbstgesetzte Ziele auch tatsächlich zu erreichen. Diese Intentionen des Patienten werden erst zu konkreten Handlungen, nachdem sie öffentlich, d. h. mitgeteilt werden, und nachdem der Patient über einen Plan zur Ausführung dieser Handlung verfügt. Daher werden Selbst-Management-Programme durch sogenannte Handlungspläne ergänzt, die dem Patienten dabei helfen sollen, genau zu bestimmen, wann, wo und wie ein bestimmtes Verhalten am besten ausgeführt werden kann.

Neben den psychologischen Theorien fließen auch psychotherapeutische Methoden und Techniken in die Entwicklung von Selbst-Management Programmen ein, insbesondere solche aus behavioralen und kognitiv-behavioralen Verfahren, problemlöseorientierten Ansätzen oder dem *Motivational Interviewing* (Newman et al. 2009, Wagner u. McCorkle 2010). Selbst-Management Interventionen zielen weniger darauf ab, dem Patienten Wissen zu vermitteln, damit dieser in Kenntnis gesetzt wird, wie bei der Patienteninformation und -anleitung, oder den Patienten zur Ausführung eines Verhaltens zu befähigen, damit dieser sein Verhalten kompetent ausführen kann, wie etwa bei bestimmten Ansätzen der Patientenunterstützung und -anleitung. Selbst-Management Interventionen sind vielmehr darauf ausgerichtet, gemeinsam mit dem Patienten seine Probleme und Bedürfnisse zu erkennen, zu definieren und zu spezifizieren, seine automatischen und ihm verfügbaren alternativen Denkmuster und Problemlösestrategien zu ermitteln, eine Motivation zur Veränderung aufzubauen, Entscheidungen über günstiges und ungünstiges problemlöseorientiertes Verhalten zu treffen und dieses konkret auszuführen.

Selbst-Management-Programme werden für unterschiedliche chronische Erkrankungen, Problemstellungen und Zielsetzungen konzipiert, weisen aber dennoch grundlegende gemeinsame Prinzipien auf (Wagner u. McCorkle 2010), wie die

- gemeinsam mit dem Patienten formulierte Problemstellung,
- gemeinsame Zieldefinition und Problemlösung,
- kontinuierliche Selbst-Management Unterstützung und Anleitung und das
- aktive, begleitende Monitoring des Verlaufs und der Ergebnisse.

Der Unterschied zwischen Selbst-Management Interventionen und anderen, traditionellen Formen der Patientenunterstützung, -beratung und -behandlung besteht in der produktiven Zusammenarbeit zwischen dem Therapeuten und seinem Patienten. Produktiv meint dabei, »*that patients' needs and goals are systematically and consistently addressed to develop mutually determined care plans«* (McCorkle et al. 2011, S. 57). Im Unterschied zu traditionellen Formen der Behandlung betrachtet die produktive Zusammenarbeit den Professionellen als Experten in Bezug auf eine Erkrankung und den Patienten als Experten seines Lebens. Die produktive Zusammenarbeit betrachtet den Professionellen, aber auch den Patienten als Leistungserbringer und als verantwortlich für die Problemlösung und Zielerreichung. Sie gibt dem Patienten die Behandlungsziele nicht vor, sondern unterstützt diesen bei der Formulierung dessen, was er erreichen möchte. Auch die Behandlungsstrategie wird gemeinsam entwickelt, der Behandlungsverlauf gemeinsam beobachtet und der Patient befähigt, viele seiner Probleme selber anzugehen und zu lösen.

Selbst-Management Programme in der Psychoonkologie werden konzipiert, um den vom Institute of Medicine (2008) identifizierten psychosozialen Versorgungsbedarf von Krebspatienten zu begegnen (Holland u. Weis 2010b, Wagner u. McCorkle 2010). Je nach der Komplexität des ermittelten Versorgungbedarfs eines Krebspatienten (► Kap. 4.3), werden unterschiedlich intensive Selbst-Management-Programme entwickelt oder herangezogen. Unterschieden werden etwa (Bodenheimer u. Grumbach 2007, IOM 2007, Kanth u. Kusch 2011, Newman et al. 2009):

- *Generische Selbstmanagement-Programme:* Diese Programme sind nicht auf spezielle Erkrankungen oder einen spezifischen Versorgungsbedarf bezogen, wie z. B. die Schmerzbewältigung, enthalten allgemeine störungsübergreifende Programmelemente, wie z. B. die Veränderung von Lebensgewohnheiten, und fokussieren auf übergeordnete Ziele, wie etwa die Verbesserung des Gesundheitszustandes oder der Lebensqualität. Sie können von geschulten Ärzten, Pflegekräften oder dem psychosozialen Fachpersonal einzeln oder in Gruppen auf Grundlage von Manualen und mit umschriebenem zeitlichem Aufwand durchgeführt werden. Zu diesen Interventionsformen zählen etwa das *Chronic Disease Self-Management Program* (CDSMP) von Lorig und Mitarbeitern (1999) oder das *Collaborative Management of Chronic Illness* von Korff und Mitarbeitern (1997). In der Psychoonkologie können auf Basis dieser Programme Selbst-Management Interventionen für Patienten mit *Zustand bei Krebserkrankung ohne zusätzliche Belastungen* entwickelt werden.
- *Störungsspezifische Selbstmanagement-Programme*: Diese Programme sind auf konkrete Erkrankungsbilder und/oder einen konkreten psychosozialen Versorgungsbedarf bezogen, enthalten störungsspezifische Trainings-, edukative und Monitoringmaßnahmen, Elemente der Verhaltensmodifikation, der kognitiven Umstrukturierung oder Problemlösung und dienen dem Ziel, spezifische Verhaltensänderungen herbeizuführen. Die Interventionen werden mit unterschiedlicher Intensität, einzeln oder in Gruppen durch geschultes Fachpersonal durchgeführt, wenn es sich um Patienten ohne psychische Auffälligkeiten oder Störungen handelt. Ansonsten bedarf es einer Durchführung der Interventionen durch Psychotherapeuten bzw. unter deren Anleitung und Supervision. Hierzu zählen z. B. Selbst-Managementstrategien bei Schmerzzuständen (Chatwin et al. 2009), das *Fatigue Self-Management* (Hoffman et al. 2011) oder das *CHARGE-Selbst-Management-Programm* für Krebspatienten am Übergang der akuten zur ambulanten Behandlungsphase (Cimprich et al. 2005). In der Psychoonkologie können auf Basis dieser Programme Selbst-Management Interventionen für Patienten mit *Zustand bei Krebserkrankung mit zusätzlichen emotionalen oder psychosozialen Belastungen* entwickelt werden.

- *Extensive Selbstmanagement-Programme* sind auf Patienten mit komorbiden oder multimorbiden Störungen ausgerichtet. Extensive Interventionen werden auch erforderlich, wenn komplexe körperliche und verhaltensbezogene Funktionseinschränkungen eine besonders intensive bio-medizinische und psychoonkologische Versorgung erfordern. Extensive Selbstmanagement-Interventionen bestehen aus mehreren, aufeinander abgestimmten Komponenten und Techniken, die flexibel gehandhabt und an das Gesundheitsverhalten des einzelnen Patienten und seine individuellen Probleme und Bedürfnisse angepasst werden. Sie variieren dementsprechend in ihrem Inhalt, ihrer Intensität und Modalität. An extensiven Selbstmanagement-Interventionen ist ein multidisziplinäres Team beteiligt, dass die einzelnen Maßnahmen begleitend zu anderen Leistungen wie den ärztlichen Behandlungsgesprächen, der Pflege, Psychotherapie, Physiotherapie oder sozialarbeiterischen Patientenberatung erbringt. Die Koordination der Selbst-Management Interventionen kann sehr komplex ausfallen, zumal dann, wenn einzelne Leistungen parallel oder in zeitnaher Abfolge erbracht werden. In der Psychoonkologie können auf Basis dieser Programme Selbst-Management Interventionen für Patienten mit *Zustand bei Krebserkrankung mit zusätzlichen klinisch relevanten Belastungen oder psychischen Störungen* entwickelt werden.

In der Onkologie werden die Selbst-Management Programme danach unterschieden, ob sie anpassungs- oder problembezogen ausgerichtet sind (Davies u. Batehup 2010).

- *Anpassungsbezogene Programme* unterstützen die Patienten insbesondere bei den Übergängen (*transition points*) im Erkrankungs- und Behandlungsverlauf.
- *Problembezogene Programme* fördern die Bewältigungskompetenz der Krebspatienten im Umgang mit spezifischen emotionalen und psychosozialen Problemen oder erkrankungs- und behandlungsbedingten Symptomen.

Die einzelnen Elemente eines Selbst-Management Programms lassen sich in einem Baukastensystem denken, in dem auf diejenigen Interventionsmaßnahmen zurückgegriffen wird, die für das jeweils gegebene Problem geeignet sind.

Der 1. Baustein besteht in der Informationsvermittlung, die neben der In-Kenntnis-Setzung des Patienten die zusätzliche Funktion hat, die persönlichen (Überzeugungen, Vorstellungen und Werte), sozialen (familiäres Umfeld und Behandlungsteam) und instrumentellen (Funktionsbehinderungen des Patienten, finanzielle Probleme oder sozialrechtliche Fragen, Mobilität, praktische Hilfen durch An- und Zugehörige) Barrieren zu erkunden, die eine Problemlösung oder Verhaltensänderung behindern.

Der 2. Baustein besteht in der Förderung der Introspektion und Selbstbeobachtung des Patienten. Dieser Baustein ist für Selbst-Management-Programme bei Patienten mit chronischen Erkrankungen zentral, zumal der Patient die einzige Person ist, die seine Krankheitssymptomatik und die damit einhergehenden Befürchtungen, Vorstellungen und Bedürfnisse wahrnehmen oder den Verlauf und Erfolg seiner Bewältigungsbemühungen beobachten und bewerten kann. Edukation, Anleitung, Übungen und Trainings haben neben dem Ziel einer funktionalen Befähigung, d. h. dem Aufbau von Können, vor allem die Funktion, generalisierbare und auf andere Probleme übertragbare Verhaltenskompetenzen aufzubauen.

Ein 3. Baustein sind behaviorale und kognitiv-behaviorale Techniken, die stets dann zum Einsatz kommen, wenn dem Patienten persönliche Barrieren in der Erreichung seiner Ziele im Wege stehen, etwa Vermeidungsverhalten,

Ängste und Depressionen, hinderliche Vorstellungen und Gedanken, Fragen der Schuld, der Unabänderlichkeit der eigenen Lebenssituation oder der Hilf- und Hoffnungslosigkeit.

Der 4. zentrale Baustein bezieht sich auf die Erfassung und Förderung der inneren Bereitschaft eines Patienten, sein Verhalten zu ändern, was selbst bei vorhandener »Einsicht in die Notwendigkeit« nicht immer erwartet werden kann. Eingesetzt werden hier vor allem motivationsfördernde Interventionen (McCorkle et al. 2011).

Die meisten modernen Selbst-Management Programme gehen auf das »*Five A's Model of Self-Management Support*« von Manley und Mitarbeitern (1991) zurück und enthalten unterschiedliche Elemente eines Handlungsplans (Wagner u. McCorkle 2010, Kusch u. Kanth 2011). Eine Kombination aus Selbstmanagement und einem gemeinsam festgeschriebenen Handlungsplan gilt in der patientenzentrierten Versorgung als ein evidenzbasiertes, wirksames und wirtschaftliches Vorgehen (Pearson et al. 2007).

Das *Five A's Model* besteht aus den Komponenten (vgl. Kanth u. Kusch 2011):

- *Assess* (Ermittlung), der gemeinsamen Erhebung, Einschätzung und Beurteilung der gesundheitsrelevanten Probleme und Bedürfnisse des Patienten sowie seines Gesundheitswissens und seiner Gesundheitsüberzeugungen.
- *Advice* (Unterrichtung), der Vermittlung spezifischer Informationen sowie der Beratung zu Gesundheitsrisiken und zum Nutzen von Verhaltensänderungen.
- *Agree* (Zustimmung), der gemeinsamen Festlegung von Zielen, die auf den Präferenzen des Patienten und seinem Vertrauen in seine Kompetenzen zur Verhaltensänderung beruhen.
- *Assist* (Unterstützung), der Unterstützung und Anleitung des Patienten in der Identifikation persönlicher Barrieren, Strategien, Problemlösetechniken oder sozialer Unterstützungssysteme, die dem Erreichen seiner Gesundheitsziele dienen.
- *Arrange* (Handlungsplanung), der Erstellung eines spezifischen Handlungsplans, der dem Patienten zur Umsetzung und Kontrolle der Gesundheitsziele (Therapietreue, Übungen, Veränderung von Lebensgewohnheiten usw.) dient, ggf. auch den Leistungserbringern zur Realisierung erforderlicher begleitender psychosozialer Betreuungs- und Beratungsmaßnahmen (i.S. Versorgungskoordination).

Der persönliche Handlungsplan (*action plan*) besteht aus mehreren Elementen, zu denen ein Patient im Verlauf der Selbst-Management Unterstützung schriftlich festgehaltene Stellungnahmen abgibt (vgl. Kanth u. Kusch 2011):

- Der Auflistung spezifischer verhaltensnaher Gesundheitsziele, die ein Patient erreichen möchte.
- Einer Liste der Barrieren, die den Patienten an der Erreichung seiner Ziele behindern, sowie der Strategien zur Überwindung der Barrieren.
- Einem spezifischen Überprüfungsplan, in welchem der Patient auf einer Skala von 0 (*überhaupt nicht zuversichtlich*) und 10 (*völlig zuversichtlich*) beurteilt, wie zuversichtlich er ist, seine Ziele zu erreichen, und in dem die Fortschritte der Zielerreichung festgehalten werden. Ist der Patient wenig zuversichtlich, ein von ihm bevorzugtes Ziel erreichen zu können, so wird er durch informierende, edukative und koordinierende Maßnahmen unterstützt.

In extensiven Selbst-Management Programmen wird der Patient in der Umsetzung seines Handlungsplans durch die Zusammenarbeit eines multiprofessionellen Behandlungsteams und die Koordination der notwendigen Versorgungsmaßnahmen begleitet.

Mittlerweile sind aus dem *Five A's Model* und dem *action plan* die vielfältigsten Selbst-Management Programme hervorgegangen, deren Implementierung in die Routineversorgung bei vielen chronischen Erkrankungen stark vorangetrieben wird (Newman et al. 2009, Pearson et al. 2007). Auch bei Krebspatienten werden psychoonkologische Versorgungsprogramme entwickelt und erprobt, die auf dem Ansatz des Selbst-Management basieren (Chambers et al. 2009, Davies u. Batehup 2010, Foster u. Fenlon 2011, Gao u. Yuan 2011, McCorkle et al. 2011, Schulman-Green et al. 2011).

Literaturverzeichnis

Aaronson, N.K., Ahmedzai, S., Bergman, B., Bullinger, M., Cull, A., Duez, N.J. et al. (1993). The European Organization for Research and Treatment of Cancer QLQ-C30: A quality-of-life instrument for use in international clinical trials in oncology. J. Natl. Cancer Inst, 85 (5), 365-376.

Aarstad, A.K.H., Aarstad, H.J. & Olofsson, J. (2008). Personality and choice of coping predict quality of life in head and neck cancer patients during follow-up. Acta Oncol, 47 (5), 879-890.

Aarstad, A.K.H., Beisland, E., Osthus, A.A. & Aarstad, H.J. (2011). Distress, quality of life, neuroticism and psychological coping are related in head and neck cancer patients during follow-up. Acta Oncol, 50 (3), 390-398.

Absolom, K., Holch, P., Pini, S., Hill, K., Liu, A., Sharpe, M. et al. (2011). The detection and management of emotional distress in cancer patients: The views of healthcare professionals. Psychooncology, 20 (6), 601-608.

Adler, H.M. (2007). Toward a biopsychosocial understanding of the patient-physician relationship: An emerging dialogue. J Gen Intern Med, 22 (2), 280-285.

Ahles T.A. & Corres D.D. (2010). Neuropsychological Impact of Cancer and Cancer Treatment. In J.C. Holland, W.S. Breitbart, P.B. Jacobsen et al. (Eds.) Psycho-Oncology (2nd ed., 251-257). New York: Oxford University Press.

Ajzen, I. (2002). Perceived behavioral control, self-efficacy, locus of control, and the theory of planned behavior. J Appl Social Pyschol, 32 (4), 665-683.

Akechi, T., Okuyama, T., Onishi, J., Morita, T. & Furukawa, T.A. (2008). Psychotherapy for depression among incurable cancer patients. Cochrane Database Syst Rev (2), CD005537.

Akechi, T., Ietsugu, T., Sukigara, M., Okamura, H., Nakano, T., Akizuki, N. et al. (2009). Symptom indicator of severity of depression in cancer patients: A comparison of the DSM-IV criteria with alternative diagnostic criteria. Gen Hosp Psychiatry, 31 (3), 225-232.

Akechi, T., Okuyama T., Sugawara Y., Nakano T., Shima Y. & Uchitomi Y. (2004). Major depression, adjustment disorders, and post-traumatic stress disorder in terminally ill cancer patients: Associated and predictive factors. J Clin Oncol, 22 (10), 1957-1965.

Akizuki, N., Akechi, T., Nakanishi, T., Yoshikawa, E., Okamura, M., Nakano, T. et al. (2003). Development of a brief screening interview for adjustment disorders and major depression in patients with cancer. Cancer, 97 (10), 2605-2613.

Aldao, A., Nolen-Hoeksema, S. & Schweizer, S. (2010). Emotion-regulation strategies across psychopathology: A meta-analytic review. Clin Psychol Rev, 30 (2), 217-237.

Allen, S.M., Shah, A.C., Nezu, A.M., Nezu, C.M., Ciambrone, D., Hogan, J. et al. (2002). A problem-solving approach to stress reduction among younger women with breast carcinoma: A randomized controlled trial. Cancer, 94 (12), 3089-3100.

Amir, M. & Ramati, A. (2002). Post-traumatic symptoms, emotional distress and quality of life in long-term survivors of breast cancer: A preliminary research. J Anxiety Disord, 16 (2), 195-206.

ACS (American Cancer Society), NCCN (National Comprehensive Cancer Networks) (2005). Distress: Treatment Guidelines for Patients (Version II, Juli 2005). American Cancer Society & National Comprehensive Cancer Networks.

Amstadter A. (2008). Emotion regulation and anxiety disorders. J Anxiety Disord, 22 (2), 211-221.

Anagnostopoulos, F, Slater, J. & Fitzsimmons, D. (2010). Intrusive thoughts and psychological adjustment to breast cancer: Exploring the moderating and mediating role of global meaning and emotional expressivity. J Clin Psychol Med Settings, 17 (2), 137-149.

Andersen, B.L., Kiecolt-Glaser, J.K. & Glaser, R. (1994). A biobehavioral model of cancer stress and disease course. Am Psychol, 49 (5), 389-404.

Andersen, B.L., Farrar, W.B., Golden-Kreutz, D., Emery, C.F., Glaser, R., Crespin, T. et al. (2007). Distress reduction from a psychological intervention contributes to improved health for cancer patients. Brain Behav Immun, 21 (7), 953-961.

Andersen, B.L., Farrar, W.B., Golden-Kreutz, D.M., Glaser, R., Emery, C.F., Crespin, T.R. et al. (2004). Psychological, behavioral, and immune changes after a psychological intervention: A clinical trial. J Clin Oncol, 22 (17), 3570-3580.

Andersen, B.L., Golden-Kreutz, D.M., Emery, C.F. & Thiel, D.L. (2009). Biobehavioral Intervention for Cancer Stress: Conceptualization, Components, and Intervention Strategies. Cognitive and Behavioral Practice, 16 (3), 253-265. (Stand 10.04.2012) Verfügbar unter http://www.sciencedirect.com/science/article/pii/S1077722909000133.

Andersen, B.L., Thornton, L.M., Shapiro, C.L., Farrar, W.B., Mundy, B.L., Yang, H.-C. et al. (2010). Biobehavioral, immune, and health benefits following recurrence for psychological intervention participants. Clin Cancer Res, 16 (12), 3270-3278.

Andersen, B.L., Yang, H.-C., Farrar, W.B., Golden-Kreutz, D.M., Emery, C.F., Thornton, L.M. et al. (2008). Psychologic intervention improves survival for breast cancer patients: A randomized clinical trial. Cancer, 113 (12), 3450–3458.

Andersen BL. (2002). Biobehavioral outcomes following psychological interventions for cancer patients. J Consult Clin Psychol, 70 (3), 590–610.

Andrykowski, M.A. & Manne, S.L. (2006). Are psychological interventions effective and accepted by cancer patients? I.Standards and levels of evidence. Ann Behav Med, 32 (2), 93–97.

Andrykowski, M.A. & Kangas, M. (2010). Posttraumatic Stress Disorders Associated with Cancer Disgnosis and Treatment. In J.C. Holland, W.S. Breitbart, P.B. Jacobsen et al. (Eds.), Psycho-Oncology (2nd ed. 348-357). New York: Oxford University Press.

Angenendt, G., Schütze-Kreilkamp, U., Tschuschke, V. & Beuth, J. (2011). Praxis Psychoonkologie: Psychoedukation, Beratung und Therapie (2. Aufl.). Stuttgart: Haug.

Anguiano, L., Mayer, D.K., Piven, M.L. & Rosenstein, D. (2012). A literature review of suicide in cancer patients. Cancer Nurs, 35 (4), E14–26.

Annunziata, M.A., Muzzatti, B. & Altoè, G. (2011). Defining hospital anxiety and depression scale (HADS) structure by confirmatory factor analysis: A contribution to validation for oncological settings. Ann Oncol, 22 (10), 2330–2333.

Antoni, M.H., Lechner, S., Diaz, A., Vargas, S., Holley, H., Phillips, K. et al. (2009). Cognitive behavioral stress management effects on psychosocial and physiological adaptation in women undergoing treatment for breast cancer. Brain Behav Immun, 23 (5), 580-591.

Antoni, M.H., Lutgendorf, S.K., Cole, S.W., Dhabhar, F.S., Sephton, S.E., McDonald, P.G. et al. (2006). The influence of bio-behavioural factors on tumour biology: Pathways and mechanisms. Nat Rev Cancer, 6 (3), 240-248.

Arving, C. (2007). Individual psychosocial support for breast cancer patients. Quality of life, psychological effects, patient satisfaction, health care utilization and cost. Acta Universitatis Upsaliensis. Digital Comprehensive Summaries of Uppsala Dissertations from the Faculty of Medicine 268, Uppsala.

Aune, T. & Stiles, T.C. (2009). Universal-based prevention of syndromal and subsyndromal social anxiety: A randomized controlled study. J Consult Clin Psychol, 77 (5), 867-879.

Austin J. (1962). How to do Things with Words. Cambridge, MA: Harvard University Press.

Badr, H., Basen-Engquist, K., Carmack Taylor, C.L. & Moor, C. de. (2006). Mood states associated with transitory physical symptoms among breast and ovarian cancer survivors. J Behav Med, 29 (5), 461-475.

Baker, F., Denniston, M., Zabora, J., Polland, A. & Dudley, W.N. (2002). A POMS short form for cancer patients: Psychometric and structural evaluation. Psychooncology, 11 (4), 273-281.

Baker-Glenn, E.A., Park, B., Granger, L., Symonds, P. & Mitchell, A.J. (2011). Desire for psychological support in cancer patients with depression or distress: Validation of a simple help question. Psychooncology, 20 (5), 525-531.

Bandura, A. (1997). Self-Efficacy: The Exercise of Control. New York: W.H. Freeman.

Bardwell, W., Natarajan, L., Dimsdale, J., Rock, C., Mortimer, J., Hollenbach, K. et al. (2006). Objective cancer-related variables are not associated with depressive symptoms in women treated for early-stage breast cancer. J Clin Oncol, 24 (16), 2420-2427.

Bares, C.B., Trask, P.C. & Schwartz, S.M. (2002). An exercise in cost-effectiveness analysis: Treating emotional distress in melanoma patients. J Clin Psychol Med Settings, 9 (3), 193–200.

Barlow, J., Wright, C., Sheasby, J., Turner, A. & Hainsworth, J. (2002). Self-management approaches for people with chronic conditions: A review. Patient Educ Couns, 48 (2), 177-187.

Bartholomew, L.K. & Mullen, P.D. (2011). Five roles for using theory and evidence in the design and testing of behavior change interventions. J Public Health Dent, 71 (Suppl 1), S20-33.

Beck, J. S. (2011). Cognitive Therapy: Basics and Beyond (2. Ed.). New York: Guilford Press.

Becker, S., Kirchberger, I., Cieza, A., Berghaus, A., Harréus, U., Reichel, O. et al. (2010). Content validation of the comprehensive ICF Core Set for head and neck cancer (HNC): The perspective of psychologists. Psychooncology, 19 (6), 594-605.

Beckjord, E.B., Finney Rutten, L.J., Arora, N.K., Moser, R.P. & Hesse, B.W. (2008). Information processing and negative affect: Evidence from the 2003 Health Information National Trends Survey. Health Psychol, 27 (2), 249-257.

Bennett, J. A., Lyons, K. S., Winters-Stone, K., Nail, L. M. & Scherer, J. (2007). Motivational interviewing to increase physical activity in long-term cancer survivors: A randomized controlled trial. Nurs Res, 56 (1), 18-27.

Bergelt, C. & Härter, M. (2010). Partizipative Entscheidungsfindung. Best Practice Onkologie, 5 (5), 49-55.

Bidstrup, P.E., Johansen, C. & Mitchell, A.J. (2011). Screening for cancer-related distress: Summary of evidence from tools to programmes. Acta Oncol, 50 (2), 194-204.

Biegler, K.A., Chaoul, M.A. & Cohen, L. (2009). Cancer, cognitive impairment, and meditation. Acta Oncol, 48 (1), 18-26.

Bjelland, I., Dahl, A.A., Haug, T.T. & Neckelmann, D. (2002). The validity of the Hospital Anxiety and Depression

Scale. An updated literature review. J Psychosom Res, 52 (2), 69-77.

BMG (Bundesministerium für Gesundheit) (2010). Nationaler Krebsplan. Handlungsfeld 2: Weiterentwicklung der onkologischen Versorgungsstrukturen und der Qualitätssicherung. Veröffentlicht am 16.12.2010. (Stand 18.5.2011) Verfügbar unter http://www.bmg.bund.de/fileadin/dateien/Downloads/K/Krebs/Nationaler_Krebsplan/Ziel_9_Angemessene_und_bedarfsgerechte_psychoonkologische_Versorgung.pdf.

BMG (Bundesministerium für Gesundheit) (2012). Nationaler Krebsplan. Aktueller Stand des Nationalen Krebsplans. Handlungsfelder, Ziele und Umsetzungsempfehlungen. Veröffentlicht am 04.01.2012. (Stand 10.04.2012) Verfügbar unter https://www.bundesgesundheitsministerium.de/fileadmin/dateien/Publikationen/Praevention/Broschueren/120223_NationalerKrebsplan_2012.pdf

Bodenheimer, T. & Grumbach K. (2007). Improving Primary Care: Strategies and Tools for a better Practice. The McGraw-Hill Companies.

Bodenheimer, T. & Berry-Millett R. (2009). Care Management of Patients with Complex Health Care Needs. The Synthesis Project. The Robert Wood Johnson Foundation; report No.19. (Stand 10.04.2012) Verfügbar unter www.policysynthesis.org.

Borkovec, T.D., Robinson, E., Pruzinsky, T. & DePree, J.A. (1983). Preliminary exploration of worry: Some characteristics and processes. Behav Res Ther, 21 (1), 9-16.

Boscaglia, N. & Clarke, D. (2007). Sense of coherence as a protective factor for demoralisation in women with a recent diagnosis of gynaecological cancer. Psychooncology, 16 (3), 189-195.

Bostock, L., Sheikh, A.I. & Barton, S. (2009). Posttraumatic growth and optimism in health-related trauma: A systematic review. J Clin Psychol Med Settings, 16 (4), 281-296.

Bower, P. & Gilbody, S. (2005). Stepped care in psychological therapies: Access, effectiveness and efficiency. Narrative literature review. Br J Psychiatry, 186, 11-17.

Boyes, A.W., Girgis, A., D'Este, C. & Zucca, A.C. (2011). Flourishing or floundering? Prevalence and correlates of anxiety and depression among a population-based sample of adult cancer survivors 6 months after diagnosis. J Affect Disord, 135 (1-3), 184-192.

Brach, M., Cieza, A., Stucki, G., Fussl, M., Cole, A., Ellerin, B. et al. (2004). ICF Core Sets for breast cancer. J Rehabil Med, (44 Suppl), 121-127.

Brähler, E., Martin, A. & Beutel, M. (2011). Psychoonkologie. Psychotherapeut, 56 (5), 369-370.

Bradley, B., DeFife, J.A., Guarnaccia, C., Phifer, J., Fani, N., Ressler, K.J. et al. (2011). Emotion dysregulation and negative affect: Association with psychiatric symptoms. J Clin Psychiatry, 72 (5), 685-691.

Bradt, J., Dileo, C., Grocke, D. & Magill, L. (2011). Music interventions for improving psychological and physical outcomes in cancer patients. Cochrane Database Syst Rev (8), CD006911.

Brandon, T.H. & Unrod, M. (2010). Tabacco Use and Cessation. In J.C. Holland, W.S. Breitbart, P.B. Jacobsen et al. (Eds.), Psycho-Oncology (2nd ed., 15-21). New York: Oxford University Press.

Breitbart, W.S. & Alici, Y. (2010a). Fatigue. In J.C. Holland, W.S. Breitbart, P.B. Jacobsen et al. (Eds.), Psycho-Oncology (2nd ed., 236-244). New York: Oxford University Press.

Breitbart, W.S. & Applebaum, A. (2011). Men Aing-Centered Group Psychotherapy. In M. Watson & D.W.Kissane (Eds.), Handbook of Psychotherapy in Cancer Care (137-148). Wiley-Blackwell, New York.

Breitbart, W.S. & Alici, Y. (2010b). Delirium. In J.C. Holland, W.S. Breitbart, P.B. Jacobsen et al. (Eds.), Psycho-Oncology (2nd ed., 332-339). New York: Oxford University Press.

Breitbart, W.S., Park, J. & Katz, A.M. (2010). Pain. In J.C. Holland, W.S. Breitbart, P.B. Jacobsen et al. (Eds.), Psycho-Oncology (2nd ed., 215-228). New York: Oxford University Press.

Breslau, N. & Alvarado, G.F. (2007). The clinical significance criterion in DSM-IV post-traumatic stress disorder. Psychol Med, 37 (10), 1437-1444.

Brewin, C.R., Watson, M., McCarthy, S., Hyman, P. & Dayson, D. (1998a). Intrusive memories and depression in cancer patients. Behav Res Ther, 36 (12), 1131-1142.

Brewin, C.R., Watson, M., McCarthy, S., Hyman, P. & Dayson, D. (1998b). Memory processes and the course of anxiety and depression in cancer patients. Psychol Med, 28 (1), 219-224.

Brewin, C. (2003). Posttraumatic Stress Disorder: Malady or Myth? New Haven: Yale University Press.

Bricker, J. & Tollison, S. (2011). Comparison of motivational interviewing with acceptance and commitment therapy: A conceptual and clinical review. Behav Cogn Psychother, 39 (5), 541-559.

Bringmann, H., Singer, S., Höckel, M., Stolzenburg, J.-U., Krauß, O. & Schwarz, R. (2008). Long-term course of psychiatric disorders in cancer patients: A pilot study. Psychosoc Med, 5, Doc03.

Brintzenhofe-Szoc, K.M., Levin, T.T., Li, Y., Kissane, D.W. & Zabora, J.R. (2009). Mixed anxiety/depression symptoms in a large cancer cohort: Prevalence by cancer type. Psychosomatics, 50 (4), 383-391.

Brothers, B.M. & Andersen, B.L. (2009). Hopelessness as a predictor of depressive symptoms for breast cancer patients coping with recurrence. Psychooncology, 18 (3), 267-275.

Brothers, B.M., Yang, H.-C., Strunk, D.R. & Andersen, B.L. (2011). Cancer patients with major depressive disorder: Testing a biobehavioral/cognitive behavior intervention. J Consult Clin Psychol, 79 (2), 253-260.

Brothers, B.M., Thornton, L.M. & Andersen, B.L. (2010). Cognitive and Behavioral Interventions. In J.C. Holland, W.S. Breitbart, P.B. Jacobsen et al. (Eds.), Psycho-Oncology (2nd ed., 415-421). New York: Oxford University Press.

Brown, K. W., & Cordon, S. (2009). Toward a Phenomenology of Mindfulness: Subjective Experience and Emotional Correlates. In F. Didonna (Ed.) Clinical Handbook of Mindfulness (pp. 59-81). New York, NY: Springer Science and Business Media.

Brown, T.A. & Barlow, D.H. (2009). A proposal for a dimensional classification system based on the shared features of the DSM-IV anxiety and mood disorders: Implications for assessment and treatment. Psychol Assess, 21 (3), 256-271.

Bruera, E., Bush, S.H., Willey, J., Paraskevopoulos, T., Li, Z., Palmer, J.L. et al. (2009). Impact of delirium and recall on the level of distress in patients with advanced cancer and their family caregivers. Cancer, 115 (9), 2004-2012.

Bryant, R.A., Friedman, M.J., Spiegel, D., Ursano, R. & Strain, J. (2011). A review of acute stress disorder in DSM-5. Depress Anxiety, 28 (9), 802-817.

Bultz, B.D. and the Cancer Journey Action Group (2009). Guide to Implementing Screening for Distress, the 6th Vital Sign: Background, Recommendations, and Implementation. Canadian Partnership Against Cancer. (Stand 10.04.2012) Verfügbar unter http://www.partnershipagainstcancer.ca/wp-content/uploads/2.4.0.1.4.5-Guide_CJAG.pdf

Bultz, B.D. & Carlson, L.E. (2005). Emotional distress: The sixth vital sign in cancer care. J Clin Oncol, 23 (26), 6440-6441.

Bultz, B.D., Groff, S.L., Fitch, M., Blais, M.C., Howes, J., Levy, K. et al. (2011). Implementing screening for distress, the 6th vital sign: A Canadian strategy for changing practice. Psychooncology, 20 (5), 463-469.

Bultz, B.D. & Holland J.C. (2006). Emotional distress in patients with cancer: The sixth vital sign. Community Oncology, 3 (5), 311-314.

Burgess, C., Cornelius, V., Love, S., Graham, J., Richards, M. & Ramirez, A. (2005). Depression and anxiety in women with early breast cancer: Five year observational cohort study. BMJ, 330 (7493), 702.

Butollo, W., Krüsmann, M. & Hagl, M. (2008). Humanistische Psychotherapieverfahren. In H. J. Möller, G. Laux, H.-P. Kapfhammer (Hrsg.), Psychiatrie und Psychotherapie. Band 1: Allgemeine Psychiatrie (3., vollst. neu bearb. u. aktual. Aufl., 841-870). Heidelberg: Springer.

Cameron, L.D., Booth, R., Schlatter, M., Ziginskas, D. & Harman, J. (2007). Changes in emotion regulation and psychological adjustment following use of a group psychosocial support program for women recently diagnosed with breast cancer. Psychooncology, 16 (3), 171-180.

Cameron, L.D. & Jago, L. (2008). Emotion regulation interventions: A common-sense model approach. Br J Health Psychol, 13 (Pt 2), 215-221.

Campbell, M. K., Carr, C., DeVellis, B., Switzer, B., Biddle, A., Amamoo, M. A. et al. (2009). A randomized trial of tailoring and motivational interviewing to promote fruit and vegetable consumption for cancer prevention and control. Ann Behav Med, 38 (2), 71-85.

Campbell, T.S., Labelle, L.E., Bacon, S.L., Faris, P. & Carlson, L.E. (2011). Impact of Mindfulness-Based Stress Reduction (MBSR) on attention, rumination and resting blood pressure in women with cancer: A waitlist-controlled study. J Behav Med, 55 (3), 262–271.

CAPO (Canadian Association of Psychosocial Oncology). (2010). Standards of Psychosocial Health Services for Persons with Cancer and their Families. Canadian Association of Psychosocial Oncology. (Stand 10.04.2012) Verfügbar unter http://www.capo.ca/pdf/CAPOstandards.pdf.

Carey, M., Noble, N., Sanson-Fisher, R. & MacKenzie, L. (2012). Identifying psychological morbidity among people with cancer using the Hospital Anxiety and Depression Scale: Time to revisit first principles? Psychooncology, 21 (3), 229-238.

Carlos, R.C. & Fendrick, A.M. (2004). Improving cancer screening adherence: Using the »teachable moment« as a delivery setting for educational interventions. Am J Manag Care, 10 (4), 247-248.

Carlson, L.E. & Bultz, B.D. (2004). Efficacy and medical cost offset of psychosocial interventions in cancer care: Making the case for economic analyses. Psychooncology, 13 (12), 837-849.

Carlson, L.E., Groff, S.L., Maciejewski, O. & Bultz, B.D. (2010). Screening for distress in lung and breast cancer outpatients: A randomized controlled trial. J Clin Oncol, 28 (33), 4884-4891.

Carmack, C.L., Basen-Engquist, K., Yuan, Y., Greisinger, A., Rodriguez-Bigas, M., Wolff, R.A. et al. (2011). Feasibility of an expressive-disclosure group intervention for post-treatment colorectal cancer patients: Results

of the Healthy Expressions study. Cancer, 117 (21), 4993-5002.
Carmody, J., Baer, R. A., L B Lykins, E. & Olendzki, N. (2009). An empirical study of the mechanisms of mindfulness in a mindfulness-based stress reduction program. J Clin Psychol, 65 (6), 613-626.
Carroll-Johnson, R.M., Gorman, L.M. & Bush, N.J. (2006). Psychosocial Nursing Care along the Cancer Continuum (2nd ed.). Pittsburgh, Pa: Oncology Nursing Society.
Case, D.O., Andrews, J.E., Johnson, J.D. & Allard, S.L. (2005). Avoiding versus seeking: The relationship of information seeking to avoidance, blunting, coping, dissonance, and related concepts. J Med Libr Assoc, 93 (3), 353-362.
Caspari, C., Vodermaier, A., Köhm, J., Bauerfeind, I. & Untch, M. (2007). Gemeinsame Entscheidungsfindung bei Brustkrebspatientinnen. Managed Care, 2, 13-17.
Case Management Society of America. (1995). Standards of Practice for Case Management: Little Rock, Arkansas.
Cassell EJ. (1999). Diagnosing suffering: A perspective. Ann Intern Med, 131 (7), 531-534.
Cella, D., Davis, K., Breitbart, W. & Curt, G. (2001). Cancer-related fatigue: Prevalence of proposed diagnostic criteria in a United States sample of cancer survivors. J Clin Oncol, 19 (14), 3385-3391.
Chambers, S.K., Girgis, A., Occhipinti, S., Hutchison, S., Turner, J., Carter, R. et al. (2009). Beating the blues after cancer: Randomised controlled trial of a tele-based psychological intervention for high distress patients and carers. BMC Cancer, 9, 189.
Chan, M.W.C., Ho, S.M.Y., Tedeschi, R.G. & Leung, C.W.L. (2011). The valence of attentional bias and cancer-related rumination in posttraumatic stress and posttraumatic growth among women with breast cancer. Psychooncology, 20 (5), 544-552.
Chapman, C.R. & Gavrin, J. (1993). Suffering and its relationship to pain. J Palliat Care, 9 (2), 5-13.
Chatwin, J., Closs, J. & Bennett, M. (2009). Pain in older people with cancer: Attitudes and self-management strategies. Eur J Cancer Care, 18 (2), 124-130.
Chawla, N. & Ostafin, B. (2007). Experiential avoidance as a functional dimensional approach to psychopathology: An empirical review. J Clin Psychol, 63 (9), 871-890.
Chida, Y., Hamer, M., Wardle, J. & Steptoe, A. (2008). Do stress-related psychosocial factors contribute to cancer incidence and survival? Nat Clin Pract Oncol, 5 (8), 466-475.
Chiles, J. A., Lambert, M. J. & Hatch, A. L. (1999), The impact of psychological interventions on medical cost offset: A Meta-analytic Review. Clin Psychol Sci Pract, 6 (2), 204–220.
Chochinov, H.M. & McKeen, N.A. (2011). Dignity Therapy. In M. Watson & D.W.Kissane (Eds.), Handbook of Psychotherapy in Cancer Care (79-88). Wiley-Blackwell, New York.
Chochinov, H.M., Kristjanson, L.J., Hack, T.F., Hassard, T., McClement, S, & Harlos. M. (2006) Personality, neuroticism, and coping towards the end of life. J Pain Symptom Manage, 32 (4), 332-41.
Cieza, A., Ewert, T., Ustün, T.B., Chatterji, S., Kostanjsek, N. & Stucki, G. (2004). Development of ICF Core Sets for patients with chronic conditions. J Rehabil Med (44 Suppl), 9-11.
Cimprich, B., Janz, N.K., Northouse, L., Wren, P.A., Given, B. & Given, C.W. (2005). Taking CHARGE: A self-management program for women following breast cancer treatment. Psychooncology, 14 (9), 704-717.
Clark, L.A., Watson, D. & Mineka, S. (1994). Temperament, personality, and the mood and anxiety disorders. J Abnorm Psychol, 103 (1), 103-116.
Clarke, D. (2011). Psychological Adaptation, Demoralization and Depression in People with Cancer. In D.W. Kissane, M. Maj & N. Sartorius (Eds.), Depression and Cancer (37-50). Chichester, UK: Wiley-Blackwell.
Classen, C. & Spiegel, D. (2011). Supportive-Expressive Group Psychotherapy. In M. Watson & D.W.Kissane (Eds.), Handbook of Psychotherapy in Cancer Care (107-117). Wiley-Blackwell, New York.
Cleeland, C.S., Mendoza, T.R., Wang, X.S., Chou, C., Harle, M.T., Morrissey, M. et al. (2000). Assessing symptom distress in cancer patients: The M.D. Anderson Symptom Inventory. Cancer, 89 (7), 1634-1646.
Clover, K., Carter, G.L., Mackinnon, A. & Adams, C. (2009). Is my patient suffering clinically significant emotional distress? Demonstration of a probabilities approach to evaluating algorithms for screening for distress. Support Care Cancer, 17 (12), 1455-1462.
CMP (Case Management Psychoonkologie). (2007). Case Management Psychoonkologie: Implementierung psychoonkologischer Leistungen in Kliniken der Akutversorgung in Westfalen-Lippe, NRW, Carina Stiftung Herford & IGV Bochum: Herford & Bochum. (Stand 10.04.2012) Verfügbar unter http://www.igv-bochum.de/106.html oder http://www.carina-stiftung.de.
Coleman, N., Hession, N. & Connolly, A. (2011). Psycho-oncology best practice guidelines and a service perspective: Conceptualising the fit and towards bridging the gap. The Irish Journal of Psychology, 32 (1-2), 72-89.
Conti, C.M., Maccauro, G. & Fulcheri, M. (2011). Psychological stress and cancer. Int J Immunopathol Pharmacol, 24 (1), 1-5.

Conway, M., Csank, P.A., Holm, S.L. & Blake, C.K. (2000). On assessing individual differences in rumination on sadness. J Pers Assess, 75 (3), 404-425.

Cordova, M.J., Cunningham, L.L., Carlson, C.R. & Andrykowski, M.A. (2001). Social constraints, cognitive processing, and adjustment to breast cancer. J Consult Clin Psychol, 69 (4), 706-711.

Costantini, M., Musso, M., Viterbori, P., Bonci, F., Del, M., Garrone, O. et al. (1999). Detecting psychological distress in cancer patients: Validity of the Italian version of the Hospital Anxiety and Depression Scale. Support Care Cancer, 7 (3), 121-127.

Costanzo, E.S., Sood, A.K. & Lutgendorf, S.K. (2011). Biobehavioral influences on cancer progression. Immunol Allergy Clin North Am, 31 (1), 109-132.

Costa-Requena, G., Rodríguez, A., Fernández, R., Palomera, E. & Gil, F.L. (2011). Cognitive processing variables in breast cancer: Worry and distress at the end of treatment. J Cancer Educ, 26 (2), 375-379.

Coughlin, S.S. (2008). Surviving cancer or other serious illness: A review of individual and community resources. CA Cancer J Clin, 58 (1), 60-64.

Couper, J.W., Love, A.W., Duchesne, G.M., Bloch, S., Macvean, M., Dunai, J.V. et al. (2010). Predictors of psychosocial distress 12 months after diagnosis with early and advanced prostate cancer. Med J Aust, 193 (5 Suppl), S58-61.

Cousson-Gélie, F., Bruchon-Schweitzer, M., Dilhuydy, J.M. & Jutand, M.-A. (2007). Do anxiety, body image, social support and coping strategies predict survival in breast cancer? A ten-year follow-up study. Psychosomatics, 48 (3), 211-216.

Coyne, J.C., Stefanek, M. & Palmer, S.C. (2007). Psychotherapy and survival in cancer: The conflict between hope and evidence. Psychol Bull, 133 (3), 367-394.

Coyne, J.C., Thombs, B.D. & Hagedoorn, M. (2009). A meta-analysis of psychosocial interventions for cancer patients gone awry. Ann Behav Med, 37 (1), 94-96.

Coyne, J., Lepore, S. & Palmer, S. (2006). Efficacy of psychosocial interventions in cancer care: Evidence is weaker than it first looks. Ann Behav Med, 32 (2), 104-110.

Cuijpers, P. & Smit, F (2008). Subclinical depression: a clinically relevant condition? Tijdschr Psychiatr, 50 (8), 519-52.

Cuijpers, P., Smit, F. & van Straten, A. (2007). Psychological treatments of subthreshold depression: A meta-analytic review. Acta Psychiatr Scand, 115 (6), 434-441.

Cunningham, A. J. (2000). Adjuvant psychological therapy for cancer patients: putting it on the same footing as adjunctive medical therapies. Psychooncology, 9 (5), 367-371.

Dabrowski, M., Boucher, K., Ward, J.H., Lovell, M.M., Sandre, A., Bloch, J. et al. (2007). Clinical experience with the NCCN distress thermometer in breast cancer patients. J Natl Compr Canc Netw, 5 (1), 104-111.

Dalton, S.O., Laursen, T.M., Ross, L., Mortensen, P.B. & Johansen, C. (2009). Risk for hospitalization with depression after a cancer diagnosis: A nationwide, population-based study of cancer patients in Denmark from 1973 to 2003. J Clin Oncol, 27 (9), 1440-1445.

D'Angelo C, Mirijello A., Leggio L., Ferrulli A., Carotenuto V., Icolaro N. et al. (2008). State and trait anxiety and depression in patients with primary brain tumors before and after surgery: 1-year longitudinal study. J Neurosurg, 108 (2), 281-286.

Dasch, K.B., Cohen, L.H., Belcher, A., Laurenceau, J.-P., Kendall, J., Siegel, S. et al. (2010). Affective differentiation in breast cancer patients. J Behav Med, 33 (6), 441-453.

Davies, N. & Batehup L. (2010). Self-Management Support for Cancer Survivors: Guidance for Developing Interventions: An Update of the Evidence. National Cancer Survivorship Initiative. Supported Self-Management Workstream. Department. (Stand 10.04.2012) Verfügbar unter http://www.healthpsychologyconsultancy.co.uk/documents/guidancefordevelopinginterventions_anupdateoftheevidence.pdf.

Deci, E.L. & Ryan, R.M. (2002). Handbook of Self-Determination Research. Rochester, New York: University of Rochester Press.

Denmark-Wahnefried W. (2010). Changing Health Behavior after Treatment. In J.C. Holland, W.S. Breitbart, P.B. Jacobsen et al. (Eds.), Psycho-Oncology (2nd ed., 551-556). New York: Oxford University Press.

Demark-Wahnefried, W., Aziz, N.M., Rowland, J.H. & Pinto, B.M. (2005). Riding the crest of the teachable moment: Promoting long-term health after the diagnosis of cancer. J Clin Oncol, 23 (24), 5814-30.

Den Oudsten, B.L., Van Heck. G.L., Van der Steeg. A.F., Roukema. J.A. & De Vries, J. (2010). Personality predicts perceived availability of social support and satisfaction with social support in women with early stage breast cancer. Support Care Cancer, 18 (4), 499-508.

Desaive, P. & Ronson, A. (2008). Stress spectrum disorders in oncology. Curr Opin Oncol, 20 (4), 378-385.

Deshields, T.L. & Nanna, S.K. (2010). Providing care for the »whole patient« in the cancer setting: The psycho-oncology consultation model of patient care. J Clin Psychol Med Settings, 17 (3), 249-257.

Devine, E.C. & Westlake, S.K. (1995). The effects of psychoeducational care provided to adults with cancer: Meta-analysis of 116 studies. Oncol Nurs Forum, 22 (9), 1369-1381.

DH (Department of Health). (2008). Psycho-Oncology Model of Care. Perth: WA Cancer and Palliative Care Network, Department of Health, Western Australia.

Dhalla, S. & Kopec, J. (2007). The CAGE questionnaire for alcohol misuse: A review of reliability and validity studies. Clin Invest Med, 30 (1), 33-41.

Dilling, H., Dilling, H., Mombour, W., Schmidt, M.H & Schulte-Markwort, E. (Hrsg.). (2011). Internationale Klassifikation psychischer Störungen: ICD-10 Kapitel V (F); diagnostische Kriterien für Forschung und Praxis (5., überarb. Aufl. nach ICD-10-GM 2011.). Bern: Huber.

DiMatteo, M.R. & Haskard-Zolnierek K.B. (2011). Impact of Depression on Treatment Adherence and Survival from Cancer. In D.W. Kissane, M. Maj & N. Sartorius (Eds.), Depression and Cancer (101-124). Chichester, UK: Wiley-Blackwell.

DIMDI (Deutsches Institut für Medizinische Dokumentation und Information DIMDI). (2005). Internationale Klassifikation der Funktionsfähigkeit, Behinderung und Gesundheit der Weltgesundheitsorganisation (WHO). Deutsches Institut für Medizinische Dokumentation und Information (Hrsg.). (Stand 10.04.2012) Verfügbar unter www.dimdi.de.

DIMDI (Deutsches Institut für Medizinische Dokumentation und Information DIMDI). (2012). Systematisches Verzeichnis, Internationale statistische Klassifikation der Krankheiten und verwandter Gesundheitsprobleme. 10. Revision. Deutsches Institut für Medizinische Dokumentation und Information (Hrsg.). (Stand 10.04.2012) Verfügbar unter www.dimdi.de.

Donovan-Kicken, E. & Caughlin, J.P. (2011). Breast cancer patients' topic avoidance and psychological distress: The mediating role of coping. J Health Psychol, 16 (4), 596-606.

Dudgeon, D., King, S., Howell, D., Green, E., Gilbert, J., Hughes, E. et al. (2012). Cancer Care Ontario's experience with implementation of routine physical and psychological symptom distress screening. Psychooncology, 21 (4), 357-364.

Dunbar, M., Ford, G., Hunt, K. & Der, G. (2000). A confirmatory factor analysis of the Hospital Anxiety and Depression scale: Comparing empirically and theoretically derived structures. Br J Clin Psychol, 39 (Pt 1), 79-94.

Dunn, L.B., Cooper, B.A., Neuhaus, J., West, C., Paul, S., Aouizerat, B. et al. (2011). Identification of distinct depressive symptom trajectories in women following surgery for breast cancer. Health Psychol, 30 (6), 683-692.

Eftekhari, A., Zoellner, L.A. & Vigil, S.A. (2009). Patterns of emotion regulation and psychopathology. Anxiety Stress Coping, 22 (5), 571-586.

Ehring, T. & Quack, D. (2010). Emotion regulation difficulties in trauma survivors: The role of trauma type and PTSD symptom severity. Behav Ther, 41 (4), 587-598.

Eisner, L.R., Johnson, S.L. & Carver, C.S. (2009). Positive affect regulation in anxiety disorders. J Anxiety Disord, 23 (5), 645-649.

Elklit, A. & Blum, A. (2011). Psychological adjustment one year after the diagnosis of breast cancer: A prototype study of delayed post-traumatic stress disorder. Br J Clin Psychol, 50 (4), 350-363.

Ell, K., Xie, B., Quon, B., Quinn, D.I., Dwight-Johnson, M. & Lee, P.-J. (2008). Randomized controlled trial of collaborative care management of depression among low-income patients with cancer. J Clin Oncol, 26 (27), 4488-4496.

Ell, K., Aranda, M.P., Xie, B., Lee, P.-J. & Chou, C.-P. (2010). Collaborative depression treatment in older and younger adults with physical illness: Pooled comparative analysis of three randomized clinical trials. Am J Geriatr Psychiatry, 18 (6), 520-530.

Ell, K., Vourlekis, B., Xie, B., Nedjat-Haiem, F.R., Lee, P.-J., Muderspach, L. et al. (2009). Cancer treatment adherence among low-income women with breast or gynecologic cancer: A randomized controlled trial of patient navigation. Cancer, 115 (19), 4606-4615.

Epstein, R.M., & Street, R.L. (2007). Patient-Centered Communication in Cancer Care: Promoting Healing and Reducing Suffering. NIH Publ.No.07-6225. Bethesda, MD: National Cancer Institute.

Ewing, J.A. (1984). Detecting alcoholism. The CAGE questionnaire. JAMA, 252 (14), 1905-1907.

Falagas, M.E., Zarkadoulia, E.A., Ioannidou, E.N., Peppas, G., Christodoulou, C. & Rafailidis, P.I. (2007). The effect of psychosocial factors on breast cancer outcome: A systematic review. Breast Cancer Res, 9 (4), R44.

Faller, H. & Lang, H. (2010). Medizinische Psychologie und Soziologie (3. Aufl.). Heidelberg: Springer Medizin.

Fan, G., Filipczak L. & Chow E. (2007). Symptom clusters in cancer patients: A review of the literature. Curr Oncol, 14 (5), 173-179.

Fann, J.R., Ell, K. & Sharpe, M. (2012). Integrating psychosocial care into cancer services. J Clin Oncol, 30 (11), 1178-1186.

Fann, J.R., Fan, M.-Y. & Unützer, J. (2009). Improving primary care for older adults with cancer and depression. J Gen Intern Med, 24 (Suppl 2), S417-424.

Fennell, M.L., Das, I.P., Clauser, S., Petrelli, N. & Salner, A. (2010). The organization of multidisciplinary care teams: Modeling internal and external influences on cancer care quality. J Natl Cancer Inst Monographs, 2010 (40), 72-80.

Ferguson, R.J., McDonald, B.C., Rocque, M.A., Furstenberg, C.T., Horrigan, S., Ahles, T.A. et al. (2012). Development of CBT for chemotherapy-related cognitive change: Results of a waitlist control trial. Psychooncology, 21 (2), 176-186.

Fernandes-Taylor S, B. (2010). Socioeconomic Status and Psycho-Oncology. In J.C. Holland, W.S. Breitbart, P.B. Jacobsen et al. (Eds.), Psycho-Oncology (2nd ed., 47-56). New York: Oxford University Press.

Festinger, L. (1957). A theory of cognitive dissonance. Stanford, CA: Stanford University Press.

Fils, J.M., Penick, E.C., Nickel, E.J., Othmer, E., Desouza, C., Gabrielli, W.F. & Hunter, E.E. (2010). Minor versus major depression: A comparative clinical study. Prim Care Companion J Clin Psychiatry, 12 (1), PCC.08m00752.

Finn, S. E. & Tonsager, M. E. (1997). Information-gathering and therapeutic models of assessment: Complementary paradigms. Psychological Assessment, 9 (4), 374-385.

Figueroa-Moseley, C., Jean-Pierre, P., Roscoe, J.A., Ryan, J.L., Kohli, S., Palesh, O.G. et al. (2007). Behavioral interventions in treating anticipatory nausea and vomiting. J Natl Compr Canc Netw, 5 (1), 44-50.

Fiorentino, L., Rissling, M., Liu, L. & Ancoli-Israel, S. (2011). The symptom cluster of sleep, fatigue and depressive symptoms in breast cancer patients: Severity of the problem and treatment options. Drug Discov Today Dis Models, 8 (4), 167-173.

Fitzgibbon ML, S. (2010). Diet and Cancer. In J.C. Holland, W.S. Breitbart, P.B. Jacobsen et al. (Eds.), Psycho-Oncology (2nd ed., 47-56). New York: Oxford University Press.

Fontenelle, L. & Santana. (2011). A review of studies concerning treatment adherence of patients with anxiety disorders. PPA, 427.

Fontham, E.T.H., Thun, M.J., Ward, E., Portier, K.M., Balch, A.J., Delancey, J.O.L. et al. (2009). American Cancer Society perspectives on environmental factors and cancer. CA Cancer J Clin, 59 (6), 343-351.

Forgas, J.P. (2007). When sad is better than happy: Negative affect can improve the quality and effectiveness of persuasive messages and social influence strategies. J Exp Soc Psychol, 43 (4), 513-528.

Forgas, J.P. (2011). Affective influences on self-disclosure: Mood effects on the intimacy and reciprocity of disclosing personal information. J Pers Soc Psychol, 100 (3), 449-461.

Foster, C. & Fenlon, D. (2011). Recovery and self-management support following primary cancer treatment. Br J Cancer, 105 (Suppl 1), S21-8.

Frankl, V. E. (1976). Der Mensch auf der Suche nach Sinn: Zur Rehumanisierung der Psychotherapie (5. Aufl.). Freiburg: Herder.

Frankl, V. E. (2007). Theorie und Therapie der Neurosen: Einführung in Logotherapie und Existenzanalyse (9. Aufl.). München: Reinhardt.

Galfin, J.M. & Watkin, E.R. (2012). Construal level, rumination, and psychological distress in palliative care. Psychooncology21 (6),680-683.

Gao, W.J. & Yuan, C.R. (2011). Self-management programme for cancer patients: A literature review. Int Nurs Rev, 58 (3), 288-295.

Gardino, S., Rodriguez, S. & Campo-Engelstein, L. (2011). Infertility, cancer, and changing gender norms. J Cancer Surviv, 5 (2), 152-157.

Gaynes, B.N., West, S.L., Ford C., Frame P., Klein J. & Lohr K.N. (2004). Screening for Suicide Risk. Rockville, MD: Agency for Healthcare Research and Quality.

Gessler, S., Low, J., Daniells, E., Williams, R., Brough, V., Tookman, A. et al. (2008). Screening for distress in cancer patients: Is the distress thermometer a valid measure in the UK and does it measure change over time? A prospective validation study. Psychooncology, 17 (6), 538-547.

Geue, K., Goetze, H., Buttstaedt, M., Kleinert, E., Richter, D. & Singer, S. (2010). An overview of art therapy interventions for cancer patients and the results of research. Complement Ther Med, 18 (3-4), 160-170.

Gidron, Y. & Ronson, A. (2008). Psychosocial factors, biological mediators, and cancer prognosis: A new look at an old story. Curr Opin Oncol, 20 (4), 386-392.

Giese-Davis, J. & Spiegel, D. (2001). Suppression, repressive-defensiveness, restraint, and distress in metastatic breast cancer: Separable or inseparable constructs? J Pers, 69 (3), 417-449.

Giese-Davis, J., Collie, K., Rancourt, K.M.S., Neri, E., Kraemer, H.C. & Spiegel, D. (2011). Decrease in depression symptoms is associated with longer survival in patients with metastatic breast cancer: A secondary analysis. J Clin Oncol, 29 (4), 413-420.

Giese-Davis, J., Conrad, A., Nouriani, B. & Spiegel, D. (2008). Exploring emotion-regulation and autonomic physiology in metastatic breast cancer patients: Repression, suppression, and restraint of hostility. Pers Individ Dif, 44 (1), 226-237.

Given, C., Sikorskii, A., Tamkus, D., Given, B., You, M., McCorkle, R. et al. (2008). Managing symptoms among patients with breast cancer during chemotherapy: Results of a two-arm behavioral trial. J Clin Oncol, 26 (36), 5855-5862.

Glinder, J.G., Beckjord, E., Kaiser, C.R. & Compas, B.E. (2007). Psychological adjustment to breast cancer:

Automatic and controlled responses to stress. Psychol Health, 22 (3), 337-359.
Glöggler, A. (Hrsg.). (2008). Kurzgefasste interdisziplinäre Leitlinien 2008: Empfehlungen zur Diagnostik und Therapie maligner Erkrankungen (6. Aufl.). München: Zuckschwerdt.
Goebel, S., Strenge, H. & Mehdorn, H.M. (2012). Acute stress in patients with brain cancer during primary care. Support Care Cancer, 20 (7), 1425-1434
Golden-Kreutz, D.M., Thornton, L.M., Wells-Di Gregorio, S., Frierson, G.M., Jim, H.S., Carpenter, K.M. et al. (2005). Traumatic stress, perceived global stress, and life events: Prospectively predicting quality of life in breast cancer patients. Health Psychol, 24 (3), 288-296.
Gould, R.V., Brown, S.L. & Bramwell, R. (2010). Psychological adjustment to gynaecological cancer: Patients' illness representations, coping strategies and mood disturbance. Psychol Health, 25 (5), 633-646.
Grant, D.M. & Beck, J.G. (2010). What predicts the trajectory of rumination?: A prospective evaluation. J Anxiety Disord, 24 (5), 480-486.
Grassi, L., Biancosino, B., Marmai, L., Rossi, E. & Sabato, S. (2007). Psychological factors affecting oncology conditions. Adv Psychosom Med, 28, 57-71.
Graves, K.D. (2003). Social cognitive theory and cancer patients' quality of life: A meta-analysis of psychosocial intervention components. Health Psychol, 22 (2), 210-219.
Grawe, K. (1997). Research-informed psychotherapy. Psychotherapy Research, 7 (1), 1-19.
Gray, J.A. (1990). Brain systems that mediate both emotion and cognition. Cognition & Emotion, 4 (3), 269-288.
Green, B.L., Rowland, J.H., Krupnick, J.L., Epstein, S.A., Stockton, P., Stern, N.M. et al. (1998). Prevalence of posttraumatic stress disorder in women with breast cancer. Psychosomatics, 39 (2), 102-111.
Greer, J.A., Solis, J.M., Temel, J.S., Lennes, I.T., Prigerson, H.G., Maciejewski, P.K. et al. (2011). Anxiety disorders in long-term survivors of adult cancers. Psychosomatics, 52 (5), 417-423.
Gritz, E.R. & Demark-Wahnefried, W. (2009). Health behaviors influence cancer survival. J Clin Oncol, 27 (12), 1930-1932.
Gritz, E. R., Fingeret, M. C., Vidrine, D. J., Lazev, A. B., Mehta, N. V. & Reece, G. P. (2006). Successes and failures of the teachable moment: Smoking cessation in cancer patients. Cancer, 106 (1), 17-27.
Groarke, A., Curtis, R. & Kerin, M. (2011). Global stress predicts both positive and negative emotional adjustment at diagnosis and post-surgery in women with breast cancer. Psychooncology [Epub ahead of print].
Gross J.J. (2007). Handbook of Emotion Regulation. New York: Guilford.
Gross, J.J. (1998). The emerging field of emotion regulation: An integrative review. Rev Gen Psychol, 2 (3), 271-299.
Gross, J.J. & Barrett, L.F. (2011). Emotion generation and emotion regulation: One or two depends on your point of view. Emot Rev, 3 (1), 8-16.
Grov, E.K., Fosså, S.D., Bremnes, R.M., Dahl, O., Klepp, O., Wist, E. & Dahl, A.A. (2009). The personality trait of neuroticism is strongly associated with long-term morbidity in testicular cancer survivors. Acta Oncol, 48 (6), 842-9.
Grulke, N., Bailer, H., Schmutzer, G., Brähler, E., Blaser, G., Geyer, M. et al. (2006). Normierung der deutschen Kurzform des Fragebogens »Profile of Mood States« (POMS) anhand einer repräsentativen Bevölkerungsstichprobe - Kurzbericht. Psychother Psych Med, 56 (09/10), e 1.
Gurevich, M., Devins, G.M. & Rodin, G.M. (2002). Stress response syndromes and cancer: Conceptual and assessment issues. Psychosomatics, 43 (4), 259-281.
Hack, T.F., Carlson, L., Butler, L., Degner, L.F., Jakulj, F., Pickles, T. et al. (2011). Facilitating the implementation of empirically valid interventions in psychosocial oncology and supportive care. Support Care Cancer, 19 (8), 1097-1105.
Hagedoorn, M., Puterman, E., Sanderman, R., Wiggers, T., Baas, P.C., van Haastert, M. et al. (2011). Is self-disclosure in couples coping with cancer associated with improvement in depressive symptoms? Health Psychol, 30 (6), 753-762.
Hamilton, R.A., Del Castillo, D.M. & Stiles, W.B. (2007). Review of self-disclosure in psychotherapy. Psychotherapy, 44 (3), 361-362.
Harper, K., Felicity W., Schmidt, J.E., Beacham, A.O., Salsman, J.M., Averill, A.J. et al. (2007). The role of social cognitive processing theory and optimism in positive psychosocial and physical behavior change after cancer diagnosis and treatment. Psychooncology, 16 (1), 79-91.
Haselbacher, A., Barthel, Y., Brähler, E., Imruck, B., Kuhnt, S., Zwerenz, R. et al. (2010). Psychoanalytisch-orientierte Fokaltherapie der Depression bei Krebskranken. Psychotherapeut, 55 (4), 321-328.
Helgeson, V.S. & Cohen, S. (1996). Social support and adjustment to cancer: Reconciling descriptive, correlational, and intervention research. Health Psychol, 15 (2), 135-148.
Helgeson, V.S., McUmber, A.L. (2010). Social Environment and Cancer. In J.C. Holland, W.S. Breitbart, P.B. Jacob-

sen et al. (Eds.), Psycho-Oncology (2nd ed., 62-68). New York: Oxford University Press.

Hellsten, C., Sjöström, K. & Lindqvist, P.G. (2008). A 2-year follow-up study of anxiety and depression in women referred for colposcopy after an abnormal cervical smear. BJOG, 115 (2), 212-218.

Henselmans, I., Helgeson, V.S., Seltman, H., Vries, J. de, Sanderman, R. & Ranchor, A.V. (2010). Identification and prediction of distress trajectories in the first year after a breast cancer diagnosis. Health Psychol, 29 (2), 160-168.

Herrmann-Lingen, C., Buss, U. & Snaith, R.P. (2011). Hospital Anxiety and Depression Scale - Deutsche Version (HADS-D) (3., aktualisierte und neu normierte Auflage). Bern: Hans Huber.

Herschbach, P., Marten-Mittag, B., Henrich & G. (2003). Revision und psychometrische Prüfung des Fragebogen zur Belastung von Krebskranken (FBK-R23). Z Med Psychol, 12 (2), 69-76.

Herschbach, P. & Weis, J. (2008). Screeningverfahren in der Psychoonkologie Testinstrumente zur Identifikation betreuungsbedürftiger Krebspatienten. Eine Empfehlung der PSO für die psychoonkologische Behandlungspraxis. Berlin: Deutsche Krebsgesellschaft.

Herschbach, P., Book, K., Brandl, T., Keller, M. & Marten-Mittag, B. (2008). The Basic Documentation for Psycho-Oncology (PO-Bado): An expert rating scale for the psychosocial experience of cancer patients. Onkologie, 31 (11), 591-596.

Hewitt, M.E. & Ganz, P. (2006). From Cancer Patient to Cancer Survivor: Lost in Transition. Washington, D.C: National Academies Press.

Hewitt, M.E., Herdman, R. & Holland, J.C. (2004). Meeting Psychosocial Needs of Women with Breast Cancer. Washington, D.C: National Academies Press.

Hewitt, M.E. & Simone, J.V. (Hrsg.). (1999). Ensuring Quality Cancer Care. Washington, D.C: National Academies Press.

Hinnen, C., Ranchor, A.V., Sanderman, R., Snijders, T.A.B., Hagedoorn, M. & Coyne, J.C. (2008). Course of distress in breast cancer patients, their partners, and matched control couples. Ann Behav Med, 36 (2), 141-148.

Hinz, A., Krauss, O., Hauss, J.P., Höckel, M., Kortmann, R.D., Stolzenburg, J.U. et al. (2010). Anxiety and depression in cancer patients compared with the general population. Eur J Cancer Care, 19 (4), 522-529.

Hinz, A., Zweynert, U., Kittel, J., Igl, W. & Schwarz †, R. (2009). Veränderungsmessung mit der Hospital Anxiety and Depression Scale (HADS): Änderungssensitivität und Änderungsreliabilität. Psychother Psych Med, 59 (11), 394-400.

Hjerl, K., Andersen, E.W., Keiding, N., Mouridsen, H.T., Mortensen, P.B. & Jørgensen, T. (2003). Depression as a prognostic factor for breast cancer mortality. Psychosomatics, 44 (1), 24-30.

Hodges, L.J., Walker, J., Kleiboer, A.M., Ramirez, A.J., Richardson, A., Velikova, G. et al. (2011). What is a psychological intervention? A metareview and practical proposal. Psychooncology, 20 (5), 470-478.

Hoffman, A.J., Eye, A. von, Gift, A.G., Given, B.A., Given, C.W. & Rothert, M. (2011). The development and testing of an instrument for perceived self-efficacy for fatigue self-management. Cancer Nurs, 34 (3), 167-175.

Hofmann, S.G., Sawyer, A.T., Witt, A.A. & Oh, D. (2010). The effect of mindfulness-based therapy on anxiety and depression: A meta-analytic review. J Consult Clin Psychol, 78 (2), 169-183.

Hogue, B. & Sugiyama A. (2011). Making Sense of Making Sense of Suffering. Oxford: Inter-Disciplinary Press.

Holland, J.C. (2001). Improving the human side of cancer care: Psycho-oncology's contribution. The Cancer Journal, 7 (6), 458-471.

Holland, J.C. (2002). History of psycho-oncology: Overcomming attitudinal and conceptual barriers. Psychosom Med, 64 (2), 206-221.

Holland, J.C., Greenberg, D.B. & Hughes, M.K. (2006). Quick Reference for Oncology Clinicians: The Psychiatric and Psychological Dimensions of Cancer Symptom Management. Charlottesville, VA: American Psychosocial Oncology Society.

Holland, J.C., Kelly, B.J. & Weinberger, M.I. (2010b). Why psychosocial care is difficult to integrate into routine cancer care: Stigma is the elephant in the room. J Natl Compr Canc Netw, 8 (4), 362-366.

Holland, J.C., Breitbart, W.S. & Jacobsen, P.B. et al. (Eds.). (2010a). Psycho-Oncology (2nd ed. 3-12). New York: Oxford University Press.

Holland, J.C. & Weis, T.R. (2010a). History of Psycho-Oncology. In J.C. Holland, W.S. Breitbart, P.B. Jacobsen et al. (Eds.), Psycho-Oncology (2nd ed., 3-12). New York: Oxford University Press.

Holland, J.C. & Weis,T.R. (2010b). The New Standards of Quality Cancer care in the US: The Institute of Medicine (IOM) Report, Cancer Care fort he Whole Patient: Meeting Psychosocial Needs. In J.C. Holland, W.S. Breitbart, P.B. Jacobsen et al. (Eds.), Psycho-Oncology (2nd ed., 666-673). New York: Oxford University Press.

Holland, J., Watson, M. & Dunn, J. (2011). The IPOS New International Standard of Quality Cancer Care: Integrating the psychosocial domain into routine care. Psychooncology, 20 (7), 677-80.

Holmberg, C. (2005). Diagnose Brustkrebs: Eine ethnografische Studie über Krankheit und Krankheitserleben. Frankfurt/Main: Campus Verlag.

Hopko, D.R., Bell, J.L., Armento. M., Robertson. S., Mullane. C., Wolf. N. & Lejuez, C.W. (2008). Cognitive-behavior therapy for depressed cancer patients in a medical care setting. Behav Ther, 39 (2), 126-136.

Hopko, D., Armento, M., Robertson, S., Ryba, M., Carvalho, J., Colman, L. et al. (2011). Brief behavioral activation and problem-solving therapy for depressed breast cancer patients: Randomized trial. J Consult Clin Psychol, 79 (6), 834-849.

Hornbrook, M.C., Hurtado, A.V. & Johnson, R.E. (1985). Health care episodes: Definition, measurement and use. Med Care Rev, 42 (2), 163-218.

Horne, D. & Watson, M. (2011). Cognitive-Behavioural Therapies in Cancer Care. In M.Watson & D.W. Kissane (Eds.), Handbook of Psychotherapy in Cancer Care (15-26). New York: Wiley-Blackwell.

Horowitz, M.J. (1986). Stress Response Syndromes (2nd ed.). Northvale, N.J: Jason Aronson.

Horowitz, M., Wilmer, N., and Alvarez, W. (1979), Impact of Event Scale: A measure of subjective stress. Psychosom Med, 41 (3), 209-218.

Hou, W.K., Law, C.C., Yin, J. & Fu, Y.T. (2010). Resource loss, resource gain, and psychological resilience and dysfunction following cancer diagnosis: A growth mixture modeling approach. Health Psychology, 29 (5), 484-495.

Howell, D., Currie, S., Mayo, S., Boyle, M., Hack, T. & Green, E. et al. (2009). A Pan-Canadian Clinical Practice Guideline: Psychosocial and Supportive Care of Adults with Cancer, Part I: Psychosocial Health Care Needs Assessment and Screening for Distress. Toronto: Canadian Association of Psychosocial Oncology.

Hubbard, G., Kidd, L. & Donaghy, E. (2008). Preferences for involvement in treatment decision making of patients with cancer: A review of the literature. Eur J Oncol Nurs, 12 (4), 299-318.

Hughes, K.L., Sargeant, H. & Hawkes, A.L. (2011). Acceptability of the distress thermometer and problem list to community-based telephone cancer helpline operators, and to cancer patients and carers. BMC Cancer, 11, 46.

Hulbert-Williams, N., Neal, R., Morrison, V., Hood, K. & Wilkinson, C. (2011). Anxiety, depression and quality of life after cancer diagnosis: What psychosocial variables best predict how patients adjust? Psychooncology [Epub ahead of print].

Hutchison, S.D., Steginga, S.K. & Dunn, J. (2006). The tiered model of psychosocial intervention in cancer: A community based approach. Psychooncology, 15 (6), 541-546.

Hwang, S.S., Chang, V.T. & Kasimis, B. (2003). Cancer breakthrough pain characteristics and responses to treatment at a VA medical center. Pain, 101 (1-2), 55-64.

Hyodo, I., Jinno, K., Tanimizu, M., Okada, M., Doi, T., Hosokawa, Y. et al. (1996). Analysis of anxiety in cancer patients: The effects of telling the truth. Int J Clin Oncol, 1 (2), 113-117.

IOM (Institute of Medicine). (2001). Crossing the Quality Chasm: A New Health System for the 21st Century. Washington, D.C: National Academies Press.

IOM (Institute of Medicine). (2004). Health Professions Education: A Bridge to Quality. Washington, D.C: National Academies Press.

IOM (Institute of Medicine). (2008). Cancer Care for the Whole Patient: Meeting Psychosocial Health Needs. Washington, DC: National Academies Press.

Iwamitsu, Y., Shimoda, K., Abe, H., Tani, T., Okawa, M. & Buck, R. (2005b). Anxiety, emotional suppression, and psychological distress before and after breast cancer diagnosis. Psychosomatics, 46 (1), 19-24.

Iwamitsu, Y., Shimoda, K., Abe, H., Tani, T., Kodama, M. & Okawa, M. (2003). Differences in emotional distress between breast tumor patients with emotional inhibition and those with emotional expression. Psychiatry Clin Neurosci, 57 (3), 289-294.

Iwamitsu, Y., Shimoda, K., Abe, H., Tani, T., Okawa, M. & Buck, R. (2005a). The relation between negative emotional suppression and emotional distress in breast cancer diagnosis and treatment. Health Commun, 18 (3), 201-215.

Jacobsen, B. (2008). Invitation to Existential Psychology: A Psychology for the Unique Human Being and it's Applications in Therapy. England: John Wiley & Sons Ltd.

Jacobsen, P.B. & Jim, H.S. (2008). Psychosocial interventions for anxiety and depression in adult cancer patients: Achievements and challenges. CA Cancer J Clin, 58 (4), 214-230.

Jacobsen, P.B., Shibata, D., Siegel, E.M., Lee, J.-H., Alemany, C.A., Brown, R. et al. (2009). Initial evaluation of quality indicators for psychosocial care of adults with cancer. Cancer Control, 16 (4), 328-334.

Jacobsen P.B. (2010). Translating Psychosocial Oncology Research to Clinical Practice. In J.C. Holland, W.S. Breitbart, P.B. Jacobsen et al. (Eds.), Psycho-Oncology (2nd ed., 642-647). New York: Oxford University Press.

Jacobsen, P.B., Meade, C., Stein, K., Chirikos, T., Small, B. & Ruckdeschel, J. (2002). Efficacy and costs of two forms of stress management training for cancer patients undergoing chemotherapy. J Clin Oncol, 20 (12), 2851-2862.

Jacobsen, P.B. & Wagner, L.I. (2012). A new quality standard: The integration of psychoscial care into routine cancer care. J Clin Oncol, 30 (11), 1154-9.

Jacobson, N.S. & Truax, P. (1991). Clinical significance: A statistical approach to defining meaningful change in psychotherapy research. J Consult Clin Psychol, 59 (1), 12-19.

JCAH (Joint Commission on Accreditation of Hospitals). (1979). Principles for Accreditation of Community Mental Health Service Programs (Rev.). Chicago: Joint Commission on Accreditation of Hospitals.

Jim, H.S., Richardson, S.A., Golden-Kreutz, D.M. & Andersen, B.L. (2006). Strategies used in coping with a cancer diagnosis predict meaning in life for survivors. Health Psychol, 25 (6), 753-761.

Johansen C. (2010). Psychosocial Factors. In J.C. Holland, W.S. Breitbart, P.B. Jacobsen et al. (Eds.), Psycho-Oncology (2nd ed., 57-61). New York: Oxford University Press.

Johnson, R.M., Frank, E.M., Ciocca, M. & Barber, C.W. (2011). Training mental healthcare providers to reduce at-risk patients' access to lethal means of suicide: Evaluation of the CALM Project. Arch Suicide Res, 15 (3), 259-264.

Joormann, J. & Gotlib, I. (2010). Emotion regulation in depression: Relation to cognitive inhibition. Cogn Emot, 24 (2), 281-298.

Joormann, J. & Siemer, M. (2011). Affective processing and emotion regulation in dysphoria and depression: Cognitive biases and deficits in cognitive control. Social and Personality Psychology Compass, 5 (1), 13-28.

Julkunen, J., Gustavsson-Lilius, M. & Hietanen, P. (2009). Anger expression, partner support, and quality of life in cancer patients. J Psychosom Res, 66 (3), 235-244.

Kabat-Zinn, J. (2003). Mindfulness-based interventions in context: Past, present, and future. Clinical Psychology: Science and Practice, 10 (2), 144–156.

Kahana, E., Kahana, B., Wykle, M. & Kulle, D. (2009). Marshalling social support: A »care-getting« model for persons living with cancer. J Fam Soc Work, 12 (2), 168-193.

Kangas, M., Henry, J.L. & Bryant, R.A. (2002). Posttraumatic stress disorder following cancer. A conceptual and empirical review. Clin Psychol Rev, 22 (4), 499-524.

Kangas, M., Henry, J.L. & Bryant, R.A. (2005). The relationship between acute stress disorder and posttraumatic stress disorder following cancer. J Consult Clin Psychol, 73 (2), 360-364.

Kanth, E. (2007). Case Management bei chronischen psychischen Störungen (590). In E. Behnsen, K. Bell, D. Best, H. Gerlach, H. Schirmer & Schmdit R. (Hrsg.), Management Handbuch für die psychotherapeutische Praxis, MHP. Heidelberg: Psychotherapeutenverlag.

Karsten, J., Hartman, C.A., Ormel, J., Nolen, W.A. & Penninx, B. (2010). Subthreshold depression based on functional impairment better defined by symptom severity than by number of DSM-IV symptoms. J Affect Disord, 123 (1-3), 230-237.

Karsten, J., Nolen, W.A., Penninx, B.W.J.H. & Hartman, C.A. (2011a). Subthreshold anxiety better defined by symptom self-report than by diagnostic interview. J Affect Disord, 129 (1-3), 236-243.

Karsten, J., Hartman, C.A., Smit, J.H., Zitman, F.G., Beekman, A.T., Cuijpers, P., van der Does, A.J., Ormel, J., Nolen, W.A. & Penninx, B.W. (2011b). Psychiatric history and subthreshold symptoms as predictors of the occurrence of depressive or anxiety disorder within 2 years. Br J Psychiatry, 198 (3), 206-212.

Keijsers, G.P., Schaap, C.P. & Hoogduin, C.A. (2000). The impact of interpersonal patient and therapist behavior on outcome in cognitive-behavior therapy. A review of empirical studies. Behav Modif, 24 (2), 264-97.

Kendal, W.S. (2007). Suicide and cancer: A gender-comparative study. Ann Oncol, 18 (2), 381-387.

Kendall J, G.K.O.S.H.J.P.C. (2011). What do 1281 distress screeners tell us about cancer patients in a community cancer center? Psychooncology 20 (6), 594-600.

Kenne Sarenmalm, E., Ohlén, J., Odén, A. & Gaston-Johansson F. (2008). Experience and predictors of symptoms, distress and health-related quality of life over time in postmenopausal women with recurrent breast cancer. Psychooncology, 17 (5), 497-505.

Kennedy-Moore, E. & Watson, J.C. (1999). Expressing Emotions: Myths, Realities, and Therapeutic Strategies. New York: Guilford Press.

Kernan, W.D. & Lepore, S.J. (2009). Searching for and making meaning after breast cancer: Prevalence, patterns, and negative affect. Soc Sci Med, 68 (6), 1176-1182.

Kissane, D. (2009). Beyond the psychotherapy and survival debate: The challenge of social disparity, depression and treatment adherence in psychosocial cancer care. Psychooncology, 18 (1), 1-5.

Kissane, D.W. (2010a). Survival Following Psychotherapy Interventions. In J.C. Holland, W.S. Breitbart, P.B. Jacobsen et al. (Eds.), Psycho-Oncology (2nd ed., 479-482). New York: Oxford University Press.

Kissane, D. W. (2010b). Handbook of Communication in Oncology and Palliative Care. Oxford: Oxford University Press.

Kissane, D., Levin, T., Hales, S., Lo, S. & Rodin, G. (2011). Psychotherapy for Depression in Cancer and Palliative Care. In: D.W. Kissane, M. Maj and N. Sartorius

(Eds.). Depression and Cancer (177-206). Chichester, UK: Wile-Blackwell.
Kissane, D. W., Bloch, S., Miach, P., Smith, G. C., Seddon, A. & Keks, N. (1997). Cognitive-existential group therapy for patients with primary breast cancer-techniques and themes. Psychooncology, 6 (1), 25-33.
Kissane, D.W., Clarke, D.M., Ikin, J., Bloch, S., Smith, G.C., Vitetta, L. et al. (1998). Psychological morbidity and quality of life in Australian women with early-stage breast cancer: A cross-sectional survey. Med J Aust, 169 (4), 192-196.
Koch, U. & Weis, J. (Hrsg.). (2009). Psychoonkologie: Eine Disziplin in der Entwicklung. Göttingen: Hogrefe.
Kommer, D. (2005). Psychosoziale Versorgung bei Brustkrebs: Realisierungsschwierigkeiten und empirische Grundlage für eine rationale Implementierungsstrategie. In C. Tophoven & S. Sell (Hrsg.), Disease-Management-Programme. Die Chance nutzen (95–122). Köln: Deutscher Ärzte Verlag.
Kost, C., Labouvie, H., Kosfelder, J., Hohl, U., Herrmann-Lingen, C. & Kusch, M. (2009). Veränderung der psychischen Belastung von Krebspatienten im Rahmen einer strukturierten psychoonkologischen Versorgung. Psychother Psychosom Med Psychol, 59 (12), 432-439.
Krebsinformationsdienst (2011). ABC der Fachbegriffe und Fremdwörter in der Krebsmedizin: Eine Informationsbroschüre des Krebsinformationsdienstes. (Hrsg.) Krebsinformationsdienst Deutsches Krebsforschungszentrum: Heidelberg. (Stand 19.04.1012) Verfügbar unter http://www.krebsinformationsdienst.de/wegweiser/iblatt/kid-glossar.pdf
Krikorian A, L.J.M.J. (2011). Suffering and distress at the end-of-life. Psychooncology [Epub ahead of print].
Kugaya, A., Akechi, T., Okuyama, T., Okamura, H. & Uchitomi, Y. (1998). Screening for psychological distress in Japanese cancer patients. Jpn J Clin Oncol, 28 (5), 333-338.
Kuppens, P., Oravecz, Z. & Tuerlinckx, F. (2010). Feelings change: Accounting for individual differences in the temporal dynamics of affect. J Pers Soc Psychol, 99 (6), 1042-1060.
Kusch, M. (2009). Versorgungspsychologie. Tübingen: Dgvt-Verlag.
Kusch, M. & Kanth, E. (2006). Klinisches Case Management für Psychotherapeuten. Forum Psychotherapeutische Praxis, 6 (1), 13-30.
Kusch, M. & Stecker, R. (2005a). Die Psychoonkologische Psychotherapie. Forum Psychotherapeutische Praxis, 5 (1), 15-27.
Kusch, M. & Stecker, R. (2005b). Die Psychoonkologische Psychotherapie. Forum Psychotherapeutische Praxis, 5 (2), 72-85.
Kusch, M., Ebmeier, A., Mücke, K., Nelle, I. & Stecker, R. (2002). Integrierte psychoonkologische Versorgung: Das Herforder Modell. Prävention und Rehabilitation, 14 (3), 99-111.
Kusch, M., Ebmeier, A., Stecker, R. & Höhl, H.-U. (2004). Psychosoziale Versorgung in der Onkologie: Voraussetzungen einer Wirtschaftlichkeitsprüfung. In H. Vogel & J. Wasem (Hrsg.). Gesundheitsökonomie in Psychotherapie und Psychiatrie (189-214). Stuttgart: Schattauer.
Kusch, M., Labouvie, H., Fleischhack, G. & Bode, U. (1996). Stationäre psychologische Betreuung in der Pädiatrie. Weinheim: Beltz.
Kusch, M., Mücke, K., Ebmeier, A., Nelle, I., Stecker, R. (2003): Refining clinical psycho-oncology: Performance and outcome measures. Psychooncology, 12, 127.
Lai, B.P.Y., Tang, C.S.K. & Chung, T.K.H. (2010). A prospective longitudinal study investigating neuroticism and mastery as predictors of quality of life among Chinese gynecologic cancer survivors. Qual Life Res, 19 (7), 931-941.
Lai, J.-S., Garcia, S.F., Salsman, J.M., Rosenbloom, S. & Cella, D. (2012). The psychosocial impact of cancer: Evidence in support of independent general positive and negative components. Qual Life Res, 21 (2), 195-207.
Laird, B.J.A., Scott, A.C., Colvin, L.A., McKeon, A.-L., Murray, G.D., Fearon, K.C.H. et al. (2011). Pain, depression, and fatigue as a symptom cluster in advanced cancer. J Pain Symptom Manage, 42 (1), 1-11.
Lam, W.W.T., Shing, Y.T., Bonanno, G.A., Mancini, A.D. & Fielding, R. (2012). Distress trajectories at the first year diagnosis of breast cancer in relation to 6 years survivorship. Psychooncology, 21 (1), 90-99.
Langendörfer, F., Keller, M. & Zwingmann, J. (2011). KoMPASS: Kommunikationstraining für onkologisch tätige Ärzte. Onkologisch (1), 11-12.
Lautenbacher, S., Huber, C., Baum, C., Rossaint, R., Hochrein, S. & Heesen, M. (2011). Attentional avoidance of negative experiences as predictor of postoperative pain ratings and consumption of analgesics: Comparison with other psychological predictors. Pain Med, 12 (4), 645-653.
Lawlor, P.G. & Bruera, E.D. (2002). Delirium in patients with advanced cancer. Hematol Oncol Clin North Am, 16 (3), 701-714.
Lazarus, R.L. (1991). Emotion and Adaptation. Oxford: Oxford University Press.
Lederberg ML, Holland, J.C. (2011). Supportive Psychotherapy in Cancer Care: An Essential Ingredient of all Therapy. In M. Watson & D.W. Kissane (Eds.), Hand-

book of Psychotherapy in Cancer Care (3-14). New York: Wiley-Blackwell.

Lee, V. (2008). The existential plight of cancer: Meaning making as a concrete approach to the intangible search for meaning. Support Care Cancer, 16 (7), 779-85.

Lee, Y.-H., Chiou, P.-Y., Chang, P.-H. & Hayter, M. (2011). A systematic review of the effectiveness of problem-solving approaches towards symptom management in cancer care. Journal of Clinical Nursing, 20 (1-2), 73-85.

Lehmann, V., Oerlemans, S., van de Poll-Franse, L.V., Vingerhoets, A.J.J.M. & Mols, F. (2011). Suffering in long-term cancer survivors: An evaluation of the PRISM-R2 in a population-based cohort. Qual Life Res, 20 (10), 1645-1654.

Lehto, R. H. (2012). The challenge of existential issues in acute care: Nursing considerations for the patient with a new diagnosis of lung cancer. Clin J Oncol Nurs, 16 (1), E4-11.

Lehto, R.H. & Cimprich, B. (2009). Worry and the formation of cognitive representations of illness in individuals undergoing surgery for suspected lung cancer. Cancer Nurs, 32 (1), 2-10.

Lehto, U.-S., Ojanen, M., Dyba, T., Aromaa, A. & Kellokumpu-Lehtinen, P. (2006). Baseline psychosocial predictors of survival in localised breast cancer. Br J Cancer, 94 (9), 1245-1252.

LeMay, K. & Wilson, K. G. (2008). Treatment of existential distress in life threatening illness: A review of manualized interventions. Clin Psychol Rev, 28 (3), 472-493.

Lemieux, J., Topp, A., Chappell, H., Ennis, M. & Goodwin, P.J. (2006). Economic analysis of psychosocial group therapy in women with metastatic breast cancer. Breast Cancer Res Treat, 100 (2), 183-190.

Lepore, S.J. (2001). A Social Cognitive Processing Model of Emotional Adjustment to Cancer. In A. Baum & B.L. Andersen (Eds.). Psychosocial Interventions for Cancer (91-116). Washington, DC: American Psychological Association.

Leventhal, H., Weinman, J., Leventhal, E.A. & Phillips, L.A. (2008). Health Psychology: The search for pathways between behavior and health. Annu Rev Psychol, 59, 477-505.

Levin, T.T. & Alici, Y. (2010). Anxiety Disorders. In J.C. Holland, W.S. Breitbart, P.B. Jacobsen et al. (Eds.), Psycho-Oncology (2nd ed., 324-331). New York: Oxford University Press.

Li M, H.S.R.G. (2010). Adjustment Disorders. In J.C. Holland, W.S. Breitbart, P.B. Jacobsen et al. (Eds.), Psycho-Oncology (2nd ed., 303-310). New York: Oxford University Press.

Liang, M.H. (2000). Longitudinal construct validity: Establishment of clinical meaning in patient evaluative instruments. Med Care, 38 (9 Suppl), II84-90.

Lim, C.C., Devi, M.K. & Ang, E. (2011). Anxiety in women with breast cancer undergoing treatment: A systematic review. Int J Evid Based Healthc, 9 (3), 215-235.

Lin, J.H., Zhang, S.M. & Manson, J.E. (2011). Predicting adherence to tamoxifen for breast cancer adjuvant therapy and prevention. Cancer Prev Res, 4 (9), 1360-1365.

Lisspers, J., Nygren, A. & Soderman, E. (1997). Hospital Anxiety and Depression Scale (HADS): Some psychometric data for a Swedish sample. Acta Psychiatr Scand, 96 (4), 281-286.

Lloyd-Williams, M., Shiels, C., Taylor, F. & Dennis, M. (2009). Depression--an independent predictor of early death in patients with advanced cancer. J Affect Disord, 113 (1-2), 127-132.

Lorig, K.R., Sobel, D.S., Stewart, A.L., Brown, B.W., Bandura, A., Ritter, P. et al. (1999). Evidence suggesting that a chronic disease self-management program can improve health status while reducing hospitalization: A randomized trial. Med Care, 37 (1), 5-14.

Loscalzo, M.J., Bultz, B.D. & Jacobsen, P.B. (2010). Building Psychosocial Programs: A Roadmap to Excellence. In J.C. Holland, W.S. Breitbart, P.B. Jacobsen et al. (Eds.), Psycho-Oncology (2nd ed., 569-576.). New York: Oxford University Press.

Luborsky, L. (1999). Einführung in die analytische Psychotherapie: Ein Lehrbuch (3. Aufl.). Göttingen: Vandenhoeck & Ruprecht.

Luckett, T., Butow, P.N., King, M.T., Oguchi, M., Heading, G., Hackl, N.A. et al. (2010). A review and recommendations for optimal outcome measures of anxiety, depression and general distress in studies evaluating psychosocial interventions for English-speaking adults with heterogeneous cancer diagnoses. Support Care Cancer, 18 (10), 1241-1262.

Luebbert, K., Dahme, B. & Hasenbring, M. (2001). The effectiveness of relaxation training in reducing treatment-related symptoms and improving emotional adjustment in acute non-surgical cancer treatment: A meta-analytical review. Psychooncology, 10 (6), 490-502.

Luminet, O., Rokbani, L., Ogez, D. & Jadoulle, V. (2007). An evaluation of the absolute and relative stability of alexithymia in women with breast cancer. J Psychosom Res, 62 (6), 641-648.

Lutgendorf, S.K., Sood, A.K. & Antoni, M.H. (2010). Host factors and cancer progression: Biobehavioral signaling pathways and interventions. J Clin Oncol, 28 (26), 4094-4099.

Lyness, J.M. (2008). Naturalistic outcomes of minor and subsyndromal depression in older primary care patients. Int J Geriatr Psychiatry, 23 (8), 773-781.

Lyubomirsky, S.&.T.C. (2004). The Consequences of Dysphoric Rumination. In C. Papageorgiou & A. Wells (Eds.) Rumination: Nature, Theory, and Treatment of Negative Thinking in Depression (21-41). Chichester: John Wiley & Sons.

Lyubomirsky, S., Kasri, F., Chang, O. & Chung, I. (2006). Ruminative response styles and delay of seeking diagnosis for breast cancer symptoms. J Soc Clin Psycho, 25 (3), 276-304.

Maercker, A., Einsle, F. & Kollner, V. (2007). Adjustment disorders as stress response syndromes: A new diagnostic concept and its exploration in a medical sample. Psychopathology, 40 (3), 135-146.

Magai, C., Consedine, N., Neugut, A.I. & Hershman, D.L. (2007). Common psychosocial factors underlying breast cancer screening and breast cancer treatment adherence: A conceptual review and synthesis. J Womens Health, 16 (1), 11-23.

Manley, M., Epps, R.P., Husten, C., Glynn, T. & Shopland, D. (1991). Clinical interventions in tobacco control. A National Cancer Institute training program for physicians. JAMA, 266 (22), 3172-3173.

Manna, G., Foddai, E., Di Maggio, M.G., Pace, F., Colucci, G., Gebbia, N. et al. (2007). Emotional expression and coping style in female breast cancer. Ann Oncol, 18 (Suppl 6), vi77-80.

Manne, S., Badr, H., Zaider, T., Nelson, C. & Kissane, D. (2010). Cancer-related communication, relationship intimacy, and psychological distress among couples coping with localized prostate cancer. J Cancer Surviv, 4 (1), 74-85.

Manne, S., Glassman, M. & Du Hamel, K. Intrusion, avoidance, and psychological distress among individuals with cancer. Psychosom Med, 63 (4), 658-667.

Manne, S., Winkel, G., Zaider, T., Rubin, S., Hernandez, E. & Bergman, C. (2010). Therapy processes and outcomes of psychological interventions for women diagnosed with gynecological cancers: A test of the generic process model of psychotherapy. J Consult Clin Psychol, 78 (2), 236-248.

Manning, M. & Bettencourt, B.A. (2011). Depression and medication adherence among breast cancer survivors: Bridging the gap with the theory of planned behaviour. Psychol Health, 26 (9), 1173-1187.

Marshall, R.D., Olfson, M., Hellman, F., Blanco, C., Guardino, M. & Struening, E.L. (2001). Comorbidity, impairment, and suicidality in subthreshold PTSD. Am J Psychiatry, 158 (9), 1467-1473.

Massie, M.J. (2004). Prevalence of depression in patients with cancer. J Natl Cancer Inst Monographs (32), 57-71.

Massie, M.J., Lloyd-Williams, M., Irving, G. & Miller, K. (2011). The Prevalence of Depression in People with Cancer. In D.W. Kissane, M. Maj & N. Sartorius (Eds.), Depression and Cancer (1-36). New York: Wiley-Blackwell.

Matsuoka, Y., Inagaki, M., Sugawara, Y., Imoto, S., Akechi, T. & Uchitomi, Y. (2005). Biomedical and psychosocial determinants of intrusive recollections in breast cancer survivors. Psychosomatics, 46 (3), 203-211.

Matsuoka, Y., Nakano, T., Inagaki, M., Sugawara, Y., Akechi, T., Imoto, S. et al. (2002). Cancer-related intrusive thoughts as an indicator of poor psychological adjustment at 3 or more years after breast surgery: A preliminary study. Breast Cancer Res Treat , 76 (2), 117-124.

McBride, C. M., Clipp, E., Peterson, B. L., Lipkus, I. M. & Demark-Wahnefried, W. (2000). Psychological impact of diagnosis and risk reduction among cancer survivors. Psychooncology, 9 (5), 418-427.

McBride CM, Puleo E, Pollak KI, Clipp EC, Woolford S, Emmons KM. (2008). Understanding the role of cancer worry in creating a »teachable moment« for multiple risk factor reduction. Soc Sci Med, 66 (3), 790-800.

McCorkle, R., Ercolano, E., Lazenby, M., Schulman-Green, D., Schilling, L.S., Lorig, K. et al. (2011). Self-management: Enabling and empowering patients living with cancer as a chronic illness. CA Cancer J Clin, 61 (1), 50-62.

McDonald, K.M., Schultz, E., Albin, L., Pineda, N., Lonhart, J., Sundaram, V. et al. (2010). Care Coordination Atlas Version 3: Prepared by Stanford University under subcontract to Battelle on Contract. Rockville, MD: Agency for Healthcare Research and Quality.

McGregor, B.A. & Antoni, M.H. (2009). Psychological intervention and health outcomes among women treated for breast cancer: A review of stress pathways and biological mediators. Brain Behav Immun, 23 (2), 159-166.

McMillan, E. & Newhouse, I. (2011). Exercise is an effective treatment modality for reducing cancer-related fatigue and improving physical capacity in cancer patients and survivors: A meta-analysis. Appl Physiol Nutr Metab, 36 (6), 892-903.

Meeks, T.W., Vahia, I.V., Lavretsky, H., Kulkarni, G. & Jeste, D.V. (2011). A tune in »a minor« can »b major«: A review of epidemiology, illness course, and public health implications of subthreshold depression in older adults. J Affect Disord, 129 (1-3), 126-142.

Mehnert, A. & Koch, U. (2007). Prevalence of acute and post-traumatic stress disorder and comorbid mental disorders in breast cancer patients during primary cancer care: A prospective study. Psychooncology, 16 (3), 181-188.

Mehnert, A. & Koch, U. (2008). Psychological comorbidity and health-related quality of life and its association with awareness, utilization, and need for psychosocial support in a cancer register-based sample of long-term breast cancer survivors. J Psychosom Res, 64 (4), 383-391.

Mehnert, A., Berg, P., Henrich, G. & Herschbach, P. (2009). Fear of cancer progression and cancer-related intrusive cognitions in breast cancer survivors. Psychooncology, 18 (12), 1273-1280.

Mehnert, A., Müller, D., Lehmann, C. & Koch, U. (2006). Die deutsche Version des NCCN Distress-Thermometers. Z Psychosom Med Psychother, 54 (3), 213-223.

Mehnert, A., Vehling, S., Höcker, A., Lehmann, C. & Koch, U. (2011). Demoralization and depression in patients with advanced cancer: Validation of the German version of the demoralization scale. J Pain Symptom Manage, 42 (5), 768-776.

Meibert, P., Michalak, J. & Heidenreich, T. (2010). Achtsamkeit in kognitiv-behavioralen Therapien. Psychotherapie in Psychiatrie, Psychotherapeutischer Medizin und Klinischer Psychologie, 15, 98-11.

Meibert, P., Michalak, J. & Heidenreich, T. (2011). Achtsamkeitsbasierte Stressreduktion in der klinischen Anwendung. Psychotherapie, Psychosomatik, Medizinische Psychologie, 61, 328–332.

Merckaert, I., Libert, Y., Messin, S., Milani, M., Slachmuylder, J.-L. & Razavi, D. (2010). Cancer patients' desire for psychological support: prevalence and implications for screening patients' psychological needs. Psychooncology, 19 (2), 141-149.

Mertz, B.G., Bistrup, P.E., Johansen, C., Dalton, S.O., Deltour, I., Kehlet, H. et al. (2011). Psychological distress among women with newly diagnosed breast cancer. Eur J Oncol Nurs. [Epub ahead of print].

Messina, A., Fogliani, A.M. & Paradiso, S. (2011). Alexithymia in oncologic disease: Association with cancer invasion and hemoglobin levels. Ann Clin Psychiatry, 23 (2), 125-130.

Michalak, J., Hölz, A. & Teismann, T. (2011). Rumination as a predictor of relapse in mindfulness-based cognitive therapy for depression. Psychology and Psychotherapy: Theory, Research and Practice, 84 (2), 230-236.

Midtgaard, J., Røssell, K.. Christensen, J.F., Uth, J., Adamsen, L. & Rørth, M. (2011). Demonstration and manifestation of self-determination and illness resistance-A qualitative study of long-term maintenance of physical activity in posttreatment cancer survivors. Support Care Cancer [Epub ahead of print].

Miles, A., Voorwinden, S., Chapman, S. & Wardle, J. (2008). Psychologic predictors of cancer information avoidance among older adults: The role of cancer fear and fatalism. Cancer Epidemiol Biomarkers Prev, 17 (8), 1872-1879.

Miller, W.R. & Rollnick, S. (2002). Motivational Interviewing: Preparing People for Change (2nd ed.). New York: Guilford Press.

Miller K, Massie, M.J. (2010). Depressive Disorders. In J.C. Holland, W.S. Breitbart, P.B. Jacobsen et al. (Eds.), Psycho-Oncology (2nd ed., 311-318). New York: Oxford University Press.

Miller, S.J., O'Hea, E.L., Lerner, J.B., Moon, S. & Foran-Tuller, K.A. (2011). The relationship between breast cancer anxiety and mammography: Experiential avoidance as a moderator. Behav Med, 37 (4), 113-118.

Mitchell, A.J. (2010a). Short screening tools for cancer-related distress: A review and diagnostic validity meta-analysis. J Natl Compr Canc Netw, 8 (4), 487-494.

Mitchell AJ. (2010b). Screening Procedures for Psychosocial Distress. In J.C. Holland, W.S. Breitbart, P.B. Jacobsen et al. (Eds.), Psycho-Oncology (2nd ed., 389-396). New York: Oxford University Press.

Mitchell, A.J. (2007). Pooled results from 38 analyses of the accuracy of distress thermometer and other ultra-short methods of detecting cancer-related mood disorders. J Clin Oncol, 25 (29), 4670-4681.

Mitchell, A.J. (2008). Are one or two simple questions sufficient to detect depression in cancer and palliative care? A Bayesian meta-analysis. Br J Cancer, 98 (12), 1934-1943.

Mitchell, A.J., Chan, M., Bhatti, H., Halton, M., Grassi, L., Johansen, C. et al. (2011a). Prevalence of depression, anxiety, and adjustment disorder in oncological, haematological, and palliative-care settings: A meta-analysis of 94 interview-based studies. Lancet Oncol, 12 (2), 160-174.

Mitchell, A.J., Meader, N. & Symonds, P. (2010). Diagnostic validity of the Hospital Anxiety and Depression Scale (HADS) in cancer and palliative settings: A meta-analysis. J Affect Disord, 126 (3), 335-348.

Mitchell, A.J., Vahabzadeh, A. & Magruder, K. (2011b). Screening for distress and depression in cancer settings: 10 lessons from 40 years of primary-care research. Psychooncology, 20 (6), 572-584.

Mols, F., Thong, M.S.Y., van de Poll-Franse, L.V., Roukema, J.A. & Denollet, J. (2012). Type D (distressed) personallty is associated with poor quality of life and mental health among 3080 cancer survivors. J Affect Disord, 136 (1-2), 26-34.

Montgomery, G.H., Kangas, M., David, D., Hallquist, M.N., Green, S., Bovbjerg, D.H. et al. (2009). Fatigue during

breast cancer radiotherapy: An initial randomized study of cognitive-behavioral therapy plus hypnosis. Health Psychol, 28 (3), 317-322.
Montgomery, M. & McCrone, S.H. (2010). Psychological distress associated with the diagnostic phase for suspected breast cancer: Systematic review. J Adv Nurs, 66 (11), 2372-2390.
Moore, S.A., Zoellner, L.A. & Mollenholt, N. (2008). Are expressive suppression and cognitive reappraisal associated with stress-related symptoms? Behav Res Ther, 46 (9), 993-1000.
Moorey, S. & Greer, S. (2007). Kognitive Verhaltenstherapie bei Krebspatienten: Ein praktisches Therapiemanual. München: Elsevier, Urban & Fischer.
Moorey, S. & Greer, S. (eds.). (2012). Oxford Guide to CBT for People with Cancer (2nd ed.). Oxford: Oxford University Press.
Morris, B.A. & Shakespeare-Finch, J. (2011). Rumination, post-traumatic growth, and distress: Structural equation modelling with cancer survivors. Psychooncology, 20 (11), 1176-1183.
Morse, J.M. (2001). Toward a praxis theory of suffering. ANS Adv Nurs Sci, 24 (1), 47-59.
Moyer, A., Knapp-Oliver, S.K., Sohl, S.J., Schnieder, S. & Floyd, A.H.L. (2009). Lessons to be learned from 25 years of research investigating psychosocial interventions for cancer patients. Cancer J, 15 (5), 345-351.
Moyer, D.D. (2011). Review article: Terminal delirium in geriatric patients with cancer at end of life. Am J Hosp Palliat Care, 28 (1), 44-51.
Mundy, E.A., DuHamel, K.N. & Montgomery, G.H. (2003). The efficacy of behavioral interventions for cancer treatment-related side effects. Semin Clin Neuropsychiatry, 8 (4), 253-275.
Musselman DL, M.A.R.E.M. (2011). Biology of Depression and Cytokines in Cancer. In D.W. Kissane, M. Maj & N. Sartorius (Eds.), Depression and Cancer (51-79). New York: Wiley-Blackwell.
Muszbek, K., Szekely, A., Balogh, E., Molnar, M., Rohanszky, M., Ruzsa, A. et al. (2006). Validation of the Hungarian translation of Hospital Anxiety and Depression Scale. Qual Life Res, 15 (4), 761-766.
Mystakidou, K., Parpa, E., Katsouda, E., Galanos, A. & Vlahos, L. (2004). Influence of pain and quality of life on desire for hastened death in patients with advanced cancer. Int J Palliat Nurs, 10 (10), 476-483.
Naaman, S.C., Radwan, K., Fergusson, D. & Johnson, S. (2009). Status of psychological trials in breast cancer patients: A report of three meta-analyses. Psychiatry, 72 (1), 50-69.
Nagel, B., Gerbershagen, H.U., Lindena, G. & Pfingsten, M. (2002). Entwicklung und empirische Überprüfung des Deutschen Schmerzfragebogens der DGSS. Der Schmerz, 16 (4), 263-270.
NQF (National Quality Forum). (2009). Measurement Framework: Evaluating Efficiency Across Patient-Focused Episodes of Care. Washington, DC: NQF.
NBCC/NCCI (National Breast Cancer Centre/National Cancer Control Initiative). (2003). Clinical Practice Guidelines for the Psychosocial Care of Adults with Cancer. Australia: National Breast Cancer Centre and National Cancer Control Initiative.
NCCN (National Comprehensive Cancer Network). (2011a). Clinical practice guidelines in oncology: Distress Management. Version 1.2011. (Stand 14.04.1012) Verfügbar unter www.nccn.org.
NCCN (National Comprehensive Cancer Network). (2011b). Clinical practice guidelines in oncology: Cancer-related fatigue. Version 1.2011. (Stand 14.04.1012) Verfügbar unter www.nccn.org.
NCCN (National Comprehensive Cancer Network). (2011c). Clinical practice guidelines in oncology: Cancer and chemotherapy-induced anemia. Version 1.2012. (Stand 14.04.1012) Verfügbar unter www.nccn.org.
NCCN (National Comprehensive Cancer Network). (2011d). Clinical practice guidelines in oncology: Antiemesis. Version 1.2012. (Stand 14.04.1012) Verfügbar unter www.nccn.org.
NCCN (National Comprehensive Cancer Network). (2011e). Clinical practice guidelines in oncology: Adult cancer pain. Version 2.2011. (Stand 14.04.1012) Verfügbar unter www.nccn.org.
Newman, S.P., Steed, L. & Mulligan, K. (2009). Chronic Physical illness: Self-Management and Behavioural interventions. New York: Open University Press.
Nezu, A.M., Nezu, C.M., Felgoise, S.H., McClure, K.S. & Houts, P.S. (2003). Project Genesis: Assessing the efficacy of problem-solving therapy for distressed adult cancer patients. J Consult Clin Psychol, 71 (6), 1036-1048.
Niederhammer, S. (2007). Psychosoziale Betreuung onkologischer Patienten im Rahmen des DRG Fallpauschalensystems und die praktische Umsetzung durch die Soziale Arbeit (1. Aufl.). GRIN Verlag. Verfügbar unter http://ebooks.ciando.com/book/index.cfm/bok_id/125225.
Nolen-Hoeksema, S., Wisco, B.E. & Lyubomirsky, S. (2008). Rethinking rumination. Perspect Psychol Sci, 3 (5), 400-424.
Nolte, E. & McKee, M. (2008). Caring for People with Chronic Conditions: A Health System Perspective. New York: Open University Press.
Nordin, K. & Glimelius, B. (1999). Predicting delayed anxiety and depression in patients with gastrointestinal cancer. Br J Cancer, 79 (3-4), 525-529.

O'Connor, M., Christensen, S., Jensen, A.B., Møller, S. & Zachariae, R. (2011). How traumatic is breast cancer? Post-traumatic stress symptoms (PTSS) and risk factors for severe PTSS at 3 and 15 months after surgery in a nationwide cohort of Danish women treated for primary breast cancer. Br J Cancer, 104 (3), 419-426.

O'Donohue, W.T. & Draper, C. (2011). Stepped Care and e-Health: Practical Applications to Behavioral Disorders. New York: Springer.

ONS (Oncology Nursing Society). (2010). Adherence to Oral Therapies for Cancer: Helping your Patient Stay on Course Toolkit. Pittsburgh, PA: Oncology Nursing Society.

Orgeta, V. (2011a). Emotion dysregulation and anxiety in late adulthood. J Anxiety Disord, 25 (8), 1019-1023.

Orgeta, V. (2011b). Regulation of affect in late adulthood: Effects of mild depressive symptoms. Aging Ment Health, 15 (7), 866-872.

Osborn, R.L., Demoncada, A.C. & Feuerstein, M. (2006). Psychosocial interventions for depression, anxiety, and quality of life in cancer survivors: Meta-analyses. Int J Psychiatry Med, 36 (1), 13-34.

Ott, M. J., Norris, R. L. & Bauer-Wu, S. M. (2006). Mindfulness meditation for oncology patients: A discussion and critical review. Integr Cancer Ther, 5 (2), 98-108.

Owen, J.E., Giese-Davis, J., Cordova, M., Kronenwetter, C., Golant, M. & Spiegel, D. (2006). Self-report and linguistic indicators of emotional expression in narratives as predictors of adjustment to cancer. J Behav Med, 29 (4), 335-345.

Owen, J.E., Klapow, J.C., Hicken, B. & Tucker, D.C. (2001). Psychosocial interventions for cancer: Review and analysis using a three-tiered outcomes model. Psychooncology, 10 (3), 218-230.

Ozalp, E., Cankurtaran, E.S., Soygür, H., Geyik, P.O. & Jacobsen, P.B. (2007). Screening for psychological distress in Turkish cancer patients. Psychooncology, 16 (4), 304-311.

Palmer, S., van, S. & Coyne, J. (2011). Clinical trial did not demonstrate benefits of screening patients with cancer for distress. J Clin Oncol, 29 (10), e277-278.

Palmer, S.C., Kagee, A., Coyne, J.C. & DeMichele, A. (2004). Experience of trauma, distress, and posttraumatic stress disorder among breast cancer patients. Psychosom Med, 66 (2), 258-264.

Papageorgiou, C. & Wells, A. (2004). Depressive rumination: Nature, theory and treatment. Chichester: John Wiley.

Park, C.L. & Gaffey, A.E. (2007). Relationships between psychosocial factors and health behavior change in cancer survivors: An integrative review. Ann Behav Med, 34 (2), 115-134.

Park, C.L., Bharadwaj, A.K. & Blank, T.O. (2011). Illness centrality, disclosure, and well-being in younger and middle-aged adult cancer survivors. Br J Health Psychol, 16 (4), 880-889.

Park, C.L., Chmielewski, J. & Blank, T.O. (2010). Post-traumatic growth: Finding positive meaning in cancer survivorship moderates the impact of intrusive thoughts on adjustment in younger adults. Psychooncology, 19 (11), 1139-1147.

Park, C.L., Edmondson, D., Fenster, J.R. & Blank, T.O. (2008). Positive and negative health behavior changes in cancer survivors: A stress and coping perspective. J Health Psychol, 13 (8), 1198-1206.

Parsons, H.A., Delgado-Guay, M.O., El Osta, B., Chacko, R., Poulter, V., Palmer, J.L. et al. (2008). Alcoholism screening in patients with advanced cancer: Impact on symptom burden and opioid use. J Palliat Med, 11 (7), 964-968.

Pasquini, M. & Biondi, M. (2007). Depression in cancer patients: A critical review. Clin Pract Epidemiol Ment Health, 3, 2.

Pearson, M.L., Mattke, S., Shaw, R., Ridgely, M.S. & Wiseman, S. (2007). Patient Self-Management Support Programs: An Evaluation. Final Contract Report. Rockville: Agency for Healthcare Research and Quality.

Pedersen, A.F. & Zachariae, R. (2010). Cancer, acute stress disorder, and repressive coping. Scand J Psychol, 51 (1), 84-91.

Pekmezi, D.W. & Demark-Wahnefried, W. (2011). Updated evidence in support of diet and exercise interventions in cancer survivors. Acta Oncol, 50 (2), 167-178.

Pessin, H., Amakawa, I. & Breitbart, W.S. (2010). Suicide. In J.C. Holland, W.S. Breitbart, P.B. Jacobsen et al. (Eds.), Psycho-Oncology (2nd ed., 319-323). New York: Oxford University Press.

Peters, E., Diefenbach, M.A., Hess, T.M. & Västfjäll, D. (2008). Age differences in dual information-processing modes: Implications for cancer decision making. Cancer, 113 (12 Suppl), 3556-3567.

Petrie, K.J. & Revenson, T.A. (2005). Editorial: New psychological interventions in chronic illness: Towards examining mechanisms of action and improved targeting. J Health Psychol, 10 (2), 179-84.

Petticrew, M., Bell, R. & Hunter, D. (2002). Influence of psychological coping on survival and recurrence in people with cancer: Systematic review. BMJ, 325 (7372), 1066.

Phillips, K.A., Osborne, R.H., Gilles, G.G., Dite, G.S., Apicella, C., Hopper, J.L. & Milne, R.L. (2008). Psychosocial factors and survival of young women with breast cancer: A population-based prospective cohort study. J Clin Oncol, 26 (28), 4666-4671.

Piet, J. & Hougaard, E. (2011). The effect of mindfulness-based cognitive therapy for prevention of relapse in recurrent major depressive disorder: a systematic review and meta-analysis. Clin Psychol Rev, 31 (6), 1032-1040.

Pinquart, M. & Duberstein, P.R. (2010a). Associations of social networks with cancer mortality: A meta-analysis. Crit Rev Oncol Hematol, 75 (2), 122-137.

Pinquart, M. & Duberstein, P.R. (2010b). Depression and cancer mortality: A meta-analysis. Psychol Med, 40 (11), 1797-1810.

Pinto, B.M., Hartman, S.J. (2010). Exercise and Cancer. In J.C. Holland, W.S. Breitbart, P.B. Jacobsen et al. (Eds.), Psycho-Oncology (2nd ed., 28-42). New York: Oxford University Press.

Pitceathly, C., Maguire, P., Fletcher, I., Parle, M., Tomenson, B. & Creed, F. (2009). Can a brief psychological intervention prevent anxiety or depressive disorders in cancer patients? A randomised controlled trial. Ann Oncol, 20 (5), 928-934.

Pitceathly, C., Tolosa, I., Kerr, I.B. & Grassi, L. (2011). Cogntive Analytic Therapy in Psycho-Oncology. In M. Watson & D.W. Kissane (Eds.), Handbook of Psychotherapy in Cancer Care (27-38). Wiley-Blackwell, New York.

Pollak, K. I., Childers, J. W. & Arnold, R. M. (2011). Applying motivational interviewing techniques to palliative care communication. J Palliat Med, 14 (5), 587-592.

Porter, L.S., Keefe, F.J., Baucom, D.H., Hurwitz, H., Moser, B., Patterson, E. et al. (2009). Partner-assisted emotional disclosure for patients with gastrointestinal cancer: Results from a randomized controlled trial. Cancer, 115 (18 Suppl), 4326-4338.

Posner, J., Russell, J.A. & Peterson, B.S. (2005). The circumplex model of affect: An integrative approach to affective neuroscience, cognitive development, and psychopathology. Dev Psychopathol, 17 (3), 715-734.

Primo, K., Compas, B.E., Oppedisano, G., Howell, D.C., Epping-Jordan, J.E. & Krag, D.N. (2000). Intrusive thoughts and avoidance in breast cancer: Individual differences and association with psychological distress. Psychol Health, 14 (6), 1141-1153.

Prochaska, J.O. & DiClemente, C.C. (1984). The Transtheoretical Approach: Crossing Traditional Boundaries of Therapy. Homewood, Ill: Dow Jones-Irwin.

Prochaska, J.O., Prochaska, J.M. (2004). Assessment as Intervention within the Transtheoretical Model. In M.E. Maruish (Ed.), The Use of Psychological Testing for Treatment Planning and Outcomes Assessment, (3rd ed). Mahwah, NJ: Lawrence Erlbaum Associates.

PTJ (Psychotherapeutenkammerjournal) (2008). Schwerpunktthema: Wissenschaftlicher Beirat Psychotherapie (101-127). Psychotherapeutenkammerjournal 2/2008.

Quartana, P.J., Laubmeier, K.K. & Zakowski, S.G. (2006). Psychological adjustment following diagnosis and treatment of cancer: An examination of the moderating role of positive and negative emotional expressivity. J Behav Med, 29 (5), 487-498.

Rabinowitz, T. & Peirson, R. (2006). »Nothing is wrong, doctor«: Understanding and managing denial in patients with cancer. Cancer Invest, 24 (1), 68-76.

Rabkin, J.G., McElhiney, M., Moran, P., Acree, M. & Folkman, S. (2009). Depression, distress and positive mood in late-stage cancer: A longitudinal study. Psychooncology, 18 (1), 79-86.

Ramchandran, K. & Roenn, J.H. von. (2010). Nausea and Vomiting. In J.C. Holland, W.S. Breitbart, P.B. Jacobsen et al. (Eds.), Psycho-Oncology (2nd ed., 229-235). New York: Oxford University Press.

Raphael, J., Ahmedzai, S., Hester, J., Urch, C., Barrie, J., Williams, J. et al. (2010). Cancer pain: Part 1: Pathophysiology, oncological, pharmacological, and psychological treatments: A perspective from the British Pain Society endorsed by the UK Association of Palliative Medicine and the Royal College of General Practitioners. Pain Med, 11 (5), 742-764.

RCPBGS & BPS (Royal College of Physicians British Geriatrics Society & British Pain Society). (2007). The Assessment of Pain in Older People: National Guidelines. Concise Guidance to Good Practice Series (No 8). London: RCP.

Rehnsfeldt, A. & Eriksson, K. (2004). The progression of suffering implies alleviated suffering. Scand J Caring Sci, 18 (3), 264-272.

Rehse, B. & Pukrop, R. (2003). Effects of psychosocial interventions on quality of life in adult cancer patients: Meta analysis of 37 published controlled outcome studies. Patient Educ Couns, 50 (2), 179-186.

Rich, E., Lipson, D., Libersky, J., Peikes, D. & Parchman, M. (2012). Organizing care for complex patients in the patient-centered medical home. Ann Fam Med, 10 (1), 60-62.

Richardson, A., Medina, J., Brown, V. & Sitzia, J. (2007). Patients' needs assessment in cancer care: A review of assessment tools. Support Care Cancer, 15 (10), 1125-1144.

Richardson, J., Smith, J.E., McCall, G., Richardson, A., Pilkington, K. & Kirsch, I. (2007). Hypnosis for nausea and vomiting in cancer chemotherapy: A systematic review of the research evidence. Eur J Cancer Care, 16 (5), 402-412.

Rist, F., Witthöft, M. & Bailer, J. (2010). Grundlagen der Kognitiven Verhaltenstherapie. In V. Arolt & A. Kersting

(Hrsg.), Psychotherapie in der Psychiatrie (45-74). Berlin: Springer Verlag.

RKI (Robert Koch Institut). (2008). Krebs in Deutschland 2003 – 2004. Häufigkeiten und Trends (6. überarb. Aufl.). Robert Koch-Institut (Hrsg.) und die Gesellschaft der epidemiologischen Krebsregister in Deutschland e.V. (Hrsg.). Berlin: Robert Koch Institut

Rodgers, J., Martin, C.R., Morse, R.C., Kendell, K. & Verrill, M. (2005). An investigation into the psychometric properties of the Hospital Anxiety and Depression Scale in patients with breast cancer. Health Qual Life Outcomes, 3, 41.

Rodin, G., Lloyd, N., Katz, M., Green, E., Mackay, J.A. & Wong, R.K.S. (2007). The treatment of depression in cancer patients: A systematic review. Support Care Cancer, 15 (2), 123-136.

Rodin, G., Yuen, D., Mischitelle, A., Minden, M.D., Brandwein, J., Schimmer, A. et al. (2011). Traumatic stress in acute leukemia. Psychooncology. [Epub ahead of print].

Roesch, S.C., Adams, L., Hines, A., Palmores, A., Vyas, P., Tran, C. et al. (2005). Coping with prostate cancer: A meta-analytic review. J Behav Med, 28 (3), 281-293.

Roffe, L., Schmidt, K. & Ernst, E. (2005). A systematic review of guided imagery as an adjuvant cancer therapy. Psychooncology, 14 (8), 607-617.

Rogers, C.R. (1959). A theory of Therapy, Personality, and Interpersonal Relationships as Developed in the Client-Centered Framework. In S. Koch (Ed.), Psychology: A Study of a Science (Vol. 3, 184-256). New York: McGraw Hill.

Rollnick, S., Miller, W. & Butler, C. (2007). Motivational Interviewing in Health Care: Helping Patients Change Behavior: Guilford Press.

Ronson, A. (2005). Le trouble de l'adaptation en oncologie: Un cadre conceptuel à préciser. Encephale, 31 (2), 118-126.

Rosenberg, H.J., Rosenberg, S.D., Ernstoff, M.S., Wolford, G.L., Amdur, R.J., Elshamy, M.R. et al. (2002). Expressive disclosure and health outcomes in a prostate cancer population. Int J Psychiatry Med, 32 (1), 37-53.

Roth, A.J., Carter, J. & Nelson, C.J. (2010). Sexuality after Cancer. In J.C. Holland, W.S. Breitbart, P.B. Jacobsen et al. (Eds.), Psycho-Oncology (2nd ed., 229-235). New York: Oxford University Press.

Roth AJ, Weis T.R. (2010). Psychiatric Emergencies. In J.C. Holland, W.S. Breitbart, P.B. Jacobsen et al. (Eds.), Psycho-Oncology (2nd ed., 297-302). New York: Oxford University Press.

Roth, A.J., Kornblith, A.B., Batel-Copel, L., Peabody, E., Scher, H.I. & Holland, J.C. (1998). Rapid screening for psychologic distress in men with prostate carcinoma: A pilot study. Cancer, 82 (10), 1904-1908.

Rowan, J. (2005). A guide to humanistic psychology (3rd ed.). London: UK Association for Humanistic Psychology.

Rüffer, J.U. & Flechtner, H. (2006). Fatigue - Diagnostik, klinische Implikationen und Therapie. Onkologe, 12 (1), 36-40.

Rummans, T.A., Clark, M.M., Sloan, J.A., Frost, M.H., Bostwick, J.M., Atherton, P.J. et al. (2006). Impacting quality of life for patients with advanced cancer with a structured multidisciplinary intervention: A randomized controlled trial. J Clin Oncol, 24 (4), 635-642.

Rumpold, G., Augustin, M., Zschocke, I., Strittmatter, G. & Söllner, W. (2001). Die Validität des Hornheider Fragebogens zur psychosozialen Unterstützung bei Tumorpatienten - Eine Untersuchung an zwei repräsentativen ambulanten Stichproben von Melanompatienten. Psychother Psychosom Med Psychol, 51 (1), 25-33.

Ruscio, A.M., Chiu, W.T., Roy-Byrne, P., Stang, P.E., Stein, D.J., Wittchen, H.-U. et al. (2007). Broadening the definition of generalized anxiety disorder: Effects on prevalence and associations with other disorders in the National Comorbidity Survey Replication. J Anxiety Disord, 21 (5), 662-676.

Russell, J.A. (2003). Core affect and the psychological construction of emotion. Psychol Rev, 110 (1), 145-172.

Ryan, D.A., Gallagher, P., Wright, S. & Cassidy, E.M. (2011). Sensitivity and specificity of the Distress Thermometer and a two-item depression screen (Patient Health Questionnaire-2) with a ‚help' question for psychological distress and psychiatric morbidity in patients with advanced cancer. Psychooncology [Epub ahead of print].

Salthouse, T.A. (2011). How general are the effects of trait anxiety and depressive symptoms on cognitive functioning? Emotion [Epub ahead of print].

Sand, L. (2008). Existential Challenges and Coping in Palliative Cancer Care: Experiences of Patients and Family Members. Stockholm: Karolinska Institutet.

Sarna, L., Brown, J.K., Cooley, M.E., Williams, R.D., Chernecky, C., Padilla, G. et al. (2005). Quality of life and meaning of illness of women with lung cancer. Oncol Nurs Forum, 32 (1), E9-19.

Saß, H., Wittchen, H.-U., Zaudig, M. & Houben, I. (2003). Diagnostisches und statistisches Manual psychischer Störungen: Textrevision - DSM-IV-TR. Göttingen: Hogrefe.

Satin, J.R. (2010). Review: Depression is associated with increased cancer mortality. Evid Based Ment Health, 13 (2), 41.

Scheier, M. & Helgeson, V. (2006). Really, disease doesn't matter? A commentary on correlates of depressive symptoms in women treated for early-stage breast cancer. J Clin Oncol, 24 (16), 2407-2408.

Scheier, M.F. & Carver C.S. (2001). Adapting to Cancer: The Importance of Hope and Purpose. In A. Baum & B.L. Andersen (Eds.). Psychosocial Interventions for Cancer (15-36). Washington, DC: American Psychological Association.

Schlatter, M.C. & Cameron, L.D. (2010). Emotional suppression tendencies as predictors of symptoms, mood, and coping appraisals during AC chemotherapy for breast cancer treatment. Ann Behav Med, 40 (1), 15-29.

Schmalenberg, H. & Höffken, K. (2008). Welchen Weg nehmen die Tumorzentren in Deutschland? Onkologe, 14 (12), 1243-1251.

Schneider, S. & Margraf, J. (2011). DIPS – Diagnostisches Interview bei psychischen Störungen (4. Aufl.) Berlin: Springer.

Schneider, S., Moyer, A., Knapp-Oliver, S., Sohl, S., Cannella, D. & Targhetta, V. (2010). Pre-intervention distress moderates the efficacy of psychosocial treatment for cancer patients: A meta-analysis. J Behav Med, 33 (1), 1-14.

Schnur, J.B. & Montgomery, G.H. (2010). A systematic review of therapeutic alliance, group cohesion, empathy, and goal consensus/collaboration in psychotherapeutic interventions in cancer: Uncommon factors? Clin Psychol Rev, 30 (2), 238-247.

Schoen, C., Osborn, R., How, S.K.H., Doty, M.M. & Peugh, J. (2008). In chronic condition: Experiences of patients with complex health care needs, in eight countries, 2008. Health Aff, 28 (1), w1-16.

Schrader, M. (2006). Spezial: Innovative Modelle der Gesundheitsversorgung: Brustkrebs – Früherkennung und Behandlung (Bd. I). In Ministerium für Arbeit, Gesundheit und Soziales des Landes Nordrhein-Westfalen (MAGS). (Hrsg.). Gesundheitsberichte NRW. Düsseldorf: MAGS.

Schroevers, M.J., Kraaij, V. & Garnefski, N. (2011). Cancer patients' experience of positive and negative changes due to the illness: Relationships with psychological well-being, coping, and goal reengagement. Psychooncology, 20 (2), 165-172.

Schulman-Green, D., Bradley, E.H., Knobf, M.T., Prigerson, H., DiGiovanna, M.P. & McCorkle, R. (2011). Self-management and transitions in women with advanced breast cancer. J Pain Symptom Manage, 42 (4), 517-525.

Schützwohl, M. & Maercker, A. (1999). Effects of varying diagnostic criteria for posttraumatic stress disorder are endorsing the concept of partial PTSD. J Trauma Stress, 12 (1), 155-165.

Schwarz, S., Messerschmidt, H. & Dören, M. (2007). Psychosoziale Einflussfaktoren für die Krebsentstehung. Med Klin, 102 (12), 967-979.

Scott, J.L. & Kayser, K. (2009). A review of couple-based interventions for enhancing women's sexual adjustment and body image after cancer. Cancer J, 15 (1), 48-56.

Segal, Z.V., Williams, M.G. & Teasdale, J.D. (2001). Mindfulness-Based Cognitive Therapy for Depression: A New Approach to Preventing Relapse. New York: Guilford Press.

Servaes, P., Vingerhoets, A.J., Vreugdenhil, G., Keuning, J.J. & Broekhuijsen, A.M. (1999). Inhibition of emotional expression in breast cancer patients. Behav Med, 25 (1), 23-27.

Shapiro, S. L., Carlson, L. E., Astin, J. A. & Freedman, B. (2006). Mechanisms of mindfulness. J. Clin. Psychol., 62 (3), 373-386.

Sharplin, G. R., Jones, S. B. W., Hancock, B., Knott, V. E., Bowden, J. A. & Whitford, H. S. (2010). Mindfulness-based cognitive therapy: An efficacious community-based group intervention for depression and anxiety in a sample of cancer patients. Med J Aust, 193 (5 Suppl), S79-82.

Sheard, T. & Maguire, P. (1999). The effect of psychological interventions on anxiety and depression in cancer patients: Results of two meta-analyses. Br J Cancer, 80 (11), 1770-1780.

Shelby, R.A., Golden-Kreutz, D.M. & Andersen, B.L. (2005). Mismatch of posttraumatic stress disorder (PTSD) symptoms and DSM-IV symptom clusters in a cancer sample: Exploratory factor analysis of the PTSD Checklist-Civilian Version. J Trauma Stress, 18 (4), 347-357.

Shelby, R.A., Golden-Kreutz, D.M. & Andersen, B.L. (2008). PTSD diagnoses, subsyndromal symptoms, and comorbidities contribute to impairments for breast cancer survivors. J Trauma Stress, 21 (2), 165-172.

Sherman, A.C., Mosier, J., Leszcz, M., Burlingame, G.M., Ulman, K.H., Cleary, T. et al. (2004). Group interventions for patients with cancer and HIV disease: Part I: Effects on psychosocial and functional outcomes at different phases of illness. Int J Group Psychother, 54 (1), 29-82.

Shimizu, K,, Nakaya, N., Saito-Nakaya, K., Akechi, T., Yamada, Y., Fujimori, M., Ogawa, A., Fujisawa, D., Goto, K., Iwasaki, M., Tsugane, S. & Uchitomi, Y. (2012). Clinical biopsychosocial risk factors for depression in lung cancer patients: A comprehensive analysis using data from the Lung Cancer Database Project. Ann Oncol [Epub ahead of print]

Siemerink, E.J.M., Jaspers, J.P.C., Plukker, J.T.M., Mulder, N.H. & Hospers, G.A.P. (2011). Retrospective denial as a coping method. J Clin Psychol Med Settings, 18 (1), 65-69.

Simpson, J.S., Carlson, L.E. & Trew, M.E. (2001). Effect of group therapy for breast cancer on healthcare utilization. Cancer Pract, 9 (1), 19-26.

Singer, S., Kuhnt, S., Götze, H., Hauss, J., Hinz, A., Liebmann, A. et al. (2009). Hospital anxiety and depression scale cutoff scores for cancer patients in acute care. Br J Cancer, 100 (6), 908-912.

Singer, S., Glaesmer, H. & Lehmann-Laue, A. (2010). Ambulante Psychotherapie mit Krebserkrankten. Psychotherapeutenjournal, 9 (4), 374-380.

Skoogh, J., Ylitalo, N., Larsson Omeróv, P., Hauksdóttir, A., Nyberg, U., Wilderäng, U. et al. (2010). ,A no means no'- measuring depression using a single-item question versus Hospital Anxiety and Depression Scale (HADS-D). Ann Oncol, 21 (9), 1905-1909.

Smith, A.B., Wright, E.P., Rush, R., Stark, D.P., Velikova, G. & Selby, P.J. (2006). Rasch analysis of the dimensional structure of the Hospital Anxiety and Depression Scale. Psychooncology, 15 (9), 817-827.

Smith, J.M. & Alloy, L.B. (2009). A roadmap to rumination: A review of the definition, assessment, and conceptualization of this multifaceted construct. Clin Psychol Rev, 29 (2), 116-128.

Snowden, A., White, C.A., Christie, Z., Murray, E., McGowan, C. & Scott, R. (2011). The clinical utility of the distress thermometer: A review. Br J Nurs, 20 (4), 220-227.

Soo, H., Burney, S. & Basten, C. (2009). The role of rumination in affective distress in people with a chronic physical illness: A review of the literature and theoretical formulation. J Health Psychol, 14 (7), 956-966.

Spano JP, Costagliola D, Katlama C, Mounier N, Oksenhendler E, Khayat D. (2008). AIDS-related malignancies: State of the art and therapeutic challenges. J Clin Oncol, 26 (29) 4834-42.

Spencer, R., Nilsson, M., Wright, A., Pirl, W. & Prigerson, H. (2010). Anxiety disorders in advanced cancer patients: Correlates and predictors of end-of-life outcomes. Cancer, 116 (7), 1810-1819.

Spinhoven, P., Ormel, J., Sloekers, P.P., Kempen, G.I., Speckens, A.E. & van Hemert, A.M. (1997). A validation study of the Hospital Anxiety and Depression Scale (HADS) in different groups of Dutch subjects. Psychol Med, 27 (2), 363-370.

Spiegel, D. & Classen, C. (2000). Group Therapy for Cancer Patients: A Research-Based Handbook of Psychosocial Care. New York: Basic Books.

Spoletini, I., Gianni, W., Caltagirone, C., Madaio, R., Repetto, L. & Spalletta, G. (2011). Suicide and cancer: Where do we go from here? Crit Rev Oncol Hematol, 78 (3), 206-219.

Stanton, A.L. (2005). How and for whom? Asking questions about the utility of psychosocial interventions for individuals diagnosed with cancer. J Clin Oncol, 23 (22), 4818-4820.

Stanton, A.L. (2006). Psychosocial concerns and interventions for cancer survivors. J Clin Oncol, 24 (32), 5132-5137.

Stanton AL, Low, C.A. (2012). Dispositional and Stressor-Related Emotion Regulation in the Context of a Chronic, Life-Limiting Stressor. J Pers, 80 (2), 287-311.

Stark, D.P. & House, A. (2000). Anxiety in cancer patients. Br J Cancer, 83 (10), 1261-1267.

Stark, D., Kiely, M., Smith, A., Velikova, G., House, A. & Selby, P. (2002). Anxiety disorders in cancer patients: Their nature, associations, and relation to quality of life. J Clin Oncol, 20 (14), 3137-3148.

Starr, L.R. & Davila, J. (2011). Responding to anxiety with rumination and hopelessness: Mechanism of anxiety-depression symptom co-occurrence? Cogn Ther Res [Epub ahead of print].

Stecker, R. (2011). HWK-Interventionspool: Interventionspool für die psychoonkologische Versorgungspraxis und Qualitätssicherung. Herford: Institut für Klinische Psychologie (unveröffentlicht).

Stecker, R. (2004). Stationäre psychoonkologische Psychotherapie. J Public Health, 12 (Suppl 1), 68.

Stefanek, M., Palmer, S., Thombs, B. & Coyne, J. (2009). Finding what is not there: Unwarranted claims of an effect of psychosocial intervention on recurrence and survival. Cancer, 115 (24), 5612-5616.

Steginga, S.K., Hutchison, S., Turner, J. & Dunn, J. (2006). Translating psychosocial care guidelines into action. Cancer Forum, 30 (1), 28-31.

Stephen, J.E., Rahn, M., Verhoef, M. & Leis, A. (2007). What is the state of the evidence on the mind-cancer survival question, and where do we go from here? A point of view. Support Care Cancer, 15 (8), 923-930.

Stephenson, P.L. (2006). Before the teaching begins: Managing patient anxiety prior to providing education. Clin J Oncol Nurs, 10 (2), 241-245.

Stewart, A.C., Bielajew, B., Collins, M., Parkinson, M. & Tomiak, E. (2006). A meta-analysis of the neuropsychological effects of adjuvant chemotherapy treatment in women treated for breast cancer. Clin Neuropsychol, 20 (1), 76-89.

Strada, E.A. & Sourkes B.M. (2010). Principles of Psychotherapy. In J.C. Holland, W.S. Breitbart, P.B. Jacobsen et al. (Eds.), Psycho-Oncology (2nd ed., 397-401). New York: Oxford University Press.

Strasser, F., Müller-Käser, I. & Dietrich, D. (2009). Evaluating cognitive, emotional, and physical fatigue domains in daily practice by single-item questions in patients with advanced cancer: A cross-sectional pragmatic study. J Pain Symptom Manage, 38 (4), 505-514.

Street, H. (2003). The psychosocial impact of cancer: Exploring relationships between conditional goal setting and depression. Psychooncology, 12 (6), 580-589.

Strong, V., Waters, R., Hibberd, C., Murray, G., Wall, L., Walker, J. et al. (2008). Management of depression for people with cancer (SMaRT oncology 1): A randomised trial. Lancet, 372 (9632), 40-48.

Svendsen, K.B., Andersen, S., Arnason, S., Arnér, S., Breivik, H., Heiskanen, T. et al. (2005). Breakthrough pain in malignant and non-malignant diseases: A review of prevalence, characteristics and mechanisms. Eur J Pain, 9 (2), 195-206.

Tamagawa, R., Garland, S., Vaska, M. & Carlson, L.E. (2012). Who benefits from psychosocial interventions in oncology? A systematic review of psychological moderators of treatment outcome. J Behav Med [Epub ahead of print].

Tatrow, K. & Montgomery, G. (2006). Cognitive behavioral therapy techniques for distress and pain in breast cancer patients: A meta-analysis. J Behav Med, 29 (1), 17-27.

Taur, F.M., Chai, S., Chen, M.B. Hou, J.L. Lin, S. & Tsai, S.L. (2012). Evaluating the suicide risk-screening scale used by general nurses on patients with chronic obstructive pulmonary disease and lung cancer: A questionnaire survey. J Clin Nurs, 21 (3-4), 398-407.

Thewes, B., Butow, P., Zachariae, R., Christensen, S., Simard, S. & Gotay, C. (2011). Fear of cancer recurrence: A systematic literature review of self-report measures. Psychooncology. [Epub ahead of print].

Thivat, E., Thérondel, S., Lapirot, O., Abrial, C., Gimbergues, P., Gadéa, E. et al. (2010). Weight change during chemotherapy changes the prognosis in non metastatic breast cancer for the worse. BMC Cancer, 10, 648.

Thomas, M. L., Elliott, J. E., Rao, S. M., Fahey, K. F., Paul, S. M. & Miaskowski, C. (2012). A randomized, clinical trial of education or motivational-interviewing-based coaching compared to usual care to improve cancer pain management. Oncol Nurs Forum, 39 (1), 39-49.

Thomas, C. & Morris, S. (2001). What are the Psychosocial Needs of Cancer Patients and their Main Carers? A study of User Experience of Cancer Services with Particular Reference to Psychosocial Need. Lancaster: Institute for Health Research.

Thornton, L.M. & Andersen, B.L. (2006). Psychoneuroimmunology examined: The role of subjective stress. Cellscience, 2 (4), 66-91.

Thornton, L.M., Andersen, B.L. & Blakely, W.P. (2010). The pain, depression, and fatigue symptom cluster in advanced breast cancer: Covariation with the hypothalamic-pituitary-adrenal axis and the sympathetic nervous system. Health Psychol, 29 (3), 333-337.

Thornton, L.M., Andersen, B.L., Crespin, T.R. & Carson, W.E. (2007). Individual trajectories in stress covary with immunity during recovery from cancer diagnosis and treatments. Brain Behav Immun, 21 (2), 185-194.

Thornton, L.M., Andersen, B.L., Schuler, T.A. & Carson, W.E. (2009). A psychological intervention reduces inflammatory markers by alleviating depressive symptoms: Secondary analysis of a randomized controlled trial. Psychosom Med, 71 (7), 715-724.

Tophoven, C. & Sell, S. (Hrsg.). (2005). Disease-Management-Programme: Die Chance nutzen. Köln: Deutscher Ärzte-Verlag.

Tousman, S., Zeitz, H., Taylor, L.D. & Bristol, C. (2007). Development, implementation and evaluation of a new adult asthma self-management program. J Community Health Nurs, 24 (4), 237-251.

Trask, P.C. (2004). Assessment of depression in cancer patients. J Natl Cancer Inst Monographs (32), 80-92.

Tremblay, D., Drouin, D., Lang, A., Roberge, D., Ritchie, J. & Plante, A. (2010). Interprofessional collaborative practice within cancer teams: Translating evidence into action. A mixed methods study protocol. Implement Sci, 5, 53.

Tuinman, M.A., Gazendam-Donofrio, S.M. & Hoekstra-Weebers, J.E. (2008). Screening and referral for psychosocial distress in oncologic practice: Use of the distress thermometer. Cancer, 113 (4), 870-878.

Tummers, M., Knoop, H. & Bleijenberg, G. (2010). Effectiveness of stepped care for chronic fatigue syndrome: A randomized noninferiority trial. J Consult Clin Psychol, 78 (5), 724-731.

UAG (Unterarbeitsgruppe »Psychoonkologische Versorgung der Konzertierte Aktion gegen Brustkrebs« des Landes NRW). (2006). Empfehlungen zur Durchführung eines Psychoonkologischen Screenings und bedarfsorientierter psychosozialer und psychotherapeutisch- psychoonkologischer Versorgung in einer Behandlungskette bei Brustkrebs. Psychotherapeutenkammer NRW: Düsseldorf. (Stand 10.04.2012) Verfügbar unter http://www.mgepa.nrw.de/mediapool/pdf/gesundheit/Brustzentren_Kurzfassung_PsychVersBrustkrebs.pdf.

Untas, A., Aguirrezabal, M., Chauveau, P., Leguen, E., Combe, C. & Rascle, N. (2009). Anxiete et depression en hemodialyse: Validation de l'Hospital Anxiety and Depression Scale (HADS). Nephrol Ther, 5 (3), 193-200.

Unutzer, J., Katon, W., Callahan, C., Williams, J., Hunkeler, E., Harpole, L. et al. (2002). Collaborative care management of late-life depression in the primary care setting: A randomized controlled trial. JAMA, 288 (22), 2836-2845.

van der Lee, M. L. & Garssen, B. (2012). Mindfulness-based cognitive therapy reduces chronic cancer-related fatigue: a treatment study. Psychooncology, 21 (3), 264-272.

van der Mei, S.F., Dijkers, M.P.J.M. & Heerkens, Y.F. (2011). Participation as an outcome measure in psychosocial oncology: Content of cancer-specific health-related quality of life instruments. Qual Life Res, 20 (10), 1617-1627.

van Esch, L., Roukema, J.A., Ernst, M.F., Nieuwenhuijzen, G.A.P. & Vries, J.de. (2012). Combined anxiety and depressive symptoms before diagnosis of breast cancer. J Affect Disord, 136 (3), 895-901.

van Esch, L., Roukema, J.A., van der Steeg, A.F.W. & Vries, J.de. (2011). Trait anxiety predicts disease-specific health status in early-stage breast cancer patients. Qual Life Res, 20 (6), 865-873.

van der Lee, M. L. & Garssen, B. (2012). Mindfulness-based cognitive therapy reduces chronic cancer-related fatigue: a treatment study. Psychooncology, 21 (3), 264-272.

van der Steeg, A.F., De Vries, J., Roukema, J.A. (2010). Anxious personality and breast cancer: Possible negative impact on quality of life after breast-conserving therapy. World J Surg, 34 (7), 1453-60.

Vanderwerker, L.C., Laff, R.E., Kadan-Lottick, N.S., McColl, S. & Prigerson, H.G. (2005). Psychiatric disorders and mental health service use among caregivers of advanced cancer patients. J Clin Oncol, 23 (28), 6899-6907.

van't Spijker, A., Trijsburg, R.W. & Duivenvoorden, H.J. (1997). Psychological sequelae of cancer diagnosis: A meta-analytical review of 58 studies after 1980. Psychosom Med, 59 (3), 280-293.

Vehling, S., Lehmann, C., Oechsle, K., Bokemeyer, C., Krüll, A., Koch, U. et al. (2012). Is advanced cancer associated with demoralization and lower global meaning? The role of tumor stage and physical problems in explaining existential distress in cancer patients. Psychooncology, 21 (1), 54-63.

Velikova, G. (2010). Patient benefits from psychosocial care: Screening for distress and models of care. J Clin Oncol, 28 (33), 4871-4873.

Vera, N. (2009). The relationship between uncertainty in illness and anxiety in patients with cancer. Theses and Dissertations. Paper 67. (Stand 20.01.2012) Verfügbar unter http://scholarcommons.usf.edu/etd/67.

Verein LebensWert (2010). Kompetenzzentrum Psychoonkologie am CIO der Universitätsklinik Köln. Eine Expertise des IGV-Bochum. Haus LebensWert e.V.: Köln (unveröffentlicht).

Verein LebensWert (2012). Neu gegründet: Kompetenzzentrum Psychoonkologie. Journal, 4/12, 6-7.

Vodermaier, A. & Millman, R.D. (2011). Accuracy of the Hospital Anxiety and Depression Scale as a screening tool in cancer patients: A systematic review and meta-analysis. Support Care Cancer, 19 (12), 1899-1908.

Volz, H.P., Gastpar, M., Kasper, S., Möller, H.J. & Müller, W.E. (2011). Subsyndromale Angststörungen: Definition, Messparameter Epidemiologie. Journal für Neurologie Neurochirurgie und Psychiatrie, 12 (2), 162-167.

von Korff, M. & Tiemens, B. (2000). Individualized stepped care of chronic illness. West J Med, 172 (2), 133-137.

von Korff, M., Gruman, J., Schaefer, J., Curry, S.J. & Wagner, E.H. (1997). Collaborative management of chronic illness. Ann Intern Med, 127 (12), 1097-1102.

Voogt, E., van der Heide, A., van Leeuwen, A.F., Visser, A.P., Cleiren, M.P.H.D., Passchier, J. et al. (2005). Positive and negative affect after diagnosis of advanced cancer. Psychooncology, 14 (4), 262-273.

Vos, M.S. & de Haes, J.C. (2007). Denial in cancer patients, an explorative review. Psychooncology, 16 (1), 12-25.

Vries, J.de, van der Steeg, A.F. & Roukema, J.A. (2009). Trait anxiety determines depressive symptoms and fatigue in women with an abnormality in the breast. Br J Health Psychol, 14 (1), 143-157.

Wagner EH, M.R. (2010). Self-Management Support. In J.C. Holland, W.S. Breitbart, P.B. Jacobsen et al. (Eds.), Psycho-Oncology (2nd ed., 464-468). New York: Oxford University Press,

Wahab, S., Menon, U. & Szalacha, L. (2008). Motivational interviewing and colorectal cancer screening: a peek from the inside out. Patient Educ Couns, 72 (2), 210-217.

Wakefield, J.C. & Spitzer, R.L. (2002). Why Requiring Clinical Significance does not Solve Epidemiology's and DSM's Validity Problem. In: Helzer, J.E. & Hudziak, J.J. (Eds.). Defining Psychopathology in the 21st Century. DSM-V and Beyond (31-40). Washington DC: American Psychiatric Publishing.

Waldmann, H. & Petermann F. (2005). Meta-Analyse und klinische Signifikanz. In H. Reinecker & F. Petermann (Hrsg.), Handbuch der Klinischen Psychologie und Psychotherapie (101-111). Göttingen: Hogrefe.

Waldrop, D.P., O'Connor, T.L. & Trabold, N. (2011). »Waiting for the other shoe to drop«: Distress and coping during and after treatment for breast cancer. J Psychosoc Oncol, 29 (4), 450-473.

Walker, E.A., Katon, W., Russo, J., Ciechanowski, P., Newman, E. & Wagner, A.W. (2003). Health care costs associated with posttraumatic stress disorder symptoms in women. Arch Gen Psychiatry, 60 (4), 369-374.

Walker, J., Postma, K., McHugh, G.S., Rush, R., Coyle, B., Strong, V. et al. (2007). Performance of the Hospital Anxiety and Depression Scale as a screening tool for major depressive disorder in cancer patients. J Psychosom Res, 63 (1), 83-91.

Walsh, D. & Rybicki, L. (2006). Symptom clustering in advanced cancer. Support Care Cancer, 14 (8), 831-836.

Watson, M. & Kissane, D.W. (Eds.). (2011). Handbook of Psychotherapy in Cancer Care. Wiley-Blackwell, New York.

Watson, M., Homewood, J., Haviland, J. & Bliss, J.M. (2005). Influence of psychological response on breast cancer survival: 10-year follow-up of a population-based cohort. Eur J Cancer, 41 (12), 1710-1714.

Weihs, K.L., Enright, T.M. & Simmens, S.J. (2008). Close relationships and emotional processing predict decreased mortality in women with breast cancer: Preliminary evidence. Psychosom Med, 70 (1), 117-124.

Weis, J., Keller, M., Singer, S., Wickert, M., Werner, A. & Schwarz, R. (2008). Diagnoseübergreifende Leitlinien psychoonkologischer Beratung und Behandlung erwachsener Krebspatienten. In A. Glöggler (Hrsg.), Kurzgefasste interdisziplinäre Leitlinien 2008. Empfehlungen zur Diagnostik und Therapie maligner Erkrankungen (6. Aufl.,10–15). München: Zuckschwerdt.

Weisman A.D., Hackett, T.P. (1961). Predilection to death. Death and dying as a psychiatric problem. Psychosom Med, 23, 232-256.

Wen, K.-Y. & Gustafson, D.H. (2004). Needs assessment for cancer patients and their families. Health Qual Life Outcomes, 2, 11.

Werner, K. & Gross J.J. (2010). Emotion Regulation and Psychopathology: A Conceptual Framework. In A.M. Kring & D.M. Sloan (Ed.), Emotion Fegulation and Psychopathology: A Transdiagnostic Approach to Etiology and Treatment (13-37). New York: Guilford Press.

Westfall, J.M., Mold, J. & Fagnan, L. (2007). Practice-based research – »Blue Highways« on the NIH roadmap. JAMA, 297 (4), 403-406.

Whitaker, K.L., Brewin, C.R. & Watson, M. (2008). Intrusive cognitions and anxiety in cancer patients. J Psychosom Res, 64 (5), 509-517.

Whitaker, K.L., Watson, M. & Brewin, C.R. (2009). Intrusive cognitions and their appraisal in anxious cancer patients. Psychooncology, 18 (11), 1147-1155.

Whitlock, E.P., Orleans, C.T., Pender, N. & Allan, J. (2002). Evaluating primary care behavioral counseling interventions: An evidence-based approach. Am J Prev Med, 22 (4), 267-84.

WHO (World Health Organization). (2003). Adherence to Long-Term Therapies: Evidence for Action. Geneva: World Health Organization.

Whooley, M.A., Avins, A.L., Miranda, J. & Browner, W.S. (1997). Case-finding instruments for depression. Two questions are as good as many. J Gen Intern Med, 12 (7), 439-445.

Willcox, S.J., Stewart, B.W. & Sitas, F. (2011). What factors do cancer patients believe contribute to the development of their cancer? Cancer Causes Control, 22 (11), 1503-1511.

Wilson, K.G., Chochinov, H.M., McPherson, C.J., LeMay, K., Allard, P., Chary, S. et al. (2007). Suffering with advanced cancer. J Clin Oncol , 25 (13), 1691-1697.

Winston, A., Rosenthal, R. N. & Pinsker, H. (2004). Introduction to Supportive Psychotherapy (1. Aufl.). Washington, DC: American Psychiatric Pub.

Wittchen, H.-U. (1999). Therapiebezogene Diagnostik. In R.S. Jäger & F. Petermann (Hrsg.), Psychologische Diagnostik: Ein Lehrbuch (232-244). Weinheim: Psychologie Verlags Union.

Wold, K.S., Byers, T., Crane, L.A. & Ahnen, D. (2005). What do cancer survivors believe causes cancer?. Cancer Causes Control, 16 (2), 115-123.

Wu, S.M. & Andersen, B.L. (2010). Stress generation over the course of breast cancer survivorship. J Behav Med, 33 (3), 250-257.

Wyrwich, K.W., Bullinger, M., Aaronson, N., Hays, R.D., Patrick, D.L. & Symonds, T. (2005). Estimating clinically significant differences in quality of life outcomes. Qual Life Res, 14 (2), 285-295.

Yalom, I. D. (1980). Existential Psychotherapy. New York: Basic Books.

Yang, H.-C., Brothers, B.M. & Andersen, B.L. (2008). Stress and quality of life in breast cancer recurrence: Moderation or mediation of coping? Ann Behav Med, 35 (2), 188-197.

Yoo, G.J., Aviv, C., Levine, E.G., Ewing, C. & Au, A. (2010). Emotion work: Disclosing cancer. Support Care Cancer, 18 (2), 205-215.

Zachariae, R. & Mehlsen, M. (2011). Is chemotherapy associated with cognitive impairment? Nat Rev Urol, 8 (4), 182-183.

Zachariae, R. & Jensen-Johansen, M.B. (2011). Written Emotional Disclosure. In M.Watson & D.W. Kissane (Eds.), Handbook of Psychotherapy in Cancer Care (89-103). Wiley-Blackwell, New York,.

Zaider, T.I. & Kissane, D.W. (2011). Couples Therapy in Advanced Cancer: Using Intimacy and Meaning to Reduce Existential Distress. In M.Watson & D.W.Kissane

(Eds.), Handbook of Psychotherapy in Cancer Care (79-88). Wiley-Blackwell, New York.

Zakowski, S.G., Harris, C., Krueger, N., Laubmeier, K.K., Garrett, S., Flanigan, R. et al. (2003). Social barriers to emotional expression and their relations to distress in male and female cancer patients. Br J Health Psychol, 8 (Pt 3), 271-286.

Zakowski, S.G., Herzer, M., Barrett, S.D., Milligan, J.G. & Beckman, N. (2011). Who benefits from emotional expression? An examination of personality differences among gynaecological cancer patients participating in a randomized controlled emotional disclosure intervention trial. Br J Psychol, 102 (3), 355-372.

Zama, I.N., Maynard, W.K. & Davis, M.P. (2008). Clocking delirium: The value of the Clock Drawing Test with case illustrations. Am J Hosp Palliat Care, 25 (5), 385-388.

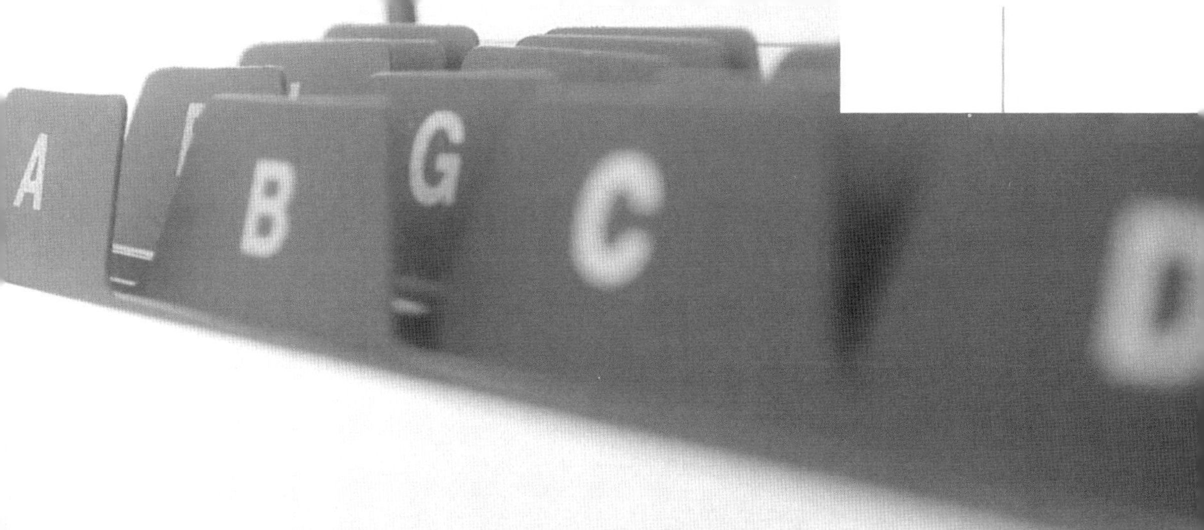

Stichwortverzeichnis

A

B

C

D

E

F

R

S

Printed by Printforce, the Netherlands